U0393158

南山书屋医案医话

蔡定芳　著

上海科学技术出版社

内 容 提 要

《南山书屋医案医话》辑录蔡定芳教授习医至今 50 年的临床诊疗经验与读书心得。全书整理蔡定芳教授诊治内外妇儿等医案共 138 则,医话 112 篇。医案立足实效,理法方药务求有理有据;医话着眼读书,临床思路折射心灵感悟。本书是蔡定芳教授临证、教学、科研的心路历程,可供中医、中西医结合临床工作者参考。

图书在版编目(CIP)数据

南山书屋医案医话 / 蔡定芳著. -- 上海 : 上海科
学技术出版社, 2021.12
　　ISBN 978-7-5478-5557-7

　　Ⅰ. ①南… Ⅱ. ①蔡… Ⅲ. ①医案－汇编－中国－现
代②医话－汇编－中国－现代 Ⅳ. ①R249.7

　　中国版本图书馆CIP数据核字(2021)第230756号

南山书屋医案医话
蔡定芳　著

上海世纪出版(集团)有限公司
上海 科 学 技 术 出 版 社　出版、发行
(上海市闵行区号景路 159 弄 A 座 9F－10F)
邮政编码 201101　　www.sstp.cn
浙江新华印刷技术有限公司印刷
开本 889×1194　1/16　印张 21.75
字数 500 千字
2021 年 12 月第 1 版　2021 年 12 月第 1 次印刷
ISBN 978-7-5478-5557-7/R·2425
定价:218.00 元

本书如有缺页、错装或坏损等严重质量问题,请向印刷厂联系调换

作 者 介 绍

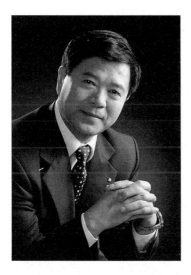

蔡定芳,教授,博士研究生导师。1956年生于上海,1970年毕业于温州实验小学,1974年毕业于温州卫生学校,1982年毕业于浙江中医学院,获硕士学位,1988年毕业于南京中医学院,获博士学位。留学日本德岛大学、日本富山医科药科大学。曾就职于温州市第二人民医院、浙江省中医药研究所、上海医科大学附属华山医院。1974年至今工作在中医、中西医结合临床教学科研工作第一线。现任复旦大学附属中山医院中医-中西医结合科主任、中西医结合神经内科主任、复旦中山厦门医院中医-中西医结合科主任。复旦大学上海医学院中西医结合系副主任,复旦大学中西医结合研究院内科研究所所长。兼任上海中医药大学附属曙光医院神经内科主任、神经病学研究所所长,上海市青浦区中心医院中医科主任,上海市闵行区中心医院中医学科带头人。国家中医药领军人才-岐黄学者,上海市领军人才,上海市名中医。主要学术兼职有:中国中西医结合学会常务理事,中国医师协会中西医结合分会副会长,上海市医师协会中西医结合医师分会会长,上海市中西医结合学会副会长,上海市中医药学会常务理事。曾任中国医师协会中西医结合医师分会神经病学专家委员会主任委员,上海市中医药学会神经内科分会主任委员,上海市中西医结合学会神经内科专业委员会主任委员。长期从事中医内科及神经内科临床与科学研究,在脑血管病、帕金森病、睡眠障碍、抑郁障碍等研究领域作出成绩。承担中日合作攻关,国家自然科学基金,国家重大疾病科技支撑计划,国家卫生健康委员会、教育部等多项研究课题。指导毕业硕士研究生、博士研究生50多名。在国内外医学期刊含SCI发表学术论文300多篇,获国家与省部级科学成果奖6项。主编及撰著出版《中医与科学》《肾虚与科学》《恽铁樵全集》《陆渊雷全集》《姜春华全集》《沈自尹全集》《南山书屋文集》《中国医药学教程》《中国方药医学》《中国医药学理论基础》《病证结合传染病学》《病证结合神经病学》《病证结合内科学》《中西结合病理学》等。

自　序

　　医案即诊籍,体现医者的真实临床水平。医话即随笔,反映医者的心灵感悟。司马迁《史记·扁鹊仓公列传》所载扁鹊与淳于意诊籍是医案滥觞,张杲《医说》则是最早医话著作。我自1974年甲寅秋月业医至今将近50个年头,有效验案不少,失败病例亦多,憾无一一省记。今据张雯、孙燕、向军、蔡敏、李祥婷诸门生整理的笔记、口授及所忆治例,广而扩之为《南山书屋医案医话》。我祖籍浙江省温州市瑞安县塘下镇南山,故名。光阴荏苒,时日如梭,50年来,孙思邈大医精诚之训未敢一日遗忘。临证辨治先以意为运量,读书学习惟遵勤作路径,夫子曰:吾日三省吾身。盖天人合一之道近在咫尺,识病用药之理决乎胸臆。病之杀机每随于阴幽,医之生理恒苞于粹白。一病当前必然息心静气,化我身为病身,易我心为病心。每愈一人内心雀跃,无效未瘥我身先瘁。褚橙曰:博涉知病,多诊识脉,屡用达药,则无愧于古人。请事斯语。

　　我的临床诊疗心路经历了三个阶段:第一阶段是辨证论治,临床务求辨证准确方剂合拍。先师祖章来峰、先师章肖峰所著《河间医话》是我的学术渊源。第二阶段是辨病与辨证相结合,务求西医诊断明确,然后因病立证,因证选方遣药,这主要得益于姜春华、沈自尹老师的指导。第三阶段是病证结合,务求独立完成西医病名及其临床类型诊断,正确辨识与西医病名及其临床类型相符合的证候状态,在西医规范治疗的基础上选择中医方药综合治疗西医疾病及中医证候。《南山书屋医案医话》主要反映我的第一、第二阶段的诊疗思想。所录医案涉及内外妇儿的外感热病与内伤杂病。医案部分先述证,后论治,再阐理。诚如喻嘉言《寓意草》所谓:先议病后用药,一病当前,先以意为运量,后乃经之以法,纬之以方。我的第三阶段诊疗思路则主要体现在此后出版的《续南山书屋医案医话》。

　　岁月蹉跎,50年弹指一挥间。撰著《南山书屋医案医话》了却心事,欣喜甚焉。可乎可,不可乎不可;然乎然,不然乎不然。路漫漫其修远兮,吾将上下而求索。是为序。

2021年辛丑秋月蔡定芳序于南山书屋

目　　录

流行性感冒

医案一：姬某，男性，29岁。1974年甲寅冬月伤于外寒。流行性感冒持续高热1周，口温39.5℃，血常规正常，胸部X线摄片示肺纹理增多，广泛浸润。无汗烦躁，头项强痛而恶寒，身体骨楚而乏力，咳嗽白痰，胸闷微喘，脉浮紧苔薄白。《伤寒例》曰：春气温和，夏气暑热，秋气清凉，冬时冷冽。冬时严寒，万类深藏，君子固密则不伤于寒，触冒之者乃名之伤寒耳。成无己注曰：冬三月纯阴用事，阳乃伏藏，水冰地坼，寒气严凝，当是之时，善摄生者出处固密，去寒就温，则不伤于寒。其涉寒冷，触冒霜雪为病者，谓之伤寒也。《伤寒论》曰：太阳之为病，脉浮，头项强痛而恶寒。太阳病，或已发热，或未发热，必恶寒，体痛，呕逆，脉阴阳俱紧者，名曰伤寒。太阳中风脉浮紧，发热恶寒身疼痛，不汗出而烦躁者，大青龙汤主之。谨遵大论，拟大青龙汤加味。

麻黄 10 g	桂枝 10 g	杏仁 10 g	生石膏 30 g
羌活 10 g	藁本 10 g	生姜 10 g	板蓝根 15 g
炙甘草 10 g	大枣 12 枚		

复诊：《删补名医方论》谓大青龙汤取龙兴云雨之义。仲景于表剂中加大寒辛甘之品，则知麻黄证之发热，热全在表；大青龙证之烦躁，兼肌里矣。初病太阳即用石膏者，以其辛能解肌热，寒能清胃火，甘能生津液，是预保阳存津液之先着也。粗工疑而畏之，当用不用，必致热结阳明，斑黄狂冒，纷然变出矣。观此则可知石膏乃中风伤寒之要药，得麻、桂而有青龙之名，得知草而有白虎之号也。上药每日一剂，每日两次水煎温服。药后汗出，三日后热退身凉脉静。仍有咳嗽白痰，头项微痛。《伤寒论》曰：太阳病，项背强几几，无汗，恶风，葛根汤主之。

葛根 10 g	麻黄 6 g	桂枝 6 g	芍药 6 g
羌活 10 g	杏仁 10 g	厚朴 6 g	生姜 6 g
炙甘草 10 g	大枣 12 枚		

医话一：《伤寒论》详于寒而略于温。《素问·热论》：今夫热病者皆伤寒之类也。《难经·五十八难》：伤寒有五，有中风、伤寒、湿温、热病、温病。仲景《伤寒论》大法则专为狭义伤寒之作也。王安道《医经溯洄集》曰：读仲景之书当求其所以立法之意。苟得其所以立法之意，则知其书足以为万世法，而后人莫能加莫能外矣。苟不得其所以立法之意，则疑信相杂，未免通此而碍彼也。夫伤寒温暑其类虽殊，其所受之原则不殊也。由其原之不殊，故一以伤寒而为称；由其类之殊，故施治不得以相混。以所称而混其治宜乎贻祸后人，以归咎于仲景之法，而委废其太半也。使仲景之法果贻祸于后人，《伤寒论》不

作可也。使仲景之法果不贻祸于后人，《伤寒论》其可一日缺乎？后人乃不归咎于已见之未至而归咎于立法之大贤，可谓溺井怨伯益，失火怨燧人矣。王履此论发聋振聩，吾辈务必深味。《伤寒论》详于寒略于温。仲景指出：太阳病，发热而渴，不恶寒者为温病。温为阳邪，忌用热药，若以伤寒之方辛温取汗，则犯热热之戒，出现身灼热，脉阴阳俱浮，自汗出，身重，多眠睡，鼻息必鼾，语言难出的风温证。又曰：形作伤寒，其脉不弦紧而弱，弱者必渴，被火必谵语。瘟疫学派代表医家戴天章曰：风寒汗不厌早，时疫汗不厌迟。伤寒下不厌迟，时疫下不厌早。周学海《读医随笔》说：伤寒与温病始异终同之说不可执也。此只说得热传阳明一边，其寒传太阴迥乎不同。伤寒有寒死证，无热死证，阳明内实非死证也。若温热病则有自然一成不变之热死证。已故上海名医刘鹤一说：仲景全书最吃紧、最着眼处，却是一个寒字。识得于此，头脑一清，耳目一新。张仲景当时所治病证，多因寒而起，证则寒象居多，方药以温燥除寒为主。全书从寒字着眼，寒字着手，故学习、钻研《伤寒论》全书，脑中当时时存有寒字，当牢固掌握寒之正证，变证，始为学习《伤寒论》之一大法。诚然！

医案二：纪某，男性，25 岁。1974 年甲寅大寒初诊，外感温邪急性起病，流行性感冒三日，发热汗出，口腔温度 39.8℃。微恶风寒，头身疼痛，咽喉肿痛，咳嗽咳痰，疲倦乏力，食欲减退，舌红苔黄，脉来浮数。春风、夏暑、秋湿、冬寒，谓之四时之气。《伤寒例》曰：伤于四时之气，皆能为病。叶天士得之，谓温邪上受，首先犯肺，逆传心包。肺主气属卫，心主血属营，辨营卫气血虽与伤寒同，若论治法则与伤寒大异。盖伤寒之邪，留恋在表，然后化热入里；温邪则化热最速。未传心包，邪尚在肺。初用辛凉轻剂。挟风加薄荷、牛蒡之属；挟湿加芦根、滑石之流。或透风于热外，或渗湿于热下。不与热相搏，势必孤矣。温热虽久，总在一经为辨。吴鞠通得之谓六气播于四时常理也，诊病者要知夏日亦有寒病，冬日亦为温病，次年春夏尚有上年伏暑，错综变化，不可枚举，全在测证的确。流行性感冒肺疫表热，银翘散加减法当清热宣肺。

金银花 9 g	连翘 9 g	桔梗 9 g	薄荷 9 g
牛蒡子 9 g	竹叶 9 g	荆芥 9 g	豆豉 9 g
芦根 9 g	生甘草 6 g		

复诊：热稍减，脉未静，胸闷咳嗽黄痰，舌红苔腻微黄。风温之邪挟痰湿流连肺卫，再拟辛凉轻宣肺卫。《温病条辨》曰：温病者有风温、有温热、有温疫、有温毒、有暑温、有湿温、有秋燥、有冬温、有温疟。凡病温者，始于上焦，在手太阴。太阴之为病，脉不缓不紧而动数，或两寸独大，尺肤热，头痛，微恶风寒，身热自汗，口渴，或不渴，而咳，午后热甚者，名曰温病。太阴风温、温热、温疫、冬温，但热不恶寒而渴者，辛凉平剂银翘散主之。太阴风温，但咳，身不甚热，微渴者，辛凉轻剂桑菊饮主之。

桑叶 10 g	菊花 10 g	滑石 10 g	薄荷 10 g
牛蒡子 10 g	芦根 10 g	杏仁 10 g	浙贝母 10 g
瓜蒌 10 g	生甘草 10 g		

医话一：治外感热病之学务必精读王叔和《伤寒例》。王叔和认为仲景《伤寒论》为广义伤寒而作，故撰次《伤寒论》时著《伤寒例》冠于仲景《伤寒论》正文之前，使人开卷便明伤寒本意。《伤寒例》引《阴阳

大论》言云：春气温和，夏气暑热，秋气清凉，冬气冷冽，此则四时正气之序也。春夏为阳，春温夏热者，以阳之动，始于温，盛于暑故也。秋冬为阴，秋凉而冬寒者，以阴之动，始于清，盛于寒故也。王叔和认为：① 伤于四时之气皆能为病；② 触冒冬时严寒即病者名曰伤寒；③ 寒毒藏于肌肤至春变为温病；④ 寒毒藏于肌肤至夏变为暑病；⑤ 时行者，春时应暖而反大寒，夏时应热而反大凉，秋时应凉而反大热，冬时应寒而反大温。四时气候不正为病谓之时行之气；⑥ 疫者暴厉之气是也。叔和此论影响深远。唐宋名著如《千金》《外台》《圣惠》《圣济》等皆本其说。《备急千金要方·伤寒例》阐明伤寒为外感热病之总称，故其伤寒、温病、温毒、疫气、时行等证治融为一炉，如屠苏酒辟疫气令人不染温病及伤寒，赤散辟温疫、时气、伤寒、热病，太乙流金散、雄黄散、杀鬼烧药方、虎头杀鬼丸等辟温气，雄黄丸治疫气流行疾无不瘥，葳蕤汤治风温、冬温、中风、伤寒，崔文行解散治时气不和伤寒发热，青散治春月伤寒，乌头赤散治天行疫气，水解散治时行头痛壮热等。《外台秘要》伤寒学将伤寒、中风、天行、温病、黄疸、温疟、霍乱等外感热病分列证治，如六物青散、崔文行度障散、赤散、雪煎、竹叶汤、橘皮汤、麻黄解肌汤、三黄汤、白薇散、葛根汤（葛根、生姜、龙胆草、大青叶、桂心、炙甘草、麻黄、葳蕤、芍药、黄芩、石膏、升麻）、大柴胡汤（柴胡、半夏、生姜、知母、芍药、大黄、葳蕤、炙甘草、黄芩、枳实）、度瘴散、神丹丸、黄连解毒汤、解肌汤、麦奴丸等治伤寒。解肌散、藜芦丸、三物汤、六味散、芦根八味饮子、五味散、前胡汤、生芦根汤等治疗时行热病。赤小豆丸、豉汤、茅根汤、茅根橘皮汤、枇杷叶饮子、芍药汤、知母解肌汤、黑膏、葛根橘皮汤、香豉汤、漏芦橘皮汤、麻黄散、大黄丸等，治疗温病。《太平圣惠方》承唐代堕绪，亦分伤寒、时气、热病等证治。伤寒治疗在六经分证基础上，又有治伤寒一日、伤寒二日、伤寒三日、伤寒四日、伤寒五日、伤寒六日、伤寒七日、伤寒八日、伤寒九日以上诸方。治伤寒发汗通用经效诸方有人参散、通神散、持圣散、通关散、正气散、解表附子散、败毒丸、三神丸、发汗极效方、神验白散、发汗方、浮萍草散等。时气病证治有时气一日诸方、时气二日诸方、时气三日诸方、时气四日诸方、时气五日诸方、时气六日诸方、时气七日诸方、时气八九日以上诸方；时气头痛诸方、时气谵言诸方、时气发狂诸方、时气发斑诸方、时气发豌豆疮诸方、时气口疮诸方、时气结胸诸方、时气咳嗽诸方、时气口干诸方、时气热毒攻咽喉诸方、时气呕逆诸方、时气心腹痞满诸方、时气后宿食不消诸方、时气烦躁诸方、时气烦渴诸方、时气鼻衄诸方、时气热毒攻眼诸方、时气余热不退诸方、时气发黄诸方、时气毒气攻手足诸方、时气下痢诸方、时气下部疮诸方、时气大便不通诸方、时气小便不通诸方、时气令不相染易诸方、时气后劳复诸方、时气瘴疫诸方等。热病论治亦如时气，有热病一日至热病七日诸方，热病头痛、烦躁、狂言、烦渴、喘急、发狂、呕逆、哕、汗后余热不退、心腹胀满、咳嗽、咽喉肿痛、口干、鼻衄、口疮、吐血、热毒攻眼、发斑、热毒疮、发疮、发黄、不思饮食、大便不通、小便不通、痢下脓血、虚劳诸方等，其方药大多来自晋唐。北宋医王庞安时发挥王叔和《伤寒例》《伤寒总病论·叙论》：阳气闭藏，反扰动之，令郁发腠理，津液强渍，为寒所搏，肤腠反密，寒毒与荣卫相浑。当是之时，勇者气行则已，怯者则着而成病矣。其即时成病者，头痛身疼，肌肤热而恶寒，名曰伤寒。其不实时成病，则寒毒藏于肌肤之间，至春夏阳气发生，则寒毒与阳气相搏于荣卫之间，其患与冬时即病候无异。因春温气而变，名曰温病也。因夏暑气而变，名曰热病也。因八节虚风而变，名曰中风也。因暑湿而变，名曰湿病也。因气运风热相搏而变，名曰风温也。其病本因冬时中寒，随时有变病之形态尔，故大医通谓之伤寒焉。其暑病、湿温、风温死生不同，形状各异，治别有法。庞曰：天寒之所折则折阳气，足太阳为诸阳主气,其经夹脊膂,贯五脏六腑之,上入脑,故始则太阳受病也。以其经贯五脏六腑之,故病有脏腑传变之候。以其阳经先受病,故次第传入阴经。以阳主生,故足太阳水传足阳明土,土传足少阳木,为微邪。以阴主杀,故木传足太阴土,土传足少阴水,水传足厥阴木。至第六七日,当传足厥阴肝,木必移气克于脾土,脾再受贼邪,则五脏六腑皆危殆矣。荣卫不通,耳聋囊缩,不知人则死,速用承气汤下之,则可保五死一生。勿从容拯溺,病患水浆不入,汤液不下,无可奈何也。《素问》云:脾热病则五脏危。又云:土败木贼则死。若第六七日传厥阴,脉得微缓、微浮,其证寒热似疟,此为必愈,宜桂枝麻黄各半汤和之。微缓、微浮为脾胃脉也,故知脾气全不再受克,邪无所容,否极泰来,荣卫将复,水升火降,则寒热作而大汗解矣。人将大汗必冒昧者,若久旱天将时雨,六合皆至昏昧。雨降之后,草木皆苏,庶物明净,《玉册》所谓换阳之吉证也。王叔和云土地温凉,高下不同,物性刚柔,餐居亦异。是以黄帝兴四方之问,岐伯立四治之能,以训后贤,开其未悟。临病之工,宜两审之。庞曰:叔和非医之圆机,孰能臻此也。如桂枝汤自西北二方居人,四时行之,无不应验。自江淮间地偏暖处,唯冬及春可行之。自春末及夏至以前,桂枝、麻黄、青龙内宜黄芩也。自夏至以后,桂枝内又须随证增知母、大青、石膏、升麻辈取汗也。若时行寒疫及病患素虚寒者,正用古方,不在加减矣。夏至以后,虽宜白虎,详白虎汤自非新中喝而变暑病所宜,乃汗后解表药耳,以白虎未能驱逐表邪故也。或有冬及始春寒甚之时,人患斯疾,因汗下偶变狂躁不解,须当作内热治之,不拘于时令也。南方无霜雪之地,不因寒气中人,地气不藏,虫类泄毒,岚瘴间作,不在此法,治别有方也。又一州之内,有山居者为居积阴之所,盛夏冰雪,其气寒,腠理闭,难伤于邪,其人寿,其有病者多中风中寒之疾也。有平居者为居积阳之所,严冬生草,其气温,腠理疏,易伤于邪,其人夭,其有病者多中湿中暑之疾也。凡人禀气各有盛衰,宿病各有寒热。因伤寒蒸起宿疾,更不在感异气而变者。假令素有寒者,多变阳虚阴盛之疾,或变阴毒也。素有热者,多变阳盛阴虚之疾,或变阳毒也。《圣济总录》论外感热病本诸《难经》。狭义伤寒证治分伤寒可汗、伤寒可下、伤寒可吐、伤寒可温、伤寒过经不解证治,广义伤寒分伤寒中风、伤寒湿温、伤寒时气、伤寒疫疠及伤寒结胸、伤寒谵语、伤寒潮热、伤寒烦渴、伤寒烦躁、伤寒厥逆、伤寒头痛、伤寒喘息、伤寒上气、伤寒咳嗽、伤寒干呕、伤寒呕哕、伤寒心悸、伤寒痞满、伤寒心腹胀满、伤寒霍乱、伤寒小便不通、伤寒大便不通、伤寒下痢、伤寒阴毒、伤寒阳毒、伤寒食毒、伤寒发斑、伤寒发黄、伤寒豌豆疮、伤寒发狂、伤寒刚痉、伤寒柔痉、伤寒坏病、伤寒狐惑、伤寒百合、伤寒阴阳易、伤寒鼻衄、伤寒吐血、伤寒瘀血、伤寒口舌生疮、伤寒舌肿胀、伤寒咽喉痛、伤寒毒攻手足、伤寒后夹劳、伤寒后劳复、伤寒后骨节烦疼、伤寒后余热、伤寒后虚羸、伤寒后虚烦、伤寒后盗汗、伤寒后惊悸、伤寒后身体虚肿、伤寒后不思食、伤寒后宿食不消、伤寒后不得眠、伤寒后失音不语、伤寒后余毒攻眼、伤寒后咽喉闭塞不通、伤寒后变成疟、伤寒后脚气、伤寒后腰脚疼痛、伤寒后下痢脓血、伤寒后疮、辟温疫令不相传染等,内容丰富,条理清晰。治伤寒中风有大青龙汤、桂枝汤、防风汤、石膏汤、姜附汤、桂附汤、麻黄桂心汤、麻黄汤(麻黄、附子、细辛、干姜、炙甘草、杏仁)、桂心汤(桂心、芍药、附子、麻黄、炙甘草)、桂枝汤(桂枝、川芎、半夏、附子、菖蒲、麻黄)、天麻汤、二附散、麻黄细辛丸、白术汤、石膏芍药汤、前胡汤、石膏独活汤、荆芥汤、前胡白术汤、百解汤。伤寒湿温有麻黄杏仁薏苡仁甘草汤、桂枝附子汤、熟术附子汤、甘草附子汤、麻黄加术汤、防己黄芪汤、杏仁汤、温风丸、安息香丸。伤寒时气有葛根汤(葛根、麻黄、陈皮、炙甘草、黄芩)、石膏汤、前胡汤、七圣汤、人参汤、八神汤、柴胡汤、山茵陈散、麻黄厚朴汤、清凉散、人参干葛汤、大安汤、五解汤、茵陈麻黄散、白术汤、麻黄大黄散、桂枝汤(桂枝、炙甘草、芍药、干姜、杏仁、麻黄)、五苓散、葱白汤、解表汤、附桂散、苦参汤等。伤寒疫疠有神明白散、前胡汤、七物赤散、麻黄汤(麻黄、葛根、黄芩、栀子、芍药、杏仁)、葛根汤(葛根、芍药、葱白、豆豉)、石膏汤、麻黄解肌汤、桂心汤、前胡汤、苦参汤、柴胡汤、沉香丸、柴胡汤、葱豉汤、救生散、术豉汤等。《千金》《外台》《圣惠》《圣济》四部著作的外感热病学不仅对后世伤寒学影响深远，对温病学派的形成与发展启迪巨大。庞安时《伤寒总病论》、朱肱《类证活人书》、刘河间《伤寒直格》等皆宗晋唐伤寒热病之学而发挥焉。庞安时治暑病有代桂枝汤：桂枝、芍药、知母、生姜、甘草、黄芩、葛根、大枣；代麻黄汤：桂枝、杏仁、知母、麻黄、甘草、黄芩；代青龙汤：麻黄、石膏、知母、桂枝、甘草、杏仁、生姜、大枣；代葛根麻黄汤：葛根、麻黄、桂枝、甘草、知母、黄芩、芍药、生姜、大枣；大青消毒汤：大青叶、芒硝、栀子、石膏、豆豉、地黄。庞安时治时行寒疫有赵泉黄膏、崔文行解散、藜芦散、赤小豆瓜蒂散、五苓散、麻黄葛根汤、麻黄汤(麻黄、石膏、贝齿、升麻、甘草、芍药、杏仁)、葛根解肌汤(葛根、麻黄、芍药、大青叶、甘草、黄芩、桂枝、石膏)、白薇散、圣散子、华佗赤散、乌头赤散。镏洪《伤寒心要余论》：诸阳蓄热，以凉膈合解毒服之，解散极热。如泻火热，解毒、调胃承气是也。如吐法用二仙散。如调理伤寒，白虎、凉膈合服解之。伤寒三日以里，连进双解。如无汗，必是传变，待三四日之间，以小柴胡解表里之热，仍间服白虎、凉膈。蕴热，七八日之间，欲下，而表证犹在，以大承气汤、大柴胡汤双行并煎，攻里发表，最为隐当。若是温热内甚，自利者，止凉膈，却进解毒、白虎服之。或恶心、干呕、吐者，白虎作一大剂，调解毒末五钱，服之即止。大小便不通，并有腹痛不能忍者，以无灰酒煎朴硝三两热服，即愈，亦按从治之法也。热中伏寒，下之矣，或大承气汤加木香泻之，尤妙。伤寒失下，始病时又误服麻黄热剂太甚，必致热极，或有阳厥极深，身冷脉微，阳极似阴之证，庸医以为阴证是也。须当急救其阴，以白虎、凉膈，日进三服。脉气渐生，身体渐温，然后以大承气下之。夫大承气，救急之妙剂。如咽膈吐逆不利，当令热服，开其热结，利而即愈也。如伤寒汗下之后，自汗虚热不止，于白虎汤内加人参、苍术，一服如神，汗止身凉。此法至妙，无庸详尽。如赤白痢，先服黄连阿胶丸，次服解毒汤。伤寒疮疡、破伤风，与伤寒治法一同，但以双解教与白虎、承气、临时斟酌用之。双解、凉膈、白虎、泻心，此理伤寒之妙剂。孕妇临月，可服益元凉胎，产后仍服。如血不尽，则以凉膈与四物合煎，调理经血。甚者，大承气合四物，乃泻中之有补也。凉膈同四物，名玉烛散，妇人产后之妙剂。凉膈、四物合大承气汤，名三和汤。大承气合四物，治妇人一切血积血聚等疾，加红花尤妙。初生儿五七日，有热证，不得已，只用益元散，时时灌之。如小儿夜啼，用凉膈调之，肚饥，临睡服。凡疮疡瘾疹，凉膈加当归治之。

医案三：陈某，女性，65岁，1974年甲寅大寒初诊。外感温邪急性起病，流行性感冒1周，发热汗出，口腔温度39.0℃。微恶风寒，头身疼痛，咽喉微痒，咳嗽咳痰，疲倦乏力，食欲减退，舌红苔薄白，脉来浮紧。拟《太平惠民和剂局方》人参败毒散加减。

党参10 g	羌活10 g	独活10 g	柴胡10 g
前胡10 g	紫苏10 g	桔梗10 g	枳壳6 g
茯苓10 g	川芎10 g	葛根10 g	甘草6 g

医话一：人参败毒散是治疗外感热病的代表名方。此方初见于朱肱《南阳活人书》，名败毒散。治

四时伤风、瘟疫、风湿，头目昏眩、四肢酸痛、憎寒壮热、项强、目睛疼、寻常风痉、拘倦、风痰，皆可服之，神效。《太平惠民和剂局方》别名人参败毒散，《圣济总录》别名羌活汤、十味汤，《鸡峰普济方》别名人参前胡散。《温热经纬》败毒散即活人败毒散去人参、姜，加薄荷。王孟英引余师愚语曰：此足三阳药也。羌活入太阳而理游风。独活，入太阴而理伏邪，兼能除痛。柴胡，散热升清，协川芎和血平肝，以治头痛目昏。前胡、枳壳，降气行痰，协桔梗、茯苓以泄肺热，而除湿消肿。甘草，和里。更以薄荷为君，取其清凉气味皆薄，疏导经络，表散能除高巅邪热。方名败毒，良有以也。疫证初起，服此先去其爪牙。雄按：爪牙者，表邪之谓也。无表邪者，不可用也。使邪不盘踞经络，有斑即透，较升葛荆防，发表多多矣。如口干舌燥加黄芩。喉痛加山豆根，倍甘、桔。雄按：虽加苦寒之品，终嫌升散，必恶寒无汗者，始可用也。古方引用生姜，生姜性太热，与疫证不宜，以葱白易之可也。雄按：喻氏论疫，推服此方为第一，极言其功效之神，后人从而和之。然羌、独、柴、芎，类属温升。考《活人书》治伤寒瘟疫，风湿风眩，拘蜷风痰，头痛目眩，四肢痛，憎寒壮热，项强睛疼。则所治者，原是风寒湿障杂感之伤寒瘟疫，并非兼治暑燥之病者。余氏因熊氏先剪爪牙之说，遂谓温热之疫，初起亦当先服此方，虽每服二钱，尚是小剂，但必外挟风寒湿之表邪者，始为合拍。否则热得风而愈炽，能无亢逆之忧乎？惟桔梗汤最为中，用者审之。

朱肱为北宋吴兴（今浙江湖州）人，生于宋皇祐庚寅 1050 年，卒于宋徽宗宣和乙巳 1125 年。字翼中，号无求子，晚号大隐翁。宋元祐戊辰 1088 年进士，历任雄州（今河北雄县）防御推官、知邓州（今河南邓县）录事、奉议郎，后人称朱奉议。1107 年北宋大观丁亥朱肱著《无求子伤寒百问》20 卷，又名《南阳活人书》。朱肱曰：大率仲景证多而药少。使皆如仲景调理既正，变异不生，则麻黄、桂枝、青龙用之而有余，以后世望圣人难矣。仲景药方缺者甚多。至如阴毒伤寒、时行温疫、温毒、发斑之类，全无方书。今采《外台》《千金》《圣惠》《金匮玉函》补而完之，凡百有余道，以证合方，以方合病，虽非仲景笔削，然皆古名方也。譬犹《周易》，《参同》《华严》合论，步骤驰骋，不外乎圣人之意。又况俗学久矣，一旦革之，悉用古法，即阳春白雪复生谤毁，适足以杜绝治法。今拨归经络，裁减汤剂，参以杂方，庶几庸人易晓，日就月将，辛甘发散，酸苦涌泄之术行，即俗方不革而自寝矣，此余所以载杂方之意也。《南阳活人书》后经王作肃增注，改名《增释南阳活人书》。1115 年徽宗政和乙未，朱肱以罪去国。过方城，见同年范内翰云《活人书》详矣，比《百问》十倍，然证与方分为数卷，仓卒难检耳。及至濉阳，见王作萧增补《活人书》在京师、京都、湖南、福建、两浙凡五处印行，惜其不曾校勘，错误颇多。1118 年徽宗政和戊戌季夏朱肱于洞霄宫重校，改一百余处，命工于杭州太隐坊镂板，作中字印行，庶几缓急易以检阅。1601 年明神宗万历辛丑吴学勉将《南阳活人书》第 20 卷分为"小儿伤寒""小儿疮疹"，增补李子建《伤寒十劝》《伤寒药性》《活人书释音》，计 22 卷，改名为《类证活人书》。《南阳活人书》16～18 卷载伤寒名方 126 首，兹择其要以窥朱肱伤寒学斑豹。阴毒甘草汤：炙甘草、升麻、当归、雄黄、桂枝、鳖甲、蜀椒；正阳散：炙甘草、附子、麝香、干姜、皂荚；肉桂散：肉桂、赤芍药、陈皮、前胡、附子、当归、白术、高良姜、人参、吴茱萸、厚朴、木香；回阳丹：硫黄、木香、荜澄茄、附子、干姜、全蝎、吴茱萸；返阴丹：硫黄、太阴玄精石、硝石、附子、干姜、桂心；天雄散：天雄、麻黄、当归、白术、肉桂、半夏、陈皮、干姜、川椒、厚朴；正元散：麻黄、陈皮、大黄、炙甘草、干姜、肉桂、芍药、附子、吴茱萸、半夏；阳毒升麻汤：升麻、犀角屑、射干、黄芩、人参、甘草；五积散：枳壳、肉桂、厚朴、人参、白芷、茯苓、芍药、当归、麻黄、半夏、川芎、陈皮、甘草、干姜、苍术、桔梗；霹雳散：附子、腊茶;火焰散:硫黄、附子、腊茶;苍术散:麻黄、苍术、茵陈;败毒散:羌活、独活、前胡、柴胡、川芎、枳壳、茯苓、桔梗、人参、炙甘草;独活散:羌活、独活、人参、细辛、防风、黄芩、麻黄、人参、炙甘草、茯苓、石膏、蔓荆子、菊花;疟母煎:鳖甲、黄芩、乌扇、鼠妇、干姜、大黄、桂枝、紫苏、厚朴、柴胡、芍药、石韦、蛀虫、牡丹皮、桃仁、葶苈子、瞿麦、半夏、人参、阿胶、蜂巢、朴硝、紫葳、蜣螂;葳蕤汤:葳蕤、石膏、白薇、麻黄、羌活、炙甘草、杏仁、川芎、葛根、青木香;老君神明散:白术、桔梗、附子、乌头、细辛;务成子萤火丸:萤火、鬼箭、蒺藜、雄黄、雌黄、矾石、羚羊角、煅灶灰、铁锤柄;圣散子:草豆蔻、附子、高良姜、独活、木猪苓、茯苓、石菖蒲、麻黄、厚朴、藁本、芍药、枳壳、柴胡、细辛、防风、白术、藿香、半夏、泽泻、吴茱萸、炙甘草;金沸草散:旋覆花、前胡、荆芥、半夏、赤芍、细辛、炙甘草;黑神丸:巴豆、五灵脂、杏仁、大戟、荆三棱、豆豉;大三脘散:独活、白术、炙甘草、木瓜、紫苏、大腹皮、陈皮、沉香、木香、川芎、槟榔;香薷散:厚朴、香薷、黄连;犀角地黄汤:芍药、生地、牡丹皮、犀角;黄连解毒汤:黄连、黄柏、黄芩、栀子;羌活附子散:羌活、附子、茴香、木香、干姜;大青四物汤:大青叶、豆豉、阿胶、炙甘草;地榆散:地榆、犀角屑、黄连、茜根、黄芩、栀子;黄连犀角汤:黄连、乌梅、木香、犀角;雄黄锐散:雄黄、青葙子、苦参、黄连、桃仁;化斑汤:人参、石膏、葳蕤、知母、甘草。

医话二:善治者因其势而利导之。外感热病气虚者人参败毒散可用,外感热病抗病力向外向上者亦可用。龚廷贤《万病回春》仓廪散以人参败毒散加黄连、陈仓米治痢疾赤白,发热不退,肠胃中有风邪热毒及时行瘟疫,沿门阖境,皆下痢噤口者,服之神效。《寓意草》喻嘉言治周信川年七十三岁,平素体坚,不觉其老。秋月病痢,久而不愈,至冬月成休息痢。一昼夜十余行,面自浮肿,肌肤晦黑。求治于余。诊其脉沉数有力,谓曰:此阳邪陷入于阴之证也。吾当以法治之,尚可痊愈。明日吾自袖药来面治。于是以人参败毒散本方煎好,用厚被围椅上坐定,置火其下,更以布条卷成鹅蛋状,置椅褥上,垫定肛门,使内气不得下走。然后以前药滚热与服,良久又进前药,遂觉皮间有津津微润。再溉以滚汤,教令努力忍便,不得移身,如此约二时之久,皮间津润总未干。病者心躁畏热,忍不可忍,始令连被卧于床上,是晚止下痢二次。以后改用补中益气汤,一昼夜止下三次,不旬日而全愈。盖内陷之邪欲提之转从表出,不以急流挽舟之法施之,其趋下之势,何所底哉。闻王星宰世兄患久痢,诸药不效,苏郡老医进以人参败毒散,其势瘥减,大有生机。但少此一段斡旋之法,竟无成功。故凡遇阳邪陷入阴分,如久疟久痢久热等证,当识此意,使其缓缓久久,透出表外,方为合法。若急而速则恐才出又入,徒伤其正耳。《医宗金鉴·删补名医方论》曰:昔人常言伤寒为汗病,则汗法其首重矣。然汗之发也,其出自阳,其源自阴,故阳气虚,则营卫不和而汗不能作;阴气弱,则津液枯涸而汗不能滋。但攻其外,罔顾其内可乎?表汗无如败毒散、羌活汤。其药如二活、二胡、芎、苍、辛、芷群队辛温,非不发散,若无人参、生地之大力者居乎其中,则形气素虚者,必至亡阳;血虚挟热者,必至亡阴,而成痼疾矣。是败毒散之人参,与冲和汤之生地,人谓其补益之法,我知其托里之法。盖补中兼发,邪气不至于流连;发中带补,真元不至于耗散,施之于东南地卑气暖之乡,最为相宜,此古人制方之义。然形气俱实,或内热炽盛,则更当以河间法为是也。胡天锡曰:非其时而有其气,惟气血两虚之人受之。寒客营而风客卫,不可用峻剂,故稍从其轻者,此羌活汤、败毒散所由立也。九味羌活汤主寒邪伤营,故于发表中加芎、地,引而入血,即借以调荣。用葱姜为引,使通体汗出,庶三阳血分之邪,直达而无所滞矣。败毒散主风邪伤卫,故于发表中加参、苓、枳、桔,引而达卫,固托以宣通。用生姜为使,使留连肺部,则上焦气分之邪不能干矣。是方亦可用黄芩者,以诸药气味辛温,恐其僭亢,一以润之,一以清之也。荆防败毒散出自明代医家张时彻《摄生众妙方》去人参加荆芥防风,名荆防败毒散,治风寒初起,恶寒发热,头疼身痛,胸闷咳嗽,痰多色白,苔白脉浮及一切疮疡肿毒,肿痛发热,左手脉浮数者。移步换形,异曲同工。

因势立则是根据机体抗病力趋势而确定治疗法则。认真观察机体抗病力趋势,因势利导治疗,自能效操左券。① 抗邪力趋势向外宜散。邪气留着体表而欲向内发展,机体的抗邪力则应激由内向外抵御,这时,治疗必须用发散法协助抗邪力外达排邪。《素问·热论》曰:未入于藏者可汗而已;《素问·阴阳应象大论》曰:其在皮者汗而发之,因其轻而扬之;《素问·刺热》曰:诸当汗者,至其所胜日,汗大出也。发散法的适应证是邪在肌表,病情轻,病位浅;作用机制是协助抗邪力向外祛邪。张仲景治太阳伤寒,反复教诲无汗用麻黄汤,有汗用桂枝汤,即是运用经义实例。前者抗邪力不碍发泄,邪无以外出,故以麻黄汤因势发散,俾势达邪出,一汗而解;后者抗邪力部分得以发泄,部分未泄,用桂枝伍芍药,一助未泄的抗邪力,一敛已泄的抗邪力,恰如其分地使未尽之邪外散。《伤寒论》曰:太阳病,下之后,其气上冲者,可与桂枝汤,方用前法;若不上冲者,不得与之。太阳病抗邪力趋势向外,误下则挫伤抗邪力而使之内陷。若病人抗邪力较强,不因下而势内陷,仍能向上向外发泄,治当用桂枝汤原法;下后抗邪力趋势内陷,桂枝汤便无能为力。故曰:太阳病下之后,脉促胸满者,桂枝去芍药汤主之。陆渊雷先生《伤寒论今释》曰:观察证候可以测知正气抗病趋势,于是选用方药,以利导匡救,而达到治疗目的。发散法不一定要通过发汗才能起作用。因为汗出仅是发散法发挥作用的一个常见现象,不是目的。抗邪力外达不一定会汗出,临床常见到发散后没有汗出但已邪去病愈。另一个是发散法不只限于表证,凡抗邪力有向外趋势者都可配合发散法。叶天士治温病入营谓:犹可透热转气。盖病邪虽在营然抗病趋势仍有向气、卫,故在清营的基础上配伍透达法,使热邪外出内消。② 抗邪力趋势向上宜越:邪气蕴遏上部,抗邪力应激向上抵御欲将其从上排出,治疗应因势越之。《素问·阴阳应象大论》:其高者因而越之。高,指病位;越,指治则。病邪在上,抗邪力趋势向上,若治以下夺,则违势而不适宜,内消亦缓慢而费时日,顺势越之是最好的治法。越,包括吐和宣两法。吐法是运用药物或其他方法催发病之人呕吐,达到病邪涌出的目的,作用机制是通过呕吐反射,协助抗邪力向上。吐方始于《伤寒论》之瓜蒂散:宿食在上脘当吐之。《备急千金要方》有烧盐探吐方,《外台秘要》有霹雳散,孙兆有稀涎散,张子和有三圣散,丹溪有通关散,景岳有萝卜子吐法。奥村南山善用吐法,其徒永富独啸《吐方考》,狄野合州《吐方论》,则是三百年前的国际经验。宣法能协助抗邪力向上宣提,以排除蕴遏于上焦的邪气,一般用于邪阻肺经证。肺为清虚之脏,功能宣发,邪阻肺经,宣发失司,常见咳嗽、胸闷等。投宣法后能使抗邪力向上排邪,解除邪气之蕴遏,恢复正常的宣发功能。徐之才"宣可去壅"即此意。麻黄、杏仁、桔梗、豆豉、栀子、菖蒲等都有宣提作用。张仲景重用桔梗开提排脓治肺痈,叶天士治咳嗽"微辛以宣通",都是"其高者因而越之"的具体运用。③ 护正力趋势向上宜升:气血阴阳向下泄脱、护正力趋势向上时,治疗应当因势升举。《素问·气交变大论》曰:下者举之。下,指阴阳气血向下泄脱的病症;举,指升提治法。升举的含义有二:一指中流砥柱,从中立极,不使下出,如固涩法;一指由下向上提举,不使下陷,且使已陷者重新上行。二者的总旨都是协助护正力向上固护,故均属"升"法范畴。《脾胃论》指出:脾胃之气或下泄而久不能升,是有秋冬而无春夏，乃生长之机陷于殒杀之气而百病皆起。常用药物如升麻、柴胡、羌活、独活、防风、荆芥、葛根等皆能遂其升提之性。陈修园《医学从众录》谓发热头痛，脉浮而紧，是风寒郁而不解，内陷而为痢，宜以人参败毒散鼓之外出。苟得微汗，其痢自松。张锡纯创升陷汤（黄芪、升麻、柴胡、桔梗、知母）治大气下陷气短不足以息，或努力呼吸有似乎喘，或气息将停等。由此可见，李东垣补中益气汤、升阳散火汤、补脾胃泻阴火升阳汤、升阳益胃汤、升阳除湿防风汤、助阳和血补气汤、升阳汤、升阳除湿汤等，张锡纯升陷汤、回阳升陷汤、理郁升陷汤、醒脾升陷汤、升麻黄芪汤等，概滥觞于人参败毒法。

麻 疹

　　医案一：岳某，男性，6岁，1976年丙辰春月初诊。麻疹初期，急性起病，发热2日，肛温39.7℃。咳嗽流涕，畏光多泪，咽部充血，眼睑水肿，下眼睑边缘见明显充血横线，口腔麻疹黏膜斑蔓延至唇部黏膜。烦躁不安，食欲减退，精神不振，舌红苔白脉浮数。痘疹皆非正疹，惟麻疹为正疹。胎元麻毒内伏，天地戾气引而外出。《麻疹阐注》曰：凡麻疹出贵透彻，宜先用表发，使毒尽达于肌表。若过用寒凉，冰伏毒热，则必不能出透，多致毒气内攻，喘闷而毙。至若已出透者又当用清利之品，使内无余热，以免疹后诸证。且麻疹属阳，热甚则阴分受伤，血为所耗，故没后须以养血为主，可保万全。此首尾治疹之大法。麻疹前驱期之麻毒表热证，拟《麻科活人全书》宣毒发表汤加减冀疹透毒解。

升麻3g	葛根3g	前胡3g	麻黄3g
芦根6g	连翘6g	牛蒡子6g	杏仁3g
竹叶3g	荆芥3g	防风3g	薄荷3g
甘草3g	西河柳6g		

　　复诊：2剂后耳后发际稀疏淡红色斑丘疹，渐及前额、面颈、躯干与四肢，逐渐皮疹增多，融合呈卵圆形。肛温40.5℃，口渴欲饮，精神萎靡，嗜睡，面部浮肿，眼分泌物增多，粘连眼睑不易睁开，鼻流浓涕，咽部肿痛，咳嗽加重，声音嘶哑，呼吸急促，胸部X线检查见广泛肺部浸润病变，肺部闻有细湿啰音，舌红苔黄脉数。麻疹出诊期之麻毒肺热证，拟《伤寒论》麻杏石甘汤加味以清肺解毒。

麻黄3g	杏仁3g	石膏10g	知母3g
连翘6g	金银花6g	牡丹皮3g	玄参6g
丹参6g	赤芍6g	白茅根9g	甘草3g
大青叶9g	鲜石斛6g		

　　三诊：3剂后麻疹黏膜疹逐渐消失，手心足心俱见红色斑丘疹，皮疹出透其色暗棕，疹间可见正常皮肤，肛温38.0℃，口干微咳，精神食欲好转，舌红少苔脉微数。麻疹恢复期之肺热津复证，拟《温病条辨》沙参麦冬汤加味以滋液养胃。

北沙参6g	玉竹3g	麦冬6g	扁豆6g
天花粉6g	桑叶3g	芦根6g	竹叶6g
鲜石斛6g	生甘草3g		

　　医话一：麻疹治疗以宣透为第一要务。麻疹是外感麻毒急性出疹性时行疾病，以发热、咳嗽、流涕

及全身红色斑丘疹为临床特征。早期口腔两颊黏膜麻疹黏膜斑如麻粒大故名麻疹。患病后可获终生免疫。麻疹为儿科四大要证之一,近年来非典型麻疹病例增多。晋唐医学著作如《备急千金要方》《千金翼方》《诸病源候论》等无麻疹专论。宋代《小儿药证直诀》论疮疹候曰:面燥腮赤,目胞亦赤,呵欠顿闷,乍凉乍热,咳嗽嚏喷,手足梢冷,夜卧惊悸多睡,并疮疹证,此天行之病也。惟用温凉药治之,不可妄下及妄攻发。这是中国医药学有关麻疹最早论述。清雍正年间舒驰远名诏,号慎斋学人,江西进贤人,著《麻疹论》曰:痘禀于阴而成于阳,麻禀于阳而成于阴,此阴阳互根之妙也。麻乃先天真阳中之胎毒,然必得阴与之交感而后能生其化,故曰成于阴也。凡痘症重在养浆,麻症只要齐苗。苗齐功居八九,其后不过调理而已。形色喜鲜明而嫌暗滞不妨其多。总要出得透,透则内无留邪。其症常兼咳嗽及咽喉痛,咽痛治法以甘草、桔梗为主,相症加减。若红肿恶热口渴尿赤宜加黄芩、生地、牛蒡子,外用蕲艾、蛇床子研末,新烟铜盛燃吸烟,取出痰涎,咽痛渐愈。若不恶热,舌苔白滑宜加半夏、南星,外用蕲艾、半夏、南星研末,吸烟取涎。若声音重浊更加阿胶、玉竹、鸡子白之类。若不红肿,舌苔滑而冷不渴,恶寒喜热,宜用半夏、南星、附子、肉桂之类,外用油蘸大纸捻照其后颈,或用生附子研末吹之自愈,凡此不过但引其端而未详其法,非略也。用法不外六经,验证重在本气,毋庸复赘。清代医家谢玉琼,字昆秀,号朴斋,安城(今广西宾阳)人。乾隆戊辰 1748 年撰《麻科活人全书》4 卷,共 108 篇。全书对麻疹的发病规律、各期特点的论述较为具体、全面,在麻疹专著中是较好的。1957 年上海卫生出版社出版《麻科活人全书》朱礼堂评注本。朴斋曰:麻疹之证,其初发热与伤寒相似。但麻则面颊红、咳嗽喷嚏,鼻流清涕,目中泪出,呵欠喜睡,或吐或泻,或手掐眉目鼻而之为异耳。不可误作伤寒施治而妄用汗下也。妄汗则增其热而为衄、为咳嗽、为口疮咽痛、为目赤痛、为烦躁、为大小便不通。妄下则虚其里,为滑泄、为滞下。《经》曰:必先岁气,毋伐天和,言不可妄汗下也。是以治麻者务须先明岁气,如时令温暖以辛发之药发之,用防风败毒散;如时令暄热以寒凉之药发之,用白虎解毒汤或黄连解毒汤;如时令大寒以辛热之药发之,用桂枝解毒汤或葛根桂枝汤;如时令时寒时暖以辛平之药发之,用荆防败毒散或葛根解毒汤,倘兼疫疠之气则以人参败毒散主之。又要看人之虚实,如吐泻不止以人参之类补之,如便秘烦躁以酒蒸大黄微利之。无实实无虚虚,倘损不足而补有余,夭人性命,非关天数,医杀之也。能知损有余而补不足者,方为良工。其治麻疹常用防风、荆芥、薄荷、苏叶、前胡、葛根、葱白、蝉蜕、胡荽、西河柳等宣表透疹;连翘、牛蒡子、射干、犀角、绿豆、山豆根、人中黄、人中白、蚯蚓、雄黄、黄连、黄芩、黄柏、栀子、石膏、大青、青黛、玄参、竹叶、大黄、龙胆草等清热解毒;丑牛、枳实、枳壳、芒硝、麻仁等通泄胃腑;猪苓、泽泻、赤苓、木通、京花通、车前子、滑石、灯心草、瞿麦、萹蓄、茵陈、茯苓等清利膀胱;杏仁、贝母、柿霜、柿蒂、枇杷叶、桑皮、马兜铃、款冬花、金沸草、瓜蒌仁、天花粉、甜葶苈、北芥子、家苏子、莱菔子、竹沥、紫菀茸等以宣肺展气;麦冬、知母、石斛、天冬、藕汁、梨汁、地骨皮、百合、生地等以滋液润津;紫草、红花、白茅根、蒲黄、当归、牡丹皮、桃仁、侧柏叶等凉血散血。《麻疹阐注·疹原》:凡麻疹出贵透彻,宜先用表发,使毒尽达于肌表。若过用寒凉,冰伏毒热,则必不能出透,多致毒气内攻,喘闷而毙。至若已出透者,又当用清利之品,使内无余热,以免疹后诸证。且麻疹属阳,热甚则阴分受伤,血为所耗,故没后须以养血为主,可保万全,此首尾治疹之大法。至于临时权变,惟神而明之而已。《麻疹阐注·致五液法》:心主汗,凡疹已出未出,鼻扇,面青气喘,此邪毒犯肺,肺叶张也。急服麻黄取汗,水柳煎汤熏洗最妙。又生葱一握,芫荽一握,煎汤五七沸,住火,稍温,洗儿头额太阳面颊,次洗手足毕,即将渣敷贴,热者互换,儿熨不可太热,恐伤儿肌。又胡荽四两,好酒糟八两,煎法擦法同前。又棉纱不拘多少,煎汤乘热,先熏后洗,次则刮之,如刮痧之法,额角、天庭、头项、腰膊皆可。刮红再洗仍频饮此汤以取汗。肝主泪,皂角搐鼻取泪令儿哭。脾主吐,鲜虾汤生葱汤发吐。肺主涕,皂角末搐鼻取嚏。肾主泄,虾汤笋汤发泻。清吴砚丞1853年著《麻疹备要方论》,曰:疹由胎毒,亦必因时令之气而发,先宜表托,使毒尽达于肌表。若过用寒凉,遏伏热毒,则必不能出透,多致毒气内攻,喘闷而亡。若已出透,又当清利,以解余热,免致疹后变生诸症。且疹属阳,热重则阴分受伤,血为所耗,故没后必须养血,以保阴亏发燥,勿执泥于清利也。若病者血气和平,素无他疾,虽感时气,而正能胜邪,发热必然和缓,微微汗出,神清气爽,二便调匀,见点则透彻,收没亦不疾不徐,此为轻而易治,故万氏家法,戒用药不可太早,恐致耗散元气,反生害患,必待见点方用,徐徐升发。然饮药亦有次第,凡一剂分作十余次服,以疹在皮肤之间。若作一次服,则药性催之太速,每致谵语烦躁,是可为轻视妄药之良箴也。若素有风寒食滞,表里交杂,一触邪阳,火旺之气,内外合发,而正不能制邪,必大热无汗,躁烦口渴,神气不清,便闭尿涩,见点不能透彻,收散或太急速,则为重而难治,急宜临机审察,果犯何逆,损其有余,扶其不足,毋稍存游移之见,此又万氏之法不可拘守也。善治者机圆而法活,用药必合时宜,如时值温暖,宜发之以辛凉,用防风解毒汤。时值暄热,宜治之以辛寒,用黄连解毒汤。若大寒之时,宜以辛温发之,用桂枝解毒汤,或麻黄汤。当乍寒乍暖之际,宜以辛平发之,用升麻解毒汤,或荆防败毒散。因时用药,毋伐天和,又须看人之虚实。如大便闭结,躁烦热重,疹发不出,属实症者,将酒蒸大黄微利之。如大小便清利,热不重,吐利不止,属虚症者,可加人参、白术之类补托之。毋实实,毋虚虚,贵得其平,中病则止。如用前药发散,一剂而疹仍不出,再作一剂,水煎温服,外擦以芫荽酒,又以苎麻蘸酒戛之,务使肌理疏通,疹尽透发于表,庶无腹胀喘闭之患。若再不出,则为不治之症矣。然亦有不尽然者,当人人束手之时,细心详察。铁樵夫子临床擅治麻疹,《恽铁樵全集·痧疹之用药》曰:麻黄、葛根、柴胡、炮姜4味为麻疹最要紧主药,麻黄用时较少,炮姜用得更少,麻黄必须无汗然后可用,炮姜只有泄泻属寒用得。黄芩、黄连、石膏、竹叶4味为重要副药,麻疹必须阳证热证可用,若见太阴证者不可用。杏仁、象贝母、川贝母、桑叶、橘红、瓜蒌、半夏、枇杷叶8味为麻疹重要辅药,麻疹什九都见咳嗽之故。枳实、槟榔、大腹皮、山楂炭、枳壳、焦谷芽6味亦为重要辅药,用于痧子兼有食积。赤苓、猪苓、通草、六一散、泽泻、车前6味为重要副药,用于小便短赤以及泄泻不止。以上28味是麻疹最重要药物,用之得当可以随手而愈。麻疹次要药物有荆芥、防风、葱白、豆豉发汗,扁豆衣、芡实止泻,栀子、连翘、蝉蜕、玄参、天花粉清热,牛蒡子、马勃利咽消肿,西河柳、白茅根、地枯萝、莱腹子、冬瓜子化痰。以上18味为要副药。重要正药及副药,用之得当,可以弭患无形,用之不当,却有生命之险。次要副药用之而当,固然也有功效,用之不当也无甚大危险。

水 痘

医案一：冉某，男性，10 岁。1976 年丙辰冬至患水痘，2 周前有水痘患者接触史，口鼻吸入水痘戾气。发热 2 日，口腔温度 38.0℃，不思饮食，头面及躯干椭圆形红色斑丘疹，痘形小而稀疏，内含水液，疱内浆液清亮，周围红晕，壁薄易破，咳嗽流涕，舌红苔黄腻脉数。《医宗金鉴》曰：水痘发于脾肺二经，由湿热而成也。初起与大痘相似，面赤唇红，眼光如水，咳嗽喷嚏，唾涕稠黏，身热二三日而始出，其形尖圆而大，内含清水，易胀易靥，不作脓浆。初起荆防败毒散主之，继以加味导赤散治之。水痘湿热证，治拟清热燥湿，《医宗金鉴》卷 59 清解散加减，每日 1 剂，每日水煎 2 次温服。

防风 6 g	荆芥 6 g	牛蒡子 10 g	葛根 6 g
升麻 6 g	桔梗 6 g	黄连 3 g	黄芩 3 g
蝉蜕 3 g	紫草 6 g	川芎 3 g	前胡 6 g
薄荷 3 g	金银花 6 g	连翘 6 g	甘草 6 g

复诊：皮疹瘙痒分批出现，此起彼落，在同一时期，丘疹、疱疹、干痂并见。继则结成痂盖脱落，不留瘢痕，再拟《医宗金鉴》卷 56 解毒防风汤加减。

黄芩 6 g	生地 9 g	金银花 9 g	连翘 9 g
荆芥 6 g	牛蒡子 9 g	防风 6 g	赤芍 6 g
升麻 6 g	甘草 6 g		

医话一：水痘天花病原不同辨。天花是人类感染天花病毒引起的烈性传染病，主要临床表现为严重毒血症状如寒战、高热、乏力、头痛、四肢及腰背部酸痛及惊厥昏迷，皮肤成批依次出现斑疹、丘疹、疱疹、脓疱，最后结痂、脱痂，遗留痘疤。感染后 15～20 日内致死率高达 30%。痊愈后可获终生免疫。《国医导报·古无今有的几种发疹性热病》渊雷先生断言汉晋以后始有痘疮之病。《外台秘要》引《肘后方》名天行发斑疮，建武中于南阳击虏所得，仍呼为虏疮。马援征武陵蛮，士卒皆患疮，此为滥觞。痘疮传入中国或始于东汉初年，盖以建武为东汉光武年号也。然《后汉书》不见此事。日人落合泰藏之《汉洋病名对照录》以为痘起东晋，此以建武为东晋元帝年号也。然晋元以建武纪年仅一年。葛洪云恐仍指光武，此外西晋惠帝，后赵石虎，西燕慕容忠及南齐明帝，亦皆有建武年号。晋惠不过数月，后赵西燕皆僭窃，稚川不当用其年号，齐明又远在稚川之后，皆不合痘疮始人之年。直至赵宋，幼科名医钱仲阳、董汲之等继出，治法渐有涂辙可循。明以后专书尤多，近世种牛痘通行，患痘疮者渐，医者亦渐放弃，不加研究矣。水痘是水痘-带状疱疹病毒初次感染引起的急性传染病。主要发生在婴幼儿和学龄前儿童，成人

发病症状比儿童更严重。主要临床表现为发热及皮肤和黏膜成批出现周身性红色斑丘疹、疱疹、痂疹，皮疹呈向心性分布，四肢很少。冬春两季多发，其传染力强，水痘患者是惟一的传染源，自发病前 1～2 日直至皮疹干燥结痂期均有传染性，接触或飞沫吸入均可传染，易感儿发病率可达 95％以上。水痘为自限性疾病，一般不留瘢痕，如合并细菌感染会留瘢痕，病后可获得终身免疫，有时病毒以静止状态存留于神经节，多年后感染复发而出现带状疱疹。水痘与天花虽同现痘疹，但病原不同。水痘之名始见宋代。《小儿卫生总微论方·疮疹论》：其疮皮薄，如水疱，破即易干者，谓之水痘。《小儿药证直诀·疮疹候》虽有水疱之名，然其论治，仍以天花痘疹立言：凡疮疹若出，辨视轻重。若一发便出尽者，必重也；疮夹疹者，半轻半重也；出稀者轻，里陷，昏睡，汗出不止，烦躁热渴，腹胀，啼喘，大小便不通者困也。凡疮疹当乳母慎口，不可令饥及受风冷。必归肾而变黑，难治也。有大热者，当利小便；有小热者，宜解毒。若黑紫干陷者，百祥丸下之；不黑者慎勿下。更看时月轻重：大抵疮疹属阳，出则为顺，故春夏病为顺，秋冬病为逆。冬月肾旺又盛寒，病多归肾变黑。又当辨春脓疱，夏黑陷，秋斑子，冬疹子，亦不顺也，虽重病犹十活四五。黑者无问何时，十难救一。其候或寒战噤牙，或身黄肿紫，宜急以百祥丸下之。复恶寒不已，身冷出汗，耳尻反热者，死病也。何以然？肾气大旺，脾虚不能制故也。下后身热气温，欲饮水者可治，以脾土胜肾，寒去而温热也。治之宜解毒，不可妄下，妄下则内虚多归于肾。若能食而痂头焦起，或未黑而喘实者，可下之。身热，烦渴，腹满而喘，大小便涩，面赤，闷乱，大吐，此当利小便；不差者，宜宣风散下之。若五七日痂不焦，是内发热，热气蒸于皮中，故疮不得焦痂也。宜宣风散导之，用生犀磨汁解之，使热不生，必着痂矣。此后，谢玉琼《麻科活人全书》、张霞溪《麻疹阐注》等儿科著作皆论天花痘疹证治而未及水痘矣。宋陈文中《小儿痘疹方论·类集痘疹已效名方》：葛根麦门冬散治小儿热毒斑疹，头痛壮热，心神烦闷：葛根、麦冬、人参、石膏、升麻、甘草、茯苓、赤芍；生地黄散治小儿痘疹身热，口干咳嗽心烦：生地、麦冬、杏仁、款冬花、陈皮、甘草；惺惺散治小儿风热疮疹，时气头痛壮热，目涩多睡，咳嗽喘促：桔梗、细辛、人参、甘草、茯苓、川芎、白术；四味升麻葛根汤治痘疹未明初发热：白芍、升麻、甘草、葛根；十一味异功散治痘疮已出未愈之间，其疮不光泽，不起发，不红活：木香、大腹皮、人参、桂心、赤茯苓、青皮、前胡、诃黎勒、半夏、丁香、炙甘草；十二味异功散治痘疮已出未出，不起发，不光泽，不红活，谓之表虚：木香、肉桂、当归、人参、茯苓、陈皮、厚朴、白术、半夏、丁香、肉豆蔻、附子；肉豆蔻丸治泻水谷或白或淡黄，不能止：木香、砂仁、龙骨、诃子、赤石脂、白矾、肉豆蔻；人参麦门冬散治痘疮微渴：麦冬、人参、炙甘草、陈皮、白术、厚朴；消毒散治痘疮六七日间身壮热，不大便，其脉紧盛：牛蒡子、荆芥穗、炙甘草；柴胡麦门冬散治痘疮壮热经日不止更无他症：柴胡、龙胆草、麦冬、炙甘草、人参、黑参；射干鼠粘子汤治痘疮壮热，大便坚实或口舌生疮，咽喉肿痛：鼠粘子、炙甘草、升麻、射干；桔梗甘草防风汤治风热咽喉不利：桔梗、炙甘草、防风；人参清膈散治涕唾稠黏，身热鼻干，小便黄赤：人参、柴胡、当归、芍药、知母、桑白皮、白术、黄芪、紫菀、地骨皮、茯苓、甘草、桔梗、黄芩、石膏、滑石；前胡枳壳散治痰实壮热，胸中烦闷，大便坚实，卧则喘急：前胡、枳壳、赤茯苓、大黄、炙甘草；人参白术散治痘疮已靥，身热不退：人参、白术、藿香叶、木香、甘草、茯苓、干葛；韶粉散治痘疮才愈而毒气尚未全散，疮痂虽落其瘢犹黯，或凹凸肉起：韶粉、轻粉；雄黄散治小儿因痘疮牙龈生疳蚀疮：雄黄、铜绿；绵茧散治痘疮余毒：生白矾捶碎实茧内；谷精草散治痘疮已靥，眼目翳膜，遮障瞳仁，瘾涩泪出久而不退：谷精草、生蛤粉；解毒汤治一切热毒肿痛或风热搔痒脾胃：黄连、金银花、连翘；参汤散治水痘：地骨皮、麻黄、人参、滑石、大黄、知母、羌活、甜葶苈、炙甘草。尝谓：小儿疮疹无正方，虽有王谭钱氏之书，止见其方，未见其源。疗之者往往以药宣利解散，因耗伤真气，遂至不救者多矣，深可痛悯。文中今将祖父秘传方论集为一卷，盖守此方三十余年，全活者甚众，百不失一。今合广其传，使患者无枉夭之祸，医者有活人之功，此仆之夙心也。

带 状 疱 疹

医案一：祁某,男性,67岁,1976年丙辰立秋初诊。左侧耳内及耳周灼热1周,耳郭及外耳道水疱,疼痛剧烈,左侧面瘫,彻夜难眠,突然发现一侧面颊动作不灵、嘴巴歪斜。左侧面部表情肌瘫痪,左侧前额皱纹消失,眼裂扩大,鼻唇沟平坦,口角下垂,露齿时口角向右侧偏歪。左侧不能作皱额、蹙眉、闭目、鼓气和噘嘴。鼓腮和吹口哨时,因患侧口唇不能闭合而漏气。进食时食物残渣常滞留于病侧的齿颊间隙内,并常有口水自该侧淌下。舌红苔黄脉数。拟《痘科类编》龙胆草汤加减。

龙胆草6 g	防风9 g	菊花9 g	白芷6 g
刺蒺藜9 g	僵蚕9 g	蝉蜕6 g	柴胡9 g
木贼草6 g	黄芩9 g	黄连6 g	当归9 g
白附子9 g	甘草6 g		

医话一：论带状疱疹证治。带状疱疹是水痘-带状疱疹病毒引起的急性感染性皮肤病。部分患者感染后带病毒而不发生症状。病毒具有亲神经性,感染后可长期潜伏于脊髓神经后根神经节,抵抗力低下或劳累、感染、感冒时病毒可再次生长繁殖并沿神经纤维移至皮肤,受累神经和皮肤产生强烈的炎症。皮疹一般有单侧性和按神经节段分布的特点,由集簇性的疱疹组成并伴疼痛。年龄愈大,神经痛愈重。带状疱疹中医称缠腰龙、缠腰火龙、蛇盘疮、缠腰火丹、蜘蛛疮、蛇丹等。宋元以前无带状疱疹专论,医家多从热疮论治。《圣济总录》曰：热疮本于热盛,风气因而乘之,故特谓之热疮,盖阳盛者表热,形劳则腠疏,表热腠疏浆汁。黄芪汤治疮、退风热：黄芪、生地、炙甘草、芍药、麦冬、黄芩、石膏、川芎、大黄、人参、当归、半夏;栀子汤治表热实,身体生疮,或发疮疖,大小便不利：栀子、知母、炙甘草、黄芩、大黄;麦门冬汤治体卒生热疮：麦冬、豆豉、人参、桑根白皮、桂枝、炙甘草;二参丸治热疮：苦参、玄参、乌头、何首乌、丁香;大黄散涂敷方治热毒疮肿：大黄、赤小豆、锻石;木兰皮膏治热疮：木兰皮、芍药、射干、蛇床子、白芷、黄连、黄柏、黄芩、野狼牙、栀子、猪脂;黄连汤洗方治热不散,体生细疮,并热不已：黄连、芒硝;川芎散涂敷方治热疮多脓汁：川芎、大黄、白蔹、芍药、黄连、槐皮、龙骨;蛇床子散涂敷方治热疮：蛇床子、干地黄、苦参、大黄、木通、白芷、黄连、野狼牙;大黄散涂敷方治热疮：大黄、硝石、黑胶;硝石水渍方治热疮疼痛不可忍：硝石;水射注方治热毒疮肿：以瓦瓶底钻孔,盛水射注患上,觉寒即止,便用鸡子白涂敷;茄子角方治热疮：生茄子一枚;生地榆根汤洗方治热疮：生地榆根;内塞散治大疮热退,脓血不止,疮中肉虚疼痛：防风、茯苓、白芷、桔梗、远志、炙甘草、人参、川芎、当归、黄芪、桂枝、附子、厚朴、赤小豆。《外科正宗》火丹论治曰：火丹者,心火妄动,三焦风热乘之,故发于肌肤之表,有干湿不同,红白之异。干者色

红,形如云片,上起风粟,作痒发热,此属心、肝二经之火,治以凉心泻肝,化斑解毒汤是也。湿者色多黄白,大小不等,流水作烂,又且多疼,此属脾、肺二经湿热,宜清肺、泻脾、除湿,胃苓汤是也。腰胁生之,肝火妄动,名曰缠腰丹,柴胡清肝汤。外以柏叶散、如意金黄散敷之。化斑解毒汤治三焦风热上攻,致生火丹,延及遍身痒痛者:玄参、知母、石膏、人中黄、黄连、升麻、连翘、牛蒡子、甘草;除湿胃苓汤治脾肺二经湿热壅遏,致生火丹作烂疼痛者:防风、苍术、白术、赤茯苓、陈皮、厚朴、猪苓、栀子、木通、泽泻、滑石、甘草、桂枝;柏叶散治三焦火甚致生火丹,作痒或作痛,延及遍身:侧柏叶、蚯蚓粪、黄柏、大黄、赤小豆、轻粉;缠腰火丹方:宝钞一张,烧化存性,米醋调稀,鸡翎蘸涂患上。如意金黄散治火丹不论新久痒痛,新汲水调敷,靛汁亦好。

医案二:蔡某,女性,71 岁,1976 年丙辰寒露初诊。劳累伤身,疲倦乏力且食欲不振 1 周,随后脐腹皮肤自觉灼热疼痛,触之明显疼痛敏感,首先出现潮红斑,很快出现粟粒至黄豆大小的丘疹,簇状分布而不融合,继之迅速变为水疱,疱壁紧张发亮,疱液澄清,外周绕以红晕,各簇水疱群间皮肤正常;皮损沿周围神经呈带状排列,未超正中线。舌质红,舌苔黄,脉数。带状疱疹-湿热毒火,拟燥湿解毒,《普济方》龙胆草饮合《医宗金鉴》五味消毒饮加减。

金银花9 g	野菊花9 g	蒲公英15 g	紫花地丁15 g
天葵子9 g	龙胆草6 g	楮实子9 g	白芍9 g
防风9 g	荆芥9 g	蝉蜕6 g	

复诊:神经痛为带状疱疹特征。带状疱疹后遗神经痛,沿肋间周围神经分布区域疼痛难忍,不过中线,淡红斑及色素沉着,皮肤灼痒疼痛,感觉过敏,全身不适,舌脉如前,拟《医学启源》当归拈痛汤加减。

当归9 g	羌活9 g	茵陈9 g	防风9 g
苍术9 g	知母9 g	猪苓9 g	泽泻9 g
升麻9 g	白术9 g	黄芩9 g	葛根9 g
党参6 g	苦参9 g	甘草6 g	

医话一:《素问》论疼痛立足寒字。《素问·举痛论》曰:经脉流行不止,环周不休,寒气入经而稽迟。泣而不行,客于脉外则血少,客于脉中则气不通,故卒然而痛。其痛或卒然而止者;或痛甚不休者;或痛甚不可按者;或按之而痛止者;或按之无益者;或喘动应手者;或心与背相引而痛者;或胁肋与少腹相引而痛者;或腹痛引阴股者;或痛宿昔而成积者;或卒然痛死不知人,有少间复生者;或痛而呕者;或腹痛而后泄者;或痛而闭不通者。寒气客于脉外则脉寒,脉寒则缩蜷,缩蜷则脉绌急,则外引小络,故卒然而痛。得炅则痛立止,因重中于寒则痛久矣。寒气客于经脉之中,与炅气相薄则脉满,满则痛而不可按也。寒气稽留,炅气从上,则脉充大而血气乱,故痛甚不可按也。寒气客于肠胃之间,膜原之下,血不得散,小络急引故痛。按之则血气散,故按之痛止。寒气客于厥阴之脉则血泣脉急,故胁肋与少腹相引痛矣。厥气客于阴股,寒气上及少腹,血泣在下相引,故腹痛引阴股。寒气客于小肠膜原之间,络血之中,血泣不得注入大经,血气稽留不得行,故宿昔而成积矣。寒气客于五脏,厥逆上泄,阴气竭,阳气未入,故卒然痛死不知人,气复反则生矣。后世据此而有痛则不通不通则痛名论。《神农本草经》止痛药物:石胆味酸性

寒,主痛。牛膝味苦性平,主膝痛不可屈伸。独活味苦性平,主金疮止痛。细辛味辛性温,主头痛痹痛。菴闾子味苦性寒,主身体诸痛。卷柏味辛性温,主痛。川芎味辛性温,主头痛。黄连味苦性寒,主目痛腹痛。黄芪味甘性温,主排脓止痛。肉苁蓉味甘性温,除茎中寒热痛。防风味甘性温,主头眩痛,骨节痛痹。飞廉味苦性平,主胫重酸疼。薇衔味苦性平,主历节痛。云实味辛性温,主止痛。姑活味甘性温,主湿痹寒痛。别羁味苦性温,主四肢疼酸,历节痛。屈草味苦,主胸胁下痛。槐实味苦性寒,主子藏急痛。茯苓味甘性平,主心下结痛。酸枣味酸性平,主四肢酸疼。五加皮味辛性温,主心腹疝气,腹痛。辛夷味辛性温,主头脑痛。桑上寄生味苦性平,主腰痛。杜仲味辛性平,主腰脊痛。鹿角胶味甘性平,主腰痛,止痛。阿胶味甘性平,主腰腹痛,四肢酸疼。石蜜味甘性平,主止痛解毒。蜂子味甘性平,大黄蜂子主腹满痛。海蛤味苦性平,主胸痛。石膏味辛性寒,主腹中坚痛。慈石味辛性寒,主肢节中痛不可持物。阳起石味咸性温,主腹痛无子。枲耳实味甘性温,主寒痛,四肢拘挛,痛。芍药味苦性平,主邪气腹痛,止痛。秦艽味苦性平,主肢节痛。百合味甘性平,主心痛。狗脊味苦性平,主膝痛。藁本味辛性温,主风头痛。地榆味苦性寒,主妇人乳痉痛,止痛。王孙味苦性平,主四肢疼酸,膝冷痛。吴茱萸味辛性温,主止痛。厚朴味苦性温,主头痛。白棘味辛性寒,主心腹痛,止痛。蟹味咸性寒,主热结痛。蛴螬味咸性温,主胁下坚满痛。梅实味酸性平,主肢体痛。大豆黄卷味甘性平,主膝痛。附子味辛性温,主脚痛不能行步。天雄味辛性温,主沥节痛。虎掌味苦性温,主心痛。桔梗味辛性温,主胸胁痛如刀刺。莨菪子味苦性寒,主齿痛出虫。藿芦味咸性平,主心痛。大戟味苦性寒,主急痛,皮肤疼痛。白头翁味苦性温,主止痛。鹿藿味苦性平,主女子腰腹痛。陆英味苦性寒,主膝寒痛。蜀菽味辛性温,主寒湿痹痛。药实根味辛性温,主诸痹疼酸。蔓椒味苦性温,主疬节疼,膝痛。贝子味咸性平,主腹痛。腐婢味辛性平,主头痛。《苏沈良方》仓卒散治心腹卒痛及小肠膀胱气绞刺,极痛不可忍:山栀子四十九枚,炮附子一枚。谓服此药一剂,忽如失去,甚者两服瘥,予自得效。亦屡以治人,皆验。《三因极一病证方论》等引用此方。《苏沈良方》沉麝丸治一切气痛不可忍:沉香、没药、辰砂、血蝎各一两,木香半两,麝香一钱,生甘草膏为丸如皂角子大,姜盐汤送下,松滋令万君,拟宝此药。妇人血痛不可忍者,只一丸,万君神秘之。每有人病,止肯与半丸,往往亦瘥。《苏沈良方》一名《内翰良方》或《苏沈内翰良方》,北宋沈括《良方》与苏轼《苏学士方》两书合编本,刊于1075年北宋熙宁乙卯。《苏沈良方》晚刊于992年宋代官修方书《太平圣惠方》与1047年宋代王衮《博济方》,早刊于1078年宋太医局《太平惠民和剂局方》与1117年宋太医院《圣济总录》。《苏沈良方》原书十五卷,现通行本有十卷本和八卷本。全书分养生方、治风方、治疫方、治气血方、妇科方和儿科方六大类,临床价值极高。醒神名方至宝丹、疫病病方圣散子等皆始出此书。

带状疱疹神经痛一般责之湿热灼络。当归拈痛汤出自张元素《医学启源》,羌活半两,防风三钱,升麻一钱,葛根二钱,白术一钱,苍术三钱,当归身三钱,人参二钱,甘草五钱,苦参二钱,黄芩一钱,知母三钱,茵陈五钱,猪苓三钱,泽泻三钱。原治湿热为病,肢节烦痛,肩背沉重,胸膈不利,遍身酸疼,下注于胫,肿痛不可忍。《经》云:湿淫于内,治以苦温。羌活苦辛,透关利节而胜湿;防风甘辛,温散经络中留湿,故以为君。水性润下,升麻、葛根苦辛平,味之薄者,阳中之阳,引而上行,以苦发之也。白术苦甘温,和中除湿;苍术体轻浮,气力雄壮,能去皮肤腠理之湿,故以为臣。血壅而不流则痛,当归身辛温以散之,使气血各有所归。人参、甘草甘温,补脾养正气,使苦药不能伤胃。仲景云:湿热相合,肢节烦痛,苦参、黄芩、知母、茵陈者,乃苦以泄之也。凡酒制药,以为因用。治湿不利小便,非其治也,猪苓甘温平,泽泻咸平,淡以渗之,又能导其留饮,故以为佐。气味相合,上下分消,其湿气得以宣通矣。汪昂《医方集解》谓此方羌活透关节,防风散风湿为君。升麻、葛根味薄引而上行,苦以发之;白术甘温和平,苍术辛温雄壮,健脾燥湿为臣。湿热相合,肢节烦痛,苦参、黄芩、知母、茵陈,苦寒以泄之,酒炒以为用;血壅不流则为痛,当归辛温以散之;人参、甘草甘温补养正气,使苦寒不伤脾胃;治湿不利小便,非其治也,猪苓、泽泻甘淡咸平,导其留饮为佐。上下分消其湿,使壅滞得宣通也。《医略六书》卷 24 当归拈痛汤:当归、羌活、苍术、防风、白术、黄芩、泽泻、黄柏、猪苓。主治湿热不化,经气不得流行,发热身痛,足胫肿痛。羌活散邪于表,黄芩清热于里,苍术燥湿强脾气,白术燥湿健脾元,防风疏腠理以散风,黄柏清湿热以存阴,泽泻泻膀胱之湿,猪苓利三焦之湿,当归养血以舒筋脉也。湿热顿消而经气流行,营血灌溉,安有发热身痛脚气之患乎?带状疱疹中医称缠腰龙,初次感染后病毒可长期潜伏在脊髓后根神经节,免疫功能减弱可诱发水痘带状疱疹病毒可再度活动,沿周围神经波及皮肤发生带状疱疹,疼痛难忍。马齿苋、半边莲、扛板归、蛇葡萄等可用于带状疱疹。《太平圣惠方》卷 49 大黄散治两胁疼痛:大黄、京三棱、鳖甲、槟榔、木香、赤芍、桃仁。《普济方》卷 351 赤芍药散治攻刺腰间疼痛:赤芍、延胡索、桂枝、川芎、当归、牡丹皮、桃仁、牛膝、大黄、枳壳。孙一奎《医旨绪余》治其弟平素性多躁暴,途行受热,忽左胁痛,皮肤上一片红如碗大,发水泡疮三五点,脉七至而弦,夜重于昼。医作肝经郁火治,以黄连、青皮、香附、川芎、柴胡之类,进一服,其夜痛极,且增热。皮肤上红大如盘,水泡疮又加至三十余粒。医教以白矾研末,井水调敷,仍于前药加青黛、龙胆草进之。其夜痛苦不已,叫号之声,彻于四邻,胁中痛如钩摘之状。次早观之,其红已及半身矣,水泡疮又增至百数。予心甚不怿,乃载归以询先师黄古潭先生,先生观脉案药方,哂曰:切脉认病则审矣,制药订方则未也。夫用药如用兵,知己知彼,百战百胜,今病势有烧眉之急,迭卵之危,岂可执寻常泻肝之剂正治耶?是谓驱羊搏虎矣!且苦寒之药,愈资其燥,以故病转增剧。水泡疮发于外者,肝郁既久,不得发越,乃侮其所不胜,故皮腠为之溃也,至于自焚则死矣,可惧之甚!为订一方,以大瓜蒌一枚,重一二两者,连皮捣烂,加粉草二钱,红花五分。戌时进药,少顷就得睡,至子丑时方醒,问之,已不痛矣。乃索食,予禁止之,恐邪火未尽退也。急煎药渣与之,又睡至天明时,微利一度,复睡至辰时。起视皮肤之红,皆已冰释,而水泡疮亦尽敛矣,后亦不服他药。夫病重三日,饮食不进,呻吟不辍口,一剂而愈,真可谓之神矣。夫瓜蒌味甘寒,《经》云泄其肝者缓其中,且其为物柔而滑润,于郁不逆,甘缓润下,又如油之洗物,未尝不洁。考之本草,瓜蒌能治插胁之痛,盖为其缓中润燥,以至于流通,故痛自然止也。张景岳治董翁年六旬,资禀素壮,因嗜火酒,致湿热聚于太阳,忽病腰痛不可忍,至求自尽。诊六脉皆甚洪滑,且小水不通,而膀胱胀急,遂以大厘清饮倍加黄柏、龙胆草,一剂小便顿下,腰痛如失。《病机沙篆》载李士材治一妇人,受暑胁痛,皮黄发泡,用清肝破气之剂不效。用大瓜蒌一个,捣烂,加粉草、红花少许,药入而痛止。《续名医类案》载孙文垣治学士徐检老体丰浓善饮,己卯冬右胁极疼痛,上至耳后,夜分尤甚,左右不能转动,动则痛甚,饮食减,面色青,汗出如雨,湿透衣被。族医皆投以香附、青皮及辛散之剂,痛愈甚,汗愈多,面愈青。孙曰:病在少阳经,必始于怒,木火之性上而不下,故上冲耳后而皆痛也。夜痛甚者,盖夜属肝气用事。《内经》云司疏泄者肝也。邪在肝胆,故合目汗即大出。中焦原有湿痰,法当调肝清热,解毒为主,兼利小便。《内经》云膏粱之变,足生大疔。当预防之。以柴胡、黄连为君,白芍、甘草、天花粉为臣,以前胡、连翘为佐,龙胆草为使。服后汗虽仍旧,痛即减三之一,不妨睡矣。仍用前药,病又减半。第三日又服,左右转动如常,饮食亦加。

流行性腮腺炎

医案一： 车某，男性，17岁，1977年丁巳谷雨初诊。高热3日不退，左侧腮颌肿大坚硬拒按，张口困难不得咀嚼，口干微渴，头痛，食欲不振，便秘尿黄，舌红苔黄，脉数稍浮。腮腺炎，温热邪毒入于腮颌，少阳经脉气血凝滞不通而腮部肿大焮痛。流行性腮腺炎-痄腮，《诸病源候论·小儿杂病诸候》曰：风热毒气客于咽喉、颌颊之间，与气血相搏，结聚肿痛。治拟清热解毒，普济消毒饮加减。

牛蒡子 10 g	黄芩 6 g	黄连 6 g	桔梗 6 g
板蓝根 10 g	僵蚕 6 g	马勃 6 g	陈皮 6 g
大青叶 10 g	连翘 6 g	大黄 6 g	升麻 6 g
蒲公英 10 g	柴胡 6 g	玄参 6 g	薄荷 6 g
紫花地丁 10 g	生甘草 6 g		

复诊： 腮部肿胀渐消，一侧睾丸肿胀疼痛，痛甚拒按，睾丸高度肿大并呈紫蓝色，压痛，舌红，苔黄，脉数，瘟毒内窜厥阴睾腹。足厥阴肝经循少腹络阴器，与足少阴胆经互为表里，足少阳胆经壅结之邪毒渐消，余邪流毒内窜至足厥阴肝经，蕴结于阴器，故见睾丸肿胀疼痛。《冷庐医话》曰：痄腮之症，初起恶寒发热，脉沉数，耳前后肿痛，隐隐有红色，肿痛将退，睾丸忽胀。亦有误用发散药，体虚不任大表，邪因内陷，传入厥阴脉络，睾丸肿痛，而耳后全消者。盖耳后乃少阳胆经部位，肝胆相为表里，少阳感受风热，邪移于肝经也。再拟前方加减以清肝泻火解毒。《疡科心得集·辨鸬鹚瘟耳根痛异证同治论》：夫鸬鹚瘟者，因一时风温偶袭少阳，脉络失和。生于耳下，或发于左，或发于右，或左右齐发。初起形如鸡卵，色白濡肿，状若有脓，按不引指，但酸不痛，微寒微热，重者或憎寒壮热，口干舌腻。初时则宜疏解，热盛即用清泄。或挟肝阳上逆，即用熄风和阳。此证永不成脓，过一候自能消散。

牛蒡子 10 g	黄芩 6 g	黄连 6 g	连翘 6 g
板蓝根 10 g	僵蚕 6 g	全蝎 3 g	蜈蚣 3 g
大青叶 10 g	橘络 6 g	大黄 6 g	升麻 6 g
川楝子 6 g	柴胡 6 g	玄参 6 g	甘草 6 g
蒲公英 10 g	紫花地丁 10 g		

医话一： 论经世名方普济消毒饮。流行性腮腺炎中医称为痄腮或大头瘟，普济消毒饮是治疗痄腮的经世名方。痄腮病名首见于《疮疡经验全书》：此毒受在牙根耳聍，气血不流，壅滞颊腮，此是风毒肿。明代《外科正宗·痄腮》进一步阐明：痄腮乃风热湿痰所生，有冬温后天时不正，感发传染者，多两腮肿

痛,初发寒热。并提出内服柴胡葛根汤,外敷如意金黄散的治疗方法。《医宗金鉴·痄腮》曰:痄腮胃热是其端,初起焮痛热复寒,高肿焮红风与热,平肿色淡热湿原。此证一名髭发,一名含腮疮。生于两腮肌肉不着骨之处,无论左右,总发端于阳明胃热也。初起焮痛,寒热往来,若高肿、色红、焮热者,系胃经风热所发;若平肿、色淡不鲜者,由胃经湿热所生。始则俱以柴胡葛根汤表之。若口渴便秘,宜四顺清凉饮解之。表里证俱解,肿痛仍作者,势必成脓,宜托里消毒散托之。脓熟者针之,体虚者宜平补之。其余治法,按痈疽溃疡门。此证初起,若过服凉药,令毒攻喉者险。柴胡葛根汤:柴胡、葛根、石膏、天花粉、黄芩、生甘草、牛蒡子、连翘、桔梗、升麻。四顺清凉饮:防风、栀子、连翘、生甘草、当归、赤芍、羌活、大黄。托里消毒散:人参、黄芪、当归、川芎、芍药、白术、茯苓、金银花、白芷、甘草。大头瘟病名首见于《医方考》,吴崑曰:大头瘟前古未之论也,东垣始论之。今上壬午,北方病此者甚众,死者不啻数万人。昆居南土,未尝见其证。乡人自北来者,皆言患者头大如斗,跻头而还自若也。今考三方,观其大略。二黄汤:黄芩、黄连、生甘草,天行大头疫病,此方主之。头大者,炎上作火之象也。故用芩,连之苦以泻之,甘草之甘以缓之。普济消毒饮子:黄芩、黄连、柴胡、桔梗、人参、陈皮、甘草、玄参、连翘、板蓝根、马勃、鼠粘子、白僵蚕、升麻,便秘加大黄。泰和二年四月,民多疫疠,初觉憎寒壮热,体重,次传头面肿盛,目不能开,上喘,咽喉不利,舌干口燥,俗云大头伤寒,诸药杂治,终莫能愈,渐至危笃。东垣曰:身半以上,天之气也,邪热客于心肺之间,上攻头面而为肿尔。乃主是方,为细末,半用汤调,时时呷之,半用蜜丸噙化,活者甚众。时人皆曰天方,遂刻诸石,以传永久。崑谓芩、连苦寒,用之以泻心肺之火;而连翘、玄参、板蓝根、鼠粘子、马勃、僵蚕,皆清喉利膈之物也,缓以甘草之国老,载以桔梗之舟楫,则诸药浮而不沉;升麻升气于右,柴胡升气于左,清阳升于高巅,则浊邪不得复居其位。《经》曰邪之所凑,其气必虚,故用人参以补虚。而陈皮者,所以利其壅滞之气也。又曰:大便秘者加大黄,从其实而泻之,则灶底抽薪之法尔。五香麻黄汤:麝香、熏陆香、鸡舌香、青木香、沉香、麻黄、防风、独活、白薇、葳蕤、枳实、秦艽、甘草,凡伤寒热病后,忽发浮肿,或着头面,或着唇口颈项,或着胸背,或着四肢,或偏着两足,不痛不赤者,此方主之。肿而痛者为实邪,不痛者为虚邪;肿而赤者为结热,不赤者为留气。故知上件诸肿,乃是余邪未去,营卫之行,不相顺接,逆于肉理,而为肿尔。是方也,用五香以开气窍;而麻黄、防风、独活、秦艽、葳蕤、白薇,皆辛散也,一以解其余邪,一以流其着气;乃甘草之补,所以致新;枳实之悍,所以推陈。《东垣试效方》称痄腮为天行大头,制普济消毒饮,流传盛广。《东垣试效方》谓黄芩、黄连味苦寒,泻心肺间热以为君;橘红苦辛,玄参苦寒,生甘草甘寒,泻火补气以为臣;连翘、鼠粘子、薄荷叶苦辛平,板蓝根味苦寒,马勃、白僵蚕味苦平,散肿消毒定喘以为佐;新升麻、柴胡苦平,行少阳阳明二经不得伸;桔梗辛温为舟楫不令下行。《成方便读》:大头瘟,其邪客于上焦。故以酒炒芩、连之苦寒,降其上部之热邪;又恐芩、连性降,病有所遗;再以升、柴举之,不使其速下;僵蚕、马勃解毒而消肿;鼠、元、甘、桔利膈以清咽;板蓝根解疫毒以清热;橘红宣肺滞而行痰;连翘、薄荷皆能轻解上焦,消风散热。合之为方,岂不名称其实哉!《补遗瘟疫杂证》:大头瘟,头面浮肿,普济消毒饮:黄芩、黄连、玄参、蓝根、马勃、陈皮、柴胡、桔梗、牛蒡子、连翘、僵蚕、薄荷、升麻、甘草。气虚加人参,便实加大黄。《温热暑疫全书》:大头瘟者,此天行之厉气也。其湿热伤高巅之上必多汗气蒸,初憎寒壮热体重,头面肿甚,目不能开,上喘,咽喉不利,舌干口燥,不速治十死八九。宜普济消毒散为末,半用水煎去滓食后徐服,半用蜜丸噙化就卧,以令药性上行也。如大便硬加酒蒸大黄一二钱，缓缓服，作丸噙化尤妙。若额上面部㿠赤，面肿脉数者属阳明，本方加石膏；内实加大黄；若发于耳之上下前后并额角旁红肿者，此少阳也，本方加柴胡、瓜蒌根，便实亦加大黄。《重订广温热论》有加减普济消毒饮：连翘、薄荷、牛蒡子、马勃、荆芥、僵蚕、大青叶、玄参、金银花、桔梗、生甘草。主治温毒痄腮及发颐初起，咽痛喉肿，耳前后肿，颊肿，面正赤，或喉不痛，但外肿，甚则耳聋，口噤难开。陶节庵《伤寒六书·杀车槌法》有《秘用三十七方就注三十七槌法》创芩连消毒汤，治天行大头病，发热恶寒，头项肿痛，脉洪，取作痰火治之。其喉痹者，亦照此方治之。柴胡、甘草、桔梗、川芎、黄芩、荆芥、黄连、防风、羌活、枳壳、连翘、射干、白芷，先加大黄利去一二次，后根据本方去大黄，加人参、当归调理。水二钟，姜三片，煎至一钟，鼠粘子一撮，再煎一沸，槌法，入竹沥、姜汁，调服。

轮状病毒胃肠炎

医案一：牟某，女性，4岁，1975年乙卯处暑初诊，发热无汗，肛温38.5℃。黄色水样便腹泻2日，一日10多次，无黏液及脓血。白细胞总数正常，粪便镜检无异常，西医拟诊轮状病毒性肠炎。指纹色紫红，似透气关。啼哭烦躁，时有呕吐微咳，口渴欲饮，小便短赤，舌红苔腻。《素问·藏气法时论》曰：脾主长夏。长夏者五季之一，十月历之夏至-处暑之间。此时天暑地湿，人在气交之中，故感戾气而病者，多见暑湿证候。戾客脾土，中焦暑湿，故腹泻黄色水样便且时时呕吐，《经》所谓暴注下迫皆属于热，诸逆冲上皆属于火。外感戾气，暑湿肠疫，故发热无汗。暑湿伤津，故口渴欲饮，小便短少。治拟清暑燥湿，逆流挽舟，仓廪散加减。

党参3g	黄连3g	茯苓3g	前胡3g
金银花3g	羌活3g	独活3g	桔梗3g
枳壳3g	柴胡5g	竹叶3g	荷叶3g
薄荷3g	甘草3g	厚朴花3g	仓米6g

复诊：2日后腹泻得止，大便每日2次，无水样便。叶天士《外感温热论》曰：吾吴湿邪害人最多。如面色白者，须要顾其阳气，湿胜则阳微也。如法应清凉，用到十分之六七，即不可过凉，盖恐湿热一去，阳亦衰微也。面色苍者，须要顾其津液，清凉到十分之六七，往往热减身寒者，不可便云虚寒而投补剂，恐炉烟虽熄，灰中有火也，须细察精详，方少少与之，慎不可漫然而进也。热病救阴犹易，通阳最难。救阴不在补血而在养津与测汗；通阳不在温而在利小便。拟苦辛凉佐以淡渗。拟王孟英连朴饮加减。

黄连3g	厚朴3g	栀子3g	豆豉3g
竹茹3g	芦根6g	藿香3g	石菖蒲3g
薏苡仁6g	茯苓6g	石斛6g	炙甘草3g

医话一：真假霍乱辨。霍乱务必辨其真假。《伤寒论》曰：呕吐而利，名曰霍乱。真霍乱者上吐下泻而粪便霍乱弧菌培养阳性，假霍乱者上吐下泻而粪便霍乱弧菌培养阴性。此例为假霍乱。明代医家龚廷贤《万病回春》仓廪散即《太平惠民和剂局方》人参败毒散加黄连、陈仓米。治痢疾赤白，发热不退，肠胃中有风邪热毒及时行瘟疫，沿门阖境，皆下痢噤口者，服之神效。本例借治吐泄发热之证，喻嘉言谓人参败毒散有逆流挽舟之妙，余深服膺。中国医药学论真霍乱甚早。《素问·六元正纪大论》曰：太阴所至，为中满，霍乱吐下。《灵枢·经脉》曰：足太阴厥气上逆则霍乱。《诸病源候论》曰：霍乱，脉大可治，微细不可治。霍乱吐下，脉微迟，气息劣，口不欲言者，不可治。上海中西汇通学派开山鼻祖恽铁樵制辟

瘟丹治真霍乱：羚羊角、朴硝、牙皂、广木香、黄药、茅术、茜草、黄芩、姜制半夏、文蛤、金银花、川连、犀角、厚朴、川乌、玳瑁、大黄、藿香、玄精石、广郁金、茯苓、香附、桂心各三两，赤小豆、降真香、鬼箭羽、朱砂、毛茨菇、大枣各四两，甘遂、大戟、桑皮、千金霜、桃仁霜、槟榔、蓬莪术、胡椒、葶苈子、西牛黄、巴豆霜、细辛、白芍、公丁香、当归、禹余粮、滑石、山豆根各一两，麻黄、麝香、菖蒲、水安息、干姜、蒲黄、丹参、天麻、升麻、柴胡、紫苏、川芎、草河车、檀香、桔梗、白芷各二两，紫菀八钱，芫花五钱，雌黄、琥珀、冰片、广皮、腰黄各一两五钱，斑蝥三十双，蜈蚣七条，石龙子三条。各研净纷，糯米糊为锭，每重一分，密收勿泄气。用法：每服一锭，重者倍之，小儿减半。临终遗言曰：辟瘟丹但呕者予之，但泻者予之，呕泻交作者予之。每服一分，幸勿多服。

医话二：王孟英《随息居重订霍乱论》。王士雄（1808—1868年），字孟英，号梦隐，又号潜斋，别号随息居隐士，清嘉庆同治年间著名中医学家，尤擅外感热病。王孟英祖籍安化（今甘肃省庆阳县），后移居浙江盐官（今海宁市）。五代皆医，曾祖王秉衡著《重庆堂随笔》，祖父王永嘉、父皆业医。王孟英家学渊源，经验丰富，著作等身。代表著作有《温热经纬》《随息居重订霍乱论》《归砚录》《回春录》《潜斋医话》等。道光年间，王孟英著《霍乱论》于天台道上，海丰张柳吟先生阅定，同郡王仲安梓以行世。1851年咸丰辛亥定州杨素园先生将《霍乱论》与《王氏医案》十卷合刻于江西。后王孟英避乱上海，适霍乱大行，二十年来上海屡遭兵燹，乃沧海渐变桑田，外国之经营日广，苏省又以都会矣。然人烟繁萃，地气愈热，室庐稠密，秽气愈盛，附郭之河，藏垢纳污，水皆恶浊不堪。今夏，余避地来游，适霍乱臭毒番痧诸证盛行，而臭毒二字，切中此地病因。奈医者茫然，竟有令人先服姜汁一盏者；有以大剂温补主治者。皆刊印遍贴通衢，病家信之，死者日以千计。钱塘吴菊潭茂才告余，曰：目击一人七窍流血而死，闻之恻然，岂亦劫运使然欤。司命者罔知所措，死者实多。元和金君簋斋遍搜坊间《霍乱论》，欲以弭乱而不能多得，闻余足迹，即来订交，以为登高之呼。余自揣无拨乱才，方悔少年妄作之非，愧无以应也。逾两月，簋斋亦以此今板已毁，书亦无余，余读之，简明切当，多采刍荛，洵可传之作。因叹簋斋韬晦之深，竟不余告也。非敢自忘不武，谓可以戡定斯乱也。1862年同治壬戌书成，题曰《重订霍乱论》。首病情，次治法，次医案，次药方，凡四篇。《随息居霍乱论》目录如下。卷上病情篇第一：总义，热证，寒证；卷上治法篇第二：伐毛，取嚏，刮法，淬法，刺法，拓洗，熨灸，侦探，策应，纪律，守险；卷下医案篇第三：南针，梦影；卷下药方篇第四：药性，方剂。同治二年上海崇本堂陈亨谨跋曰：霍乱，急证也。而古无专书，间或及之亦语焉未详，故临证者苦无成法可遵。海昌王梦隐先生，曩游玉环，尝著专论以寿世。定州杨素园大尹重刻于西江，谓其理明辞达，指陈病机，若黑白之不可混淆。顾海内多故，板之存否，杳不可知。壬戌夏，此间霍乱盛行，求先生书不易得，适先生避乱来游，恻然伤之，慨将原稿重为校订。语加畅，法加详，亟付剞劂，以质恫瘝在抱之君子。

王孟英治霍乱极力推崇蚕沙，尝曰：蚕沙一两，阴阳水煎，澄清、温服。蚕沙乃桑叶所化。夫桑叶主息风化湿，故《圣惠方》以之治霍乱转筋也。既经蚕食，蚕亦主胜风去湿。且蚕僵而不腐，得清气于造物者独纯。故其矢不臭、不变色，殆桑从蚕化，虽走浊道而清气独全。《金匮》以鸡矢治霍乱转筋者，鸡，属巽，虽不溺而矢独干，亦取其胜风湿，以领浊气下趋也。蚕沙，既引浊下趋，又能化浊使之归清，性较鸡矢更优。故余用以为霍乱转筋之主药，颇奏肤功。嗣见治痧飞龙夺命丹，用人中白一味，领诸药迅扫浊邪，下趋阴窍,较他方之藉硝以达下者,更觉贴切。故奏效尤捷。制方无溺者,西瓜绞汁饮。原蚕沙,诸霍乱之主药也。黄芩,温病转霍乱之主药。凡吐下而热邪痞结上焦,胸次不舒者,并可与黄连、半夏同用。石膏,暑热霍乱之主药。凡吐利而苔黄大渴者,并宜用之。外挟风寒者,佐以紫苏、桂枝、内挟痰滞者,佐以浓朴、半夏、菖蒲、橘红之类。下兼寒湿者,佐以防己、细辛、海桐皮、滑石,湿热霍乱之主药。热甚者,佐石膏;湿甚者,佐茵陈。薏苡仁,霍乱转筋、溺秘者之主药也。木瓜,霍乱转筋、溺不秘者之主药也。香薷,夏令浴水,迎风而霍乱之主药也。扁豆,中虚而暑湿霍乱之主药也。西洋人参,虚人霍乱之主药也。枳、桔、芦菔子,停食霍乱之主药也。栀、豉、石菖蒲秽浊霍乱之主药也。楝实、黄柏、桑叶、丝瓜,霍乱而肝火盛者之主药也。茅根、地丁、益母、蒲公英,霍乱而血分热炽之主药也。竹茹、石斛、芦根、栀子、枇杷叶,霍乱呕哕之主药也。厚朴、芦菔、大腹皮,霍乱胀满之主药也。茵陈、连翘、绿豆皮、丝瓜络,霍乱身黄之主药也。通草、车前、海金沙,霍乱无溺之主药也。绿豆、银花、竹叶、黄连,霍乱误服热药之主药也。旋覆、紫菀、麦糵、莱菔子,霍乱误补之主药也。人参、龙骨、牡蛎、甘草、石脂、余粮,霍乱大虚欲脱之主药也。桂枝,伤寒转霍乱之主药也。紫苏、藿香、生姜、浓朴、白豆蔻,霍乱因外寒之主药也。吴茱萸、乌药、砂仁、高良姜,霍乱因内寒之主药也。人参、白术、炙甘草、莲子,中虚而寒湿霍乱之主药也。丁香、木香、川椒、神曲,瓜果鱼蟹生冷伤中霍乱之主药也。干姜、附子、肉桂、硫黄,阳虚中寒而霍乱及寒霍乱误服寒药之主药也。

① 卧龙丹治诸痧中恶,霍乱五绝,诸般卒倒急暴之证:西牛黄、飞金箔各四分,梅花冰片、荆芥、羊踯躅各二钱,麝香当门子五分,朱砂六分,猪牙皂角一钱五分,灯心炭二钱五分,九味共研细,瓷瓶密收,毋使泄气,以少许搐鼻取嚏。垂危重证亦可以凉开水调灌分许。② 甘露消毒丹治暑湿霍乱,时感痧邪,及触冒秽恶不正之气,身热倦怠,胀闷肢酸,颐肿咽痛,身黄口渴,疟痢淋浊,泄泻疮疡,水土不服诸病。但看病患舌苔淡白,或浓腻,或干黄者,疫邪尚在气分,悉以此丹主之。凡医临证,亦当准此化裁,自可十全为上。飞滑石十五两,绵茵陈十一两,淡黄芩十两,石菖蒲六两,川贝母、木通各五两,藿香、连翘、射干、薄荷叶、白豆蔻各四两,十一味不可加减,生晒研细末,瓷瓶密收,每服三钱,开水温服,日二。或以神曲糊丸如弹子大,调化服亦可。此丹治湿温时疫,着效亦神。累年同人合送,价廉功敏,无出此方之右者,一名普济解疫丹。③ 太乙玉枢丹一名解毒万病丹治诸痧霍乱,诸疫疠气,喉风五绝,尸疰鬼胎,惊忤癫狂,百般恶证,及诸中毒,诸痫疽,水土不服,黄胆鼓胀,蛇犬虫伤。山慈菇、川文蛤、千金子各二两,红芽大戟一两,麝香三钱,五味,先将慈、蛤、戟三味研极细末,再入霜、香研匀。糯米汤调和,干湿得宜,于辰日净室中,木臼内杵千余下,每料分四十锭,故亦名紫金锭。再入飞净朱砂,飞净明雄黄各五钱尤良,或以加味者杵成薄片,切而用之,名紫金片。每服一钱,凉开水调下。④ 行军散治霍乱痧胀,岚瘴中恶,水土不服,喉风中毒,蛇犬虫伤,五绝暴厥,癫狂痫疽,鬼胎魇魅,及暑湿温疫之邪,弥漫熏蒸,神明昏乱,危急诸证。山慈菇、川文蛤各二两,红芽大戟、白檀香、安息香、苏合油各一两五钱,千金霜一两,明雄黄、琥珀各五钱,梅冰、麝香各三钱,十一味,各研极细,再合研匀,浓糯米饮。杵丸绿豆大,外以飞金为衣,每钱许,凉开水下。此方比苏合丸而无热,较至宝丹而不凉,兼玉枢丹之解毒,备二方之开闭,洵为济生之仙品,立八百功之上药也。太乙丹能治多病者,即上二方也。⑤ 紫雪治痧胀秽毒,心腹疞痛,霍乱火炽,躁瞀烦狂。及暑火温热,瘴疫毒疠诸邪,直犯膻中猝死。温疟发斑,狂易叫走,五尸五疰,鬼魅惊痫,急黄蛊

毒,麻痘火闭,口舌生疮。一切毒火邪火,穿经入脏,蕴伏深沉,无医可治之证。黄金百两,寒水石、磁石、石膏、滑石各三斤,四石共捣碎,用水一斛,连金煮至四斗去滓,入下药:犀角屑、羚羊角屑、青木香、沉香各五斤,丁香一两,玄参、升麻各一斤,甘草八两,八味,入前药汁中,煮取一斗五升去滓,入下药:朴硝十斤,焰硝四斤,二味,入前药汁中,微火上煎。柳木篦搅不住手,候有七升,投在木盆中半日,欲凝,入下药:朱砂三两,麝香一两二钱五分,二味,入前药中搅匀,勿见火,寒之二日。候凝结成霜紫色,铅罐密收,每服三四分至一钱,量用,新水调灌。《鸡峰方》无磁石、滑石、硝石。二角只用各十两,丁、沉、木香各五两,升麻六两,朴硝二斤,麝香却用三两,余六味分两同。《医通》云:此方即千金元霜合为是。⑥ 飞龙夺命丹治痧胀疹痛,霍乱转筋,厥冷脉伏,神昏危急之证暑瘴疫,秽恶阴晦诸邪,而眩晕痞胀。瞀乱昏狂,或卒倒身强,遗溺不语,身热瘛疭,宛如中风。或时证逆传,神迷狂谵,小儿惊痫,角弓反张,牙关紧闭诸证。朱砂二两,明雄黄、灯心炭各一两,人中白八钱,明矾、青黛各五钱,梅冰、麻黄各四钱,真珠、牙皂、麝香、硼砂各三钱,西牛黄二钱,杜蟾酥、火硝各一钱五分,飞真金三百页,十六味,各研极细,合研匀,瓷瓶紧收,毋令泄气,以少许吹鼻取嚏。重者,再用开水调服一分,小儿减半。此丹芳香辟秽,化毒祛邪,宣气通营,全体大用,真有斩关夺隘之功,而具起死回生之力也。⑦ 桂苓甘露饮治暑热挟湿之霍乱:桂枝、白术、猪苓各五钱,茯苓、泽泻各一两,滑石四两,寒水石、石膏、炙甘草各二两,九味为末。每三钱,温水或新汲水,或生姜汤,量证调下。小儿每服一钱。治湿盛于中,霍乱吐泻。⑧ 王孟英《霍乱论》黄芩定乱汤:黄芩、焦栀子、香豉各一钱五分,原蚕沙三钱,制半夏、橘红各一钱,蒲公英四钱,鲜竹茹二钱,川连六分,陈吴萸一分,阴阳水二盏,煎一盏,候温徐服。转筋者,加生苡仁八钱,丝瓜络三钱。溺行者,用木瓜三钱。湿盛者,加连翘、茵陈各三钱。⑨ 王孟英《霍乱论》燃照汤:飞滑石四钱,香豉三钱,焦栀二钱,黄芩、省头草各一钱五分,制浓朴、制半夏各一钱,水煎服。⑩ 王孟英《霍乱论》连朴饮治湿热蕴伏而成霍乱,兼能行食涤痰。厚朴二钱,黄连、石菖蒲、制半夏各一钱,香豉、焦栀各三钱,芦根二钱,水煎温服。⑪ 王孟英《霍乱论》蚕矢汤:晚蚕沙五钱,生苡仁、大豆黄卷各四钱,陈木瓜三钱,黄连三钱,制半夏、黄芩、通草各一钱,焦栀一钱五分,陈吴萸三分,地浆,或阴阳水煎,稍凉,徐服。梦影治温暑痧邪,深入营分,转筋吐下,肢厥:连翘、丝瓜络、淡紫菜各三钱,石菖蒲一钱,黄连二钱,原蚕沙、地丁、益母草各五钱,生苡仁八钱,银花四钱,地浆或阴阳水,煮生绿豆四两,取清汤煎药,和入生藕汁,或白茅根汁,或童便一杯,稍凉徐徐服。

疟　疾

医案一：陈某,男性,32岁。1975年乙卯秋分患间日疟,急性起病,反复寒热往来半月有余。初起发热乏力倦怠,头痛,四肢酸痛,食欲不振。3日后,骤感畏寒,四肢发凉,全身发冷,颜面苍白,全身肌肉关节酸痛。进而全身发抖,牙齿打颤,厚被不能止,30 min后寒战自止而体温上升,面色转红,口腔温度40.2℃,辗转不安,呻吟不止,剧烈头痛,顽固呕吐,心烦气促,皮肤灼热干燥,尿短色深,继而大汗淋漓,湿透衣服,口渴欲冷饮,2～3 h体温降至正常。感觉舒适但十分困倦,安然入睡。一觉醒来,精神轻快,食欲恢复,可照常工作。间歇2日复寒热往来如上过程。舌红苔黄脉洪而速。夏伤于暑,秋为痎疟。《圣济总录·疟病门》：痎疟者,以疟发该时,或日作,或间日乃作也。《素问·疟论》曰：其间日发者,由邪气内薄于五脏,横连募原也。其道远,其气深,其行迟,不能与卫气俱行,不得皆出。故间日乃作也。证属间日疟发作之邪伏募原,拟《瘟疫论》达原饮加味清热截疟。

草果9g	槟榔9g	厚朴9g	知母9g
芍药9g	黄芩9g	青蒿9g	柴胡9g
常山9g	半夏9g	甘草6g	马鞭草30g

复诊：数次发作以后患者体弱贫血,肝脾肿大。《丹溪心法》截疟青蒿丸预防疟疾发作：青蒿半斤,冬瓜叶、官桂、马鞭草各一两,丸如胡椒大,每一两分四服,于当发之前一时服尽。又云：青蒿一两,冬青落二两,马鞭草二两,桂二两。未知孰是,姑两存之,以俟知者。截疟常山饮：常山、穿山甲、草果、知母、槟榔、乌梅、炙甘草,水酒一大碗,煎半碗,露一宿,临发日早服,得吐为顺。一云加半夏、柴胡,去穿山甲。如吐,加厚朴,又或加青皮、陈皮。厥阴疟疾。临床决策：清肝截疟。治疗推荐：《圣济总录·足厥阴肝疟》知母汤加减。

知母9g	石膏9g	升麻9g	鳖甲9g
犀角3g	人参6g	麦冬9g	柴胡9g
甘草6g	豆豉6g	青蒿9g	常山9g
地骨皮9g	马鞭草30g		

医话一：论青蒿与截疟。疟疾是疟原虫引起的虫媒传染病,至今仍然威胁着人类健康。寄生于人体的疟原虫共有四种,即间日疟原虫,三日疟原虫,恶性疟原虫和卵形疟原虫。不同的疟原虫分别引起间日疟、三日疟、恶性疟及卵形疟。本病主要表现为周期性规律发作,全身发冷、发热、多汗,长期多次发作后,可引起贫血和脾肿大。人体感染疟原虫到发热即口腔温度超过37.8℃称潜伏期。发冷期主要表

现为畏寒或寒战,四肢末端发凉,迅觉背部及全身发冷,口唇指甲发绀,颜面苍白,全身肌肉关节酸痛,全身发抖,牙齿打颤,持续约 10 min 乃至 1 h 许不等。寒战自然停止后体温上升而进入发热期,表现为面色转红,体温可达 40℃ 以上。此时患者表现为阳明经证:面色潮红,口渴欲饮,心烦气促,脉速洪大,尿短色深。有的表现为阳明腑证:神志障碍,谵妄撮空,四肢抽搐,头痛呕吐,腹满疼痛,大便秘结,舌苔黄燥,脉速沉实等。持续 2~6 h 或 10 余小时。高热后期进入出汗期,颜面手心微汗,随后遍及全身,大汗淋漓,衣服湿透,2~3 h 体温常降低至 35.5℃。患者感觉舒适但十分困倦,常安然入睡。醒后精神轻快,食欲恢复,又可照常工作。此刻进入间歇期。厚血涂片找到疟原虫即可确诊,骨髓涂片染色疟原虫阳性率高于血涂片。病原治疗目的是既要杀灭红细胞内期疟原虫以控制发作,又要杀灭红细胞外期疟原虫以防止复发。间日疟、三日疟和卵形疟常用氯喹杀灭红细胞内期疟原虫以迅速退热,用氯喹联合伯氨喹杀灭红细胞外期疟原虫以根治或抗复发治疗。目前,中药制剂青蒿素和青蒿琥酯作为快速高效抗疟药被国际广泛使用。青蒿素作用于原虫膜系结构,损害核膜、线粒体外膜等而起抗疟作用。吸收快,适用于凶险疟疾抢救。总剂量 2.5 g,首次 1.0 g,6 h 后 0.5 g,第 2、3 日各 0.5 g。排泄迅速,故易复发。蒿甲醚肌内注射首剂 0.2 g,第 2~4 日各 0.1 g。青蒿素注射液 100 mg 肌内注射,第 1 日 2 次,后每日 1 次,疗程 3 日。屠呦呦创制新型抗疟药物青蒿素和双氢青蒿素,有效降低疟疾患者病死率,挽救了全球特别是发展中国家数百万人的生命,获 2015 年诺贝尔生理学或医学奖。中国医药学治疗疟疾有悠久历史及丰富经验。《素问·疟论》阐述疟疾寒热往来机制,曰:疟之始发也,先起于毫毛,寒栗鼓颔,腰脊俱痛,寒去则内外皆热,头疼如破,渴欲冷饮。阴阳上下交争,虚实更作,阴阳相移也。此皆得之夏伤于暑,藏于皮肤之内肠胃之外,令人汗空疏。气得阳而外出,得阴而内薄,内外相薄,是以日作。间日而作者,其气之舍深,内薄于阴,阳气独发,阴邪内着,阴与阳争不得出。邪气内薄于五脏,横连募原也。夫寒者阴气也,风者阳气也,先伤于寒而后伤于风,故先寒而后热也,病以时作,名曰寒疟。先伤于风而后伤于寒,故先热而后寒也,亦以时作,名曰温疟。但热而不寒者,阴气先绝,阳气独发,则少气烦冤,手足热而欲呕,名曰瘅疟。张仲景治疗疟疾以辨证为而无截疟之方。《金匮要略方论》鳖甲煎丸治疟母:鳖甲、乌扇、黄芩、柴胡、鼠妇、干姜、大黄、芍药、桂枝、葶苈、石韦、厚朴、牡丹皮、瞿麦、紫葳、半夏、人参、䗪虫、阿胶、蜂巢、赤硝、蜣螂、桃仁;白虎加桂枝汤治温疟身无寒但热:石膏、知母、炙甘草、粳米、桂枝;蜀漆散治牡疟多寒者:蜀漆、云母、龙骨。《神农本草经》治疗疟疾药物有:防葵味辛性寒,主温疟。徐长卿味辛性温,主温疟。麝香味辛性温,主温疟。牡蛎味咸性平,主温疟洒洒。龟甲味咸性平,主痎疟。当归味甘性温,主温虐。麻黄味苦性温,主温疟。白薇味苦性平,主温疟洗洗发作有时。猪苓味甘性平,主痎疟。恒山味苦性寒,主温疟。蜀漆味辛性平,主疟。白敛味苦性平,主温疟。羊踯躅味辛性温,主温疟。女青味辛性平,主温疟。芫华味辛性温,主鬼疟。巴豆味辛性温,主温疟。楝实味苦性寒,主温疾。蜈蚣味辛性温,主温虐。腐婢味辛性平,主痎疟,即小豆花。《神农本草经》无青蒿治疟记载:草蒿一名青蒿,味苦性寒,主疥搔,痂痒,恶创,杀虫,留热在骨节间,明目。晋代葛洪最早记载青蒿治疗疟疾:青蒿一握,以水二升渍,绞取汁,尽服之。葛洪治疗疟疾着眼辨病,常用药物有:青蒿、常山、独父蒜、蜘蛛、鼠妇、真丹、豆豉、皂荚、巴豆、射罔、知母、甘草、麻黄、鳖甲、升麻、附子、乌贼骨、藜芦、地骨皮、竹叶、石膏、黄连、乌梅肉、人参、桂心、肉苁蓉、牡丹、桃仁、乌豆皮、桃仁、白驴蹄、大黄、绿豆、砒霜、光明砂、雄黄。《肘后备急方》单味药物治疗疟病的有：独父蒜、蜘蛛、鼠妇。两味药物以上的方剂有：常山三两，真丹一两，白蜜和捣百杵，丸如梧子；鼠妇、豆豉；皂荚三两，巴豆一两，捣丸如大豆大；巴豆一枚，射罔如巴豆大，枣一枚，合捣成丸；常山、知母、甘草、麻黄各等分捣蜜和丸如大豆；常山三两，甘草半两，水酒各半升合煮取半升；常山三两，鳖甲一两，升麻一两，附子一两，乌贼骨一两，以酒六升渍之，小令近火，一宿成，服一合；藜芦、皂荚各一两，巴豆二十五枚，并捣熬令黄，据法捣蜜丸如小豆；知母、鳖甲、常山各二两，地骨皮三两，竹叶一升，石膏四两，以水七升，煮二升五合；常山、黄连、豆豉各三两，附子二两，捣筛蜜丸；常山、黄连各三两，酒一斗宿渍之，晓以瓦釜煮取六升，一服八合；乌梅丸治一切疟：甘草二两，乌梅肉、人参、桂心、肉苁蓉、知母、牡丹各二两，常山、升麻、桃仁、乌豆皮各三两，桃仁研，欲丸入之，捣筛蜜丸；白驴蹄二分，大黄四分，绿豆三分，砒霜二分，光明砂半分，雄黄一分，捣蜜丸如梧子。孙思邈治疗疟疾突出病证结合。《备急千金要方》鳖甲煎丸治虐母有大戟、海藻无赤硝；柴胡瓜蒌根汤治温疟口渴：柴胡、黄芩、人参、甘草、生姜、大枣、瓜蒌根；牡蛎汤治牡疟：牡蛎、麻黄、甘草、蜀漆；麻黄汤治疟疾须发汗：麻黄、瓜蒌根、大黄、甘草；恒山丸治痎疟：恒山、知母、甘草、大黄、麻黄；栀子汤治：栀子、秫米、恒山、车前叶；蜀漆丸治劳疟并积劳寒热发有时似疟：蜀漆、麦冬、知母、白薇、地骨皮、升麻、甘草、鳖甲、乌梅肉、葳蕤、恒山、石膏、豆豉；乌梅丸治寒热劳疟：乌梅肉、豆豉、升麻、地骨皮、柴胡、前胡、鳖甲、恒山、玄参、肉苁蓉、百合、蜀漆、人参、知母、桂心、桃仁；大五补汤治时行后变成瘴疟：人参、白术、茯苓、甘草、干地黄、黄芪、当归、芍药、川芎、远志、桔梗、桂心、竹叶、大枣、生枸杞根、生姜、半夏、麦冬；鲮鲤汤治山瘴疟：鲮鲤甲、鳖甲、乌贼骨、恒山、附子；乌梅丸治肝邪热为疟，令人颜色苍苍，气息喘闷，战掉状如死者，或久热劳微动如疟，积年不瘥：乌梅肉、蜀漆、鳖甲、葳蕤、知母、苦参、恒山、石膏、香豉、甘草、细辛；恒山丸治脾热为疟：恒山、甘草、知母、鳖甲；藜芦丸治胃腑疟：藜芦、恒山、皂荚、牛膝、巴豆。《外台秘要》卷五专论疟疾治疗，内容较《备急千金要方》有很大充实。疗疟方二十一首。《广济》常山散：常山、升麻、蜀漆。常山汤：常山。大鳖甲煎：鳖甲、乌扇、黄芩、柴胡、鼠妇、干姜、大黄、芍药、桂心、葶苈、石韦、厚朴、丹皮、瞿麦、紫葳、半夏、人参、䗪虫、阿胶、蜂窠、赤硝。小柴胡去半夏加瓜蒌汤：柴胡、黄芩、人参、大枣、炙甘草、生姜、瓜蒌。《肘后》诸疟方（略）。深师常山乌梅汤：乌梅、桂心、芫花、豆豉、半夏、常山。疗疟丸：人参、铅丹、天雄。撩膈汤：常山、炙甘草、松萝、乌梅、黄芩、瓜蒂。常山大黄汤：常山、炙甘草、前胡、大黄。醇醨汤：生姜、乌梅、炙甘草、桂心、常山、荷根、醇醨。《千金》麻黄汤（略）。会稽赖公常山汤：常山、石膏、甘竹叶、糯米。华佗常山桂心丸：常山、大黄、桂心、炙甘草。《延年》常山丸：常山、青木香、蜀漆、牡蛎、大黄、乌梅肉、丹砂、豆豉、知母、鳖甲、麻黄。疗疟丸：常山、炙甘草、知母。《必效》鸡子常山丸：鸡子、常山。虎骨常山丸：虎头骨、常山、炙甘草、鳖甲、乌梅、葳蕤、白薇、升麻、茯苓、石膏、知母、麦冬、豆豉、地骨皮。常山酒：常山、独头蒜、糯米、乌豆、清酒。《古今录验》豉心丸：香豉、常山、大黄、附子。乌梅丸：乌梅肉、常山、鳖甲、香豉、蜀漆、人参、肉苁蓉、桂心、知母、桃仁。五脏及胃疟方六首。《千金》乌梅丸（略）。常山汤：常山、淡竹叶、栀子、石膏、乌梅、鳖甲、炙甘草、香豉、蜀漆。常山丸：常山、炙甘草、知母、鳖甲。常山汤：常山、秫米、炙甘草。常山汤：常山、乌梅、香豉、淡竹叶、葱白。藜芦丸：藜芦、皂荚、常山、巴豆、牛膝。温疟方五首。《广济》常山汤：常山、车前叶、炙甘草、猕猴骨、乌梅肉、天灵盖、驴粪汁。常山丸：常山、乌梅肉、豆豉、天灵盖、知母、朱砂、蜀漆、大黄。白虎加桂心汤：知母、炙甘草、石膏、粳米、桂心。《备急》竹叶常山汤：常山、淡竹叶、小麦。《延年》知母鳖甲汤：知母、鳖甲、地骨皮、常山、竹叶、石膏。山瘴疟方一十九首。《小品》陵鲤甲汤：陵鲤甲、乌贼鱼骨、鳖甲、常山、附子。《千金》山瘴疟酒：常山、鳖甲、升麻、附子、乌贼鱼骨。常山丸：常山、黄连、豆豉、附子。麻黄散：麻黄、常山、杏仁、人参、干漆、炙甘草、鳖甲。大黄汤：大黄、常山、升麻、炙甘草。乌梅饮：乌梅。《延年》蜀漆丸：蜀漆、知母、升麻、白薇、地骨皮、麦冬、乌梅肉、鳖甲、葳蕤、石膏、炙甘草、常山、豆豉。《救急》蜀漆汤：白薇、蜀漆、知母、炙甘草、苦参、升麻、龙胆、常山、大黄、鳖甲、石膏、茯苓、黄芩、香豉、独蒜、淡竹叶。朱砂丸：朱砂、牛膝、常山。极效常山汤：常山、橘皮、牡蛎、桂心。常山汤：常山苗、独蒜、淡竹叶、豆豉、鳖甲。《古今录验》常山汤：常山、蒜。《近效》常山丸：常山、豆豉、桃仁。木香犀角丸：青木香、犀角、羚羊角、升麻、玄参、猪苓、槟榔、鳖甲、炙甘草、豆豉。黄连犀角丸：黄连、犀角、香豉、龙骨、牡蛎。蜀漆丸：蜀漆、青木香、升麻、鳖甲、牡蛎、朱砂、猪苓、香豉、常山、大黄。发作无时疟方二首。常山汤：常山、炙甘草、豆豉。鸡子常山丸：常山、鸡子白。疟方五首：《小品》常山汤：鳖甲、淡竹叶、常山、炙甘草、久酒。《集验》乌梅饮子：乌梅、桃柳心、葱白、豆豉、甘草、柴胡、知母、大黄。黄连散：宣州黄连。间日疟方二首（同前，略）。久疟方八首。《深师》久疟难断香豉丸：香豉、常山、蜀漆、附子、大黄。常山汤：常山、黄连。《千金》栀子汤（同前，略）。常山散：常山、干漆、牡蛎、桂心、橘皮、杏仁。《备急》龙骨丸：龙骨、常山、大黄、附子。《备急》常山散：常山、羚羊角、乌梅肉、黄芩、炙甘草。乌梅丸：乌梅肉、苁蓉、桃仁、常山、升麻、桂心、炙甘草。《近效》常山酒：常山、鳖甲、鲮鲤甲、乌贼鱼骨、乌梅肉、桃仁、竹叶、豆豉、葱白。劳疟方三首。《肘后》鳖甲酒（同前，略）。《千金》劳疟方：长生大牛膝。《集验》阿魏散：阿魏、安息香、萝卜子、芜荑。牝疟方二首。牡蛎汤：牡蛎、麻黄、炙甘草、蜀漆。蜀漆散：蜀漆、云母、龙骨。宋代《太平圣惠方》《圣济总录》《太平惠民和剂局方》治疗疟疾方药较之晋唐虽然更加丰富，但只是数量的增加而无质量的突破。值得一提的是，宋代医学开始研究截疟方法。针灸截疟始于孙思邈，截疟穴为经外奇穴名，位于胸部，在两侧乳头直下4寸处，约在乳头下第7肋骨，肋弓稍内处，左右计2穴。浅层布有第7肋间神经外侧皮支，深层有胸长神经的分支，第7肋间神经，斜刺0.3～0.5寸；可灸。功能截疟杀虫，理气止痛。《备急千金要方·温疟》曰：凡一切疟无问远近，正仰卧以线量两乳间，中屈，从乳向下灸，度头随年壮，男左女右。方药截疟则始于宋代。《太平惠民和剂局方》列疟疾为杂病门，将不胜枚举的治疟方药精简为两方。胜金丸治一切疟病，发作有时，盖因外邪客于脏腑，生冷之物内伤脾胃，或先寒后热后寒，或寒多热少，或寒少热多，或但热不寒，或但寒不热，或连日并发，或间日发后三五日再发，寒则肢体颤掉，热则举身如火，头痛恶心，烦渴引饮，气息喘急，口苦咽干，背脊酸疼，肠鸣腹痛，或痰聚胸中，烦满欲呕，并皆治之。槟榔四两，常山一斤，研为细末，水面糊为丸如梧桐子大，每服三十丸，于发前一日晚临卧，用冷酒吞下。常山饮治疟疾。或先寒后热，或先热后寒，或寒热独作，或连日并发，或间日一发。寒则肢体颤掉，热则举身如烧，头痛恶心，烦渴引饮，气息喘急，口苦舌干，脊膂酸疼，肠鸣腹痛，诸药不治，渐成劳疟者，此药治之：知母、常山、草果、炙甘草、高良姜、乌梅。《丹溪心法》截疟常山饮去高良姜加穿山甲、槟榔：常山、草果、穿山甲、槟榔、知母、乌梅、炙甘草。《古今医统大全》引《集成》常山饮截诸疟，组方同《丹溪心法》。王肯堂《证治准绳·杂病》引赵以德言：知母性寒，入足阳明，治独胜之热，使退就太阴，草果温燥，治足太阴独胜之寒，使退就阳明，二经和，则无阴阳交争之变，是为君药；常山主寒热疟，吐胸中痰结，是为臣药；甘草和诸药,乌梅收敛,生津退热,贝母去痰,除结散郁,槟榔除痰癖,破滞气,是为佐药;穿山甲穴山而居,遇水而入,乃能出入阴阳,贯穿经络于荣分,以破暑结之邪,为使药也。《杨氏家藏方》截疟七宝饮:草果、槟榔、陈皮、青皮、厚朴、常山、甘草。《丹溪心法》截疟青蒿丸:青蒿、冬瓜叶、官桂、马鞭草。明《穷乡便方》别名青蒿丸。《青囊秘传》截疟丸:巴豆霜、梅片、雄黄、朱砂、轻粉、斑蝥、白土、麝香。《内外验方秘传》卷下截疟丸:槟榔、常山、半夏、草果、炒六曲、麦芽、桃仁、三棱、乌梅、莪术、雄黄、云母石、䗪虫、阿魏、夜明砂、鳖甲。《嵩崖尊生》卷十五截疟丸《胎产心法》又名截疟汤:白术、槟榔、山楂、常山、草果、神曲。《回生集》截疟神方:青蒿、青皮、贝母、槟榔、厚朴、神曲、半夏、甘草。《医林绳墨大全》卷一截疟煎:常山、槟榔、柴胡、白术、当归、陈皮、甘草、茯苓、黄芪、人参。《医学正传》卷二,名见《仙拈集》卷一截疟煎:常山、槟榔、丁香、乌梅。《扁鹊心书》截疟丹治一切疟疾:硫黄、雌黄、砒霜。《摄生众妙方》卷四截疟丹:独蒜、黄丹。《种福堂公选良方》卷二截疟丹:斑蝥、巴豆、朱砂、麝香、雄黄、蟾酥。《郑氏家传女科万金方》卷五截疟丹:巴豆、青黛、白矾、白芷、官桂、朱砂、麝香、附子、雄黄、硫黄。《会约》卷10截疟立验汤:陈皮、半夏、茯苓、甘草、青皮、白豆蔻、柴胡、桂枝、苏叶、生姜、知母、黄芩。《普济方》卷197引《澹寮方》截疟散:常山、茯神、肉桂、甘草。《景岳全书》追疟饮:何首乌、当归、甘草、半夏、青皮、陈皮、柴胡。《医述》五方丸截疟:青黛、辰砂、桂心、白矾、白芷、巴霜、附子、麝香、硫黄、雄黄。《医宗必读》卷七截疟饮:黄芪、人参、白术、茯苓、甘草、砂仁、草果、橘红、五味子、乌梅。《普济方》卷197截疟饮:恒山、草果、槟榔、柴胡、黄芪、鳖甲、甘草、乌梅。《幼科秘诀》截疟饮:当归、川芎、甘草、何首乌。《寿世保元》卷八截疟饮:白术、苍术、陈皮、青皮、柴胡、黄芩、猪苓、泽泻、常山、甘草。《万氏家抄方》卷二,名见《增补内经拾遗》卷三截疟饮:人参、常山。《女科万金方》引陈光远截疟饮:青皮、半夏、甘草、黄芩、柴胡、茯苓、川芎、陈皮、常山、紫苏、乌梅、槟榔、枳壳。《摄生众妙方》截疟雄神丸:雄黄、人参、神曲。综上所述,主要截疟药物有常山、青蒿、槟榔、草果、知母、乌梅、马鞭草、青黛、何首乌、巴豆、雄黄、雌黄、硫黄、斑蝥、穿山甲、鳖甲、砒霜、蟾酥等。截疟是最有效的病原治疗,外感传染热病的病原治疗尤为重要。吴又可《温疫论·杂气论》曰:天地之杂气种种不一,亦犹天之有日月星辰,地之有水火土石,气交之中有昆虫草木之不一也。然气无所可求,无象可见,况无声复无臭,何能得睹得闻?是气也,其来无时,其着无方,众人有触之者,各随其气而为诸病焉。其为病也,或时众人发颐;或时众人头面浮肿,俗名为大头瘟是也;或时众人咽痛,或时音哑,俗名为是虾蟆瘟是也;或时众人疟痢,或为痹气,或为痘疮,或为斑疹,或为疮疥疔肿,或时众人目赤肿痛;或时众人呕血暴下,俗名为瓜瓤瘟,探头瘟是也;或时众人瘿痃,俗名为疙瘩瘟是也。为病种种,难以枚举。大约病偏于一方,延门阖户,众人相同,皆时行之气,即杂气为病也。疫气者亦杂气中之一,但有甚于他气,故为病颇重,因名之疠气。虽有多寡不同,然无岁不有。杂气为病最多,然举世皆误认为六气。假如误认为风者,如大麻风、鹤膝风、痛风、历节风、老人中风、肠风、疠风、痫风之类,概用风药,未尝一效,实非风也,皆杂气为病耳。至又误认为火者,如疔疮、发背、痈疽、肿毒、气毒流注、流火、丹毒,与夫发斑、痘疹之类,以为痛痒疮疡皆属心火,投芩、连、栀、柏未尝一效,实非火也,亦杂气之所为耳。至于误认为暑者,如霍乱、吐、泻、疟、痢、暴注、腹痛、绞肠痧之类,皆误认为暑,因作暑证治之,未尝一效,与暑何与焉!盖先有是气,然后有是物。推而广之,有无限之气,因有无限之物也。但二五之精,未免生克制化,是以万物各有宜忌,宜者益而忌者损,损者制也。故万物各有所制,如猫制鼠,如鼠制象之类,既知以物制物,即知以气制物矣。以气制物者,蟹得雾则死,枣得雾则枯之类,此有形之气,动植之物皆为所制也。至于无形之气,偏中于动物者,如牛瘟、羊瘟、鸡瘟、鸭瘟,岂但人疫而已哉? 然牛病而羊不病,鸡病而鸭不病,人病而禽兽不病,究其所伤不同,因其气各异也。知其气各异,故谓之杂气。夫物者气之化也,气者物之变也,气即是物,物即是气,知气可以知物,则知物之可以制气矣。夫物之可以制气者药物也,如蜓蚰解蜈蚣之毒,猫肉治鼠瘘之溃,此受物气之为病,是以物之气制物之气。犹或可测。至于受无形杂气为病,莫知何物之能制矣。惟其不知何物之能制,故勉用汗、吐、下三法以决之。嗟乎! 即三法且不能尽善,况乃知物乎? 能知以物制气,一病只有一药之到病已,不烦君臣佐使品味加减之劳矣。

流行性乙型脑炎

医案一：张某，男性，12 岁，1976 年丙辰小暑初诊。流行性乙型脑炎，发热恶寒汗出 3 日，口腔体温 38℃。头痛恶心呕吐，神情倦怠，舌质红，苔腻薄黄，脉浮数。起病前有流行地区蚊虫叮咬史，无乙脑疫苗接种史。《伤寒论》曰：太阳中热者，暍是也。其人汗出恶寒，身热而渴也。暑温初起，流行性乙型脑炎初热期。其时天暑地湿，人在气交之中，夏伤于暑皆称暑病。《温病条辨》曰：温病最忌辛温，暑病不忌者，以暑必兼湿。湿为阴邪，非温不解。拟新加香薷饮清暑加减。

香薷 6 g	金银花 9 g	厚朴花 6 g	扁豆花 6 g
连翘 6 g	滑石 6 g	青蒿 6 g	茯苓 6 g
通草 3 g	西瓜翠衣 6 g	甘草 3 g	

复诊：药后舌苔薄白微黄，呕吐减轻。发热不退，口腔体温 39℃。神志清晰，无项强抽搐。神疲嗜睡，头痛汗出，不恶寒，小便短，口渴欲饮，舌红脉数。前剂辛凉清暑，甘淡驱湿，或透风于暑外，或渗湿于暑下，不与暑相搏，其势必孤。发热加剧者，非病不解，亦非渐欲入营，乃湿化暑孤矣。叶氏云：营分受热则血液受劫，斑点隐隐，舌色必绛，急急透斑为要。风热无湿者舌无苔，或有苔亦薄也。热兼湿者，必有浊苔而多痰也。《温病条辨》：手太阴暑温，或已发汗或未发汗，而汗不止，烦渴而喘，脉洪大有力者，白虎汤主之。身重者，湿也，白虎加苍术汤主之。治遵其法，拟白虎加苍术汤清暑解热略佐化湿，时时以暑必兼湿为铭。

生石膏 9 g	知母 9 g	苍术 6 g	竹叶 6 g
鲜石斛 6 g	粳米 6 g	炙甘草 3 g	

医话一：白虎加苍术汤与苍术白虎汤治暑温、湿温。白虎加苍术汤与苍术白虎汤均为治疗暑温、湿温名方，但是组方不同。白虎加苍术汤即白虎汤加苍术，苍术白虎汤为人参白虎汤加苍术。白虎加苍术汤出自朱肱《类证活人书》，治湿温多汗：苍术三两，知母六两，炙甘草二两，石膏一斤，粳米三两，上锉如麻豆大，每服五钱，水一盏半，煎至八九分，去滓取六分，清汁温服。曰：大率仲景证多而药少。使皆如仲景调理既正，变异不生，则麻黄、桂枝、青龙用之而有余，以后世望圣人难矣。仲景药方缺者甚多，至如阴毒伤寒、时行温疫、温毒、发斑之类全无方书。今采《外台》《千金》《圣惠》《金匮玉函》补而完之。凡百有余道，以证合方，以方合病，虽非仲景笔削，然皆古名方也。苍术白虎汤出自万密斋《万氏家传保命歌括》，主治暑湿壮热汗多不止。《退思集类方歌注》苍术白虎汤曰：苍术白虎治湿温，脉沉细数好推论。身疼胫冷胸腹满，发热汗多苦妄言。口燥渴而不欲饮，刚柔相济此方尊。方中甘草佐苍术，知母佐石膏，

刚柔相济,用以燥湿清热,不伤脏腑之正气。前白虎加桂枝汤,治寒化为热,乃太阳阳明同治之方;此苍术白虎汤,治湿化为热,乃太阴阳明同治之方。虽一味之转旋,其义各有微妙。吴崑《医方考》白虎加苍术汤治湿温憎寒壮热,口渴,一身尽痛,脉沉细者。温毒藏于肌肤,更遇于湿,名曰湿温。湿为阴邪,故憎寒;温为阳邪,故壮热;温热入里,故口渴;湿流百节,故一身尽痛;湿为阴,故脉沉细。石膏、知母、甘草、粳米,白虎汤也,所以解温热;加苍术者,取其辛燥能治湿也。《宣明论方》白虎加苍术汤治伤寒发汗不解,脉浮者。叶天士《本事方释义》曰:知母气味苦寒,入足阳明;甘草气味甘平,入足太阴;石膏气味辛寒,入手太阴、足阳明;苍术气味苦辛温,入足太阴;白粳米气味甘平,入手足太阴。此治暑湿相搏而为湿温病者。以苦寒辛寒之药清其暑;以辛温雄烈之药燥其湿,而以甘平之药缓其中,则贼邪、正邪皆却,病自安矣。薛生白《湿热病篇》37条曰:湿热证壮热口渴,自汗,身重胸痞,脉洪大而长者,此太阴之湿与阳明之热相合,宜白虎加苍术汤。热、渴、自汗,阳明之热也。胸痞身重,太阴之湿兼见矣。脉洪大而长,知湿热滞于阳明之经,故用苍术白虎汤以清热散湿,然乃热多湿少之候。许叔微《普济本事方》白虎加苍术汤治湿温多汗。王彦龙季夏得病,胸项多汗,两足逆冷且谵语。医者不晓,杂进药已经旬日。许叔微诊之,脉关前濡,关后数,曰:当作湿温治。盖先暑后受湿,暑湿相搏,是名湿温。先以白虎加人参汤,次白虎加苍术汤,头痛渐退,足渐温,汗渐止,三日愈。此病名贼邪,误用药有死之理。有人难曰:何名贼邪?曰:《难经》论五邪有实邪、虚邪、正邪、微邪、贼邪。从后来者曰虚邪,从前来者曰实邪,从所不胜来者为贼邪,从所胜来者为微邪,自病者为正邪。假令心病,中暑为正邪,中湿得之为贼邪。今心先受暑而湿邪胜之,水克火,从所不胜,斯谓之贼邪,此五邪之中最逆也。《难经》曰:湿温之脉,阳濡而弱,阴小而急。濡弱见于阳部,湿气搏暑也;小急见于阴部,暑气蒸湿也,故《内经》曰暑湿相搏名曰湿温。是谓贼邪也。

苍术为治疗暑湿温病要药。《神农本草经》:术,味苦性温,主风寒湿痹死肌,痉疸,止汗,除热,消食。寇宗奭《本草衍义》谓苍术其长如大拇指,肥实,皮色褐,气味辛烈,须米泔浸洗,再换泔浸二日,去上粗皮。白术粗促,色微褐,气味亦微辛,苦而不烈。古方及《本经》只言术,未见分其苍白二种也。只缘陶隐居言术有两种。自此,人多贵白者。今人但贵其难得,惟用白者,往往将苍术置而不用。如古方平胃散之类,苍术为最要药,功尤速。殊不详《本草》原无白术之名,近世多用,亦宜两审。《本草崇原》曰:白术性优,苍术性劣,凡欲补脾,则用白术,凡欲运脾,则用苍术,欲补运相兼,则相兼而术多而苍术少。运多补少,则苍术多而白术少。品虽有二,实则一也。《本经》未分苍白,而仲祖《伤寒》方中,皆用白术,《金匮》方中,又用赤术,至陶弘景《别录》则分而为二,须知赤白之分,始于仲祖,非弘景始分之也。赤术即是苍术,其功用与白术略同,故仍以《本经》术之主治为本。但白术味甘,苍术兼苦,白术止汗,苍术发汗,故止汗二字,节去不录。后人谓:苍术之味苦,其实苍术之味,甘而微苦。《太平惠民和剂局方》神术散用苍术配伍藁本、白芷、细辛、羌活、川芎、炙甘草,治四时瘟疫,发热憎寒,头痛项强,身体疼痛。《素问病机气宜保命集》升麻汤《医方论》称清震汤苍术配伍升麻、荷叶治疗外感阳明头痛。《此事难知》九味羌活汤用苍术治疗外感热病。《药征》载许叔微患饮三十年,后左下有声、胁痛、食减、嘈杂、饮酒半杯即止,十数日必呕酸水数升,暑月止右边有汗,左边绝无。自揣必有癖囊,如水之有科臼,不盈科不行。但清者可行,而浊者停滞,无路以决之,故积至五六日必呕而去。脾土恶湿,而水则流湿,莫若燥脾以去湿,崇土以填科臼,乃悉屏诸药,只以苍术麻油大枣丸,服三月而疾除。自此常服,不呕不痛,胸膈宽利,饮啖如故。

仲景用术治水,而不云去湿补脾也;许氏则以术为去湿补脾,而不云其治水。何其妄哉?许氏之病水变,故得术能治也。人云许氏能治其湿痰,余戏之曰:非许自能治其病,而术能治许病也。何则?许氏之所说,以不可见为见,而以不可知为知也。空理惟依,古人则不然,有水声吐水,则为水治之。是可知而知之,可见而见之实事。惟为此谓知见之道也,故有许氏之病者,用术、附以逐其水,其效如神。呜呼!仲景之为方也,信而有征。由是观之,许之病已也,非许之功,而术之功也。

　　医案二:张某,男性,18 岁。1976 年丙辰大暑患流行性乙型脑炎极期,起病前有流行地区蚊虫叮咬史,无乙脑疫苗接种史。始则发热汗出 1 周,口腔体温 39.6℃,头痛呕吐,烦躁不安,口渴多饮。继而神志昏迷,四肢抽搐,全身强直性痉挛持续数分钟,呼吸表浅,节律不整,头颈强直,小便失禁,大便 3 日未解,脉搏细速,舌红苔黄,脉洪数。证属脑疫暑风。《时病论》曰:暑风之病良由暑热极盛,风从内生,若误汗之变证百出矣。总当去时令之火,火去则金自清而木自平,兼开郁闷之痰,痰开则神自安,而气自宁也,拟用清离定巽法佐以郁金、川贝治之。倘有角弓反张,牙关紧闭者,宜加犀角、羚羊;痰塞喉间有声者,宜加胆星、天竺;服药之后,依然昏聩者,宜加远志、菖蒲。然而证候至此,亦难治矣。治拟清暑熄风,《温热经纬》清暑益气汤加减。王士雄曰:此脉此证自宜清暑益气以为治,但东垣之方,虽有清暑之名而无清暑之实。余每治此等证,辄用西洋参、石斛、麦冬、黄连、竹叶、荷秆、知母、甘草、粳米、西瓜翠衣等,以清暑热而益元气,无不应手取效也。李东垣清暑益气汤由人参、黄芪、白术、广皮、神曲、泽泻各五分,苍术、升麻、麦冬、炙甘草、葛根、当归、黄柏、青皮、五味子组成。徐洄溪讥此方用药杂乱。王晋三曰:此治膏粱之体,因避暑而袭凉饮冷,内伤脾胃,抑遏真阳之剂,故方中以清解与补益兼施。尤拙吾曰:元气本虚,而又伤于暑湿,以致四肢倦怠,精神短少,懒于动作,胸气短促,不思饮食,脉浮缓而迟者。雄按:其脉如是,乃气虚湿盛,兼吸微暑也。可用此方。若体实脉盛,或虽虚而不甚,及津涸烦渴多火者,则不可混投也。雄按:《湿热病篇》第三十八条后,余有清暑益气法,可用也。汪按:梦隐所定清暑益气方用西洋参、石斛、麦冬、黄连、竹叶、荷秆、知母、甘草、粳米、西瓜翠衣十味,较东垣之方为妥,然临证尚宜加减斟酌。又按:伤暑倦怠投参麦五味立效,然必审其无外感者。若有暑邪投之其危立至,不可不慎也。雄按:东垣专事升阳,徐洄溪、章杏云皆深非之,此方亦从补中益气加味。魏柳洲云:补中益气汤为东垣治内伤外感第一方。后人读其书者,鲜不奉为金科玉律。然不知近代,病患类多真阴不足,上盛下虚者,十居八九。即遇内伤外感之证,投之辄增剧,非此方谬,要知时代禀赋各殊耳。陆丽京尝言,阴虚人,误服补中益气,往往暴脱,司命者审诸。今人吸烟者多,阴液既已耗伤,痰气极易升逆。按:丹溪云素无痰者,服升柴不致满闷。孙文垣云:《经》谓升降浮沉必顺之。又曰:天时不可伐,虽宜升提之病,而冬之闭藏,实为春令发生之本,天人一理。若罔顾天时,而强用升提之法,是伐天和而泄元气,根本既亏,来春何以发生?此等至理,皆不可不知也。余谓东垣立方,命名本错。设当时立此培中举陷之法,名曰补中升气汤,则后人顾名思义,咸知其为升剂矣。原以升药举陷,乃既曰补中,复云益气。后人遂以为参术得升柴,如黄芪得防风,而功愈大。既能补脾胃之不足,又可益元气之健行。凡属虚人,皆堪服饵,而忘其为治中虚兼外感之方,再经立斋之表章,每与肾气丸相辅而行。幸张会卿一灵未泯,虽好温补,独谓此方未可浪用,奈何以卢不远之贤,亦祖新甫,甚矣!积重之难返也。惟叶天士谓立斋用药,每执死法,未免有不中肯綮者。汪按：洄溪亦以立斋为庸医之首。《增订叶评伤暑全书》曰：暑风忽然手足搐挛，厉声呻吟，角弓反张，如中恶状，为暑风。亦有先病热后甚，渐成风者，谵语狂呼浪走，气力百倍，此阳风也。治法以寒凉攻劫之。暑邪由口鼻吸入，直逼血络，鼓动内风，风火盘旋，势不可遏，此少阳相火，太阴湿土，厥阴风木，三气合邪，奔窜无常，故为痉为厥也。暑热之邪内袭，招引相火，火动风生，则肝木失养，故筋挛脉急，风煽火识，则包络受邪，故神识昏迷，身中之气，随风火上炎，而有升无降，常度尽失，由是而形若尸厥矣，正《内经》所谓血之与气，并走于上，则为暴厥者是也。外窜经络则成痉，内逼膻中则为厥，其治速宜熄风泻火，达络疏肝，急折其势，以平其暴，不令其煎熬胃液，甚则用釜下抽薪法。更有暑邪热极，脉微而躁，肢冷肤冷，面赤气短，大汗不止而舌润，或手拘挛，瞀乱昏迷者，乃邪热逼汗，为阳越之证，急宜参附加童便以回阳，俟苏后再以清暑养阴，以善其后。否则亡阳不救，然苟非脉微足冷，汗出舌润，则仍是热证，误用参附即死。若无真知灼见，不可轻试，要亦不可不知也。

西洋参 3 g	鲜石斛 6 g	麦冬 3 g	黄连 3 g
羚羊角 3 g	竹叶 6 g	荷梗 6 g	大黄 6 g
石膏 15 g	钩藤 6 g	知母 3 g	甘草 3 g
粳米 6 g	西瓜翠衣 9 g		

紫雪散 1.5 g，每日 2 次温水调服。

复诊：流行性乙型脑炎热入心包，抽搐稍减，大便得通。仍高热不退，时时谵语，意识不清，喉口腔体温 39.2℃。口渴多饮，喉间痰鸣，呼吸急促。舌红苔黄，脉洪数。《温病条辨》曰：小儿暑温，身热，卒然痉厥，名曰暑痫，清营汤主之，亦可少与紫雪丹。暑温蔓延三焦，舌滑微黄，邪在气分者，三石汤主之；邪气久留，舌绛苔少，热搏血分者，加味清宫汤主之；神识不清，热闭内窍者，先与紫雪丹，再与清宫汤。手厥阴暑温，清营汤主之。手厥阴暑温，身热不恶寒，清神不了了时时谵语者，安宫牛黄丸主之，紫雪丹亦主之。治拟清脑开窍，《温病条辨》清宫汤合三石汤加减。

连翘 9 g	竹叶 9 g	生地 9 g	玄参 9 g
菊花 9 g	桑叶 9 g	钩藤 9 g	木瓜 9 g
犀角 1 g	羚羊角 2 g	麝香 3 g	石膏 9 g
寒水石 9 g	滑石 9 g	知母 6 g	石斛 9 g
琥珀 3 g	石决明 9 g	僵蚕 9 g	

安宫牛黄丸每日 1 粒，研末温水化服。

三诊：服药 1 周后神志清晰，发热夜甚，口腔体温 38.2℃。多汗；神志迟钝；失眠；四肢蠕动；口不渴，舌红苔黄；脉洪数；舌红苔燥脉细。《温病条辨》脉虚夜寐不安，烦渴舌赤，时有谵语，目常开不闭，或喜闭不开，暑入手厥阴也。手厥阴暑温，清营汤主之。治拟养阴熄风，与清营汤清热透气。

犀角 1 g	生地 6 g	玄参 6 g	竹叶 6 g
麦冬 6 g	丹参 6 g	黄连 3 g	金银花 6 g
连翘 6 g	白芍 6 g	知母 3 g	甘草 3 g

每日 2 次水煎送服安宫牛黄丸 1 粒。

医话一：论流行性乙型脑炎从暑温辨治。流行性乙型脑炎以急起发病,高热、意识障碍、惊厥、强直性痉挛和脑膜刺激征等为主要临床表现。诊断标准：① 乙脑流行区居住,蚊虫叮咬季节发病或发病前25日内在蚊虫叮咬季节到过乙脑流行区；② 急性起病,发热头痛、喷射性呕吐、嗜睡,伴有脑膜刺激症状；③ 急性起病,发热2~3日后出现不同程度的意识障碍,如昏迷、惊厥、抽搐、肢体痉挛性麻痹等中枢神经系统,或发展至中枢性呼吸循环衰竭；④ 脑脊液压力增高,呈非化脓性炎症改变,外观清亮,蛋白轻度增高,糖与氯化物正常,白细胞增高,多在 $50 \times 10^6 \sim 500 \times 10^6$/L,早期以多核细胞为主,后期以单核细胞为主；⑤ 1个月内未接种过乙脑疫苗者,血或脑脊液中抗乙脑 IgM 抗体阳性；⑥ 恢复期血清中抗乙脑 IgG 抗体或中和抗体滴度比急性期有4倍以上升高者,或急性期抗乙脑 IgG 抗体阴性,恢复期阳性者；⑦ 从脑脊液或脑组织或血清分离乙脑病毒阳性。流行性乙型脑炎病原体于1934年在日本发现,故名日本乙型脑炎。1939年我国分离到乙脑病毒,改名为流行性乙型脑炎。本病多见于夏至到立秋之间,南方稍早北方稍迟,10岁以下儿童发病率最高。流行性乙型脑炎中医多从暑温辨治。暑温是感受暑热病邪的急性外感热病。发病急骤,初起即见壮热、汗多、烦渴引饮、面赤、脉洪大等气分阳明热盛证候为其主要临床特点。西医的流行性乙型脑炎、钩端螺旋体病、夏季流行性感冒、登革热、中暑、夏季热等宜从暑温辨治。《温病条辨》有暑温三焦分治。上焦暑温形似伤寒,右脉洪大而数,左脉反小于右,口渴甚,面赤,汗大出者,名曰暑温,在手太阴,白虎汤主之；脉芤甚者,白虎加人参汤主之。手太阴暑温,但汗不出者,新加香薷饮主之。手太阴暑温,或已经发汗,或未发汗,而汗不止,烦渴而喘,脉洪大有力者,白虎汤主之；脉洪大而芤者,白虎加人参汤主之；身重者,湿也,白虎加苍术汤主之；汗多脉散大,喘喝欲脱者,生脉散主之。手太阴暑温,但咳无痰,咳声清高者,清络饮加甘草、桔梗、甜杏仁、麦冬、知母主之。脉虚夜寐不安,烦渴舌赤,时有谵语,目常开不闭,或喜闭不开,暑入手厥阴也。手厥阴暑温,清营汤主之。手厥阴暑温,身热不恶寒,清神不了了时时谵语者,安宫牛黄丸主之,紫雪丹亦主之。小儿暑温,身热,卒然痉厥,名曰暑痫,清营汤主之,亦可少与紫雪丹。大人暑痫,亦同上法。热初入营,肝风内动,手足瘛疭,可于清营汤中加勾藤、丹皮、羚羊角。中焦暑温脉洪滑,面赤身热头晕,不恶寒,但恶热,舌上黄滑苔,渴欲凉饮,饮不解渴,得水则呕,按之胸下痛,小便短,大便闭者,阳明暑温,水结在胸也,小陷胸汤加枳实主之。阳明暑温,湿气已化,热结独存,口燥咽干,渴欲饮水,面目俱赤,舌燥黄,脉沉实者,小承气汤各等分下之。暑温蔓延三焦,舌滑微黄,邪在气分者,三石汤主之；邪气久留,舌绛苔少,热搏血分者,加味清宫汤主之；神识不清,热闭内窍者,先与紫雪丹,再与清宫汤。下焦暑温,舌灰暑邪深入少阴消渴者,连梅汤主之,入厥阴麻痹者,连梅汤主之；心热烦躁神迷甚者,先与紫雪丹,再与连梅汤。暑邪深入厥阴,舌灰,消渴,心下板实,呕恶吐蛔,寒热,下利血水,甚至声音不出,上下格拒者,椒梅汤主之。暑邪久热,寝不安,食不甘,神识不清,阴液元气两伤者,三才汤主之。

宋代以前无暑温病名。《内经》以发病季节分温病、暑病。《素问·热论》曰：凡病伤寒而成温者,先夏至日者为病温,后夏至日者为病暑。暑当与汗皆出,勿止。因于暑,汗,烦则喘满,静则多言,体若燔炭,汗出而散。气盛身寒,得之伤寒。气虚身热,得之伤暑。张仲景有中暍病名,《金匮要略方论·痉湿暍病脉证治第二》曰：太阳中暍,发热恶寒,身重而疼痛,其脉弦细芤迟。小便已,洒洒然毛耸,手足逆冷,小有劳身即热,口开,前板齿燥。若发其汗则其恶寒甚,加温针则发热甚,数下之则淋甚。太阳中热者,喝且病：汗出恶寒,身热而渴,白虎加人参汤主之：知母六两,石膏一斤,甘草二两,粳米六合,人参三两,上五味以水一斗,煮米熟汤成,去滓,温服一升,日三服。太阳中暍,身热疼重,而脉微弱,此以复月伤冷水,水行皮中所致也。一物瓜蒂汤主之：瓜蒂二十个,锉,以水一升,煮取五合,去滓,顿服。《说文》：暍,伤暑也。从日,曷声。《大戴礼记·千乘》：夏服君事不及暍。《荀子·富国》：使民夏不宛暍。《汉书·武帝纪》：民多暍死。《诸病源候论·热病候》：热病者伤寒之类也。冬伤于寒,至春变为温病,夏变为暑病。暑病者,热重于温也。《太平惠民和剂局方》有香薷丸治伤暑伏热：香薷、紫苏、木瓜、丁香、茯神、檀香。香薷散治伤暑：白扁豆、厚朴、香薷；《活人书》去白扁豆加黄连名黄连香薷散。枇杷叶散治冒暑伏热：枇杷叶、陈皮、丁香、厚朴。桂苓丸大解暑毒：肉桂、茯苓。消暑丸治伤暑发热头疼：半夏、生甘草、茯苓。缩脾饮消暑毒：砂仁、乌梅肉、草果、炙甘草、葛根、白扁豆。解暑三白散治冒暑伏热：泽泻、白术、茯苓。黄龙丸治伏暑发热：黄连、好酒。冰黄散治冒暑伏热：赤茯苓、生甘草、寒食面、生姜。香薷汤辟风寒暑湿雾露之气：白扁豆、茯神、厚朴、香薷、甘草。水浸丹治伏暑伤冷：巴豆、黄丹。《圣济总录》中暍统论：盛夏炎热,人多冒涉路途,热毒易伤,微者客于阳经,令人呕逆头眩,心神懊闷,汗出恶寒,身热发渴,实时不治,乃至热气伏留经络,岁久不除,遇热即发,俗号暑气。甚者热毒入内,与五脏相并,客邪炽盛,郁瘀不宣,致阴气猝绝,阳气曝隔,经络不通,故奄然闷绝,谓之中俄。此乃外邪所击,真脏未坏,若遇救疗,气通则苏,但治热暍,不可以冷物,得冷则不救,盖外以冷触,其热蕴积于内,不得宣发故也。小香薷汤治伏暑吐逆：香薷、人参、白扁豆。竹茹汤治伤暑烦渴不止：竹茹、甘草、乌梅。槟榔饼治暑气：槟榔、瞿麦穗、薇香子、荆芥穗、麦蓝子、大黄。甘露散治暑气：黄连、吴茱萸。解毒散治伤暑昏运倒仆欲死：商陆根。大黄丸治暑毒：大黄、炙甘草、黄连、恶实、荆芥穗。甘露丸治暑毒躁闷：寒水石、天竺黄、马牙硝、甘草。抱龙丸治暑毒：黄芩、大黄、黄药子、生地、蓝根、炙甘草、雄黄、龙脑、麝香。不灰木散治暑毒烦渴狂躁：不灰木、滑石、寒水石、甘草、蓼蓝根。冰壶散解暑毒烦躁：不灰木、玄精石、金星石、银星石、马牙硝、甘草、硝石。《时病论》治暑风、暑温曰：暑风之病,良由暑热极盛,木无所畏,则风从内而生,此与外感风邪之治法,相悬霄壤,若误汗之,变证百出矣。夫木既化乎风,而脾土未尝不受其所制者,是以猝然昏倒,四肢搐搦,内扰神舍,志识不清,脉多弦劲或洪大,或滑数。总当去时令之火,火去则金自清,而木自平,兼开郁闷之痰,痰开则神自安,而气自宁也,拟用清离定巽法佐以郁金、川贝治之。倘有角弓反张,牙关紧闭者,宜加犀角、羚羊；痰塞喉间有声者,宜加胆星、天竺；服药之后,依然昏聩者,宜加远志、菖蒲。然而证候至此,亦难治矣。暑温之证较阳暑略为轻可。医者务宜留心慎药,弗使温盛成热耳。夫暑温之初病也,右脉胜于左部,或洪或数,舌苔微白,或黄而润,身热有汗,或口渴,或咳嗽,此邪在上焦气分,当用清凉涤暑法加杏仁、蒌壳治之。倘汗少而有微寒,或有头痛者,宜透肌肤之冒,于本法内去扁豆、瓜翠,加藿香、香薷治之。如口不渴者,乃兼湿也,加米仁、半夏治之。如舌苔黄燥,渴欲喜饮,宜清胃家之热,用凉解里热法治之。如舌苔光绛伤于阴也,宜用清热保津法加西洋参、北沙参、玄参治之。

明代始有暑病专著。张凤逵,字鹤腾,明万历、天启年间频州(今安徽阜阳)人。进士出身,官至户部陕西司郡中,著有《伤暑全书》二卷。1588年万历戊子夏凤逵患伤暑证,势及气索,瞀然自危,几为庸医所误,徽医汪氏投益元散,二剂而苏。张遂发奋搜罗群书,著述伤暑之书。然惧阅历未久,落笔误人,至50岁后,1608年万历戊申开始动笔写作,经14年春秋,至1622年天启壬戌脱稿初刊,足见治学严谨。

凤逵认为伤寒是感寒为病,伤暑则专感于夏之炎热,与冬之寒气毫不相涉,两者若冰炭霄泉之不相及。明确指出伤暑是冬寒之积久所发者误矣。但是,由于当时温病学方兴未艾,伤暑学说则更少论述,医者多以麻黄汤、桂枝汤通治温热症,误人良多。面对现实,凤逵清楚认识到澄清暑病本质的必要性与迫切性。于是从病因病机、临床表现、病情传变等方面论证寒暑的区别,翻千古之案,以开百世之觉。天寒地冻,天暑地热,阴阳之升降,寒暑彰其兆。伤寒感寒而病,伤暑因暑为患。寒为阴邪,暑为阳邪,寒暑阴阳,判若天壤。以天时言,凤逵指出寒暑温凉随节气变易,春夏秋冬随四时各别,寒病四时皆有,暑病则专感于夏热,有明显的季节性。以地理言,凤逵认为太阳所临其气燠,四方风气各有偏胜。西北地气寒,寒病多而暑病少,东北地气暖,寒病少而暑病独剧。伤暑的临床表现与伤寒同中有异,务须详辨。凤逵指出:伤寒伤暑二证,流毒天地,沿袭古今,人率习而不察,据其外证头痛身痛,发热恶寒等证相同,皆混于象而不审内景,不观乎时,因一名之曰寒,而不知其岐多端,甚不可一律论者。伤寒与伤暑在病情传变方面亦有很大差别,伤寒多由肌肤而入,分六经传变,有相对固定的证候可据。伤暑每从口鼻吸受,不拘表里,不以渐次,变幻无常,入发难测。指出伤暑的病变过程分两大步:先是外之流火与内之阳气骤遇而争,阳气不服,继则外热烧灼不已,气耗而血枯。第一阶段是正邪相争,属实属热;第二阶段是邪盛正衰,实中夹虚,这时的虚,不仅表现为暑热伤津灼液,而且还存在着暑热耗气。通过阐幽发微,不仅知伤暑传变之然,而且能领会其所以然。二是创治暑大法,见精识当:凤逵之前,王纶《明医杂著》虽有"治暑之法,清心利小便最好"的见解,但其宜于暑热挟湿,不宜于单纯暑热。不断的临床实践,使凤逵认识到,暑热为患当以寒凉为治。1606年明万历丙午,凤逵典试粤西时,其地人多病暑,吟声相闻,医皆以为寒,病不得愈,凤逵投寒凉之剂,其效甚捷。1607年万历丁未夏,凤逵在京师治同乡刘蒲亭,谵语,不寐七八日,关脉洪大,尺寸沉伏,御医吴思泉等欲进附子理中汤,凤逵力辟其非,投竹叶石膏汤,一剂后诸恙大减,继用辛凉调理而愈。在积有一定临床经验的基础上,凤逵提出著名的暑证不分表里,一味清内,得寒凉而解,苦酸而收,不必用下;治法皆以清内火为主,而解表兼之等观点。在温病学说尚未系统形成的当时,早温病学第一部专著《温疫论》16年而有如此大胆深刻的见解,可谓是苦心孤诣,独辟鸿蒙了。凤逵创立的治暑大法,对暑证治疗具有普遍性指导价值,比较符合暑热的病变规律,叶天士《三时伏气外感篇》谓张凤逵暑病首用辛凉,继用甘寒,再用酸泄酸敛,不必用下,可称要言不烦。凤逵治暑大法主要是针对暑证之常,如果暑证兼表,凤逵并不反对解表,而是主张清内火为主解表兼之,如果暑结肠腑,后世仍然用下,如《温病条辨》谓阳明暑温,湿气已化,热结独存,口燥咽干,小承气汤各等分下之。这些则是暑病之变,临证当宜灵活。清代医家周扬俊,字禹载,江苏苏州人。少攻举子业,屡试不第,年近四十,乃弃儒习医,钻研仲景书十余年。1671年康熙十年至京师,有医名。1679年康熙己未撰刊《温热暑疫全书》四卷。卷一温病方论:附风温、冬温、温疟、温毒发斑;附医案三则;春温病论;温热病脉论;温病方五道;集方二十九道。卷二热病方论:夏热集补证治并方;论温热死脉死证,附:湿温、阳毒发斑、阴毒发斑、夏热病论;热病方四道;附:集方一十八道。卷三暑病方论:脉理;辨寒暑各异;暑中二阳;常暑;动暑;静暑;夹水伤暑;内伤夹暑;伏暑;暑风;暑疡;暑瘵;暑疮;暑痿;绞肠痧;霍乱;干霍乱;服药总法;李东垣暑伤胃气论;王宇泰复立清暑益气变证加减法;朱丹溪辨动静二暑;方古庵论;王安道中暑中热辨;附医案十三则;暑病论;暑病方二道;附集二十九道。卷四疫病方论。瘟疫九传:但表不里、但里不表、表而再表、表里分传、再表再里、先表后里、先里后表、表证偏胜、里证偏胜；大头瘟、捻颈瘟、瓜瓤瘟、杨梅瘟、疙瘩瘟、绞肠瘟、软脚瘟；附医案十则；疫病论；附北海林先生题喻嘉言疫论序；附喻嘉言瘟疫论；疾病方一十六道；附集方一十六道。自序曰：医之道难矣哉。凡病伤寒最重温热尤烈。伤寒仅在一时，温热暑疫每发三季，为时既久，病者益多。苟不明其源，溯流不得清也；不辨其类，疗治不得当也。则温热暑疫皆热证也，燎原之下竟乏清凉一滴。人无今昔，性有异同，神酬往圣，志切琳琅。俊以一隙微明，静中索照焉。夫上古圣人首重色脉，以营之未交已交定人生死，片言已毕。中古圣人专论谷气盛衰定人生死，片言已毕。仲景、叔季圣人也，既立方论，复出不尽之脏，纬以膀胱之伤与绝定人生死，先后合符，了无剩义矣。乃仲景于《伤寒论》中温热森森，具载黄芩、白虎等汤，是其治也。后之学人苟能引申此意，便可变化不穷，神明千载；不能细察其理，反执以为治伤寒之法，盍思本汤既无外解之功，又无内夺之力，圣人立法，果何谓乎？自晋以来，疑鬼疑蜮，陋湿无已。如崔文行解温用白术、乌头、细辛、桔梗四味，更加附子名老君神明散，更加萤火名务成子萤火丸，热药相投，以火济火，谁其辨诸。如仲景书谓太阳病，发热不恶寒而渴者为温病；朱肱《活人书》谓发热恶寒，头疼身痛者为温病，已悖圣训矣。又云：春秋发斑咳嗽为温病，至风温治在少阴，其所立五方如葳蕤汤、知母葛根汤、防己汤、瓜蒌根汤、葛根龙胆汤，风火相炽，燔灼无休，复改圣散子，仍用附子表里香燥同之。东坡先生在黄州时颇称其效。岂知朱肱已三易其方，用败毒散而远热药，然厥功奚减厥罪。吴氏谓伤寒坏病更遇温热为温病，洁古老人伤寒名家也，其子云岐以伤寒过经不解者为温病，指叔和之言为仲景之文；赵嗣真谓仲景云重感异气变为温病，汪机谓仲景云遇温气为温病，遇温热为温毒。竟不顾圣经之载于方策者，何曾有此一语。《巢氏病源》遵崔文行解散法，一日用摩膏火灸，二日针灸解散，三日复汗之，四日用藜芦丸、瓜蒂散吐之，五六日解未了了者复针之，七日热已入胃鸡子汤下之，遂使庞安常自撰微言，一以和解为主，奉为灵宝，少移则蹶，巢庞比匪何极。李思训亦宗和解，王海藏称其当宋全盛，明哲莫逾，拟非其伦矣。丹溪长于温热，善用凉药，温热遇之自能解散，要非有斟酌于其间也。东垣不善外感长于内伤，乃从《内经》悟出冬温春温二义，诚暗中一大炬。嘉言极口欢颂，真先得我心者矣。迨刘河间《伤寒直格》于热病每多入理深谈，然混在正伤寒中，在人眼光采择，不免金屑杂于泥沙者欤。至明季方中行著《伤寒条辨》，可谓直登仲景之堂，独开生面。惜其论温热亦分阴分阳，似可用热，遂为嘉言所宗。嗟乎！病名温热自需寒凉，乃千百年来盈庭聚讼，先后支吾，阳春寡和于汉庭，埙篪迭奏于晋室，良由来派不清，复无面墙体认，诚习焉而不察耳。不然，岂诸公各自名家，乃甘悖圣矩如是耶？若夫夏月暑证即《金匮》中湿气蒸之病也。洁古、东垣以动静分阴阳：动而得之为阳，用白虎；静而得之为阴，用大顺、冷香诸剂。岂知夏月呆呆炎威，有阳无阴，动静不甚相远，惟多食冰果冷物及恣意房帏，致伤太阴少阴者，热药可以暂用，岂得视温热之味为通行之药乎。漕宪北海林夫子为一代伟人，医学宗匠，俊立雪程门三五年间，极蒙提命，因授所刻明计部张凤逵治暑书，申明理蕴，精确不磨，虽有小疵，不掩大德，诚可振聋于千古者也。至叔和云四时不正之气感则为疫，不知非时不为厉气，仅为寒疫，而大疫之沿门阖境，传染相同者，允在兵荒之后，尸浊秽气，充斥道路，人在气交，感之而病，气无所异，人病亦同。所以月令于孟春，掩骼埋胔，不敢或后者，圣王早虑及此耳，非徒泽及枯骨也。后世治疫之法，未有定见，如嘉言上焦如雾升逐解毒，中焦如沤疏逐解毒，下焦如渎决逐解毒。俟其营卫既通，乘势追拔，勿使潜滋暗长于未尽之时，此固不易之论。然求其反复尽义，变态直穷，老长吴又可之言，别无根据傍也。俊幸生明备，不安苟且，日引光明之藏，志披榛莽之途，辑仲景《伤寒论》，三注《金匮》，补注之余，先将温、热、暑、疫四证厘订经文，采集方论，无背圣法，有合病情，各自成帙，蒙藩宪丁夫子，因戊午年时疫盛行，悯编户之疾苦，如痌瘝之乃身，遂下询疫所自始，与所为治，恻然叹曰：嗟乎！安得明此理者数十辈，循行救治，俾在火轮火树，梦魇心迷者，一旦提置冰山雪宝之中，奚止饮醍醐而称快哉。

医话二：论温病三宝。局方至宝丹、安宫牛黄丸、紫雪散为中国医药学治疗外感热病高热谵语、神昏抽搐等有效方药，故称温病"三宝"。《苏沈良方》至宝丹出《梦溪笔谈·灵苑方》，庆历中池州郑感为沈括处此方，以屡效，遂编入《灵苑方》。生乌犀、生玳瑁、琥珀、朱砂、雄黄各一两，安息香一两半，牛黄、龙脑、麝香各一分，丸如皂角子大，人参汤下一丸，小儿量减。旧说主疾甚多，大体专疗心热血凝，心胆虚弱，喜惊多涎，眠中惊魇，小儿惊热，女子忧劳，血滞血厥，产后心虚怔松尤效，血病生姜小便化下。《太平惠民和剂局方》至宝丹治疗猝中急风不语，中恶气绝，中诸物毒暗风，中热疫毒，阴阳二毒，山岚瘴气，水毒，产后血晕，口鼻血出，恶血攻心，烦躁气喘，吐逆，难产闷难，下。以上诸疾，并用童子小便一合，生姜自然汁三五滴，入于小便内温过，化下三丸，神效。又疗心肺积热，伏热呕吐，邪气攻心，大肠风秘，神魂恍惚，头目昏眩，安，唇口干燥，伤寒狂语，并皆疗之。生乌犀屑、朱砂、雄黄、生玳瑁屑、琥珀各一两，麝香、龙脑各一分，金箔、银箔各五十片，牛黄半两，安息香一两半。生乌犀屑、生玳瑁研为细末，入余药研匀，安息香膏重汤煮凝成后入诸药中和搜成剂，盛不津器中，并旋丸如桐子大，用人参汤化下3～5丸。又治小儿诸痫急惊心热，猝中客忤，不得眠睡，烦躁，风涎抽搐，每二岁儿服二丸，人参汤化下。《太平惠民和剂局方》又有镇心至宝丹治小儿一切惊风搐搦，壮热涎多，鱼口鸦声，眼睛直视。天南星、白附子、雄黄、全蝎各半两，白僵蚕、郁金各一两，龙脑（研），麝香（研），各二钱半，辰砂（研）一分，腻粉二钱，滑石（末）二两，上为细末，炼蜜为丸，如皂荚子大，金、银箔为衣。每服一丸，食后，临卧薄荷汤下。常服镇心神，凉咽膈。《医略六书》曰：诸中卒倒，痰热闭遏，血气不能流利而神志失养，故寒热交错，神昏不语焉。生犀、玳瑁清心热以存阴，朱砂、琥珀散瘀结以安神，牛黄、雄黄燥湿豁痰，麝香、龙脑通窍开闭，金箔、银箔镇坠心热以安神明也。诸药为末，入安息膏丸，取其解热散结、通窍辟邪，为暴仆卒中，痰血闭结之专方。调化用参汤、用童便、用姜汁，乃扶元、散瘀、降火、开痰之别使也。《温病条辨》曰：神昏谵语者清宫汤主之，牛黄丸、紫雪丹、局方至宝丹亦主之。局方至宝丹方：犀角、朱砂、琥珀、玳瑁各一两，牛黄、麝香各五钱，以安息重汤炖化，和诸药为丸一百丸，蜡护。此方会萃各种灵异，皆能补心体，通心用，除邪秽，解热结，共成拨乱反正之功。大抵安宫牛黄丸最凉，紫雪次之，至宝又次之，主治略同，而各有所长，临用对证斟酌可也。张秉成《成方便读》曰：方中犀角、牛黄，皆秉清灵之气，有凉解之功；玳瑁、金箔之出于水；朱砂、雄黄之出于山，皆得宝气，而可以解毒镇邪。冰、麝、安息，芳香开窍……领诸药以成其功，拯逆济危，故得谓之至宝也。至，极也；宝，珍实也。此外，《冯氏锦囊秘录》至宝丹方药组成同上，《医学衷中参西》有护心至宝丹：生石膏一两，人参二钱，犀角二钱，羚羊角二钱，朱砂三分，牛黄一分，解人心之热毒。主瘟疫自肺传心，其人无故自笑，精神恍惚，言语错乱。《仙拈集》有回生至宝丹治感冒风寒，瘟疫，中风不语，霍乱吐泻，绞肠痧，中暑，大小便不利，红痢，食积，风痰头眩，妇人血崩及月水不止。胆星二钱，雄黄二钱，琥珀二钱，朱砂二钱，冰片二钱，全蝎二钱，巴豆霜一钱，麝香二分。上为细末，神曲糊为丸,如黍米大。大人一分,小儿论大小 3～4 厘以至 7～8 厘。感冒风寒,生姜汤送下;瘟疫,新汲水送下;中风不语,生姜汤送下;霍乱吐泻、绞肠痧,生姜汤送下;中暑,水送下;大小便不利,灯心汤送下;红痢,茶送下;食积,麦芽汤送下;风痰头眩,生姜汤送下;妇人血崩及月水不止,京墨磨童便送下。《良方集腋》有急痧至宝丹治疗霍乱吐泻,腹痛昏聩及一切痧气、暑气、瘴气、途行触秽,中暑热,绞肠痧:蟾酥三钱,西牛黄三分,茅术四钱,丁香二钱,朱砂一钱五分,木香二钱,雄黄三钱,沉香二钱,麝香一钱,各研为极细末拌匀,同蟾酥加糯米粽尖 5 个,捣千余下,为丸如椒子大,晒干,盛于瓷盖碗内;再用朱砂一钱五分,烧酒调涂碗内,盖好,摇一二千下,则光亮,收贮瓷瓶内。《奇效良方》有祛风至宝丹治诸风热等证:防风、芍药各一两半,石膏、黄芩、桔梗、熟地、天麻、人参、羌活、独活各一两,当归、川芎各二两半,滑石三两,甘草二两,栀子六钱,白术一两三钱,连翘、荆芥穗、薄荷、麻黄、芒硝、黄连、大黄、黄柏、全蝎、细辛各五钱,上为细末,炼蜜为丸如弹子大,每服一丸,细嚼、茶酒任下,临卧服。

温病三宝牛黄丸一般指安宫牛黄丸,出自《温病条辨》。吴鞠通曰:邪入心包,舌謇肢厥,牛黄丸主之,紫雪丹亦主之。手厥阴暑温,身热不恶寒,清神不了了时时谵语者,安宫牛黄丸主之,紫雪丹亦主之。身热不恶寒,已无手太阴证,神气欲昏,而又时时谵语,不比上条时有谵语,谨防内闭,故以芳香开窍、苦寒清热为急。热多昏狂,谵语烦渴,舌赤中黄,脉弱而数,名曰心疟,加减银翘散主之;兼秽,舌浊口气重者,安宫牛黄丸主之。心疟者,心不受邪,受邪则死。疟邪始受在肺,逆传心包络。其受之浅者,以加减银翘散清肺与膈中之热,领邪出卫;其受之重,其邪闭心包之窍,则有闭脱之危,故以牛黄丸,清宫城而安君主也。阳明温病,无汗,小便不利,谵语者先与牛黄丸;不大便再与调胃承气汤。阳明温病,下利谵语,阳明脉实,或滑疾者,小承气汤主之;脉不实者,牛黄丸主之,紫雪丹亦主之。厥者,尽也,阴阳极造其偏,皆能致厥。伤寒之厥,足厥阴病也。温热之厥,手厥阴病也。舌卷囊缩,虽同系厥阴现证,要之舌属手,囊属足也。盖舌为心窍,包络代心用事,肾囊前后,皆肝经所过,断不可以阴阳二厥混而为一,若陶节庵所云:冷过肘膝便为阴寒,恣用大热。再热厥之中亦有三等:有邪在络居多,而阳明证少者,则从芳香,本条所云是也;有邪搏阳明,阳明太实,上冲心包,神迷肢厥,甚至通体皆厥,当从下法,本论加载中焦篇;有日久邪杀阴亏而厥者,则从育阴潜阳法,本论加载下焦篇。安宫牛黄丸方:牛黄、郁金、犀角、黄连、朱砂、山栀、雄黄、金箔衣、黄芩各一两,梅片、麝香各二钱五分,真珠五钱,上为极细末,炼老蜜为丸,每丸一钱,金箔为衣,蜡护。脉虚者人参汤下,脉实者银花、薄荷汤下,每服一丸。兼治飞尸卒厥,五痫中恶,大人小儿痉厥之因于热者。大人病重体实者,日再服,甚至日三服;小儿服半丸,不知再服半丸。此芳香化秽浊而利诸窍,咸寒保肾水而安心体,苦寒通火腑而泻心用之方也。牛黄得日月之精,通心主之神。犀角主治百毒,邪鬼瘴气。真珠得太阴之精,而通神明,合犀角补水救火。郁金草之香,梅片木之香,雄黄石之香,麝香乃精血之香,合四香以为用,使闭固之邪热温毒深在厥阴之分者,一齐从内透出,而邪秽自消,神明可复也。黄连泻心火,栀子泻心与三焦之火,黄芩泻胆、肺之火,使邪火随诸香一齐俱散也。朱砂补心体,泻心用,合金箔坠痰而镇固,再合真珠、犀角为督战之主帅也。《中国药典》安宫牛黄丸:牛黄、水牛角浓缩粉、人工麝香、珍珠、朱砂、雄黄、黄连、黄芩、栀子、郁金、冰片。主治热病邪入心包,高热惊厥,神昏谵语;中风昏迷及脑炎、脑膜炎、中毒性脑病、脑出血、败血症见上述证候者。每丸重 3 g,口服一次 1 丸,一日 1 次;小儿三岁以内一次 1/4 丸,四岁至六岁一次 1/2 丸,一日 1 次;或遵医嘱。安宫牛黄丸组方源自牛黄丸,功能清热、镇惊、消炎。适应于高热昏迷、神昏谵语、痰浊壅塞、牙关紧闭、不省人事、目赤唇焦、痉厥抽搐、癫痫惊风、隐疹不露等症,临床经验为乙型脑炎有效药品。口服,每日服1次,温开水送下。《太平圣惠方》卷八十三牛黄丸主治小儿惊悸壮热,黄瘦发坚:牛黄、朱砂、犀角屑、天竺黄、白附子、茯神、黄连、羚羊角屑、防风、玄参、枳壳、菊花、人参、黄芪、炙甘草、黄芩。《太平圣惠方》卷八十五牛黄丸主治小儿胎风,手足搐搦,遍身壮热:牛黄、水银、朱砂、犀角屑、麝香、全蝎、天浆子、天南星。《太平圣惠方》卷十九牛黄丸主治风痉,身体强直,牙关紧急,心神昏昧:牛黄、麝香、朱砂、龙脑、僵蚕、鹿角胶、白花蛇、白附子、天麻、白蒺藜、赤茯苓、白芷、羌活、独活、蔓荆子、麻黄、汉防己、木香、槟榔、藁本、防风、全蝎、当归。《太平圣惠方》卷八十七牛黄丸主治小儿心肺久热,致成脊疳,渐渐羸瘦:牛黄、真珠末、朱砂、赤芍药、杏仁、赤茯苓、炙甘草、牡蛎粉、麝香、虾蟆灰、犀角屑、巴豆。《太平圣惠方》卷八十六牛黄丸主治小儿惊疳,腹中有癖气,夜啼不止:牛黄、人参、柏子仁、茯神、赤芍、羌活、柴胡、大黄、蛇蜕、大麻仁、鳖甲、槟榔、蚱蝉。《医林纂要》卷六牛黄丸主治风痫迷闷,抽掣潮涎:胆南、全蝎、蝉蜕、牛黄、白附子、僵蚕、防风、天麻、珍珠、犀角、麝香。《幼幼新书》卷十二引《婴孺方》牛黄丸主治少小痰实结癖,或腹内坚强,惊痫百病:牛黄、玄参、干姜、苦参、丹参、桔梗、炙甘草、人参、甘遂、沙参、蟅虫、大黄、蜀椒、巴豆、葶苈。《太平圣惠方》卷八十二牛黄丸主治小儿夜啼,多惊烦热:牛黄、朱砂、芦荟、麝香、僵蚕、龙齿、当归、赤芍、钩藤、蜗牛、代赭、牡蛎。《太平惠民和剂局方》有和太师牛黄丸治猝暴中风,眩晕倒仆,精神昏塞,不省人事,牙关紧急,目睛直视,壅塞,及诸痫潮发,手足瘛疭,口眼相引,项背强直,并皆治之:石燕、蛇黄、磁石、雄黄、辰砂、银箔。《圣济总录》卷十四牛黄丸主治风惊悸:牛黄、龙脑、人参、玳瑁末、丹砂、麝香、茯苓、安息香。《圣济总录》卷十五定心神牛黄丸主治风邪变成癫痫,时时发动,不知人事:牛黄、珍珠末、琥珀、铁粉、天竺黄、龙齿、金箔、银箔、水银、犀角、丹砂、露蜂房、龙胆、升麻、防风、黄芩、钩藤、知母、天门冬、芍药、茯苓。本方方名《普济方》引作牛黄丸。安宫牛黄丸处方思路源自牛黄清心丸。《太平惠民和剂局方》牛黄清心丸治诸风缓纵不随,语言謇涩,心怔健忘,恍惚去来,头目眩冒,胸中烦郁,痰涎壅塞,精神昏聩。又治心气不足,神志不定,惊恐怕怖,悲忧惨戚,虚烦少睡,喜怒无时,或发颠狂,神情昏乱:牛黄一两二钱,犀角末二两,雄黄八钱,羚羊角末、麝香、龙脑各一两,黄芩一两半,蒲黄二两半,山药七两,芍药、麦冬、当归、防风、白术各一两半,柴胡、桔梗、川芎、茯苓、杏仁各一两二钱半,神曲、人参各二两半,肉桂、大豆黄卷、阿胶各一两七钱,白蔹、干姜各七钱半,炙甘草五两,金箔一千二百箔,大枣一百枚,研成膏,上除枣、杏仁、金箔、二角末及牛黄、麝香、雄黄、龙脑四味外,为细末,入余药和匀,用炼蜜与枣膏为丸,每两作一十丸,用金箔为衣。每服一丸,温水化下,食后服之。小儿惊痫,即酌度多少,以竹叶汤温温化下。《温热经纬》牛黄清心丸:陕西牛黄二分五厘,镜面朱砂一钱五分,生黄连五钱,黄芩、山栀各三钱,郁金二钱,为末,蒸饼为糊,丸如黍米大,每服七八丸。周公瑾曰:《局方》牛黄清心丸止是前八味至蒲黄而止。自山药以后凡二十一味,乃补虚中山芋丸。当时不知何以误并为一,因循不曾改正,贻误后人匪细。凡此之类,读书者不可不知也。一方用牛黄、雄黄、黄连、黄芩、栀子、犀角、郁金、朱砂各一两,真珠五钱,冰片、麝香各二钱五分,研炼蜜丸,每重一钱,金箔为衣,蜡匮,功效较万方为胜。汪按:万方太轻,此方较有力。牛黄清心丸:陕西牛黄二分五厘,镜面朱砂一钱五分,生黄连五钱,黄芩、山栀各三钱,郁金二钱,为末,蒸饼为糊,丸如黍米大,每服七八丸。王晋三曰:此丸古有数方,其义各别。若治温邪内陷,包络神昏者,惟万氏此方为妙。盖温热入于心包络,邪在里矣。草木之香,仅能达表,不能透里,必借牛黄幽香物性,乃能内透包络,与神明相合,然尤在佐使之品,配合咸宜。万氏用芩、连、山栀以泻心火。郁金以通心气。辰砂以镇心神,合之牛黄相使之妙。是丸调入犀角、羚羊角、金汁、甘草、人中黄、连翘、薄荷等汤剂中,颇建奇功。万密斋《痘疹世医心法》牛黄清心丸。《中国药典》:万氏牛黄清心丸由牛黄、朱砂、黄连、黄芩、栀子、郁金组成,功能清热解毒,镇惊安神。主治热入心包、热盛动风症,症见高热烦躁、神昏谵语及小儿高热惊厥:每丸重 1.5 g 或 3 g,一次 2 丸,每日 2~3 次口服。

　　牛黄为牛科动物黄牛或水牛的胆囊或胆管或肝管中的结石,将牛黄取出除净外部薄膜,先裹以灯心草或通草丝,外面再包以白布或毛边纸,置阴凉处阴干。功能清心,化痰,利胆,镇惊。治高热,神昏,谵语,癫痫,发狂及小儿惊风抽搐,牙疳,喉肿,口舌生疮,痈疽,疔毒等。《神农本草经》:牛黄味苦性平,主惊痫,寒热,热盛狂痉。《名医别录》:疗小儿诸痫热,口不开;大人狂癫。《日华子本草》:疗中风失音,口噤,妇人血噤,惊悸,天行时疾。《日用本草》:治惊病搐搦烦热之疾,清心化热,利痰凉惊。《本草纲目》:痘疮紫色,发狂谵语者可用。《会药医镜》:疗小儿急惊,热痰壅塞,麻疹余毒,丹毒,牙疳,喉肿,一切实证垂危者。《小儿药证直诀》治初生胎热或身体黄者:真牛黄一豆大,入蜜调膏,乳汁化开,时时滴儿口中。《素问病机保命集》牛黄膏治热入血室,发狂不认人者:牛黄二钱半,朱砂三钱,脑子一钱,郁金三钱,甘草一钱,牡丹皮三钱。上为细末,炼蜜为丸,如皂子大,新水化下。《鲁府禁方》牛黄散治中风痰厥、不省人事,小儿急慢惊风:牛黄一分,辰砂半分,白牵牛二分,共研为末,作一服,小儿减半。痰厥温香油下;急慢惊风,黄酒入蜜少许送下。《外科全生集》犀黄丸治乳癌、横痃、瘰疬、痰核、流注、肺痈、小肠痈:犀黄三分,麝香一钱半,乳香、没药各一两,各研极细末,黄米饭一两,捣烂为丸晒干,陈酒送下三钱,临卧服或空心服。《保婴撮要》牛黄解毒丸治胎毒疮疖及一切疮疡:牛黄三钱,甘草、金银花各一两,草紫河车五钱,上为末,炼蜜丸,量儿服。《圣济总录》牛黄散治伤寒咽喉痛,心中烦躁,舌上生疮:牛黄、朴硝、炙甘草各一两,升麻、栀子、芍药各半两,捣研为细散,再同研令匀,每服一钱匕。《圣济总录》牛黄散治小儿鹅口疮,不能饮乳:牛黄一分为末,竹沥调匀,沥在儿口中。《中华本草》谓牛黄主要药理作用有:① 镇静作用;② 抗惊厥作用;③ 解热作用;④ 增强心肌收缩力;⑤ 降血压作用;⑥ 抑制平滑肌兴奋作用;⑦ 利胆作用;⑧ 抗炎作用;⑨ 抗感染作用;⑩ 抗乙脑病毒作用。除天然牛黄外,尚有人工合成牛黄,为黄色疏松粉末,系按牛黄含有的成分,由牛胆粉、胆酸、猪脱氧胆酸、牛磺酸、胆红素、胆固醇、微量元素等加工制成,功效同天然牛黄。笔者常用于高热、意识障碍、癫痫、恶性肿瘤、咽喉肿痛,口腔溃疡,痈肿疔疮等疾病,每次 0.15~0.35 g 口服。

　　紫雪散功具清热解毒、止痉开窍,为治疗暑病高热,烦躁谵语,惊风抽搐,斑疹吐衄等代表名方。《千金翼方》卷 18 治压热曰:凡诸霜雪等方,皆据曾服金石大药,药发猛热,非诸草药所能制者则用之。若非金石发者,则用草药等汤散方制之,不得雷同用霜雪方。若用之,则伤于太冷,于后腰脚疼痛,乃更后为所患,宜消息之。紫雪主脚气毒遍内外,烦热口生疮,狂叫走及解诸石、草、热药毒发,卒热黄等瘴疫毒最良方。金一斤,寒水石、石膏、磁石各三斤并碎,上四味,以水一石煮取四斗,去滓,纳后药:升麻一升,玄参一斤,羚羊角屑、青木香、犀角屑、沉香各五两,丁香四两,炙甘草八两,上八味,㕮咀,于汁中煮取一斗,去滓,纳硝石四升,朴硝精者四升,于汁中煎取七升,投木器中,朱砂粉三两,麝香粉半两,搅令相得,寒之二日，成于霜雪，紫色。强人服三分匕，服之当利热毒，老小以意增减用之，一剂可十年用之。玄霜主诸热、风热、气热、瘴热、癃恶疮毒，内入攻心，热闷，服诸石药发动，天行时气，温疫热入腑脏，变成黄胆，蛇蝥虎啮狐野狼毒所咬，毒气入腹，内攻心，热须利病出，用水三四合和一小两，搅令消，服之，两炊久，当快利两行即瘥，小儿热病服枣许大即瘥方：金五十两，寒水石六斤，研如粉，磁石三斤，碎，石膏五斤，碎，上四味，以两斛水煮取六斗，澄清。升麻、玄参各一斤，羚羊角八两，犀角四两，青木香四两，沉香五两，上六味，切，纳上件汁中煮取二斗，澄清。朴硝末、芒硝各六升，麝香当门子一两，后入，上三味，纳汁中，渍一宿，澄取清，铜器中微微火煎取一斗二升，以匙抄看，凝即成，下经一宿，当凝为雪，色黑耳。若犹湿者，安布上，日干之，其下水更煎，水凝即可停之如初，毕密器贮之。此药无毒，又主毒风脚气，热闷赤热肿，身上热疮，水渍少许，绵贴取点上即瘥，频与两服，病膈上热，食后服，膈下热，空腹服之，猝热淋大小便不通，服一两，原有患热者，皆宜服之。紫雪《苏恭方》录自《外台秘要》，组成：石膏三斤，寒水石三斤，滑石三斤，磁石三斤，水牛角浓缩粉五两，羚羊角屑五两，沉香五两，青木香五两，玄参一斤，升麻一斤，炙甘草八两，丁香一两，芒硝十斤，硝石四升，麝香五分，朱砂三两，黄金一百两。主治热邪内陷心包，热盛动风证。高热烦躁，神昏谵语，痉厥，斑疹吐衄，口渴引饮，唇焦齿燥，尿赤便秘，舌红绛苔干黄，脉数有力或弦数，以及小儿热盛惊厥。用法：冷开水调下，每次 1.5~3 g，每日 2 次，周岁小儿每次 0.3 g，每增 1 岁，递增 0.3 g，1 日 1 次，5 岁以上小儿遵医嘱酌情服用。《太平惠民和剂局方》卷六，又称紫雪，紫雪散：石膏、寒水石、磁石、滑石、各三斤，捣碎，水一斛，煮至四斗，去滓入下项：犀角屑、羚羊角屑、青木香、沉香各五两；玄参、升麻各一斤；炙甘草八两，丁香一两。上八味入前药汁中再煮，取一斗五升，去滓，入下项：朴硝十斤，硝石四升，上二味入前药汁中，微火上煎，柳木篦搅不住手，候有七升，投在木盆中，半日欲凝，入下项：麝香当门子一两二钱半、朱砂三两，已上二味入前药中，搅调令匀，寒之二日。上件药成霜雪紫色。主治疗脚气毒遍内外，烦热不解，口中生疮，狂易叫走，瘴疫毒疠，卒死温疟，五尸五疰，心腹诸疾，及解诸热药毒发，邪热卒黄等，并解蛊毒鬼魅，野道热毒。又治小儿惊怖百病。每服一钱或二钱，用冷水调下，大人、小儿临时以意加减，食后服。《温病条辨》紫雪丹从《本事方》去黄金：滑石、石膏、寒水石、升麻、玄参各一斤，磁石二斤，羚羊角、木香、犀角、沉香各五两，丁香一两，炙甘草半斤，以上八味，共捣锉，入前药汁中煎，去渣入后药。朴硝、硝石各二斤，提净，入前药汁中，微火煎，不住手将柳木搅，候汁欲凝，再加入后二味。辰砂研细三两，麝香研细一两二钱，入煎药拌匀。合成退火气，冷水调服一二钱。吴鞠通曰：诸石利水火而通下窍。磁石、玄参补肝肾之阴，而上济君火。犀角、羚羊角泻心胆之火。甘草和诸药而败毒，且缓肝急。诸药皆降，独用一味升麻，盖欲降先升也。诸香化秽浊，或开上窍，或开下窍，使神明不致坐困于浊邪而终不克复其明也。丹砂色赤，补心而通心火，内含汞而补心体，为坐镇之用。诸药用气，硝独用质者，以其水卤结成，性峻而易消，泻火而散结也。吴鞠通曰：暑温蔓延三焦，舌滑微黄，邪在气分者，三石汤主之；邪气久留，舌绛苔少，热搏血分者，加味清宫汤主之；神识不清，热闭内窍者，先与紫雪丹，再与清宫汤。蔓延三焦，则邪不在一经一脏矣，故以急清三焦为主。然虽云三焦，以手太阴一经为要领。盖肺主一身之气，气化则暑湿俱化，且肺脏受生于阳明，肺之脏象属金色白，阳明之气运亦属金色白。故肺经之药多兼走阳明，阳明之药多兼走肺也。再肺经通调水道，下达膀胱，肺痹开则膀胱亦开，是虽以肺为要领，而胃与膀胱皆在治中，则三焦俱备矣，是邪在气分而主以三石汤之奥义也。若邪气久羁，必归血络，心主血脉，故以加味清宫汤主之。内窍欲闭，则热邪盛矣，紫雪丹开内窍而清热最速者也。三石为紫雪丹中之君药，取其得庚金之气，清热退暑利窍，兼走肺胃者也。《温热经纬》紫雪丹：黄金一百两，徐云以飞金一万页代之尤妙。寒水石、磁石、石膏、滑石各三斤，以上并捣碎，用水一斛，煮至四斗，去滓，入下药：羚羊角屑、犀角屑、青木香、沉香各五斤，丁香一两，玄参、升麻各一斤，炙甘草八两，以上入前药汁中，再煮取一斗五升，去滓，入下药：朴硝十斤，硝石四斤，徐云二硝太多宜用十分之一。二味入前药汁中，微火上煎，柳木篦搅不住，候有七升，投在木盆中半日，欲凝，入下药：朱砂三两、麝香当门子一两二钱五分，二味入前药中，搅调令匀，瓷器收藏，药成霜雪而色紫，新汲水调下。王孟英曰：紫雪丹《鸡峰》无磁石、滑石、硝石，其二角只用各十两，丁、沉、木香各五两，升麻六两，朴硝二斤，麝香却用三两，余六味同。薛公望云：方中黄金不用亦可。汪按：宜用飞金箔不可去。徐洄溪曰：邪火毒火，穿经入脏，无药可治。此能消解，其效如神。《中国药典》紫雪丹：石膏、寒水石、滑石、磁石各 144 g，玄参、升麻各 48 g，木香、沉香各 15 g，甘草 24 g，丁香 3 g，芒硝 480 g，精制硝石 96 g，水牛角浓缩粉、朱砂各 9 g，羚羊角 4.5 g，麝香 3.6 g，上十六味，石膏、寒水石、滑石、磁石砸成小块，加水煎煮 3 次。玄参、木香、沉香、升麻、甘草、丁香用石膏等煎液煎煮 3 次，合并煎液，滤过，滤液浓缩成膏；芒硝、硝石粉碎，兑入膏中，混匀，干燥，粉碎成中粉或细粉；羚羊角锉研成细粉；朱砂水飞成极细粉；将水牛角浓缩粉、麝香研细，与上述粉末配研，过筛，混匀，即得。性状为棕红色至灰棕色的粉末，气芳香，味咸微苦。功能清热解毒，止痉开窍。用于热病，高热烦躁，神昏谵语，惊风抽搐，斑疹吐衄，尿赤便秘。用法用量口服，一次 1.5～3 g，一日 2 次；周岁小儿一次 0.3 g，5 岁以内小儿每增 1 岁，递增 0.3 g，一日 1 次；五岁以上小儿酌情服用。规格每瓶装 1.5 g，贮藏密封，置阴凉处。方论：诸石利水火而通下窍，磁石、玄参补肝肾之阴而上济君火，犀角、羚羊泻心、胆之火，甘草和诸药而败毒，且缓肝急。诸药皆降，独用一味升麻，盖欲降先升也。诸香化秽浊，或开上窍，或开下窍，使神明不致坐困于浊邪而终不克复其明也。丹砂色赤，补心而通心火，内含汞而补心体，为坐镇之用。诸药用气，硝独用质者，以其水卤结成，性峻而易消，泻火而散结也。一个多世纪前，杭州胡庆余堂国药号试制局方紫雪丹时，与其他老药号所出售的紫雪丹一样，颜色不够紫，药效不理想。后用金铲银锅，紫雪丹的功效明显提高。温热病发展过程中，热邪炽盛，内陷心包，伤及津液，引动肝风所致，其中热邪炽盛为首要病因。方中石膏、滑石、寒水石清热泻火；羚羊角凉肝熄风；犀角清心凉血解毒；升麻、玄参、炙甘草清热解毒；朴硝、硝石清热散结；麝香开窍醒神；木香、丁香、沉香宣通气机，以助开窍；朱砂、磁石、金箔重镇安神。本品以其色和用命名，言此药如法制成之后，其色呈紫，状似霜雪；又言其性大寒，清热解毒之方，犹如霜雪之性，故而称之曰紫雪丹。现代常加减运用于治疗乙型脑炎、流行性脑脊髓膜炎的发病后期，重症肺炎，化脓性感染败血症，小儿麻疹毒陷营血，斑疹伤寒，猩红热等有上述症状者。

《温热经纬》尚有神犀丹，功效类同三宝。药物组成：乌犀角尖磨汁、石菖蒲、黄芩各六两，真怀生地汁、银花各一斤，粪清、连翘各十两，板蓝根九两，香豉八两，玄参七两，花粉、紫草各四两，各生晒研细，以犀角、地黄汁、粪清和捣为丸，切勿加蜜，如难丸可将香豉煮烂，每重三钱，凉开水化服，日二次，小儿减半。如无粪清，可加人中黄四两，研入。王孟英曰：温、热、暑、疫诸病，邪不即解，耗液伤营，逆传内陷，痉厥昏狂，谵语发斑等证。但看病患舌色干光，或紫绛，或圆硬，或黑苔，皆以此丹救之。若初病即觉神情昏躁而舌赤口干者，是温暑直入营分。酷暑之时，阴虚之体，及新产妇人，患此最多。急须用此，多可挽回。切勿拘泥日数，误投别剂，以债事也。兼治痘病毒重，夹带紫斑危证。暨痘疹后，余毒内炽，口糜咽腐，目赤神烦诸证。方中犀角为君，镑而煎之。味极难出，磨则需时，缓不及待。抑且价昂，非贫人所能猝办。有力者，预为合就施送，则患者易得，救活必多；贫者重生，阴功亦大。或存心之药铺照本制售，亦方便之一端也。

至宝丹、牛黄丸、紫雪散、神犀丹等是中国医药学急症重器，用之得当，效如桴鼓。临床常用于流行性乙型脑炎、流行性脑脊髓膜炎、中毒性痢疾、尿毒症、脑血管意外、中毒性肝炎、肝昏迷等伴有意识障碍、高热、抽搐者。至宝丹专于开窍醒神，牛黄丸优于清热安宫，紫雪散擅于熄风止痉。不声不响至宝丹，稀里糊涂牛黄丸，乒乒乓乓紫雪丹，比喻形象。

肾综合征出血热

医案一： 施某，女性，32岁。1987年丁卯处暑患肾综合征出血热，高热稽留，口腔体温40℃，高度疲倦乏力，头痛腰痛，眼眶疼痛，食欲不振，恶心呕吐，嗜睡，烦躁，谵语等。颜面潮红，两眼充血，似酒醉貌。软腭充血明显，皮肤散在簇状或搔抓状、索条样的瘀点瘀斑。颜面潮红；蛋白尿（＋＋＋），舌红苔黄脉数。《疫疹一得》曰：疫疹流行，一人得病，传染一家，合境之内，大率如斯。初起之时，先恶寒而后发热，头痛如劈，腰如被杖，腹如搅肠，呕泄兼作，大小同病，万人一辙。此天时之疠气，非石膏不足以取效耳！每每投之百发百中，活人甚众。以予方传送，俱皆霍然，名曰清瘟败毒饮。又曰：头额目痛颇似伤寒，然太阳阳明头痛，不至于倾侧难举，而此则头痛如劈，两目昏晕，势若难支。总因毒火达于两经，毒参阳位。用釜底抽薪之法，彻火下降，其痛立止，其疹自透。误用辛香表散，燔灼火焰，必转闷证。戾毒疫疹气营两燔，拟清瘟败毒饮加减清气凉营。

生石膏30 g	知母9 g	生地9 g	黄连6 g
水牛角30 g	栀子9 g	桔梗9 g	黄芩9 g
大青叶30 g	赤芍9 g	玄参9 g	连翘9 g
金银花9 g	竹叶9 g	牡丹皮9 g	紫草9 g
甘草9 g			

复诊： 前投清瘟败毒，高热得退，口腔体温37.5℃。全身中毒症状并未减轻，血压94/62 mmHg，心率加快，四肢厥冷，小便短少，24 h尿量少于400 mL，烦躁不安，意识不清，口唇紫绀，呼吸短促，出血加重。本期一般持续1～3日，重症可达6日以上。且常因心肾功能衰竭造成死亡，此期也可不明显而迅速进入少尿或多尿期。本期主要临床表现为氮质血症，水电解质平衡失调。也可因蓄积于组织间隙的液体大量回入血循环，以致发生高血容量综合征。本期多始于6～8病日，血压上升，尿量锐减甚至发生尿闭。重者尿内出现膜状物或血尿，此期常有不同程度的尿毒症、酸中毒及电解质紊乱的表现。伴有高血容量综合征者，脉搏充实有力，静脉怒张，有进行性高血压及血液稀释等。重者可伴发心衰、肺水肿及脑水肿。同时出血倾向加重，常见皮肤大片瘀斑及腔道出血等。本期一般持续2～5日，重者无尿长逾1周，本期轻重与少尿和氮质血症相平行。

生石膏30 g	知母9 g	生地9 g	赤芍9 g
水牛角30 g	牡丹皮9 g	紫草9 g	黄连6 g
金银花15 g	黄芩9 g	栀子9 g	玄参9 g

| 炙甘草 15 g | 猪苓 9 g | 桂枝 9 g | 人参 6 g |
| 附子 9 g | 青皮 15 g | | |

三诊：多尿期。肾脏组织损害逐渐修复，但由于肾小管回吸收功能尚未完全恢复，以致尿量显著增多，24 h 尿量达 3 000 mL 为多尿，多尿达 4 000～10 000 mL 以上。多尿初期，氮质血症、高血压和高血容量仍可继续存在，甚至加重。至尿量大量增加后，症状逐渐消失，血压逐渐回降。若尿量多而未及时补充水和电解质，亦可发生电解平衡失调低钾低钠等及第二次休克。本期易发生各种继发感染，大多持续 1～2 周，少数长达数月。

生石膏 30 g	知母 9 g	生地 9 g	赤芍 9 g
水牛角 30 g	牡丹皮 9 g	紫草 9 g	黄连 6 g
炙甘草 15 g	黄芩 9 g	栀子 9 g	玄参 9 g
淡附子 9 g	金银花 9 g	猪苓 9 g	桂枝 9 g
人参 6 g	青皮 15 g		

四诊：恢复期。随着肾功能的逐渐恢复，尿量减至 3 000 mL 以下时，即进入恢复期。尿液稀释与浓缩功能逐渐恢复，精神及食欲逐渐好转，体力逐渐恢复。一般需经 1～3 月恢复正常。

生石膏 30 g	知母 9 g	生地 9 g	赤芍 9 g
水牛角 30 g	牡丹皮 9 g	紫草 9 g	黄连 6 g
金银花 9 g	黄芩 9 g	栀子 9 g	玄参 9 g
炙甘草 15 g	猪苓 9 g	桂枝 9 g	人参 6 g
附子 9 g	青皮 15 g		

医话一：清瘟败毒饮是治疗温疫气血两燔代表名方。清瘟败毒饮为清热重剂，功能清气凉血，解毒泻火。主治温疫热毒气血两燔证：大热渴饮，头痛如劈，干呕狂躁，谵语神昏，视物错瞀，或发斑疹，或吐血、衄血，四肢或抽搐，舌绛唇焦，脉沉数，可沉细而数，或浮大而数。本方出自《疫疹一得》，是治疗肾综合征出血热有效名方。清瘟败毒饮合犀角地黄汤、黄连解毒汤、白虎汤三方加减而成：犀角、石膏、生地、黄连、黄芩、牡丹皮、栀子、甘草、竹叶、玄参、连翘、芍药、知母、桔梗。余霖曰：清瘟败毒饮治一切火热，表里俱盛，狂躁烦心。口干咽痛，大热干呕，错语不眠，吐血衄血，热盛发斑。不论始终，以此为主，后附加减。此十二经泄火之药也。斑疹虽出于胃，亦诸经之火有以助之。重用石膏直入胃经，使其敷布于十二经，退其淫热；佐以黄连、犀角、黄芩泄心肺火于上焦，牡丹皮、栀子、赤芍泄肝经之火，连翘、玄参解散浮游之火，生地、知母抑阳扶阴，泄其亢甚之火，而救欲绝之水，桔梗、竹叶载药上行，使以甘草和胃也。此皆大寒解毒之剂，故重用石膏，先平甚者，而诸经之火自无不安矣。疫疹五十二症按症加减。余师愚名霖，字师愚，清初安徽桐城人。1794 年乾隆甲寅著刊《疫疹一得》。自序曰：幼读鲁论，至隐居以求其志，行义以达其道，即心焉志之，曰：丈夫不当如是耶？愿窃比焉。力学二十余年，屡踬名场，翻然自顾樗栎之资，原非国器，奈何犹穷经皓首，终为童子试哉！于是究心《灵》《素》，志在岐黄，医虽小道，亦足以行吾艺耳。遍览一十三科，以及诸子百家，各穷无妙，独伤寒一门，张氏仲景以为急病，辨症稍差，夭折生命，论载三百九十七法，一百一十三方，以济天下后世，其用心可谓仁矣。至于疫疹，多于伤寒百倍，安忍

置而勿论哉？夷考其时，或未有疫欤？抑或仲景之书，原有一十六卷，今世只传十卷，而疫疹一门，亦在遗亡之数欤？以致后人纷纷立说，祖述宪章，俱以伤寒立论，其于热疫一症，往往略而不讲，是以业斯道者，所诵所传，连篇累牍，无非伤寒，及其临症，只就伤寒一例治之，不知其为疫也。流弊于人，沦肌浃髓，举世同揆，万人一法。究之，死者不知何病以死，生者不知何药以生，抚今思昔，可胜慨哉！乾隆甲申，予客中州，先君偶染时疫，为群医所误，及奔丧回里，查看诸方，总不外此三法，抱恨终天，曷其有极？思于此症，必有以活人者，公之于世，亦以稍释予怀。因读本草言石膏性寒，大清胃热，味淡而薄，能表肌热，体沉而降，能泄实热。恍然大悟，非石膏不足以治热疫，遇有其症，辄投之，无不得心应手。三十年来，颇堪自信，活人所不治者，笔难罄述。窃思一人之治人有限，因人以及人无穷，因不揣鄙陋，参合司天、大运、主气、小运，著为《疫疹一得》，欲以刍荛之见，公之于人，使天下有病斯疫者，起死回生，咸登寿域。《疫疹一得》目录如下。卷上：参合六十年客气旁通图，运气便览：五运，六气，寸尺不应，药之主宰，运气之变成疾，论四时运气，论疫与伤寒似同而异，论伤寒无斑疹，疫疹穷源，疫疹案，论疫疹之脉不宜表下，论疫疹因乎气运，疫疹之症：头痛倾侧，骨节烦痛腰如被杖，遍体炎炎，静躁不常，火扰不寐，周身如冰，四肢逆冷，筋抽脉惕，大渴不已，胃热不食，胸膈郁遏，昏闷无声，腹痛不已，筋肉瞤动，冷气上升，口秽喷人，满口如霜，咽喉肿痛，嘴唇焮肿，脸上燎泡，大头，痄腮，颈肿，耳后硬肿，嗒舌弄舌，红丝绕目，头汗如涌，咬牙，鼻衄涌泉，舌上珍珠，舌如铁甲，舌疔，舌长，舌衄，齿衄，谵语，呃逆，呕吐，似痢非痢，热注大肠，大便不通，大便下血，小便短缩如油，小便溺血，发狂，痰中带血，遗尿，喘嗽，发黄，循衣摸床，狐惑，战汗。卷下瘥后二十症：四肢浮肿，大便燥结，皮肤痛痒，半身不遂，食少不化，惊悸，怔忡，失音，郑声，喜唾，多言，遗精，恐惧，昏睡，自汗盗汗，心神不安，虚烦不寐，劳复，食复，阴阳易。瘟毒发疮，娠妇疫疹，疫疹之形，松浮，紧束有根，疫疹之色：红活，淡红，深红，艳红，紫赤，红白砂。疫疹不治之症，疫疹诸方，疫疹之症。以下瘥后二十症，另载各症诸方于本症：疫疹之形，疫疹之色。附验案：紫黑相间治验，紫黑呃逆治验，昏聩呃逆治验，痰中带血治验，目闭无声治验，谵妄若有所见治验，昏闷无声治验，鼻血泉涌治验，嘴唇肿治验，舌甲治验，半身不遂治验。王孟英《温热经纬》曰：《鸡峰普济方》论外感诸疾有云，四时之中，有寒暑燥湿风五气相搏，善变诸疾。今就五气中分其清浊，则暑燥为天气，系清邪；风寒湿为地气，系浊邪。然则仲圣所云清邪中上者，不仅雾露之气已，而书传兵火之余，难免遗亡之憾。否则，疫乃大证，圣人立论，何其略耶？后贤论疫，各有精义，亦皆本于仲圣清浊互中之旨。若但中暑燥之清邪，是淫热为病，治法又与嘉言、又可异，汪按：须知此篇乃专治燥热之疫。学人切记自不致误用矣。后人从未道及。惟秦皇士云：燥热疫邪，肺胃先受。故时行热病，见唇焦消渴者，宜用白虎汤。惜语焉未详。夫暑即热也。燥即火也。金石不堪其流烁，况人非金石之质乎？徐后山《柳崖外编》尝云：乾隆甲子，五六月间，京都大暑，冰至五百文一斤。热死者无算。九门出榇，日至千余。又纪文达公云：乾隆癸丑，京师大疫。以景岳法治者多死；以又可法治者，亦不验。桐乡冯鸿胪星实姬人，呼吸将绝，桐城医士投大剂石膏药，应手而瘥。踵其法者，活人无算。道光癸未，吾乡郭云台纂《证治针经》，特采纪说，以补治疫之一法。然纪氏不详姓氏，读之令人怅怅，越五载毗陵庄制亭官于长芦，重镌《疫疹一得》。书出始知纪氏所目击者，乃余君师愚也。原书初刻于乾隆甲寅，而世鲜流行，苟非庄氏几失传矣。汪按：余氏以亲所试验者笔之于书，发前人所未发，非妄作也。无如世皆崇信温补，余氏之书，非所乐闻，间有信余氏之论者，又不问是否燥热为病，随手妄施。以致误人，论者益复集矢于余氏矣。此余氏之书所以不行于时也。然岂余氏之过哉！昔王白田先生作石膏辨，力辟石膏以为受害者甚多，岂知误用之而杀人者，善用之即可救人乎？余读之，虽纯疵互见，而独识淫热之疫，别开生面，洵补昔贤之未逮，堪为仲景之功臣。不揣疏庸，节取而删润之，纂作圣经之纬《伤寒论·辨太阳病脉证并治第六》：太阳病中风，以火劫发汗，邪风被火热，血气流溢，失其常度，两阳相熏灼，其身发黄。阳盛则欲衄，阴虚则小便难，阴阳俱虚竭，身体则枯燥。但头汗出，剂颈而还，腹满微喘，口干咽烂，或不大便，久则谵语，甚者至哕，手足躁扰，捻衣摸床，小便利者，其人可治。《广瘟疫论·小便不利》：时疫初起在表时，头痛、发热、小便不利者，热入膀胱也，益元散主之，四苓散、猪苓汤皆可用。东垣云：小便不利而渴者，热在上焦，法当淡渗；小便不利而不渴者，热在下焦，法当苦寒。此可为据。时疫传里，大便闭而小便不利者，当先通大便，大便通小便自利，此惟时疫为然，他病则否。时疫屡经汗、下，小便不利者，阴竭也，为难治，知母、黄柏、生地、麦冬之类治之，或生脉、六味皆可，然多至少腹如鼓而不救也。凡小便不利，日久下关不通，必反于上。往往有呕吐、呃逆、涓滴不能下咽，至汤药不进者。当用敷脐法：大田螺一枚，捣烂，入麝香三厘，敷脐上，帛束之即通，一见点滴即受汤药。古法有用葱熨及井底泥敷少腹者，俱可参用，但不宜于阴竭之虚人耳。《类证活人书》卷18大青四物汤：大青、甘草、阿胶、豆豉，常规剂量，每日两次水煎服。《广瘟疫论·小便多》：时疫为湿热，小便多者甚少。传里之后，或有小便多者，乃胃土变为燥热也，急下之。屡经下后，小便多者，气虚也，益气升阳为主。亦有肾虚而小便多者，六味地黄汤加五味子。大抵未下之先，小便多者属燥热，小便必微黄，必烦热，渴而喜饮。既下之后，小便多者属虚。气虚则不喜饮，而寸脉不及尺，浮不及沉；阴虚则喜饮，而尺脉不及寸，沉不及浮，失治日久，则变消渴。时疫小便多者如此，若夫风寒小便多则属阳虚，不在此例。余霖，字师愚，乾隆五十九年著《疫疹一得》，力主火毒致疫说，自成家言。他认为温疫乃感四时不正疠气为病，疠气是无形之毒，既曰毒，其为火也明矣。因而辨证析理，一以火毒为本："头痛倾倒"由乎火毒达于阳位，"腹痛不已"由乎火毒冲突无门可出，"谵语"由乎火毒燔心，所列52个温疫症状无不责其火毒为患。特别对斑疹的分析更觉精辟，尝谓"火者疹之根，疹者火之苗"。论斑疹色泽，指出以淡红而润为佳，若淡而不荣或娇艳干滞为血热极重，深红较淡红稍重，艳红为血热之极，紫赤则火更甚。论斑疹形态分布指出总以松浮为吉，紧束为凶，如松活浮于皮面，红如朱点纸，黑如墨涂肤，为毒外现，虽紫黑成片可生；若疹小如粟，紧束有根，如履透针，如矢贯的，为毒深锢结，邪气闭伏于里，纵不紫黑，病亦危重。这些实际经验有重要的临床价值。在治疗上他强调温疫以清为主，不宜表下。表散则火毒得风。燎原莫制，攻下则中虚阴伤，邪毒易于内犯。他自制清瘟败毒饮，合白虎、犀角地黄、黄连解毒三方于一方，融清热、解毒、护阴三法于一法，重用石膏，随证变通，活人无算！王孟英谓其独识热淫之疫，别开生面，洵补昔贤之未递，堪为仲景功臣。

医话二：温疫学派研究。温病学经金代刘河间、元代王安道的两次突变后，脱却了伤寒学，宣告独立。迨至明清，发展趋势出现两条分支：一是以吴又可为首的疫性温病学派（又称温疫学派），主要研究传染性较强的温病；一是以叶天士为首的非疫性温病学派（又称温热学派），主要研究传染性较弱的温病。两者相互影响，相互补充，组成了整个温病学。温疫学派开创于吴又可。吴氏生活于明末清初，其时，由于封建统治集团的残酷压迫，人民生活极度贫困，温疫频繁流行。严酷的现实使吴氏认识到探索疫性温病的必要性和迫切性。遂"静心穷理,格其所感之气,所入之门,所受之处,及其传变之体,平日所用历验方法",著成《温疫论》,为温疫学派的形成立下第一功。吴氏指出:"温者热之始,热者温之终,温热首尾一体,故又为热病即温病也。又名疫者,以其延门合户,又如徭役之役,众人均等之谓也。今省文作殳加广为疫。"明确了他所研究的温疫就是传染性较强的温病。顺理成章地把温疫与伤寒、非疫性温病区别开来。温疫的强烈传染特性,用六淫学说是难以解释的。通过认真的实践观察,他发现"温疫之为病,非风、非寒、非暑、非湿,乃天地间别有一种异气所感",并阐明这种戾气虽无象可见,无声可闻,茫然不可测,然绝非无物无质。这样就从根本上认识了温疫,为其奠定了一块坚固的基石。以戾气说为突破口,吴氏全面论述了邪自口鼻而入,客于膜原,分表里九传的病机观。尝谓:"邪自口鼻而入,则其所客内不在脏腑,外不在经络,舍于夹脊之内,去表不远,附近于胃,乃表里之分界,是为半表半里,即《针经》所谓横连膜原是也。"膜原论显然是吴氏的一个假设,其用意在于区别伤寒的随证施治,强调针对性治疗。因为伤寒之邪由表入里,分六经传变。无一定留所,故宜因证辨治。温疫为戾气致病,虽变化复杂,但终有相对固定的病所,故提出了膜原论,明确其病位中心,为达原饮之用铺路。在认识到温疫病位相对稳定的同时,他总结出戾气以膜原为中心以表里为主线的九种传变类型,静中求动,动静结合,完善了辨证体系。膜原之邪外传称表而不里,头疼身痛发热而复凛凛,内无胸满腹胀,汗出不彻宜白虎汤,斑出不透宜举斑汤,斑汗不透彻则白虎举斑合方,俾里热清而邪自外达,大忌发散;膜原之邪再次出表者称表而再表,治仿前法;膜原之邪传里者称但里不表,邪传里之上者宜瓜蒂散,邪传里之中下者宜承气汤;膜原之邪再次传里者称里而再里,法同前;膜原之邪半入于里,半入于表,表里俱病,内外壅闭,或以承气汤导之,里气通则表气达,或以三消饮分消;表里分传再分传者治同前;表里偏胜者重里为主,表甚于里者表里同治,里甚于表者但治里;膜原之邪先表后里者,始则有表证而无里,宜达原饮,继则出现里证,无可下之证用白虎汤,有可下证加大黄微利之;膜原之邪先里后表者,在里用承气,在表用白虎。吴氏在解决了温疫的命名、病因、病位、传变等一系列难题后,提出了著名的"温疫以逐邪为第一要义"观点,创达原饮直捣病所,并以此为主方,随证加减,广泛运用,形成了独特的治疫风格,影响极其深远。

随着《温疫论》的问世,温疫之学逐渐为医家重视。18世纪初,江苏上元(江宁县)戴天章(字麟郊,号北山)意识到《温疫论》略于温疫的诊断辨证,遂积生平治疫经验,著《广瘟疫论》,凡四卷。卷一讨论温疫的诊断和常见兼夹证。诊断上突出嗅尸气、觇垢晦、察舌苔粉积、判神情昏昧、别脉数模糊五辨,皆据实际经验发表议论,为全书精华所在。如辨舌,指出风寒在表舌多无胎,即有白苔亦薄而滑,渐转入里方由白而黄,由黄而燥,由燥而黑。瘟疫一见头痛发热,舌上即有白胎,且厚而不滑,或色兼淡黄,或粗如积粉,若传经入胃则二三色。看得仔细,讲得明白,若非治疫老手,绝难道及只字。论兼证有兼寒、兼风、兼暑、兼疟、兼痢之分,论夹证有夹痰水、夹食、夹郁、夹蓄血、夹脾虚、夹肾虚、夹亡血、夹哮喘、夹心胃痛、夹疝气之别。兼者,疫邪兼他邪,二邪自外而入;夹者,疫邪夹内病,内外夹发。无论兼证或夹,都一一明其脉、因、证、治,甚是精切可取。卷二、卷三为温疫症状辨证设。北山本又可表里辨治学说而益加发挥。"疫邪见证千变万化,然总不出表里二者"从部位说,温疫症状不外在表在里:在表具发热、恶寒……发斑等32症,在里有烦躁、呕、咳……吐等41症。从病机说,上述73个温疫常见症状的病理机制不外疫邪在表在里。如发热,按部位来说属于在表之症,但从病机来说则又有因表因里之别。他对73症精细辨析,务求理明心得,体现了精审的辨证功夫。卷四论温疫的汗、下、清、和、补五大治法。分析了五法的适应证及意义,并结合方药,使温疫治疗更具体而微。特别是对和法的认识,更觉独到,反映出他治疫的丰富经验。北山认为凡两种相互对立的治法合用称为"和",如温疫之热兼他邪之寒,须寒热并用以和之,如黄连与生姜同用,石膏与苍术同用,知母与草果同用;温疫邪实夹病人正虚,须补泻合剂以和之,如参芪归芍与硝黄枳朴同用;温疫表里同病,须表里双解以和之,如麻葛羌防柴前与硝黄枳朴芩栀苓泽同用。他指出温疫病情复杂,疫邪常为他物附丽,必察其附丽之物而祛之,始能奏功,故宜"和"尤多。

北山之后,温疫学说得以进一步推阐,至18世纪末,发展到鼎盛阶段。其中专攻此学并有所建树者,有杨璇、刘奎、余霖三人。杨璇,字玉衡,号栗山,著有《伤寒温疫条辨》。栗山认为,吸受疫气,直行中道,分布上下,清浊相干,气滞血凝,进而疫邪怫郁,从里达表而以里热为重。创立了以中焦为病变中心,以疫热怫郁为病机关键,以中焦传上下表里为传变形式的理论体系,继膜原九传说后,又提出了新的见解,充实了温疫学说。栗山成功地运用这一新的理论指导治疫,取得了宝贵的经验。温疫既是"杂气热郁三焦表里,阻碍阴阳不通",治疗就应"清热解郁以疏利之"。他立足中焦疫热怫郁,放眼上下升降表里开合,冶清下宣为一炉,以升降散为主,统领神解散等十五方,旨在清泄中焦,宣上通下,透里达表。与达原饮异曲而同工。已故名医蒲辅周盛赞其妙。刘奎,号松峰山人,著《松峰说疫》6卷,仅晚于《伤寒温疫条辨》2年。他的主要造诣在于把疫分为温疫、寒疫、杂疫三种。松峰认为,疫病所赅较广,温疫仅其中之一,此外尚有寒疫、杂疫,而世之论述,皆以温疫与疫同观,这就难免以温疫之法治寒疫之证了。寒疫固然不是温疫学派研究的对象,但一经松峰强调,使温疫学派明确了自己的学术范围,从另一个侧面提高了认识。另外,松峰提出的杂疫说,更是前此诸家所未及。他指出:杂疫其症则千奇百怪,其病则寒热皆有,除诸温、诸挣、诸痧瘴等暴怪之病外,如疟痢、泄泻、胀满、呕吐、喘咳、厥痉、诸痛、诸见血、诸痈肿淋浊霍乱等疾,众人所患皆同者,皆有疠气以行乎其间,故往往有以平素治法治之不应,必洞悉三才之蕴而深究脉症之微者,细心入理,一一体察,方能奏效。不难看出,杂疫是以临床证候特点命名的疫病,究其病性实质,仍不外寒温二疫。如果站在寒温二疫角度来研究《松峰说疫》的杂疫,可发现其绝大部分属于温疫。如瓜瓤瘟用生胖饮,杨梅瘟用清热解毒物,疙瘩瘟用消毒丸,软脚瘟用苍术白虎等。因此可以认为松峰杂疫证治,对温疫学说是一大补充。温疫学说经过温疫学家一个半世纪的探索,在病证、病因、病位、病机、病理、辨证、诊断、治疗、用药等方面都有了比较系统而成熟的认识。至此,由专门研究温疫学说并有成就的医家所组成的温疫学派,在客观上也初步建立起来了。

温疫学派一致公认戾气是温疫病的特定病因。尽管这种戾气在病性上属温,但遂与温热学派所谓的温热病乃直接感受温热时气的观点有着本质的区别。一般来说,温热学派所研究的温病是严格受时令气候限制的,如春温、夏暑、秋燥等,即使冬温,也是"非其时而有其气",所以雷少逸干脆称之为"时病"。温疫学派明确指出"温疫四时皆有",不受时令气候限制,如吴又可说:"病疫之由,昔以为非其时有其气,春应温而反大寒,夏应热而反大凉,秋应凉而反大热,冬应寒而反大温,得非时之气,长幼之病相似以为疫。余论则不然。夫寒热温凉乃四时之常,因风雨阴晴稍为损益,假令秋热必多晴,春寒因多雨,较之亦天地之常事,未必多疫也。伤寒与中暑感天地之常气,疫者感天地之疠气。"因此,我们认为戾气观是温疫学派的建派宗旨,也是与温热学派相区别的重要标志。温疫学派对病位传变的认识不很一致,如吴又可主膜原说,杨栗山主中道说。传变形式,或以为疬气郁伏膜原,分表里九传,或以为疬气直趋中道,涉上下,犯表里。我们认为,温疫包括了多种疾病,由于具体病种的个体差异,决定了所犯部位及传变形式的多样性,这是产生膜原说与中道说意见分歧的根本原因。这对于整个温疫学说来说,无疑是学术内容丰富性的表现。另外,我们还可透过温疫学派对病位传变的不同看法这一表现,发现他们都有着这样一个本质的认识,即温疫的病位是相对固定的,其传变形式都是以相对固定的病位为中心的。如戾气侵入膜原,便在此定居下来,再以此为大本营,分表里传变,一旦戾气完全离开膜原,就成为无根之邪,意味着疾病的好转。疬气直趋中道也是如此。这个观点与温热派有明显的区别。温热学派认为温热无一定病所,或卫气营血,或上下中三焦,邪之所到,便是病变之处,轻重缓急,决定于邪之深浅上下。即便是"在一经不移"的湿温,其辨证施治也是绝对服从卫气营血和三焦的。基于对病因病位的认识,温疫学派在治疗上采取了强有力的针对性措施:针对病位制方和针对病邪选药。如戾气客于膜原,又可制达原饮,直达其巢穴,使邪气溃败,速离膜原;戾气壅遏中道,制升降散,径捣其本营,升上降下,透表通里,犹兵法,击其中坚,首尾自溃;戾气燔踞于胃,师愚制清瘟败毒饮,一趋其敌窝,急急以破垒为要。他们都以特制的专方专攻病所,具有专病专方的思想;同时以专方为主随证加味,常中寓变,体现了常变结合的灵活性。这一治疗观点,与温热学派的在卫汗之可也,到气才可清气,入营犹可清营转气,动血直须凉血散血及治上焦如羽非轻不举,治中焦如衡非平不安,治下焦如权非重不沉的观点大相径庭。在用药上,温疫学派力求选择针对戾气的特效药物,如槟榔、厚朴、草果、大黄、僵蚕、蝉蜕、姜黄、石膏等。他们认为万物各有所制,如蜓蚰解蜈蚣之毒,猫肉治鼠瘘之溃,能知以物制气,一病只须一药之到而病已,不烦君臣佐使品味加减之劳。这又与温热派的挟风加薄荷牛蒡之属,挟湿加芦根滑石之流的主张形成鲜明的对照。温疫学派从开创而形成而发展,紧紧围绕既定的专题,群策群力,增砖添瓦,不断努力,建筑了一座内容丰富、造诣高深、价值重大的学术之塔。我们设想,今后如能组织力量,加强探索,使之系统化、科学化、现代化,无疑会给急症研究带来突破性的发展。

流行性斑疹伤寒

医案一：邱某，女性，43岁，1988年戊辰冬月急性发病，流行性斑疹伤寒侵袭期，高热寒战3日，口腔温度39℃，热型稽留，剧烈头痛，时时谵妄，呼吸急促，脾脏肿大，外斐反应阳性，大便秘结，小便短赤，烦躁不安，耳鸣听力减退，肌肉酸痛，面颊潮红，球结膜高度充血似酒醉貌，肺底有湿性啰音，舌红苔黄脉洪数。《伤寒例》曰：冬有非节之暖者名曰冬温。冬温之毒与伤寒大异。冬温复有先后，更相重沓，亦有轻重，为治不同。《医效秘传·冬温温毒》：冬温者冬感温气而成，即时行之气也。冬令恶寒而反温热，人触冒之，名曰冬温。流行性斑疹伤寒之冬温营血证。朱肱《类证活人书》曰：阳虚阴盛，汗之则愈，下之则死；阳盛阴虚，汗之则死，下之则愈。故阳热之气盛而入里，热毒居胃，水液干涸，燥粪结聚，其人外不恶寒，必蒸蒸发热而躁，甚则谵语，其脉浮滑而数或洪实，为阳盛阴虚也，下之则愈，误汗则死。吴鞠通曰：风温、温热、温疫、温毒、冬温之在中焦，阳明病居多；湿温之在中焦，太阴病居多；暑温则各半也。面目俱赤，语声重浊，呼吸俱粗，大便闭，小便涩，舌苔老黄，甚则黑有芒刺，但恶热，不恶寒，日晡益甚者，传至中焦，阳明温病也。脉浮洪躁甚者，白虎汤主之；脉沉数有力，甚则脉体反小而实者，大承气汤主之。谨遵阳明冬温治法，拟白虎承气汤加味清热解毒。

石膏 30 g	知母 9 g	大黄 9 g	芒硝 9 g
枳实 9 g	厚朴 9 g	百部 9 g	甘草 6 g
半夏 9 g	瓜蒌 9 g	黄连 6 g	粳米 15 g

复诊：药后大便得通，小便黄长，烦躁稍安。仍然发热，口腔温度40℃，热型稽留，发疹期在病程第4～6日出现皮疹。皮疹斑疹，先见于躯干、很快蔓延至四肢，数小时至1日内遍及全身。严重者手掌及足底均可见到，皮疹大小形态不一，1～5 mm，边缘不整，多数孤立，偶见融合成片。初起常为充血性斑疹或丘疹，压之退色，继之转为暗红色或出血性斑丘疹，压之不退色，皮疹持续1周左右消退。退后留有棕褐色色素沉着。随着皮疹出现，中毒症状加重，发热益甚，口腔温度40.5℃。神经精神症状加剧，神志迟钝，谵妄狂躁，上肢震颤，脑膜刺激征，脑脊液压力增高外，血压偏低，支气管炎或支气管肺炎。消化系统有食欲减退、恶心、呕吐、腹胀、便秘或腹泻，脾脏肿大，舌红苔黄脉洪数。戾气疫毒两踞气营，《温病条辨》化斑汤合《寿世保元》解毒化斑汤加减。

石膏 30 g	知母 9 g	玄参 9 g	犀角 1 g
粳米 9 g	牡丹皮 9 g	生地 15 g	赤芍 9 g
紫草 9 g	金银花 9 g	茜草 9 g	甘草 6 g

　　医话一：论斑疹。流行性斑疹伤寒又称虱传斑疹伤寒或典型斑疹伤寒，是普氏立克次体通过体虱传播的急性传染病。以持续高热、头痛、瘀点样皮疹和中枢神经系统症状为临床特点。中医认为斑疹而神志清晰者佳，斑疹而意识障碍者险。《外感温热篇》曰：凡斑疹初见，须用纸拈照看胸背两胁，点大而在皮肤之上者为斑；或云头隐隐，或琐碎小粒者为疹。又宜见而不宜多见。按方书谓斑色红者属胃热，紫者热极，黑者胃烂，然亦必看外症所合，方可断之。若斑色紫而点小者，心包热也；点大而紫，胃中热也。斑黑而光亮者，虽属不治，然其人气血充者，根据法治之，或有可救；若黑而晦者必死。黑而隐隐四旁赤色者，乃火郁内伏，大用清凉透发，间有转红而可救者。又有夹斑带疹，皆是邪之不一，各随其部而泄。然斑属血者恒多，疹属气者不少。斑疹皆是邪气外露之象，发出之时，宜神情清爽，方为外解里和。如斑疹出而昏者，此正不胜邪而内陷，或胃津内涸之候矣。斑疹皆是邪气外露之象，发出宜神情清爽，为外解里和之意。如斑疹出而昏者，正不胜邪，内陷为患，或胃津内涸之故。斑疹是外感热病的常见症状。《伤寒九十论·发斑证》。伤寒七八日发斑，肌体如火，脉洪数而牢，心中烦满不快，俄而变赤黑斑，其家甚惊惶。予曰：此温毒也。温毒为病最重，而年齿为迈，是诚可忧也。仲景云伤寒脉洪数，阴脉实大，更遇湿热变成温毒。温毒最重也，故斑疹生；心下不快，痞闷，遂以升麻玄参汤与之，日夜四五服，斑退而愈。华佗云伤寒五日在腹，六日在胃，入胃则可下也。若热毒未入于胃而先下之者，其热乘虚入胃则胃烂。然热入胃，要须复下之，不得留在胃中也。胃若实，为致此病，三死一生。其热微者赤斑出，剧者黑斑出，赤斑出者五死一生，黑斑出者十死一生，但看人有强弱耳。病者至日不以时下之，热不得泄，亦胃烂斑出。盖此是恶候，若下之早则热乘虚入胃，或下迟则热入不得泄，须是乘机不可失时，庶几轻可也。斑疹发出后，以神清者为佳。春温、风温、暑温、冬温、瘟疫等。斑：点大成片，平铺于皮肤，抚之不碍手，有红、紫、青、黑等色，消失后不脱皮，恶化时能糜烂。疹：琐碎小粒，如粟米，高出于皮肤之上，抚之触手，有红、紫、青、黑等色，消失后脱皮，不致糜烂。斑和疹均系热邪深入营血的征象。常伴随出现，故医籍每举斑以赅疹，故统称斑疹。斑疹透发，标志邪气外露，若斑疹稠密，色紫黑，又示热毒深重。故宜见不宜多见。《温病条辨》：太阴温病不可发汗。发汗而汗不出者必发斑疹，汗出过多者必神昏谵语。发斑者化斑汤主之，发疹者银翘散去豆豉加细生地、牡丹皮、大青叶，倍玄参主之。禁升麻、柴胡、当归、防风、羌活、白芷、葛根、三春柳。神昏谵语者清宫汤主之，牛黄丸、紫雪丹、局方至宝丹亦主之。温病忌汗者，病由口鼻而入，邪不在足太阳之表，故不得伤太阳经也。时医不知而误发之，若其人热甚血燥，不能蒸汗，温邪郁于肌表血分，故必发斑疹也。若其表疏，一发而汗出不止，汗为心液，误汗亡阳，心阳伤而神明乱，中无所主，故神昏。心液伤而心血虚，心以阴为体，心阴不能济阳，则心阳独亢，心主言，故谵语不休也。且手经逆传，世罕知之，手太阴病不解，本有必传手厥阴心包之理，况又伤其气血乎！《广瘟疫论》：时疫发疹，热邪从皮毛出也，与汗同机，以疏散清热为主。然与他证发疹不同。他证或无里热，此则未有不里热者，虽以疏散为要，而见烦渴、舌苔黄则硝、黄仍须兼用；他证发疹，疹散而病即愈，此则有屡发而病不衰者；他病发疹不过一二日为期，此则为期不定。治法必视里邪解否，为用药之准则，不可以疹之一证为据也。时疫发斑，邪热出于经脉也，虽不及战汗，亦有外解之机，治以凉血清热为主，白虎化斑汤、吴氏举斑汤、犀角地黄汤选用。此亦与他证发斑有异，他证发斑，斑消则愈，此总不以斑之消否为轻重，而惟以里证为主。每每斑出而谵妄如故，或斑出数日已消而昏沉如故，必待里热全清，二便清利而后愈。故治斑药味可为辅,不可为主。发斑、发疹,热皆在经而不在胃,凡遇烦躁而不渴,目赤而舌白,即是将发斑疹之候,预以清凉、解表、透毒之药治之,使邪易出易净。《疫疹一得·疫疹穷源》论斑疹甚精:上古无疫疹亦无痘,有之自汉始何也?盖因天地开辟于子丑,人生于寅,斯时人禀清轻无为之性,茹毛饮血之品,内少七情六欲之戕,外无饮食浓味之嗜,浑然一小天地,是以无疫亦无疹,及汉始有者,亦由天地大运主之。自汉迄今,天地大运,正行少阳,即如仲夏,一日十二时论之,自子而丑、而寅、而卯、而辰,虽在暑天,人犹清爽,待交巳午,炎炎之势,如火炽热。由此推之,疫疹之有于汉后者,可悟运气之使然也。但未经岐黄断论,后人纷纷,但仿伤寒类推其治。即仲景所谓至春变温、夏变热、秋变湿,亦略而不察,且立言附和。有云瘟疫伤寒、瘟疹伤寒、斑疹伤寒,甚至热病伤寒,抑知既曰伤寒,何以有瘟、有斑、有疹、有热?认症既讹,故立言也谬,是以肆行发表攻里,多至不救。至河间清热解毒之论出,有高人之见,异人之识,其旨既微,其意甚远。后人未广其说,而反以为偏。《冯氏锦囊》亦云:斑疹不可妄为发表,此所谓大中至正之论,惜未畅明其旨,后人何所适从?吴又可注《瘟疫论》,辨伤寒、瘟疫甚晰,如头痛、发热、恶寒,不可认为伤寒表症,强发其汗,徒伤表气,热不退,又不可下,徒伤胃气。斯语已得其奥妙。奈何以瘟毒从鼻口而入,不传于胃而传于膜原,此论似有语病。至用达原、三消、诸承气,犹有附会表里之意。惟熊恁昭热疫之验,首用败毒散去其爪牙,继用桔梗汤,同为舟楫之剂,治胸膈、手六经邪热。以手、足少阳俱下膈络胸中,三焦之气为火,同相火游行一身之表,膈与六经,乃至高之分,此药浮载,亦至高之剂,施于无形之中,随高下而退胸膈及六经之热,确系妙法。予今采用其法,减去硝、黄,以疫乃无形之毒,难以当其猛烈,重用石膏,直入戊己,先捣其窝巢之害,而十二经之患自易平矣,无不屡试屡验。

肠 伤 寒

医案一：温某，男性，34岁。1978年戊午夏至患肠伤寒，病程第1周，起病和缓，口腔温度38.5℃，身热不扬，午后为甚，汗出不解，头身疼痛，食欲不振，大便溏薄，腹胀腹痛，表情淡漠，肝脾肿大，胸腹部数个淡红色丘疹如米粒大，压之退色，散在分布。白细胞计数正常，中性粒细胞减少，嗜酸性粒细胞减少，蛋白尿（＋＋），血培养伤寒杆菌阳性；舌红苔浊腻，脉浮濡缓，舌红苔腻微黄。《医效秘传》曰：湿温者，其人素伤于湿又中于暑者也。其症两胫逆冷，腹满多汗，头目痛，或妄言。切不可发汗，发汗则使人不能言，耳聋，不知痛处，身青，面色变，名曰重暍。重暍宜白虎汤加苍术，去暑燥湿故也。《温病条辨》曰：头痛恶寒，身重疼痛，舌白不渴，脉弦细而濡，面色淡黄，胸闷不饥，午后身热，状若阴虚，病难速已，名曰湿温。汗之则神昏耳聋，甚则目瞑不欲言，下之则洞泄，润之则病深不解，长夏深秋冬日同法，三仁汤主之。三仁汤合达原饮加减。

白豆蔻6g	杏仁9g	薏苡仁9g	滑石9g
通草6g	竹叶6g	姜夏9g	厚朴6g
草果9g	槟榔9g	黄芩9g	知母6g

复诊：淡红色丘疹稍减，淡红色丘疹如米粒大，散在分布。发热仍然，口腔温度39℃，热型弛张午后为甚。此为湿稍化而热未清。《温热论》曰：白疹未至久延，气液尚在未伤，乃为湿郁卫分，汗出不彻之故，当理气分之邪。患者表情淡漠，耳鸣而听力减退，肝脾肿大，ALT轻度升高，腹部不适，黏液大便，食欲不振。肥达反应阳性，白细胞计数偏低，中性粒细胞减少，嗜酸性粒细胞减少，轻度蛋白尿。舌红苔薄微腻，脉浮濡缓。募原湿瘟，再拟清透募原，《温热经纬》甘露消毒丹。

滑石9g	茵陈9g	黄芩9g	石菖蒲9g
贝母6g	木通6g	藿香9g	草果9g
连翘9g	薄荷9g	槟榔9g	射干9g
白豆蔻6g	厚朴6g	知母9g	甘草6g

三诊：病程第3周，午后发热，口腔温度38.0℃，脾脏肿大稍有回缩。大便每日1次，无黏液便，小便清长。尤防肠出血及肠穿孔。临床决策：清气化湿。治疗推荐《感证辑要》藿朴夏苓汤加减。

藿香6g	厚朴6g	姜夏6g	茯苓9g
杏仁9g	薏苡仁9g	白豆蔻6g	猪苓6g
泽泻9g	黄芩9g	荷叶9g	甘草6g

四诊：病情即将恢复，发热尚未全退，食欲略增，神疲乏力。2 日前口腔温度 38.8℃，头痛，恶心欲呕，发热持续 5～7 日后回到正常，血培养阳性，伤寒进入恢复期体温正常 1～3 周后发热等症状再现血培养阳性，舌红苔腻脉濡数。再燃伤寒-湿瘟再燃。拟王孟英昌阳泻心汤加减。

石菖蒲 9 g	紫苏 9 g	黄芩 9 g	黄连 6 g
厚朴 9 g	姜夏 9 g	枇杷叶 9 g	竹茹 9 g
芦根 9 g	甘草 6 g		

医话一：肠伤寒与湿温。肠伤寒是伤寒杆菌引起的急性全身性传染病，主要经水及食物传播。病理特点是全身单核-巨噬细胞系统的增生性反应，肠道淋巴组织增生肿胀，呈纽扣样突起，巨噬细胞浸润，伤寒细胞聚集成团形成伤寒肉芽肿或伤寒结节；肿大的淋巴结坏死；坏死组织脱落形成溃疡。患者及带菌者从大小便中排菌，恢复期的患者排菌可持续 2～6 周，少数患者排菌可达 1 年以上。伤寒杆菌由口进入消化道，侵犯小肠黏膜淋巴组织并在淋巴结内繁殖，伤寒杆菌进入血液引起发热，全身困倦、头痛、恶心、呕吐、腹泻等菌血症期症状，此时血培养可见伤寒杆菌生长。细菌随血流带到各个脏器，但主要病变在肠道。肠伤寒第一期为伤寒杆菌进入消化道并繁殖形成菌血症，毒素和细菌再次入血液导致败血症；第二第三期为胆囊内大量细菌随胆汁再次入小肠，小肠淋巴组织过敏导致组织坏死，溃疡形成；第四期为机体免疫力增强，细菌被消灭，病变愈合而痊愈。肠出血为比较常见的并发症，出血时间大都见于病程第 2～3 周，出血前一日出现脉搏增快，腹痛，出血量从潜血到大量不等。血量过多出现休克。肠穿孔多发生在病程第 3 周，穿孔前多有腹痛、呕吐、高度腹胀或肠出血。穿孔时腹部剧痛，右下腹有触痛和肌紧张，病情急剧恶化，体温下降旋即迅速上升，脉搏增快，烦躁不安，神志不清。西医有效药物为左旋氧氟沙星每次 200 mg 口服或静脉滴注，每日 2 次；氧氟沙星成人每日 600 mg 分 2 次口服，或每日 400 mg 分 2 次静脉滴注；环丙沙星成人每日 1.0 g 分 2 次口服，或每日 400 mg 分 2 次静脉滴注；疗程 2 周。肠伤寒属中医湿温范畴，夏秋两季发病多。《难经·五十八难》曰：伤寒有五，有中风，有伤寒，有湿温，有热病，有温病。晋唐时期《肘后备急方》《诸病源候论》《备急千金要方》《千金翼方》《外台秘要》有伤寒、中风、天行、时气、疫疠、温病、热病、温毒、瘴气、温疟、黄疸、霍乱等外感热病证治，无湿温专论。湿温病因为湿热，湿热是独立病因。《外感温热论》曰：湿与温合，蒸郁而蒙蔽于上，清窍为之壅塞，浊邪害清也。其病有类伤寒，验之之法，伤寒多有变症；温热虽久，总在一经为辨。吾吴湿邪害人最多。如面色白者，须要顾其阳气，湿胜则阳微也。如法应清凉，用到十分之六七，即不可过凉，盖恐湿热一去，阳亦衰微也。面色苍者，须要顾其津液，清凉到十分之六七，往往热减身寒者，不可便云虚寒而投补剂，恐炉烟虽熄，灰中有火也，须细察精详，方少少与之，慎不可漫然而进也。阳旺之躯胃湿恒多，阴盛之体脾湿亦不少。然其化热则一。热病救阴犹易，通阳最难。救阴不在补血而在养津与测汗；通阳不在温而在利小便。再有一种白疹，小粒如水晶色者，此湿热伤肺，邪虽出而气液枯也，必得甘药补之。若未至久延，气液尚在未伤，乃为湿郁卫分，汗出不彻之故，当理气分之邪。薛生白《湿热条辨》揭示湿温病提纲并证治：始恶寒，后但热不寒，汗出，胸痞，舌白或黄，口渴不引饮。湿热证恶寒无汗，身重头痛。湿在表分，藿香、香薷、羌活、苍术皮、薄荷、牛蒡子等味，头不痛者，去羌活。湿热证恶寒发热，身重关节疼。可汗解，滑石、大豆黄卷、茯苓皮、苍术皮、藿香叶、鲜荷叶、白通草、桔梗等味。不恶寒者，去苍术皮。湿热证三四日

即口噤，四肢牵引拘急，其则角弓反张，此湿热侵入经络脉隧中，鲜地龙、秦艽、威灵仙、滑石、苍耳子、丝瓜藤、海风藤、酒炒黄连等味。湿热证壮热口渴，舌黄或焦红，发痉神昏，谵语或笑，邪灼心包，营血已耗，犀角、羚羊角、连翘、生地、玄参、钩藤、银花露、鲜菖蒲、至宝丹等味。湿热证壮热烦渴，舌焦红或缩，斑疹，胸痞自利，神昏痉厥，热邪充斥表里三焦，大剂犀角、羚羊角、生地、玄参、银花露、紫草、方诸水、金汁、鲜菖蒲等味。湿热证寒热如疟，湿热阻遏膜原，柴胡、厚朴、槟榔、草果、藿香、苍术、半夏、干菖蒲、六一散等味。湿热证初起发热，汗出，胸痞，口渴，舌白，湿伏中焦，藿梗、白豆蔻、杏仁、枳壳、桔梗、郁金、苍术、厚朴、草果、半夏、干菖蒲、佩兰叶、六一散。湿热证数日后，胸痞，自利溺赤，口渴，身热，湿流下焦，宜滑石、猪苓、茯苓、泽泻、萆薢、通草等味。湿热证初起，即胸闷、不知人、瞀乱大叫痛，湿热阻闭中上二焦，宜草果、槟榔、鲜菖蒲、芫荽、六一散，各重用。或加皂角，地浆水煎。湿热证四五日，口大渴，胸闷欲绝，干呕不止，脉细数，舌光如镜，胃液受劫，胆火上冲。宜西瓜汁、金汁、鲜生地汁、甘蔗汁、磨服郁金、木香、香附、乌药等味。湿热证发痉撮空，神昏笑妄，舌苔干黄起刺，或转黑色，大便不通者，热邪闭结胃腑，宜用承气汤下之。《温病条辨》分三焦论治湿温。湿温初期宜三仁汤，湿温邪入心包，神昏肢逆，清宫汤去莲心、麦冬，加金银花、赤小豆皮，煎送至宝丹或紫雪丹。湿温喉阻咽痛，银翘马勃散主之。中焦湿温，里虚内陷，神识如蒙，舌滑脉缓，人参泻心汤加白芍主之。湿热受自口鼻，由募原直走中道，不饥不食，机窍不灵，三香汤主之。吸受秽湿，三焦分布，热蒸头胀，身痛呕逆，小便不通，神识昏迷，舌白，渴不多饮，先宜芳香通神利窍，安宫牛黄丸；续用淡渗分消浊湿，茯苓皮汤。阳明湿温，气壅为哕者，新制橘皮竹茹汤主之。三焦湿郁，升降失司，脘连腹胀，大便不爽，一加减正气散主之。湿郁三焦，脘闷，便溏，身痛，舌白，脉象模糊，二加减正气散主之。秽湿着里，舌黄脘闷，气机不宣，久则酿热，三加减正气散主之。秽湿着里，邪阻气分，舌白滑，脉右缓，四加减正气散主之。秽湿着里，脘闷便泄，五加减正气散主之。脉缓身痛，舌淡黄而滑，渴不多饮，或竟不渴，汗出热解，继而复热，内不能运水谷之湿，外复感时令之湿，发表攻里，两不可施，误认伤寒，必转坏证，徒清热则湿不退，徒祛湿则热愈炽，黄芩滑石汤主之。湿郁经脉，身热身痛，汗多自利，胸腹白疹，内外合邪，纯辛走表，纯苦清热，皆在所忌，辛凉淡法，薏苡竹叶散主之。湿气弥漫，本无形质，以重浊滋味之药治之，愈治愈坏。湿温较诸温，病势虽缓而实重，上焦最少，病势不甚显张，中焦病最多，以湿为阴邪故也，当于中焦求之。下焦湿温久羁，三焦弥漫，神昏窍阻，少腹硬满，大便不下，宜清导浊汤主之。湿凝气阻，三焦俱闭，二便不通，半硫丸主之。姜春华先生曰：过去肠伤寒用银翘、桑菊、三仁等效果较差，有人也不用卫分、气分治，开始即用大黄、黄芩、黄连，疗效亦高。

医话二：石芾南《医原》以燥湿为百病提纲。石寿棠，字芾南，安东（今涟水县）人，清代名医。1848 年道光戊申举人，生卒年不详。1861 年咸丰辛酉石芾南著刊《医原》三卷。目录如下：卷上人身一小天地论，阴阳互根论，五行生克论，阴阳治法大要论，枢机论，卫气行度一经星经天论，营气行度一经水行地论，百病提纲论，望病须察神气论；卷中闻声须察阴阳论，问证求病论，切脉源流论，内伤大要论，湿气论；卷下燥气论，论张仲景《伤寒论》，女科论，儿科论，用药大要论，医宜识字论。全书二十篇医论而以燥湿为百病提纲，议论精到，足资启迪，兹辑其要以供参悟云。

《医原·百病提纲论》：人禀天地之气以生，即感天地之气以病，亦必法天地之气以治。夫天地之气，阴阳之气也；阴阳之气，燥湿之气也。夫燥湿二气各主一岁之半。燥属阳中之阴，湿属阴中之阳，且未动属阴,动则属阳。盖动则变,变则化,寒燥化为燥热,返其本也,寒湿化为湿热,因乎变也。人能体察燥湿二气之因寒因热所由生而以之为纲,再察其化热未化热之变与夫燥郁则不能行水而又夹湿,湿郁则不能布精而又化燥之理而以之为目,纲举目张,一任病情万状,而权衡在握矣。

在地成形,在天为气。六气风居乎始,寒、暑、湿、燥居乎中,火居乎终。风居乎始者,风固燥、湿二气所由动也;暑居乎中者,寒暑固燥湿二气所由变也;火居乎终者,火又燥湿二气所由化也。东方湿气动必雨,故曰湿风;西方燥气动必旱,故曰燥风;南方暑气动必热而湿,故曰暑风;北方寒气动必冷而燥,故曰寒风;东南之风,湿兼暑也;东北之风,湿兼寒也;西南之风,燥兼火也;西北之风,燥兼寒也。盖燥微则物畅其机,燥甚则物即干萎;湿微则物受其滋,湿甚则物被其腐。寒固燥所由生,而火又燥所由成者也。《经》云燥胜则干,所以夏月炎暑司权,物见风日,则津汁渐干,人出汗多,则津液渐耗,火胜则燥固也;秋冬寒凉司令,在草木则枯萎,在露则结为霜,在雨则化为雪,在水则冻为冰,在人则手足皲裂,两间皆寒燥之气所盘结也;冬在卦为坎,一阳居二阴之中,寒冰外凝,而燥火内济,故寒燥之病易化为燥热,经谓伤寒为热病,盖寒则燥,燥则热,理相因也。若冬月阳不潜藏,地湿不收,则寒又必夹湿,所以冬得秋病,如病疟、病痢、病温者,要皆兼乎湿邪耳!至于暑,即湿热二气互酿为害而化为燥者也。必须分别湿多、热多。偏于湿者,化燥缓;偏于热者,化燥急。若纯热无湿,则又为中暍之暑燥矣。若夫火,藏于金、木、水、土中,而动之则出,又燥、湿二气所归宿者也。故戛金取火,钻木取火,掘土取火。海为火谷,江湖水动处,亦皆有火,病患亦然。金火同宫,离为君火,故肺与心动为燥火,若湿与热蒸,又为湿火;肝为震之雷火、巽之风火,故肝动为燥火,若湿与热蒸,又为湿火;肾火为龙火,龙火,水中之火,水亏火旺,化为燥火,若湿与热蒸,又为湿火;脾属土,土为杂气,故脾火多湿火,湿火伤及脾阴,又化为燥火。燥也,湿也,终归火化也。此地二生火,所以成之者也。他如春温,寒化燥而夹湿者也;风温,风化燥也;温热、暑温,湿热交合为病,而偏于热者也;湿温,湿热交合为病,而偏于湿者也;温疫,病如役扰,乃浊土中湿热郁蒸之气,而化燥最速者也;伏暑,乃暑湿交合之邪,伏于膜原,待凉燥而后激发者也;疟疾,有暑湿合邪,伏于膜原,有风寒逼暑,入于营舍,亦皆待凉燥而后激发者也;霍乱,有伤于暑燥,有伤于寒燥,有伤于暑湿,有伤于寒湿,有燥夹湿、湿化燥,相因而为病者也。审是,燥、湿二气,非风、寒、暑、火所生而化,化而成之者哉?吾故举之以为提纲。

治外感燥湿之邪无他,使邪有出路而已,使邪早有出路而已。出路者何?肺、胃、肠、膀胱是也。盖邪从外来,必从外去。毛窍是肺之合,口鼻是肺、胃之窍,大肠、膀胱为在里之表,又肺、胃之门户,故邪从汗解为外解,邪从二便解亦为外解。燥属天气,天气为清邪,以气搏气,故首伤肺经气分。气无形质,其有形质者,乃胃肠中渣滓。燥邪由肺传里,得之以为根据附,故又病胃、肠。肺与大肠,同为燥金,肺、胃为子母,故《经》谓阳明亦主燥金,以燥邪伤燥金,同气相求,理固然也。湿属地气,地气氤氲黏腻,为浊邪,然浊邪亦属是气,气从口鼻传入,故亦伤肺经气分。肺主一身气化,气为邪阻,不能行水,故湿无由化,浊邪归浊道,故必传胃、肠,浊中清者,必传膀胱。汗者人之津,汗之出者气所化,今气不化津而无汗者,乃气为邪所阻耳!邪阻则毛窍经络不开,即胃、肠、膀胱亦因之不开,法当轻开所阻肺气之邪,佐以流利胃肠气机,兼通膀胱气化。燥邪,辛润以开之;湿邪,辛淡以开之;燥兼寒者,辛温润以开之;燥兼热者,辛凉轻剂以开之;湿兼寒者,辛温淡以开之;湿兼热者,辛凉淡以开之;燥化热者,辛凉重剂以开之;湿化热者,辛苦通降以开之;燥为湿郁者,辛润之中参苦辛淡以化湿;湿为燥郁者,辛淡之中参辛润以解燥;燥扰神明者,辛凉轻虚以开之;湿昏神智者,苦辛清淡以开之。总之,肺经气分邪一开通,则汗自解矣。其有纳谷后即病者,气为邪搏,不及腐化,须兼宣松和化,不使之结,后虽传里,小通之即行矣。其有感邪之重且浊者,必然传里,传里即须攻下;若肺气未开而里证又急,又必于宣通肺气之中,加以通润胃、肠之品。肺主天气,天气通,地气乃行耳! 燥邪大肠多有结粪,必咸以软之,润以通之;湿邪大便多似败酱,必缓其药力以推荡之,或用丸药以磨化之。燥伤津液者,滑润之品增液以通之;湿阻气机者,辛苦之味开化以行之。要之,邪伤天气,治以开豁,天气开而毛窍经络之清邪自开,即胃、肠、膀胱之浊邪,无所搏束,亦与之俱开,汗得解而二便解,如上窍开而下窍自通也。若上窍未开,而强通下窍,则气为上焦之邪所阻,不能传送下行,譬如搏足之鸟,而欲飞腾,其可得乎? 邪传地道,治以通利,地气通,而胃、肠、膀胱之浊邪自通,即毛窍经络之清邪,孤悬无根据,亦与之俱通,二便解而汗亦解,如下窍通而上窍自开也。若下窍不通,而强开上窍,则气为胃肠之邪所阻,不得化汗外出,譬如海门淤塞,而欲众流顺轨,其又可得乎? 审若是,天道与地道,一以贯之之道也,岂有二哉?

内伤千变万化,而推致病之由,亦祇此燥湿两端,大道原不外一阴一阳也。外感者,实也,虽虚而必先实;内伤者,虚也,虽实而必先虚。阳气虚,则蒸运无力而成内湿;阴血虚,则荣养无资而成内燥;思虑过度则气结,气结则枢转不灵而成内湿;气结则血亦结,血结则营运不周而成内燥。且也阴阳互根,气血同源,阳虚甚者阴亦必虚,釜无薪火,安望蒸变乎精微? 气虚甚者血亦必虚,车无辘轳,安望汲引以灌溉? 往往始也病湿,继则湿又化燥。阴虚甚者阳亦必虚,灯残油涸,焉能大发其辉光? 血虚甚者气亦必虚,水浅舟停,焉能一往而奔放? 往往始也病燥,继则燥又夹湿。盖化湿犹自外来,化燥则从内涸矣。故因燥化湿者,仍当以治湿为本,而治燥兼之;由湿化燥者,即当以治湿为本,而治燥兼之。此治法标本先后之大要也。病有燥湿,药有燥润,病有纯杂,方有变通。《经》曰:知其要者,一言而终,不知其要,流散无穷。其斯之谓与!

《医原·湿气论》:湿热为病,湿与热犹分为二;温病,湿与热直合为一,湿中有热,热中有湿,浊热黏腻,故谓之温。治之者,须要分别为本气,为化气,为分邪,为合邪,为外感,为内伤。于外感中又须分别兼风、兼寒、兼暑之因,于外感内伤中又须分别湿多、热多、化燥、化火之变。金之刘守真论温病主三焦,明吴又可又于三焦中揭出膜原。膜原本自《灵枢经》,二公之论,皆独超千古。伏邪往往因风寒而发,得药开通肺气,在经之邪,从汗而解,暂觉病退,而半日一日之间,忽然转重。此无他,膜原湿热互酿之邪,从中而作。斯时也,必视其所传而药之。传表则从汗解;邪气遏伏重者,则从斑疹解;传里则根据附胃肠糟粕,必从大便解。湿为浊邪,以浊归浊,故传里者居多。药之邪退,迟一二日,复作复传,反复循环,往往经屡下而邪始尽,吴氏又可所谓九传是也。其进锐者其退速,其进缓者其退迟;在春夏发者退速,在秋冬发者俱迟。愈期速者,两候三候,迟者五七候不等。湿之化气为阴中之阳,氤氲浊腻,故兼证最多,变迁最幻,愈期最缓。其见证也,面色混浊如油腻,口气浊腻不知味,或生甜水,舌苔白腻,膜原邪重则舌苔满布,浓如积粉,板贴不松,脉息模糊不清,或沉细似伏,断续不匀,神多沉困嗜睡。斯时也,邪在气分,即当分别湿多热多。湿多者,无烦渴热象,天气为湿阻遏,不能外达下行,则必凛凛恶寒,甚而足冷,头目胀痛昏重,如裹如蒙,身痛不能屈伸,身重不能转侧,肢节肌肉疼而且烦,腿足痛而且酸。胸痞者,湿闭清阳道路也；午后寒热，状若阴虚，湿邪本旺于阴分也；小便短涩黄热者，肺不能通调水道下输膀胱，天气病地气因而不利也；大便溏而不爽，或濡泻者，肺与大肠相表里，心与小肠相表里，天气病地气因而不调也。治法总以轻开肺气为主，肺主一身之气，气化则湿自化，即有兼邪，亦与之俱化。湿气弥漫，本无形质，宜用体轻而味辛淡者治之，辛如杏仁、蔻仁、半夏、浓朴、藿梗，淡如苡仁、通草、茯苓、猪苓、泽泻之类。启上闸，开支河，导湿下行以为出路，湿去气通，布津于外，自然汗解。《经》曰：水郁折之。谓水上泛，折回而使之下也。贾真孙曰：治湿不利小便，非其治也。兼风者，汗出、恶风；兼寒者，恶寒、无汗。前法酌加苏梗、桔梗、豆豉、葱白、生姜之类。邪在经络，一身掣痛，酌加桂枝、水炒防己、秦艽之类，以开毛窍经络之壅。兼暑者，面赤、口渴、心烦，前法去蔻仁，酌加扁豆花、鲜荷叶清香辟秽，连翘、山栀、滑石轻清微苦淡渗，以解暑湿热之结。热多者，及湿热合邪病温者，前论气色苔脉诸证毕见，更加神烦、口渴，亦用前辛淡法，酌加芦根、淡竹叶、滑石轻淡辛凉之类，清金泄热。肺得清肃之权，自能化湿热于无何有之乡。肺是人身天气，天气下降，浊邪焉有不降之理？或从汗解，或从小便解。湿热内郁时，溺赤而清；湿热下注，则溺赤而浑。湿热治肺，千古定论也。阳为湿郁，不能外达下行，每见恶寒、足冷，若拘伤寒恶寒之说投以温散，其寒反甚，但用芦根、灯草甘淡通阳利窍，滚煎热服，下咽即觉热从外达，津津汗出而解。屡验不爽，此其证也。其有初起神烦而昏者，此湿热郁蒸过极，内蒙清窍，前辛凉淡法去蔻仁、浓朴，加细辛二三分、白芥子钱许，辛润行水开闭，合之芦根、滑石等味，轻清甘淡，泄热导湿，蒙蔽即开，亦屡验不爽。若初起神志模糊，不能言语，舌苔白腻，无热象者，此寒燥之气搏遏水湿，内蒙清窍。急用辛开淡渗法，如杏仁、牛蒡、桔梗、芥子、细辛、通草、茯苓、泽泻之类。其大便不利者，用蒌皮、薤白辛滑流利气机，气机一开，大便自解，即汗亦自出，随证均可加入。其化热也，气分邪热，郁遏灼津，尚未传入血分，面色红黄黑混，口气秽浊，舌苔黄腻，舌之边尖红紫欠津，或底白罩黄，混浊不清，重者浓而且满，板贴不松，脉息数滞不调，神烦口渴。湿邪化热，多见此象；湿热合邪病温，初起时亦见此象。宜用前辛凉淡法，加以微苦，如连翘、山栀之类，或加姜水炒木通之苦辛，内通外达，表里两彻，以冀汗解。湿热交合，加半夏、姜水炒黄芩，重者加姜水炒黄连三四分，苦辛通降；渐欲化燥，加知母清滋肺金。肺气为湿热郁蒸，不能敷布水精外达下行，必见烦渴、多汗、斑疹、停饮等证。如热汗时出，大渴引饮，轻者用前辛凉微苦法，加花粉、银花之类；重者用白虎汤，辛凉重剂，清肺泄热，虚者加南沙参。盖湿热清肺，如溽暑炎蒸，金风骤起，顷刻湿收热退，如登清凉界中。其邪走皮肤发疹，邪走肌肉发斑，隐隐不见者，用杏仁、牛蒡、桔梗、蒌皮、大贝、银花、连翘、淡竹叶、通草之类，辛凉开达；最忌多用辛燥，如苏叶、薄荷、荆芥、柴胡之类。斑疹已出，热重者，用白虎汤酌加元参、银花、芦根以化之。其饮停胸膈者，必见胸膈闷痛、心烦、干呕、渴欲饮水、水入则吐等证。斯时须辨舌苔，如舌苔白腻，则属饮重，热因饮郁而生，宜辛淡化饮。辛能行水，辛润，或用五苓散；清淡如滑石、淡竹叶、芦根之类。如饮热并重，湿热与气互结，舌苔黄腻，宜苦辛通降，佐以淡渗，如小陷胸汤、半夏泻心汤，去参、草、大枣，以姜汁炒芩，连代干姜，加通草、茯苓、栝蒌皮、薤白等味；黄芩滑石汤、杏仁滑石汤、黄连温胆汤，均可选用。湿热遏郁肝、胆、三焦经脉，耳聋、干呕者，亦宜用上法苦辛开化。胁痛及欲痉者，加鳖甲、石决明、牡蛎以咸降之，既能柔肝，又能化湿，两不相悖。邪传心包，神昏谵烦，亦须辨舌苔，如舌苔黄腻，仍属气分湿热，内蒙包络，与前同一病因，宜用半夏泻心、陷胸等汤，或用杏仁、芥子、姜水炒木通、盐水炒黄连、连翘、滑石、芦根、淡竹叶、瓜蒌皮之类，辛润以通之，咸苦以降之，清淡以泄之,其湿热浊邪自化,其闭自开。凉膈散亦可间用,宁上丸、普济丹亦效。更有邪传包络,化燥伤阴,神昏谵妄,舌赤无苔,此证与前证同一神昏,而虚实相反。前系舌苔黄腻,湿热明征;此系舌赤无苔,伤阴确据。斯时用药,最要空灵。神昏为内闭之象,闭则宜开,心宫乃虚灵之所,虚则忌实。宜犀角、鲜地黄、连翘、银花、郁金、鲜石菖蒲、芦根、梨汁、竹沥,和姜汁少许,滚煎热服。再用宁上丸或普济丹,开闭养阴,较牛黄至宝尤胜。地黄用鲜者,取其滑利。少加姜汁,凉药热饮,取其流通,此即阴阳开阖之理。芦根尤宜多用,轻清甘淡,两清金水,又能泄热化湿,从膀胱而解。如此治法,断无不效之理。心宫之邪,本属郁蒸之气,无质无形,最忌一派苦寒冰伏,阴柔浊腻,如三黄解毒、三黄地冬、犀角地黄、清营、清宫等汤,集而用之,有阖无开,毫无方义。今时习俗,尤误于温病伤阴之说,不知气分热郁灼津之理,每见舌绛,便用大剂阴柔,是浊热已遏上焦气分,又用浊药,两浊相合,逼令邪气深入膏肓,深入骨髓,遂成锢结不解之势。又或舌苔黄腻,明系气分湿热熏蒸,法宜苦辛开化,乃不用开化,而用大剂凉药,如三黄、白虎、三石、玉女煎之类,有阖无开,亦足逼令邪气深伏,邪伏则胃气不得上升,舌苔因之亦伏,转成舌绛无苔;见其舌绛无苔,又用犀角地黄、清宫、增液诸汤,更令邪气深伏,药愈清滋,舌肉愈燥、愈赤、愈黑,甚至音哑,神昏窍闭。斯时若邪在心包,势稍缓。二者均属难救。于难救之中而求救法,其邪闭心包者,酌用连翘、银花、芦根、梨汁、竹沥、姜汁、鲜石菖蒲之类,和宁上、普济丹丸以开之。邪入肝肾,神智尚清者,用复脉汤之类,屡进而垫托之,阴液托足,传送邪气,由里还表,从战汗而解。又有神昏、谵烦,舌苔黄燥、黑燥,而有质地,此胃肠实邪,地气壅闭,天气因之亦闭,宜承气汤急下其邪,以决壅闭。阴虚者,加鲜生地、玄参、芦根清轻滑利之品,滋燥养阴足矣。若阴柔滋腻药多,虽用大黄,亦恐不解,是滋阴转致伤阴也。湿热化气,病患之天气及膈膜、肝、胆、三焦者如此。

若其人色白而肥,肌肉柔脆,素有寒湿,不易化热,舌苔腐白或底白灰滑,见证多胸痞脘闷、不饥、不食、不便,或大便溏滑;或湿郁为热,走入肌肉,发为阴黄,黄而昏暗,如熏黄色,而无烦渴热象,或渐次化热,舌苔黄滑,口干而不多饮。其未化热者宜苦辛淡温法,如除湿汤、吴氏加减正气散之类;已化热者宜苦辛淡清法,如加减正气散加清药、温胆汤、清热渗湿汤之类。发黄酌加茵陈、黄柏、栀子之类。若其人苍赤而瘦,肌肉坚实,素有湿热、肝热,此木火之质,其体属阳,湿邪最易化热。若无形湿热与气相搏,舌苔黄滑而无质地,或有质地而黄腻,见证多呕逆、心烦、口渴、间有谵语、胸脘痞闷,按之不痛;或湿热瘀遏,走入肌肉,发为阳黄,黄而鲜明,如橘皮色。法宜苦辛通降,如黄芩滑石汤、半夏泻心等汤,量加瓜蒌以通之。如舌苔黄浓,脉息沉数,中脘按之微痛不硬,大便不解,此无形湿热与有形渣滓相搏,按之不硬,多似败酱色溏粪,宜兼用酒煮大黄为丸,缓化而行,重者加熟大黄、元明粉磨荡而行。若舌苔黄如沉香色,或黄黑而燥,脉沉实而小,甚者沉微似伏,四肢发厥,或渴喜热饮,此皆里气不通之象,酌用三承气汤急下之。中脘痞满按痛,邪在胃腑,宜小承气汤。当脐及小腹按痛,邪在小肠,胃脘下口及脐两旁按痛,邪在大肠,热结旁流,按之硬痛,必有燥矢,均宜调胃承气汤咸苦下之。脘腹均按痛,痞、满、燥、实、坚悉具,痞满为湿热气结,燥实坚为燥矢,甚则上蒸心包,下烁肝、肾,烦躁、谵语、舌卷、囊缩,宜大承气汤急下之。阴伤者加鲜生地、玄参、知母、芦根之类足矣。盖速下其邪,即所以存津液也。少腹按痛,大便色黑如漆,反觉易行,其人喜笑若狂,是肠胃蓄血,上干包络,小便色黑自利,是膀胱蓄血,均宜桃仁承气汤急下之,或合犀角鲜地黄汤,以清包络。发黄、小便不利、腹满者,茵陈蒿汤下之。其有气虚甚而邪实者,宜参黄汤；阴亏甚而邪实者，宜护胃承气汤去芒硝，或增液承气汤下之；即虚极不任下者，宜用鲜生地汁、小生地汁、玄参、知母、瓜蒌、麻仁、蜂蜜、梨汁，稍加姜汁之类，滑以去着，辛以润燥。更有邪热化燥伤及肾阴，旦慧夕剧，面少华色，或邪伤肝之经脉，发痉、发厥，审其有热无结，则又惟有酌用增液、二甲复脉等汤，养阴托邪而已。又有发黄、小便不利而渴、腹不满者，及热入膀胱，小便涩痛者，桂苓甘露饮最妙。其或病中遗滑，湿热袭入精窍，小便涩痛者，甘露饮加龟板、石决明、芦根，一面养阴，一面化湿，两不相悖。

至于暑，即湿热合邪，酝酿为害，与前证无异。伏暑及伏暑晚发，较春夏温病来势稍缓，而病实重。初起微寒发热，午后较重，状似疟疾而不分明；继而但热不寒，热甚于夜，天明得汗，身热稍退，而胸腹之热不除，日日如是，往往五七候始解。推此病之由，总缘阴虚之质，夏月汗多伤液，内舍空虚，阳浮于外，暑湿合邪，深踞膜原，夏月伏阴在内，阳邪处于阴所，相安无事，然虽暂无患，必有焦烦、少寐、饮食少纳、面少华色之象，秋来阳气渐敛，邪与正争而病作矣。初起邪在气分，必须分别湿多热多，尤须知此病从阴虚而得，邪热一传阴分，即当以育阴养液托邪为第一义。余前谓阴柔滋腻不可误用者，谓邪在肺经气分，气为邪郁，不能敷布水精，而见烦渴、舌赤诸燥象，自当轻清开化，若用阴柔，则肺气愈遏，金不生水，燥必转甚，邪近心宫。邪闭心宫，亦当轻虚开泄，若用阴柔，则心气愈遏，邪无出路，闭必益甚；邪已传里，即当攻下，若但用阴柔，是扬汤止沸，非釜底抽薪。此皆不当用而用之者也。余岂谓阴柔养液之不可用乎？况伏暑本由阴虚得乎！虽然，亦自有辨伏暑有湿辛淡法，忌用凉药；热多者，舌苔黄滑，或黄腻，脉息细数而遏，口干频饮而不能多，宜用前辛凉淡法。邪在膈膜上下，乃由表传里之渐，舌苔黄腻而浓，胸痞、脘闷、干呕、心烦、口渴，乃湿热与气相搏，虽近乎里，却仍在气分，宜用前辛苦通降法。邪传心包，用宁上丸开法。若传及肝、肾，见有阴虚诸证，即宜加养液，如南北沙参、玄参、细生地、麦冬、鲜石斛、玉竹、龟板、阿胶之类。邪未传里时，寒已退、而热不解者，亦用此法。若邪已传里，而多，或虽多而仍觉不爽，宜于辛苦剂中，加熟大黄、瓜蒌缓通之，或酒煮大黄为丸缓化之，往往服一二钱，大解一次，再服再解，不服不解，如此服五七次，行五七次，而邪始尽。非病者多食之过也，亦非宿滞之多也，乃膜原伏有暑湿，脾胃因散输不力，小肠亦变化机迟，所进谷食，皆化糟粕，不化津液，所以屡解不尽。暑湿本属浊邪，以浊附浊，胶滞缠绵，焉能脱然而解？若初起误用辛散，传里又误用峻下，必致亡阴，变成神昏、痉厥、脱厥不救。其有里邪已尽，热仍不退者，审其舌无多苔，或苔薄而无质地，则一以育阴养液托邪为主，如北沙参、大生地、玉竹、玄参、麦冬、龟板之类。虚甚而神气消索，无热象者，甘凉犹不中的，宜用甘平甘润之剂，如六味地黄汤、复脉汤之类，频进而垫托之，切勿见其不效，中途易法，致令不救。往往上焦之邪，因中无砥柱，内舍空虚，乘虚内陷，得育阴垫托，从中、下焦血分，复还气分，发白㾦而解。白㾦细小，色白有水，多发于胸腹、缺盆、肩颈为阴涸之象。亦有育阴垫托，由里还表，邪从汗解，将欲汗时，脉必浮缓，苔必宣松，汗解后，舌苔有即退者，有迟一二日始退者，必得苔净、脉静、身凉，舌之两旁生薄白新苔，方为邪尽。一切外邪、伏邪，均系如此。

细菌性痢疾

医案一：廖某，男性，42岁。1975年乙卯小暑患细菌性痢疾，急性起病，发热恶寒，口腔温度38.5℃，头痛，恶心呕吐，腹痛腹泻，大便黏液脓血，一日数十次，里急后重，疲倦乏力，食欲减退，口渴饮水，白细胞总数和中性粒细胞增加，粪便镜检见成堆脓细胞，大便培养痢疾杆菌阳性。舌红绛苔黄燥脉滑数。《伤寒论》曰：热利下重者，白头翁汤主之。下利，欲饮水者，以有热故也，白头翁汤主之。湿热疫痢，拟清热燥湿，《伤寒论》白头翁汤合《瘟疫论》芍药汤加减。

白头翁9g	黄连6g	黄柏6g	秦皮9g
地锦草9g	大黄9g	厚朴9g	当归9g
白芍9g	槟榔9g	木香9g	甘草6g

复诊：病程一周，热退身凉，腹痛下利赤白，《素问病机气宜保命集》芍药汤加减。喻嘉言曰：凡治痢不分标本先后，概用苦寒者，医之罪也。以肠胃论，大肠为标，胃为本；以经脉论，手足阳明为标，少阳相火为本。故胃受湿热，水谷从少阳之火化，变为恶浊，而传入于大肠。不治少阳，但治阳明，无益也。以少阳生发之气，传入土中，因而下陷，不先以辛凉举之，径以苦寒夺之，痢无止期矣。

芍药9g	当归6g	黄连6g	槟榔6g
木香6g	大黄9g	柴胡6g	黄芩6g
桂枝6g	炙甘草6g		

医话一：白头翁汤为痢疾第一方。《删补名医方论》：《内经》云暴注下迫者是矣。君以白头翁寒而苦辛，臣以秦皮寒而苦涩。寒能胜热，苦能燥湿，辛以散火之郁，涩以收下重之利也。佐黄连清上焦之火，则渴可止。使黄柏泻下焦之热，则利自除也。治厥阴热利有二，初利用此方，以苦燥之，以辛散之，以涩固之，是谓以寒治热之法；久利则用乌梅丸之酸以收火，佐以苦寒，杂以温补，是谓逆之从之，随所利而行之，调其气使之平也。陈修园《时方歌括》曰：芍药汤原无深义，不过以行血则便脓自愈。调气则后重自除。方中当归、白芍以调血，木香、槟榔以调气，芩连燥湿而清热，甘草调中而和药，又用肉桂之温是反佐法，芩连必有所制之而不偏也。或加大黄之勇是通滞法，实痛必大下之而后已也。余又有加减之法：肉桂色赤入血分，赤痢取之为反佐，而地榆、川芎、槐花之类亦可加入也。干姜辛热入气分，白痢取之为反佐，而苍术、砂仁、茯苓之类亦可加入也。方无深义，罗东逸方论求深而反浅。

医案二：艾某，男性，6岁。1975年乙卯大暑患急性中毒型细菌性痢疾。起病急骤，始则高热，肛温

40.3℃便少许黏液脓血。次日突然意识蒙眬,面色苍白,口唇指甲发绀,上肢湿冷,皮肤呈花纹状,皮肤指压阳性,四肢厥冷,血压 80/64 mmHg,脉搏细数,心率 150 次/min,心音低弱,小便短少,粪便培养痢疾杆菌阳性,舌红苔黄燥脉数,中毒型细菌性痢疾-疫痢热毒证。血常规白细胞 $20×10^9$/L,核左移。喻嘉言曰:凡治痢不审病情虚实,徒执常法,自恃颟门者,医之罪也。实者邪气之实也,虚者正气之虚也。七实三虚,攻邪为先。七虚三实,扶正为本。十分实邪,即为壮火食气,无正可扶,急去其邪,以留其正。十分虚邪,即为奄奄一息,无实可攻,急补其正,听邪自去。故医而不知变通,徒守家传,最为误事。病情危重,急以《医学传灯》仓连人参汤温阳清痢。

党参 5 g	附子 5 g	黄连 5 g	陈仓米 5 g
当归 5 g	白芍 5 g	秦皮 5 g	白头翁 5 g
阿胶 5 g	甘草 3 g		

复诊:2 日后血压 94/68 mmHg,脉压差略有增大,四肢微温。肛温 39.8℃,大便黏液脓血。意识稍清,呼之能应,面色苍白,心率 120 次/min,心音低弱,小便短少,粪便培养痢疾杆菌阳性,舌红苔黄脉细数。拟《金匮要略》白头翁加甘草阿胶汤合《圣济总录·脓血痢》贯众丸加减。喻嘉言曰:凡治痢不分所受湿热多寡,辄投合成丸药误人者,医之罪也。痢由湿热内蕴,不得已用苦寒荡涤,宜煎不宜丸。丸药不能荡涤,且多夹带巴豆、轻粉、定粉、硫黄、瑙砂、甘遂、芫花、大戟、牵牛、乌梅、粟壳之类,即使病去药存,为害且大。况病不能去,毒烈转深,难以复救,可不慎耶!

西洋参 6 g	阿胶 3 g	秦皮 3 g	贯众 6 g
白头翁 6 g	黄连 3 g	黄柏 3 g	胡黄连 3 g
板蓝根 6 g	木香 3 g	槟榔 6 g	炙甘草 3 g

三诊:意识清晰,血压 98/70 mmHg,肛温 38℃,心率 100 次/min,小便黄,大便少量黏液。拟《揣摩有得集》清暑痢疾丸加减。

黄连 3 g	当归 3 g	白芍 6 g	黄芩 3 g
槟榔 6 g	枳壳 3 g	金银花 3 g	地榆 3 g
厚朴 3 g	木香 3 g	熟军 3 g	扁豆 6 g
滑石 3 g	炙甘草 3 g		

医话一:时疫便脓血有燥湿之分。《广瘟疫论·便脓血》:时疫便脓血与便血有燥湿之分。便血属燥热,凉润为主;便脓血属湿热,清热兼分利为主。时疫初起,头痛发热便脓血者,即古所谓疫痢是也。不必治脓血,但解其表,表解则便数自减,决不可早施清里攻下之药,即分利、清凉亦所当慎。盖邪方在表,清里邪则内陷深入,后极难治。且时疫一见便脓血,则烦渴之热势反缓,盖热随利减也。所以苦寒之品不可浪用,惟以仓廪汤为主,详见夹痢条下。时疫传变至半表半里便脓血者,柴葛解肌汤加苓、泽、木通、黄芩。时疫传变入里,烦、渴、谵妄悉具而便脓血者,黄芩汤、葛根芩连汤选用。兼里急后重,腹中拒按者,加槟榔、大黄。时疫屡经攻下而便脓血滑利者,当以养中、调气、养血为主,清热为佐。老人、虚人亦仿此例。王孟英《回春录》治金魁官五色痢,日下数十行,七八日来,口噤不纳,腹痛呻吟,危在旦夕矣。孟英视之曰:暑挟食耳,误服热药矣,攻补皆不可施也,轻清取之可即愈焉。以北沙参、黄连、鲜莲子、栀

子、黄芩、枇杷叶、石斛、扁豆、银花、桔梗、山楂、神曲、滑石为方,覆杯即安。孟英尝曰:莲子最补胃气而镇虚逆,若反胃由于胃虚而气冲不纳者,是皆热邪伤其胃中清和之气,故以黄连苦泄其邪,即仗莲子甘镇其胃。鲜莲子清香不浑,镇胃之功独胜。朱某,患痢于越,表散、荡涤、滋腻等药备尝之矣。势濒于危,始返杭乞孟英诊之,神气昏沉,耳聋脘闷,口干身热,环脐硬痛异常,昼夜下五色者数十行,小溲涩痛,四肢抽搐,时时晕厥。曰:此暑热之邪失于清解,表散荡涤,正气伤残,而邪乃传入厥阴,再以滋腻之品,补而锢之,遂成牢不可拔之势。正虚邪实,危险极矣。与白头翁汤加山栀、黄芩、银花、白芍、楝实、苏蓉、石斛、桑叶、羚羊角、橘叶、牡蛎、鳖甲、鸡内金等药,大剂频灌,一帖而抽厥减半,四帖而抽厥始熄。旬日后,便色始正,溲渐清长,粥食渐进。半月后,脐间之硬始得尽消。改用养阴调理,逾月而康。汪左泉患滞下,日夜数十行,孟英切脉弦滑,黄苔满布。曰:易事耳。重用黄芩、黄连佐以山楂、厚朴,服青麟丸四钱,投匕而痊。高若舟庶母患白痢,不食不溺,哕逆发热,势已危殆。孟英视之曰:暑热未清,得毋补药早投乎?与黄芩、黄连、杏仁、厚朴、橘红、神曲、白芍、滑石、川楝子、银花、海蛇、鸡内金之类,一剂溺行痛减而痢下仍白。其女为屠西园之室,乃云:向服补药,白痢已止,今服凉药,白痢复作,盖病本久寒,凉药不可再用矣。孟英曰:言颇近理,使他医闻之,必改温补。但病机隐伏,测识匪易,前此之止,非邪净而止之止,乃血得补而不行之止。邪气止而不行,是以痛胀欲死。夫强止其痢,遽截其疟,犹之乎新产后妄涩其恶露也。世人但知其恶露之宜通。而不知间有不可妄通者,但知疟、痢之当止,而不知邪未去而强止之,其害较不止为尤甚也。今邪未清涤,而以温补药壅塞其流行之道,以致邪不能出,逆而上冲,哕不能食,此痢症之所畏。吾以通降凉润之剂,搜邪扫浊,惟恐其去之不速,胡反以白痢复作为忧?岂欲留此垢滞于腹中,冀得化脂膏而填空隙,何若是之宝惜而不愿其去耶?幸若舟深信,竟从孟英议,寻愈。

医案三:施某,男性,52岁。1977年丁巳处暑患细菌性痢疾,时作时止,至戊午立春未愈。腹胀隐痛不适,腹泻黏液脓血,里急后重,时轻时重,迁延不愈,疲倦乏力,形体消瘦,食欲下降,贫血无华,失眠多梦,粪便培养痢疾杆菌阳性。舌淡苔白脉细。休息痢者,乃乍作乍止。或因邪气未曾涤尽,遽止而复作者是也。或初愈恣食浓味及妄作劳,皆能致之。慢性迁延型细菌性痢疾之脾虚湿热休息痢,治拟温脾益气扶其正,理气燥湿祛其邪。《太平惠民和剂局方》神效参香散以党参、木香、茯苓、陈皮、肉豆蔻、白扁豆、罂粟壳治脏气虚怯,冷热不调,积在脏腑,作成痢疾,或下鲜血,或如鱼脑,或下瘀血,或下紫黑血,或赤白相杂,或成五色,里急后重,日夜频并,脐腹绞痛,甚不可忍,及噤口、疳蛊、时瘟诸痢,无问新旧,并能治之。《圣济总录》附子丸以附子、乌梅肉、黄连、干姜治洞泄寒中,注下水谷,或痢赤白,食已即出,食物不消。陈修园《医学从众录》三奇散以黄芪、枳壳、防风治痢后下重。《原病式》云:白痢既非寒证,何故服辛热之药亦有愈者?盖辛热之药。能开发肠胃郁结,使气液宣通,流湿润燥,气和而已,此特其一端也。甚有先曾通泄,或因凉药太过,脉微沉细,四肢厥冷,即宜温补升阳益胃理中之属。至云概不可用热药,亦非通变之精妙也。

党参9g	木香9g	茯苓9g	陈皮9g
黄连6g	乌梅9g	附子6g	干姜6g
枳壳6g	防风9g	黄芪9g	芍药9g

肉豆蔻6g　　　　白扁豆9g　　　　炙甘草6g

复诊：一月后复诊，诸症大为之减，再拟乌梅丸加减以固其效。

乌梅9g　　　　黄连6g　　　　蜀椒6g　　　　附子6g

细辛3g　　　　干姜6g　　　　当归9g　　　　桂枝6g

党参9g　　　　黄柏6g　　　　芍药9g　　　　木香9g

防风9g　　　　地榆9g　　　　炙甘草6g

医话一：谈休息痢。休息痢是痢疾时止时发久久不愈，以长期或反复发作的腹部隐痛，里急后重，粪质稀烂或便中带血为临床特点。西医学慢性细菌性痢疾应从休息痢论治。《诸病源候论·痢病诸候》曰：息痢者，胃脘有停饮，因痢积久，或冷气，或热气乘之，气动于饮，则饮动，而肠虚受之，故为痢也。冷热气调，其饮则静，而痢亦休也。肠胃虚弱，易为冷热，其邪气或动或静，故其痢乍发乍止，谓之休息痢也。《圣济总录》治休息痢有阿胶汤：阿胶、黄连、龙骨、艾叶、仓米；治休息气痢久不瘥，肉豆蔻丸：肉豆蔻、诃黎勒、乌梅肉、黄连、白矾；麦蘖丸：大麦蘖、附子、陈曲、桂枝、乌梅肉、人参、茯苓；黄丹散：黄丹、枣肉、枳壳、黄连；瓜蒌散：瓜蒌、白矾、白石英；白茯苓丸：茯苓、黄连、黄柏、羚羊角；缩砂丸：缩砂蜜、肉豆蔻、羊肝；附子丸：附子、鸡子；黄连汤：黄连、龙骨、艾叶、阿胶；玉液丹：白矾、硫黄、硝石；紫金散：定粉、铅丹、大枣、莨菪子、诃黎勒；没石子散：没石子、肉豆蔻、桂心、诃黎勒、厚朴、龙骨、麝香；硫黄丸：硫黄、砒黄、何首乌、白矾；四霜丸：巴豆霜、百草霜、粉霜、砒霜、乳香末；黄芩丸：黄芩、砒霜、乌梅肉、黄柏；缩砂丸：缩砂蜜、附子、干姜、厚朴、陈皮、肉豆蔻；丹粉丸：丹砂、粉霜、腻粉、铅丹、白矾灰、硝石、砒霜；四神丸：当归、乌梅、黄连、龙骨；当归丸：当归、黄连、乌梅；金石散：锻石、铅丹、糯米。其治休息痢除常用黄连、人参、乌梅、当归外，尚用巴豆、硫磺、砒黄、砒霜等剧猛药物，颇值深究。

医话二：论痢疾。细菌性痢疾是志贺菌病引起的肠道传染病。以发热、腹痛腹泻、里急后重、黏液脓血便等为主要临床表现，粪便培养志贺菌属阳性。同时伴有全身毒血症症状，严重者可引发感染性休克或中毒性脑病。常年散发，夏秋多见，抗菌药物治愈率高。《内经》称此为肠澼，《素问·太阴阳明论》曰：食饮不节，起居不时者阴受之。阴受之则入五脏，入五脏则䐜满闭塞，下为飧泄，久为肠澼。《金匮要略方论》称本病为下利：下利脉沉弦者下重；脉大者为未止；脉微弱数者为欲自止，虽发热不死。下利脉数而渴者，今自愈；设不差必清脓血，以有热故也。下利脉反弦，发热身汗者，自愈。《诸病源候论》有赤白痢、血痢、脓血痢等20余种痢候记载。《备急千金要方》称本病为下痢。孙思邈生平三遭热痢，一经冷痢，皆日夜百余行，乃至移床就厕，其困笃如此，但率意自治者，寻手皆愈。可见痢疾治疗经验丰富。尝谓：古今痢方千万首，不可俱载此中，但撮其效者，七八而已。如陟厘丸、乌梅丸、松皮散等，暴痢服之何有不瘥？其温脾汤、健脾丸，久下得之焉能不愈。大凡痢有四种，谓冷、热、疳、蛊，冷则白，热则赤，疳则赤白相杂无复节度多睡眼涩，蛊则纯痢瘀血。热则多益黄连去其干姜，冷则加以热药，疳则以药吹灌下部，蛊毒则以蛊法治之药。既主对相当，痢者复自勉励服饵，焉有不愈者也。凡服止痢药，初服皆剧，愚人不解，即止其药不服，此特不可。但使药与病源的相主对，虽剧但服，不过再三服，渐渐自知。非其主对者慎勿服也。积冷积热及水谷实而下者，以大黄汤下之，强人勿过两剂，皆消息五六日更进一剂。其补涩汤不效者，三两日可进一剂。陟厘丸：水中陟厘、紫石英、汉中木防己、陇西当归、厚朴、黄连、苦酒、豆豉。乌梅丸：乌梅、黄连。松皮散：赤松皮去上苍皮。苦参橘皮丸：苦参、橘皮、黄连、黄柏、鬼臼、蓝青、独活、阿胶、甘草。三黄白头翁汤：黄连、黄芩、黄柏、升麻、石榴皮、艾叶、白头翁、桑寄生、当归、牡蛎、犀角、甘草。龙骨丸：龙骨、龙胆、羚羊角、当归、附子、干姜、黄连、赤石脂、矾石、犀角、甘草、熟艾。又方：龙骨、当归、干姜、熟艾、牛角䚡、附子、黄柏、赤石脂、川芎、阿胶、厚朴、甘草、橘皮、芍药、石榴皮、蜀椒、升麻、黄连、大枣。治血痢方：蒲黄、干地黄、桑耳、甘草、芒硝、茯苓、人参、柏叶、艾叶、阿胶、赤石脂、禹余粮、黄连、生姜。治下杂血方：干蓝、犀角、地榆、蜜。治热毒下黑血方：黄连、龙骨、白术、阿胶、干姜、当归、赤石脂、附子。白头翁汤：白头翁、厚朴、阿胶、黄连、秦皮、附子、黄柏、茯苓、芍药、干姜、当归、赤石脂、甘草、龙骨、大枣、粳米。治下血日夜七八十行方：黄连、黄柏。治大热毒纯血痢不可瘥者方：黄连六两。治下赤连年方：地榆、鼠尾草。又方：秦皮、鼠尾草、蔷薇根。治下痢绞痛肠滑不可瘥方：黄连、阿胶、鼠尾草、当归、干姜。治热痢水谷方：黄连、阿胶、黄柏、乌梅、栀子。茯苓汤：茯苓、黄芩、黄连、黄柏、龙骨、人参、干姜、桂心、当归、芍药、甘草、栀子仁、赤石脂、大枣。上十四味。温脾汤：大黄、人参、甘草、干姜、附子。黄连汤：黄连、黄柏、干姜、石榴皮、阿胶、当归、甘草。女萎丸：女萎、藜芦、乌头、桂心、黄连、云实、代赭。圣汤：鼠尾草、豉、栀子仁、生姜、桃皮。治冷热不调或水或脓或五色血痢方：酸石榴五枚。《备急千金要方》治疗冷痢曰：旧治痢，于贵胜用建脾丸多效。今治积久冷痢，先以温脾汤下讫，后以建脾丸补之，未有不效者。温脾汤：大黄、桂心、附子、干姜、人参。建脾丸：钟乳粉、赤石脂、好曲、大麦蘗、当归、黄连、人参、细辛、龙骨、干姜、茯苓、石斛、桂心、附子、蜀椒。增损建脾丸：钟乳粉、赤石脂、矾石、干姜、苁蓉、桂心、石斛、五味子、泽泻、远志、寄生、柏子仁、人参、白头翁、天雄、当归、石榴皮、牡蛎、龙骨、甘草。驻车丸：黄连、干姜、当归、阿胶。大桃花汤：赤石脂、干姜、当归、龙骨、牡蛎、附子、人参、白术、芍药、甘草。又方：龙骨、厚朴、当归、赤石脂。桃花丸：干姜、赤石脂。仓米汤：仓粳米、薤白、羊脂、香豉。附子汤：附子、石榴皮、阿胶、龙骨、甘草、芍药、干姜、黄连、黄芩、粳米。马蔺子丸：马蔺子、附子、干姜、甘草、神曲、麦蘗、阿胶、黄连、蜀椒。厚朴汤：厚朴、干姜、阿胶、黄连、艾叶、石榴皮。四续丸：云实、龙骨、附子、女萎、白术。椒艾丸：蜀椒、乌梅、熟艾、干姜、赤石脂。下痢丸：大麦蘗、法曲、乌梅、附子、干姜、黄连、黄柏、桂心、蜀椒、吴茱萸。曲蘗丸：大麦蘗、好曲、附子、当归、桂心、蜀椒、吴茱萸、干姜、黄连、乌梅肉。乌梅丸：乌梅肉、黄连、蜀椒、干姜、吴茱萸、桂心、当归。七味散：黄连、龙骨、赤石脂、厚朴、乌梅肉、阿胶、甘草。猪肝丸：猪肝、黄连、乌梅肉、阿胶、胡粉。羊脂煎：羊脂、白蜡、黄连、米醋、蜜、乌梅肉、乱发。治下痢心胸满不快，腹中雷鸣或呕吐方：黄连、橘皮、甘草、龙骨、生姜、半夏、人参、大枣。断痢汤：半夏、生姜、茯苓、甘草、龙骨、附子、人参、黄连、大枣。泻心汤：人参、甘草、黄芩、瓜蒌根、橘皮、黄连、半夏、干姜。《济生方》首用痢疾病名：今之所谓痢疾者，古所谓滞下是也。赵献可《医贯》论痢疾曰：痢者古名滞下是也。当详辨其阴阳寒热虚实而施治，不可偏执一见也。治痢者必用寒以胜热，燥以胜湿，少加辛热佐之，以为发散开通之用，如此无不愈者。大黄之寒其性善走，佐以浓朴之温善行滞气，缓以甘草之甘，饮以汤液，荡涤肠胃，滋润轻快，积行即止。前论皆专主寒治之说，以为痢发于秋，是暑月郁热所致，其理甚著，其议论亦和平。所以致郁热者多因暑热酷烈，过饮冰水，过食生冷，热为寒郁，久而为沉寒积冷者亦有之，不可泥定是热。当辨证切脉，真知其有热积方可用大黄，若系寒积而用大黄，不惟不愈，反增痛极而危矣。大凡下热痢用大黄，下寒痢用巴豆，有是病则服是药，详按古人之成法,不容毫发差谬。《内经》通因通用原有两条,有酒蒸大黄,有蜡丸巴豆,分析甚明,不可不考也。又谓温热之药用于下痢清白者犹可,则纯红血痢者必不可用温热矣。然王海藏有云,暑月血痢不用黄连,阴在内也。《本草衍义》云,一男子暑月患血痢,医以凉药逆治,专用黄连、木香、阿胶,此病始感便治则可,病久肠虚理不可服。逾旬几至委顿,理当别治。海藏云,杨师三朝大醉,至醒发大渴,饮冷水三巨杯,次日又饮茶三碗,后病便鲜血,四次约一盆。先以吴茱萸丸,翌日又以平胃五苓各半散,二大服血止。复白痢,又以感应丸,四服白痢乃止,其安如故。或问曰:何为不用黄连之类以解毒,而所用者温热之剂乎?予曰:若用寒凉,其疾大变难疗。寒毒内伤复用寒凉,非其治也。况血为寒所凝,浸入大肠间而便下,得温乃行,所以用热药其血自止。胃既得温,其血不凝而自行,各守其乡矣。举此为例,可见不可偏执用寒之说。倘有遇血痢者,不可偏见以为热也。大抵后重者宜下,腹痛者宜和,身重者宜除湿,脉弦者去风,脓血稠黏者以重药竭之,身冷自汗者以毒药温之,风邪内缩者宜汗之,滑泄不及拈衣者止涩之。鹜溏为利,宜温之而已,必当求其所因,辨其阴阳而治之,斯得之矣。世人一见滞下,不分寒热阴阳虚实,便以大黄汤荡涤之,是重剂也,其次以黄芩芍药汤和之,是轻剂也。香连丸是常药也,当归芍药和其血,槟榔枳壳调其气,见有血色者红花、生地、地榆以凉其血;黄连、黄柏以清其火;朝夕更医出入增减,不过如此。已濒于危,犹曰血色依然,腹痛未减,谁敢温补。死而无悔,伤哉伤哉。凡腹痛后重,小便短少,口渴喜冷冻饮料,大肠口燥辣,是为挟热下痢,前法固宜;若腹痛口不渴,喜热饮,小便清长,身不热,腹喜热手熨者,是为挟寒下痢,须理中姜桂温之。至于初起受病,原系热痢,迁延日久,各证不减,或反加重,理当别治。竟作虚看,须用补中益气一升一补倍加参芪温补。如小腹重坠,切痛奔豚,此兼属少阴症,急加吴萸、肉桂、破故纸、肉果,甚则加附子。如有纯血者加炒黑干姜,虚回而利自止,若必待血清利止而后补,亦晚矣。世间似痢非痢者多。东垣云:饮食有伤,起居不时,损其胃气,则上升清华之气反从下降,是为飧泄,久则太阴传少阴而为肠澼。里急后重,脓血交错,数至圊而不能即便者,专用补中益气汤为主使升降之道行,其痢不治而自消矣。余法东垣,凡有热者加姜炒黄连,有寒者加姜桂,兼小腹痛者用建中汤。又有一等阴虚似痢者即五泄中大瘕泄者是也。《经》曰:里急后重数至圊而不能便,必茎中痛。褚氏云:阴已耗而复竭之,则大小便牵痛,愈痛则愈便,愈便则愈痛,其证红白相杂,里急后重,悉似痢疾,必小便短涩而痛,或不通而痛,或欲小便而大便先脱,或欲大便而小便自遗,两便牵引而痛,此肾虚之危证,急以八味地黄加补骨脂、肉豆蔻、阿胶,兼理中汤加升麻桂附相继间服,庶可挽回。世以痢药致毙者不可枚举,其详见先天要论泄泻条内。有一等积滞已少,但虚坐努责,此为下多亡血,倍用当归为主,生血药为佐,血生自安,此是血虚阴证。后重有二:邪气坠下者圊后不减,虚努不收者圊后随减,此可以辨虚实。有一等噤口痢者,汤药入口随出,在下缠住急迫,多因热毒炽盛,逆冲胃口,胃气伏而不宣,急用黄连以吴茱萸炒过,拣去茱萸,共人参等分,加糯米一撮,浓煎一盏,细口一匙一匙润下,但得二三匙咽下,便不复吐矣。如吐再服。有一等寒气逆上者,用温补之药调之,其病易治。有一等休息痢者,经年累月愈而复发,此系寒积在大肠底,诸药所不到,独巴豆一味研炒,蜡丸如龙眼大,空腹服之,再不复发。此亦通因通用之法也。不肖体素丰,多火善渴,虽盛寒,床头必置茗碗,或一夕尽数瓯,又时苦喘急,质之先生,为言此属郁火证,常令服茱连丸,无恙也。丁巳之夏避暑檀州酷甚,朝夕坐冰盘间,或饮冷香薷汤,自负清暑良剂,孟秋痢大作,初三昼夜下百许,次红白相杂,绝无渣滓,腹胀闷,绞痛不可言。或谓宜下以大黄,先生弗顾也,竟用参术姜桂渐愈。犹白积不止,服感应丸而痊,后少尝蟹螯,复泻下委顿,仍服八味汤及补剂中重加姜桂而愈。夫一身历一岁间耳,黄连苦茗,曩不辍口,而今病以纯热瘥,向非先生或投大黄凉药下之,不知竟作何状。又病室孕时喘逆不眠,用逍遥散立安,又患便血不止服补中黑姜立断,不再剂。种种奇妙未易殚述。噫!先生隔垣见人,何必饮上池水哉。闻之善赠人者以言,其永矢勿谖者,亦以言不肖俗儒未足为先生重,窃以识明德云尔。

一孕妇疟痢齐发,医治两月余,疟止而痢愈甚,又加腹痛饮食少进,延余视之。余曰:虚寒也,以补中益气加姜桂,一服痢止太半,再一服而反加疟病大作。主人惊恐,余曰:此吉兆也,向者疟之止,乃阴盛之极,阳不敢与之争,今服补阳之剂,阳气有权敢与阴战,再能助阳之力,阴自退听,方中加附子五分疟痢齐愈。大服补剂越三月产一子,产后甚健。

大黄汤:大黄一两锉碎,好酒二大盏浸半日,煎至一盏半去渣分作二服,痢止勿服。

芍药汤:芍药、当归、黄连、黄芩、肉桂、大黄、甘草、槟榔、木香。

香连丸:黄连、木香。

感应丸:南木香、肉豆蔻、丁香、干姜、百草霜、巴豆、杏仁。

万全护命方:麻黄、官桂、川芎、白术、藁本、独活、桔梗、防风、芍药、白芷、丹皮、甘草、细辛、牵牛。

清代有痢疾专著,如《痢疾论》《痢证论》等。《素问病机气宜保命集·泻痢论》:后重则宜下,腹痛则宜和,身重则除湿,脉弦则去风。血脓稠黏,以重药竭之。《证治要诀·痢》:痢疾古名滞下,以气滞成积,积之成痢。治法当以顺气为先,须当开胃,故无饱死痢病也。《丹溪心法·痢》:下痢不治之证,下如鱼脑者半死半生,下如尘腐色者死,下纯血者死,下如屋漏水者死,下如竹筒注者不治。《济生方·痢疾》:余每遇此证,必先荡涤肠胃,次正其根本,然后辨其风冷暑湿而为治法。故伤热而赤者清之,伤冷而白者温之,伤风而纯下清血者祛逐之,伤食而下如豆羹者分利之。又如冷热交并者,则温凉以调之。伤损而成久毒痢者,则化毒以保卫之。《寿世保元·痢疾》:凡痢初患,元气未虚,必须下之,下后未愈,随症调之。痢稍久者,不可下,胃气败也。痢多属热,亦有虚与寒者,虚者宜补,寒者宜温。年老及虚弱人,不宜下,大便了而不了者,血虚也,数至圊而不便者,气虚也。《类证治裁·痢疾》:痢多发于秋,即《内经》之肠澼也,症由胃腑湿蒸热壅,致气血凝结,挟糟粕积滞,进入大小肠,顷刻脂液,化脓血下注,或痢白、痢红、痢瘀紫、痢五色,腹痛呕吐,口干,溺涩,里急后重,气陷肛坠,因其闭滞不利,故亦名滞下也。先师祖章来峰《河间医话》曰:吴又可芍药汤治战汗后复下后,越二三日,反腹痛不止者,欲作滞下也,无论已见积未见积,宜此汤。槟榔钱半、厚朴一钱、当归一钱、白芍钱半、炙甘草六分,此方槟榔、厚朴苦温以行水湿之邪,且能宽中下气;归、芍行血分能通络;甘草以协和诸药之性,滞行而下利瘥,络通而痛已。余每借治腹痛大便不爽,一日二三次欲作痢状,投之极效。若苔浊,神曲、山楂、青皮、陈皮均可择用。若苔黄口渴者,芩连亦可加入。痢疾末期能食者,合香连丸为佳。癸酉初,陈福云令郎患痢,延诊。观冠年形减肥热无汗,脉细数口渴,苔浊,舌边深红,下痢赤白,粒米不入,旬余不解,是乃湿热下痢。王氏责嘉言逆流挽舟之妄,盖即指此而言也。乃余丹溪参连散,方用西潞参三钱,新莲子十枚,水连一钱加鲜藕汁一杯,当晚能进粥得微汗。次日复诊,与旋覆、代赭、沙参、新莲子、扁豆、贝母、花粉、白头翁、水连、川柏、陈皮、吴萸、楝实、滑石、通草、荸荠、杷叶、竹茹、藕肉等二剂,汗大出,身热解,口不渴,惟下痢腹痛未已,唇红舌尖花点,此乃蚘动于中之一微也。与乌梅、水连、均姜、桂枝、归尾、白芍、楝实、川椒、西潞、陈皮、木通、花粉、吴萸,以治厥阴阳明,后用四逆散加薤白,再与吴又可芍药汤,合香连丸而愈。《河间医话》有虚谷蒌仁辨,兹录如次:余生平治痢,常十得其九,于斯疾也,虽不敢言精心独诣,亦求其寡过而已。读虚谷蒌仁辨,于予心若有契然,因为节录其文,欲以挽救时弊。文曰:按瓜蒌本名栝蒌,甘凉润滑之品也,润肺止咳嗽,消痰火郁结,皆取其凉润之功。因其甘凉滋润,故又能生津止渴,是但宜于燥火二气之病,若寒若湿,断非所宜。本草言能荡涤胸中痰腻,亦是火燥二气郁蒸滓液所成之痰,非湿蕴之痰,此不可不辨也。且古方皆用瓜蒌实,未有用仁者,为因其仁多油。本草言熬取可以点灯,则油重可知。油既重,则不但不能涤荡,而反滋其痰腻矣。后世有将其油去净,名蒌霜,用治阴虚肠燥痰火之病,亦罕见有用仁者。今医治温暑温热痢疾等证,多用蒌仁,未知始自何人,相习成风,未有知其害者,余窃怪之。推求其故,实由汪认苍本草备要误将蒌实作仁。竟不考古方所用是实非仁,又有本草从新。其自序云:即取备要而重订之,故亦以实作仁,因讹承讹。此二书为当世所盛行,读者遵信勿辨,遂相率效用也。夫湿热之邪,黏滞难化,必须芳香苦辛,开泄疏通,而后阳气得伸,邪始解散。大江以南多湿,故温暑等证,挟湿者十居八九,舌苔虽黄而必滑,此湿邪之明徵也。湿邪壅遏三焦,气化不宣,多致二便不利,但用芳香开泄,三焦气行,其便自通。或见大便不解,不知开泄,而用蒌仁,欲其渭肠,岂知蒌仁甘凉油润,凉不足以去热,而油润助湿,甘更壅气,故不自皂退病,反凝其胃。或遇脾气虚滑之人,便难得解,而湿热因之内陷,为其自邑滑肠,不能开泄湿热,遂致清阳不振,上则胃闭不食,下则滑利不休,变证多端,或至昏沉不省人事,余盖屡见之矣。此皆由本草备要之误,而不考究古方之故也。至于痢疾,由内伤饮食,外受六淫,其因不一,必当随证审查。若用蒌仁,无祛邪之能,有败胃之害。其有夏秋暑湿邪重,壅闭胃口,绝不思食,名禁口痢者,最为危候。倘用蒌仁,更取其胃,害尤甚焉。或曰,古云概不用。苔曰,此正不审气味宜否,徒执死书,莫知其害也。痢疾之所以结滞者,由邪气与食积凝聚故也。所以凝聚不行者,由脾气不能运化故也。要知邪节在腑,其伤在脏,邪结为实,正伤为虚,腑实脏虚,故为重病。《经》言,脏者藏精气而不泻;腑者传化物而不藏。故脏应实,实则气旺,能运化周流也;腑应虚,虚则通畅无积滞之患。今虚者反实,实者反虚,气化乖违,阴阳否塞,岂不殆哉。盖肾司开阖,二便者,肾之门户也。肾伤而开阖失度,则便下不禁矣。脾主运化,为胃行其津液者也。脾伤而转运不前,则津液下溜,而积垢停滞,故虽便下不禁,而又涩滞不畅,所以古名痢疾为滞下也。初起时,轻者开泄外邪以化积,重者兼用大黄以破滞。使腑气宣通,则脏气亦苏。或邪重而脏气本弱,难施攻夺;或日久而元气已伤,邪积仍结;如此者,若不于清理之中,兼挟脾胃,助其运化,则积滞岂能流行。邪结日深,元气日削,无不危矣。倘不知此,如用蒌仁,油润气味,胃先受伤,虽能滑肠,不能化积。肠滑则便下反多,脂液日耗,脾肾愈困,更无运化之力,则邪滞胶固愈深,岂非反增其病乎。余尝见有久痢濒死者,便下日犹数十遍,腹痛不止。检其所服方,无不重用蒌仁。可见其脏气已败,而邪积依然在腑也。嗟乎,要知腑气流通,全借脏气鼓运。或不明腑实脏虚之理,虚实寒热之殊,而以蒌仁为君,佐以香连槟枳为治痢通套之法,窃恐其害有难言尽者。或曰,邪积重者,既可用大黄,则虚人不任攻夺者,用蒌仁代之,似较稳当。是故医或未用,而病家多有要用者,所以相习成风。今子创新说,不虞不协于众乎。答曰,世俗正坐此病,欲图稳当,反受其害。殊不思蒌仁气味与大黄天渊不同,岂可相代。大黄气香能解秽开胃,性寒能清邪热,味苦化燥而能祛湿,其力峻猛,直下肠胃，能破积滞。是故，虚人挟积不妨少用大黄以退病。昔人有与参术姜附并用者，正是虚人治法也。岂可代以蒌仁，反败其胃乎。所以痢疾门中，古方多有用大黄，绝无用蒌仁者。奈何不审气味，不知古方，积习相沿，牢不可破，良可叹也。总而言之，蒌仁气味大不宜于脾胃，温暑等证，固不当用，而痢疾乃脾胃俱困，用之其害更大。余故聊述其弊，非以追咎已往。窃欲补救将来，知我罪我，亦所不计也。本文议论精确，非惟陈理特详，且切中时弊，但文多重复，故节录其要者。即此而可推及其余，如大麻仁、柏子仁、李仁肉等品，同此一例。近今西药如蓖麻子油，油质更重，偏患痢疾之辈多喜其润而反致增病。

流行性脑脊髓膜炎

　　医案一：匡某，男性，14岁。1975年乙卯春分患流行性脑脊髓膜炎，发热咽痛2日，咳嗽少痰，唇周单纯疱疹。继则畏寒高热，口腔温度39.7℃，头痛剧烈，呕吐频繁，全身乏力，肌肉酸痛，食欲不振神志淡漠，烦躁不安，皮肤黏膜瘀点瘀斑且迅速扩大，白细胞总数$15×10^9/L$，中性粒细胞在84%，脑脊液浑浊似米汤样压力升高，细胞数$1×10^9/L$，以中性粒细胞为主，蛋白增高，糖含量低于300 mg/L。皮肤瘀点涂片染色镜检脑膜炎双球菌阳性。流行性脑脊髓膜炎是脑膜炎双球菌引起的化脓性脑膜炎。以发热、头痛、呕吐、皮肤瘀点及颈项强直等脑膜刺激征等为主要临床表现，脑脊液呈化脓性改变。多发于冬春季节，2~4月达到高峰，故中医称之为春温。患儿流行性脑脊髓膜炎败血症期，风温气营两燔，舌红苔黄脉数，温毒斑疹证。《温病条辨》曰：太阴温病不可发汗，发汗而汗不出者必发斑疹，汗出过多者必神昏谵语。发斑者化斑汤主之，发疹者银翘散去豆豉，加细生地、牡丹皮、大青叶，倍玄参主之。禁升麻、柴胡、当归、防风、羌活、白芷、葛根、三春柳。温病忌汗者，病由口鼻而入，邪不在足太阳之表，故不得伤太阳经也。时医不知而误发之，若其人热甚血燥，不能蒸汗，温邪郁于肌表血分，故必发斑疹也。若其表疏，一发而汗出不止，汗为心液，误汗亡阳，心阳伤而神明乱，中无所主，故神昏。心液伤而心血虚，心以阴为体，心阴不能济阳，则心阳独亢，心主言，故谵语不休也。且手经逆传，世罕知之，手太阴病不解，本有必传手厥阴心包之理，况又伤其气血乎！今疹斑俱见，治准其法，化斑汤合银翘散加减。

石膏9g	知母9g	玄参9g	犀角3g
生地9g	赤芍6g	牡丹皮9g	连翘9g
金银花9g	牛蒡子9g	桔梗6g	竹叶6g
薄荷6g	粳米9g	生甘草6g	大青叶15g

安宫牛黄丸1粒化服。

　　复诊：脑膜炎期败血症期，患者于24 h左右出现脑膜刺激征，颈后疼痛，颈项强直，角弓反张，克尼格征及布鲁辛斯基征阳性。高热寒战，剧烈头痛，喷射性呕吐，皮肤瘀斑，烦躁不安。鼻咽拭子培养脑膜炎球菌阳性，脑膜炎球菌培养阳性。舌质红绛，舌苔黄腻，脉象弦数。吴鞠通曰：温热之邪，春夏气也。不恶风寒则不兼寒风可知，此非辛凉秋金之气不足以解之。桂枝辛温以之治温，是以火济火也，故改从《内经》风淫于内治以辛凉，佐以苦甘法。流行性脑脊髓膜炎脑膜脑炎期，温毒神闭，清瘟醒脑，拟《万病回春》千金散加减。犀角、麝香、全蝎、僵蚕、黄连、天麻、胆南星、甘草、雄黄、黄芩、牛黄，每日安宫牛黄丸1粒研末灌服。《万病回春》千金散《中国药典》名之牛黄千金散，方剂组成相同，口服。一次0.6~

0.9 g，一日 2～3 次。《医效秘传》神犀丹加减。

犀角 1 g	黄芩 3 g	生地 6 g	黄连 3 g
金银花 6 g	连翘 6 g	玄参 9 g	板蓝根 9 g
紫草 9 g	钩藤 6 g	石菖蒲 6 g	天花粉 9 g

医话一：论伏气温病。伏气者言病原蛰伏体内经时发为温病，犹如传染病潜伏期。潜伏期有长有短，短者数天，长着数年。吴又可发明邪伏募原之说，《温疫论·行邪伏邪之别》尝谓温疫之邪伏于膜原，如鸟栖巢，如兽藏穴，营卫所不关，药石所不及。至其发也，邪毒渐张，内侵于腑，外淫于经，营卫受伤，诸证渐显，然后可得而治之。方其浸淫之际，邪毒尚在膜原，此时但可疏利，使伏邪易出。邪毒既离膜原，乃观其变，或出表，或入里，然后可导邪而去，邪尽方愈。所以疫邪方张之际，势不可遏，但使邪毒速离膜原便是，治法全在后段工夫，识得表里虚实，更详轻重缓急，投剂不致差谬，如是可以万举万全，即使感受之最重者，按法治之，必无殒命之理。此处邪伏募原意指病灶，与伏气温病本意不同。春温属伏气温病，冬受寒邪伏至春季而发。诊查要点：① 春季或冬春之交或春夏之交发病；② 初起即见气分或营分证候；③ 易动风耗血；④ 易痉厥神昏。《时病论》认为春温亦有新感外寒触动伏气而发。雷少逸曰：冬伤于寒春必病温是训人有伏气之为病也。夫冬伤于寒，甚者即病，则为伤寒，微者不即病，其气伏藏于肌肤，或伏藏于少阴，至春阳气开泄，忽因外邪乘之，触动伏气乃发，又不因外邪而触发者，偶亦有之。其藏肌肤者，都是冬令劳苦动作汗出之人；其藏少阴者，都是冬不藏精肾脏内亏之辈。此即古人所谓最虚之处，便是容邪之处。春温者由于冬受微寒，至春感寒而触发。风温者，亦由冬受微寒，至春感风而触发。温病者，亦由冬受微寒，寒酿为热，至来春阳气弛张之候，不因风寒触动，伏气自内而发。温毒者，由于冬受乖戾之气，至春夏之交，更感温热，伏毒自内而发。晚发者，又由冬受微寒，当时未发，发于清明之后，较诸温病晚发一节也。此五者，皆由冬伤于寒，伏而不发，发于来春而成诸温病者，当辨别而分治之。春温之病，因于冬受微寒，伏于肌肤而不即发，或因冬不藏精，伏于少阴而不即发，皆待来春加感外寒，触动伏气乃发焉。倘或舌苔化燥，或黄或焦，是温热已抵于胃，即用凉解里热法；如舌绛齿燥，谵语神昏，是温热深踞阳明营分，即宜清热解毒法，以保其津液也；如有手足瘈疭，脉来弦数，是为热极生风，即宜却热息风法；如或昏聩不知人，不语如尸厥，此邪窜入心包，即宜祛热宣窍法。春温变幻，不一而足，务在临机应变可也。

喻嘉言《尚论后篇·尚论春三月温证大意》曰：春温一证，漫无成法可师。而况触冒寒邪之病少，感发温气之病多，寒病之伤人什之三，温病之伤人什之七，古今缺典，莫此为大。冬伤于寒，春必病温，此一大例也；冬不藏精，春必病温，此一大例也；既冬伤于寒，又冬不藏精，至春月同时病发，此一大例也。举此三例，以论温证而详其治。所以病温之人，有发表三五次，而外证不除者，攻里三五次，而内证不除者，源远流长，少减复剧。以为在表也又似在里，以为在里也又似在表，用温热则阴立亡，用寒凉则阳随绝。以故病温之人，邪退而阴气犹存一线者方可得生。然多骨瘦皮干，津枯肉烁，经年善调始复未病之体。吴鞠通《温病条辨》无春温专论。柳宝诒据冬伤于寒，春生瘅热；冬伤于寒，春必病温；藏于精者，春不病温等经旨发明伏气温病。冬令受寒随时而发者为伤寒，郁久而发者为温病。有随时感受之温邪，如叶香岩、吴鞠通所论是也；有伏气内发之温邪，即《内经》所论者是也。是则冬伤于寒，正春月病温之由；而冬不藏精，又冬时受寒之由也。《温热逢源》卷下有论伏气发温与暴感风温病原不同治法各异、论伏邪外发须辨六经形证、论温病初发脉象舌苔本无一定、伏温从少阴初发证治、伏温由少阴外达三阳证治、伏温热结胃腑证治、伏温上灼肺金发喘逆咯血咳脓证治、伏温内燔营血发吐衄便红等证治、伏温外窜血络发斑疹喉痧等证治、伏温化热郁于少阴不达于阳、伏温化热内陷手足厥阴发痉厥昏蒙等证、伏温挟湿内陷太阴发黄胆肿胀泄利等证、伏温阴阳淆乱见证错杂、伏温外挟风寒暑湿各新邪为病、伏温兼挟气郁痰饮食积瘀血以及胎产经带诸宿病，议论精到，说理透彻。宝诒曰：若夫温病，乃冬时寒邪，伏于少阴。迨春夏阳气内动，伏邪化而为热，由少阴而外出。如邪出太阳，亦见太阳经证，其头项强痛等象，亦与伤寒同。但伤寒里无郁热，故恶寒不渴，溲清无内热。温邪则标见于外，而热郁于内，虽外有表证，而里热先盛；口渴溲黄、尺肤热、骨节疼，种种内热之象，皆非伤寒所有。其见阳明、少阳，见证亦然。初起治法，即以清泄里热，导邪外达为主。与伤寒用药，一温一凉，却为对待。盖感寒随时即发，则为伤寒，其病由表而渐传入里，寒邪郁久，化热而发，则为温病，其病由里而郁蒸外达。伤寒初起，决无里热见证。温邪初起，无不见里热之证。此伤寒、温病分证用药之大关键。临证时能从此推想，自然头头是道矣。伏气由内而发，治之者以清泄里热为主；其见证至繁且杂，须兼视六经形证，乃可随机立法。暴感风温，其邪专在于肺，以辛凉清散为主；热重者，兼用甘寒清化。其病与伏温病之表里出入，路径各殊；其治法之轻重深浅，亦属迥异。近人专宗叶氏，将伏气发温之病，置而不讲。每遇温邪，无论暴感伏气，概用叶氏辛凉轻浅之法，银翘、桑菊，随手立方；医家病家，取其简便，无不乐从。设有以伏气之说进者，彼且视为异说，茫然不知伏气为何病。嗟乎！伏温是外感中常有之病，南方尤多，非怪证也。其病载在《内经》《难经》《伤寒论》诸书，非异说也。临证者，竟至茫然莫辨，门径全无，医事尚堪问哉！

陆懋修反对伏气温病之说。《世补斋医书》抨击叶天士《临证指南医案》治伏气温病甚力。席姓，脉左数右缓弱（此为温热病脉）（蔡定芳按：括号内为陆懋修批语，下同）阳根未固（温热与阳根无涉），阴液渐涸（阳邪之甚），舌赤微渴（亦阳邪也），喘促、自利、溲数（三焦大热），晡刻自热、神烦、呓语（日晡许阳明旺时也，初诊只有晡刻神烦）。夫温邪久伏少阴（此沿喻氏之说，其误即始于此），古人立法全以育阴祛热（古人治温决不育阴），但今见证，阴分固有伏邪（阳伏予胃，病在阳分），真阳亦不肯收纳（乃阳邪之充斥，非真阳之不纳）。议仿河间浊药轻投（河间从无此法），不为上焦热阻（独此未用一药），下焦根柢自立（与下焦根柢无关），冀其烦躁热蒸渐缓（不去其热、热何由缓）。熟地炭、茯苓、淡苁蓉、远志、川断、五味（方谬）。姜春华按：读者诸君，看病证何等严重，而用药不着边际如此。陆批方谬，的确极谬，其错误于温邪久伏少阴之说。前人说冬不藏精春必病温。冬日感受之邪伏藏于肾，以致水亏，因此责之于肾。以补肾为治法。读者试一想，如此急性传染病，不用清热解毒，反用温补，宁非至谬。又喻氏邪伏于肾，用药偏于温，叶氏取喻氏之肾，药偏于滋，看起来较喻氏为进步，但仍是五十步与百步之间。二诊：晚诊，阴中伏邪（阳伏于胃），晡时而升（的是阳明），目赤羞明（睛不和也），舌绛而渴（渴为温病），与育阴清邪法（以阳邪而育阴，阴愈育阳邪愈固，而云法乎）。生地炭（生地之所贵在滋膏，而炒为炭则无用，亦断无先熟后生之理）、玄参心、川斛、炒麦冬（麦冬无炒用者）、犀角、石菖蒲（二味并开心窍，送邪入心）。姜春华按：病情加重，于是用犀角、石菖蒲尚无大误，惟其余诸药均不得力。三诊：左数右㳹（此时脉尚未变），舌干苔白，小溲淋沥（腻涩之效），吸气喘促（呼气促是脱，吸气促乃是闭），烦汗（乃是阳明）。乃肾阴不承

(非也),心神热灼蒙闭(一去胃热,蒙闭即开),议以三才汤滋水制热(岂阴虚而火炎耶? 此时之邪热,非滋水所能制),用三才加茯神、黄柏、金箔(邪必益锢),晚进周少川牛黄清火丸一服(助犀角送邪入心)。

按:陆氏反对犀角,亦是偏见,说助邪入心,非也。叶氏开手便错,不得不错到底。四诊:昨黄昏后诊脉,较之早上左手数疾顿减(脉象陡变),惟尺中垂而仍动(阳邪内陷矣),呓语不已,若有妄见(胃热蒸心益甚矣)。因思肾热乘心(胃热而非肾热),膻中微闭,神明为蒙,自属昏乱(全不识阳明病),随进周少川牛黄丸(领邪入心)一服,俾迷漫无质之热(热本无所谓质),暂可泄降(并未一用泄降之药)。服后颇安(并不能烦躁矣),辰刻诊脉濡小(脉又变矣),形质大衰(生熟地炭既立根柢,何至形质大衰),舌边色淡,下利稀水(邪下陷矣),夫救阴是要旨(撤热是要旨),读仲景少阴下利篇(太阴、阳明亦有下利),上下交征(此句如何接得上),关闸尽撤,必以堵塞阳明为治(昨日犀角,昨晚牛黄,尽开诸窍,一变而为堵塞,况阳明无堵塞之理)。以阳明司阁(阳明之阁不如是讲),有开无阖,下焦之阴仍从走泄矣(生熟地炭之功何往)议用桃花汤。人参、赤石脂、干姜、粳米(此方补涩而温,适与清泄苦降相反)。五诊:晚服前方加茯苓等(此时病已垂危,药之出入,必不在一味茯苓),说明其技穷矣。又两六诊:脉左沉数,右小数(堵塞后脉又变矣),暮热微汗时烦,辰刻神清(只有辰刻神清矣),虚邪仍留阴分(实邪仍留阳分),议用清补(当用寒泻)。人参、茯苓、川斛、炙草、黑穞豆衣(何用)、糯稻根须(何用)。七诊:金匮麦门冬汤(全与温病无涉)。姜春华按:前后面方,一涩、一滋、一温补、一清润,何以相反如此,不能用药随证转解释,可见手忙脚乱。

陆懋修又曰:温热门再有张姓一案。初仅形象畏冷,用复脉汤去参桂加甘蔗汁,及三诊阴液尽涸,阴气欲绝。复脉汤有麦、地,何以阴涸阴绝? 再有顾姓一案。初尚能饮酒纳谷,用犀角、生地,再诊目瞑舌缩,神昏如醉。心开窍于舌,犀角送邪入心,故舌缩。再有陈姓一案。初不过夜烦无寐,不嗜汤饮,亦用犀角、生地,及三诊阳升风动,用生地阳当不升,用犀角风当不动,何又升动若此? 凡此所用药后,种种变相,皆《指南》所自言。何以用其法者皆不一问其药之取效,固有如是者乎?《指南•温热门》共四十余案,其于席姓复诊者七。初诊左数右缓弱,为温热病应有之脉。邪在阳明,是为时气,非阴虚火炎骨蒸劳热之病,亦非上盛下虚阳光飞越之病,与阳根未固真阳不肯收纳有何干涉? 乃必曰久伏少阴而欲育阴以立根柢,此在劳怯病中尚为下乘,岂可以之论温热时邪哉? 及复诊者,再而吸气喘促,心神蒙闭,非熟地、生地炭腻膈留邪,犀角、石菖蒲送邪入内之效耶? 再与天冬、地黄、人参之三才,加以牛黄,协犀角之力,脉之数疾顿减,一变而为濡小。或并外热之不见,病于是乎内陷矣。牛黄之服后颇安者,并烦躁之不能也。所以形质大衰而即下利稀水,温病不撤,阳邪种种变相已露。尚曰救阴是要旨,而一任其阳邪之伤阴,以致关闸尽撤、有开无合,即用桃花汤以堵塞之。此在痢疾门中,尚是末传之治。而始之仅为晡刻神烦者,至此而仅有辰刻神清矣。其人之终日昏沉,内风扇动,粒米不进,举室惊惶,已可想见。六诊、七诊,只剩得稻根、穞豆,敷衍成方,而终之以一服麦门冬。嗟乎! 此病之初,人迎数盛,气口濡弱,伤寒成温之的候也。此时一用仲景之葛根芩连汤,辛凉解散,病即外达,一汗而解。热退身凉,神清脉静矣。即不然,而须专清里,则仲景之白虎汤、栀子豉汤,辛寒泄热。里气一清,外邪自解,亦无不热退身凉,神清脉静矣。余为治三十年,凡遇温热病,无人不如此,无时不如此,无地不如此,无不于十日内贻之以安,惟尚未能起床出门,往往受人促迫耳。今观此案,初诊之议邈若山河。及四诊,而一路之病随药变者,败坏至此,事已不可为矣。独有下利一证,或尚是热结旁流,为挟热之利。非燥屎即胶闭,若一投仲景之大、小承气,尚能起死回生。乃华玉堂从未梦见,反谓见闻甚广,不肯胶柱鼓瑟,辄投石脂、干姜,温之、涩之,病到如此不堪地步,一味人参,聊以塞责。此外则稆豆之衣也、糯稻根之须也。一筹莫展,剩有麦门冬一方。如不欲战于此,而云此病尚有活理,谁其信之? 温热治法,从此失传。可恨哉。今之抱一册为市医捷径者,名曰叶派。余初不解温病之十有九治者,何至于百无一生? 及观此案之始终本末,而知编此一册者,正利其日后必然之状。已预定于始初立案之时以为先见之明,言无不中。而病家即以其言无不中。果服其先见之明,孰能知其人之本非此病,而移病凑药,使之病随药变耶。此所以人愈死而名愈高也。姜春华先生大声疾呼:时代要求我们要握机于先,截断病势。

猩 红 热

医案一：裴某，男性，10岁，1977年丁巳春分初诊。1日前突发畏寒发热，肛门温度39℃。头痛，咽喉肿痛；食欲减退，全身不适。次日从耳后、颈部和上胸部开始出现皮疹，1日内就可以蔓延至全身，皮疹为全身皮肤充血发红的基础上，散布着针尖大小的、密集而且均匀的、点状的充血性的红色的皮疹。患儿同班级中近期有6名同学类似病史。舌红苔黄脉数。血检白细胞$16 \times 10^9/L$，嗜中性粒细胞占89%。咽拭子检出A组β型溶血性链球菌。猩红热-烂喉痧，治属温毒喉痹，拟《温热经解》银翘败毒汤加减解毒清喉。

金银花9 g	连翘6 g	僵蚕6 g	牛蒡子6 g
蝉蜕3 g	马勃3 g	石膏9 g	板蓝根9 g
葛根6 g	姜黄3 g	大黄6 g	六神丸10粒

复诊：药后热退，咽峡炎未缓解，咽痛明显，吞咽困难，舌脉同前。《雷允上诵芬堂方》六神丸处方由珍珠粉、犀牛黄、麝香各4.5 g，雄黄、蟾酥、冰片各3 g，各研细末，用酒化蟾酥与前药末调匀为丸如芥子大，百草霜为衣。每服5~10丸，每日2~3次，功能清热解毒，消炎止痛。治咽喉肿痛或溃疡，白喉，扁桃体炎，口疮，痈疽，疔疮。《青囊秘传》烂喉痧散由熟石膏、人中黄、煅月石、煅儿茶、薄荷、朱砂、冰片各二分，麝香、濂珠、琥珀、牛黄各五厘组成，共研细末吹口。

金银花9 g	连翘6 g	牛蒡子6 g	僵蚕6 g
蝉蜕3 g	马勃3 g	板蓝根9 g	石膏9 g
葛根6 g	姜黄3 g	大黄6 g	六神丸10粒

三诊：药后咽痛缓解，皮疹较前消退，仍有咳嗽、畏寒恶风，舌红苔薄黄脉数。《医门补要·喉痧论》：喉系于肺，肺开窍于鼻，则鼻外通天气，一触非时厉气，由肺传胃，先见鼻塞、咳嗽，恶寒，发热，遂喉肿痛腐，其病似喉风。传染他人，甚则耳下漫肿，或肿串左右，牙关紧胀，痰壅气急，或身发红斑，治法见《青囊集》。误进苦寒药，冰伏风热，随转沿烂，声哑呛咳。拟《寿世保元》卷2加减解毒汤清热利喉。四诊患儿咽痛明显缓解，畏寒恶风消失，皮疹脱屑，述口干，便干，舌红苔少脉细，拟《景岳全书》玉女煎通津滋液。药后1周患儿诸症缓解，续服原方2周，诸症消失，恢复学业。

黄连9 g	栀子9 g	黄芩9 g	人参9 g
柴胡9 g	知母9 g	羌活9 g	防风9 g
连翘9 g	当归9 g	生地9 g	甘草9 g

葛根 9 g　　　　　射干 9 g　　　　　升麻 9 g　　　　　水牛角 15 g

医话一：论烂喉痧。猩红热是 A 组溶血性链球菌感染引起的急性呼吸道传染病，中医称为烂喉痧。以发热、咽峡炎、全身弥漫性鲜红色皮疹等为临床特征。烂喉痧一年四季都有发生，冬春季节多发。人群普遍易感，5～15 岁儿童多发。《吴医汇讲》：烂喉痧一症，古书不载，起于近时，而并易传染。治之者，每谓太阴阳明二经风热之毒，而至烂之由亦不可不详察也。譬之于物，以盛火逼之，只见干燥，而不知湿热郁蒸，所以致烂耳。此症凡风热者，治宜清透；湿热者，治宜清渗；痰火凝结者，治宜消降。盖邪达则痧透，痧透则烂自止矣；若过用寒凉，势必内陷，其害可胜言哉！烂喉痧大多骤起畏寒发热，体温达 39～40℃，伴头痛、咽痛、杨梅舌、食欲减退、全身不适、恶心呕吐。婴儿可有谵妄和惊厥。咽红肿，扁桃体上可见点状或片状分泌物。软腭充血水肿，并可有米粒大的红色斑疹或出血点，即黏膜内疹，一般先于皮疹而出现。皮疹为猩红热最重要症状之一，多数自起病第 1～2 日出现，偶有迟至第 5 日出疹。从耳后、颈底及上胸部开始，1 日内即蔓延及胸、背、上肢，最后及于下肢，少数需经数日才蔓延及全身。典型的皮疹为在全身皮肤充血发红的基础上散布着针帽大小、密集而均匀的点状充血性红疹，手压全部消退，去压后复现。中毒重者可有出血疹，患者常感瘙痒。皮肤皱褶处如腋窝、肘窝、腹股沟部可见皮疹密集呈线状，称为帕氏线。面部充血潮红，可有少量点疹，口鼻周围相形之下显得苍白，病初起时舌被白苔，乳头红肿，突出于白苔之上，以舌尖及边缘处为显著。2～3 日后白苔开始脱落，舌面光滑呈肉红色，并可有浅表破裂，乳头仍突起，称杨梅舌。皮疹一般在 48 h 内达到高峰，2～4 日可完全消失。重症者可持续 5～7 日甚至更久。颌下及颈部淋巴结可肿大，有压痛，一般为非化脓性。出疹时体温更高，皮疹遍布全身时，体温逐渐下降，中毒症状消失，皮疹隐退。退疹后 1 周内开始脱皮，脱皮部位的先后顺序与出疹的顺序一致。躯干多为糠状脱皮，手掌足底皮厚处多见大片膜状脱皮，甲端皲裂样脱皮是典型表现。周围血象白细胞总数和中性粒细胞比例均升高，白细胞计数可达 $10 \times 10^9 \sim 20 \times 10^9 / L$，中性粒细胞百分比可达 80％以上，胞浆中可见中毒颗粒，有化脓性并发症者更高。出疹后血象中嗜酸性粒细胞增多，可占 5％～10％。咽拭子或其他病灶分泌物培养可有溶血性链球菌生长。用免疫荧光法检查咽拭子涂片可进行快速诊断。青霉素是治疗猩红热常用药物，疗程 10 日。对青霉素过敏者可用红霉素或头孢菌素。凌晓五治疗烂喉丹痧验方：烂喉丹痧身热脘闷，痰随气升，咽喉肿痛，糜腐肌膜，已现风疹，未得宣达，适值经转之时，热入血室，热盛神蒙，烦渴引饮，脉弦滑数，右寸关浮洪，姑拟辛凉透解，以犀角地黄汤为法，冀其转机，否恐痰升内闭之忧。玄参、连翘、犀角、牛膝、象贝、射干、牛蒡、鲜生地、赤芍、珠黄散、山豆根、郁金、牡丹皮、天蚕、碧玉散、鲜竹沥、鲜细叶石菖蒲、活水芦根。《吴医汇讲·烂喉丹痧治宜论》：丹痧一症无非宜散宜清之两途也。先须解表透达为宜；即或宜兼清散，总以散字为重。苟漫用寒凉则外益闭而内火益焰，咽痛愈剧，溃腐日甚矣。不察未散之误，犹谓寒之未尽，于是愈凉愈遏，以致内陷而毙者有之。前所云寒热之时，散为先务，俾汗畅而丹痧透发；已无恶寒等症，至此则外闭之风寒已解，内蕴之邪火方张，寒凉泄热，是所宜投，热一尽而病自愈矣。若仍执辛散之方，则火得风而愈炽，肿势反增，腐亦滋蔓，必至滴水下咽，痛如刀割。《尤氏喉症指南·治症秘诀》：凡喉症大小便通利则易愈，宜服消风清火解毒之剂。若通二便则火易泄，病易愈。若大小便不通其症必重。初起大便闭结，宜用大黄元明粉下之，则自下降而愈。凡喉症无形便红肿者，宜用元丹。凡喉症凶者，面色白亮无光，脉息沉微无力，此系神气外泄亡阳之征,不治。若面色红肿,脉来洪大有力,其势虽凶,而元气尚存者,治之可效。若肿而不痛,即系死肉,症难治矣。凡舌肿胀,满口塞住,不能入药,用僵蚕、牙皂二味,炒研细末,吹鼻中。牙关开而痰涎出,然后用箸卷丝棉蘸甘草汤,润其喉舌。凡碎处、肿处,吹药要细,须要各处吹到,不可忽略,因能得药力,其势即减矣。凡治喉症最要细心,即如喉花,名曰蒂丁。若用刀刺,必须谨慎,切勿可碍,倘或伤之,即有性命之忧。喉痹为肝胃肺三经积热所致,复感时邪而骤发。其形如海棠叶背紫纹,其纹样碎烂,有小泡生于纹旁,饮食如常,治此症,煎剂须用滋阴降火养肺之药,最利乎清火之品,惟走马喉痹之症,其症至险,尤宜早治,用膏子药不时含咽;吹用真禁散、珠黄散,加参叶末吹。呛食哑喉:此症不红不肿,因伏邪在肺,声哑呛食,六脉迟细,甚属险症,饮食不进而死。其脉若有根,或可调治。宜先表伏邪,后用健脾峻补。内外喉痈:喉痛,因过食浓味感热而发,生于喉关,内外皆肿,发热头痛,四五日可愈。吹用真禁珠黄散,煎用清凉之品。中医治疗猩红热验方:板蓝根、生石膏、竹叶、赤芍、牡丹皮、芦根、生地、金银花、连翘、牛蒡子、玄参。清热解毒,泻热滋阴。猩红热毒疹已出,仍高热、口渴、咽喉红肿、疼痛,可见腐物附着,时或谵语,舌质红或绛有芒刺、中心老黄苔、脉洪数。猩红热方剂二:连翘、金银花、菊花、牛蒡子、芦根、黄芩、生地、玄参、麦冬、竹茹、栀子。痧透热解。烂喉痧常用药物有黄连、栀子、黄芩、柴胡、知母、羌活、防风、连翘、当归、生地、葛根、射干、川芎、升麻、紫草、玄参、皂角。

医话二:论六神丸。六神丸一名而组方有四,以雷允上六神丸治疗烂喉丹痧最具盛名。吴门名医雷大升(1696—1779 年),字允上,号南山,自幼读书习医,1715 年(康熙五十四年)弃儒从医。1734 年(雍正十二年),雷大升在苏州阊门内专诸巷天库前周王庙弄口,开设了诵芬堂老药铺,始创雷允上药业,名声遍闻苏州,蜚声杏林。雷大升著有《金匮辨证》《要症论略》《经病方论》《丹丸方论》等典籍。1860 年(咸丰十年),雷氏家族迁店上海横山路 86 号,开设雷诵芬堂申号药铺。六神丸为雷允上镇店名方,处方组成:珍珠粉、犀牛黄、麝香各 4.5 g,雄黄、蟾酥、冰片各 3 g,各研细末,酒化蟾酥,与前药末调匀为丸如芥子大,百草霜为衣,每服 5~10 丸,每日 2~3 次,亦可外用。功能清热解毒、消炎止痛,主治咽喉肿痛或溃疡、白喉、扁桃体炎、口疮、痈疽、疔疮。1706 年(康熙四十五年),王大德《青囊秘传》六神丸处方组成乳香一钱,没药一钱,熊胆一钱,鲤鱼胆 3 个,硇砂一钱,狗宝一钱,元寸五分,白丁香 49 粒,蜈蚣三钱,黄占三钱,头胎男乳一合,腰黄一钱,扫盆一钱,真西黄一钱,白粉霜三钱,杜酥二钱,乌金石一钱,上药各取净末,以鲤鱼胆、黄占溶化为丸,每服 10 丸,开水化下,重者再进一服。主治时邪温毒,烂喉丹痧,喉风,喉痈,双单乳蛾;疔疮,对口,痈疽,发背,肠痈,腹痈,乳痈,乳岩,一切无名肿毒;小儿急慢惊风,危在顷刻。1847 年(道光二十七年),沈善谦,字吉斋,撰《喉科心法》2 卷,卷下引雷允上六神丸,改方为关西黄一钱五分,上辰砂一钱五分,杜蟾酥一分五厘,粗珍珠一分五厘,当门子一分五厘,百草霜五分,上为细末,米浆为丸如芥菜子大,以百草霜为衣,每服 5~7 丸或 10 丸不等,开水化开徐徐咽下。主治时邪疠毒,烂喉丹痧,喉风喉痛,双单乳蛾;疔疮对口,痈疽发背,肠痈腹痈,乳痈乳岩,一切无名肿毒;小儿痰急惊风,肺风痰喘,危在顷刻。许半龙《药食启秘》六神丸处方犀黄钱半,濂珠钱半,麝香钱半,杜蟾酥钱半,上为细末,米浆为丸如芥子大,百草霜为衣,每服五分,主治一切痈疽痰毒。其二为治疗泄泻、疳积、痢疾的六神丸。《医方类聚》卷 254 六神丸处方组成:木香、黄连、神曲、川楝子、芜荑、麦蘖各等分,上为细末,猯猪胆蒸热为丸如麻豆大,每服 30~40 丸,主治小儿诸疳。《三因极一病证方论》六神丸组成:丁香、木香、肉豆蔻各半两,诃子半两,使君子、芦荟各一两,上为末,以枣肉和丸如麻子大,每服 5～7 丸。《普济方》卷 391 六神丸处方:芦荟三钱,槟榔半两,血竭半两,使君子半两,肉豆蔻半两,京三棱一两,除京三棱外为细末,京三棱装入乌鸡肚内,缝合煮熟,京三棱切片晒干,同前药一处为细末,枣肉为丸如黄米大,每服 30～50 丸,主治小儿久患脾癖,面黄肌瘦,肚大腹胀;或瘦虫诸药不效者。1530 年吴旻《扶寿精方》六神丸组成:补骨脂四两,肉豆蔻二两,神曲五钱,麦芽五钱,小茴香五钱,广木香三钱,生姜二两,上为细末,煮红枣肉为丸如梧桐子大,每服 30 丸,主治脾虚肾虚不时作泻。宫本昂《活人方》卷 4 六神丸组成:白术八两,肉果二两,五味子一两,粟壳二两,补骨脂四两,肉桂一两,吴茱萸一两,醋糊为丸,每服二至三钱,主治五泄昼夜无度,滑泄不禁,精力虚惫,形神枯萎者。陈自明《妇人良方》卷 8 六神丸处方组成:神曲、麦芽、茯苓、枳壳、木香、黄连各等分,上为末,神曲末作糊为丸如梧桐子大,每服 50 丸,主治食积兼热,赤白痢疾,或腹痛不食,或久而不止。《普济方》卷 397 六神丸处方组成:黄连二两,木香一两,麦芽一两,枳实一两,赤茯苓一两,麝香、白矾、巴豆、附子、珍珠、雄黄各等分,上制合,取桑条如箭干长三寸,以绵缠头二寸,唾濡绵,沾取药,着绵上,纳谷道中,半日复易之,1 日 2 次,主治赤白痢。其三为治疗痔瘘瘀血的六神丸。《圣济总录》卷 141 六神丸处方组成:鹤虱一两,金星石一两,芫青 50 个,皂荚仁 100 个,磁石二两,铅丹二两,上为末,荷叶 4～5 片重裹,于饭甑上蒸一馈久,取出研匀,别取白矾一分泡水为丸如梧桐子大,每服 10 丸,主治五种痔痛。《圣济总录》卷 143 六神丸处方组成:鲮鲤甲、皂荚刺、猬皮、雄黄、硫黄、鹤虱各等分,共研细末,麝香水煮面糊为丸如梧桐子大,每服 15～20 丸,主治痔瘘,脓血不止。《杨氏家藏方》卷 14 六神丸处方组成:当归一两,川乌一两,水蛭一两,附子一两,没药一两,草乌 2 枚,上为细末,酒煮面糊为丸如梧桐子大,每服 30 丸,主治打扑闪肭,坠车落马,伤折筋骨,瘀血不出,腹胀气满,不得安卧。如伤折筋骨,酒熬膏子,调此药摊故帛上贴之。其四为治疗虚损的六神丸。《圣济总录》卷 185 六神丸别名菖蒲丸,处方组成:石菖蒲、地骨皮、远志、牛膝、生干地黄、菟丝子各等分,上六味除菟丝子外为末,再与菟丝子一处和匀,炼蜜为丸如梧桐子大,每服 30～50 丸,主治男子妇人虚惫,健忘,精神恍惚,四肢不能动。

百 日 咳

医案一：孙某，女性，4岁，1976年丙辰小雪初诊。发热，体温38℃，咳呛阵作，夜间咳剧，咳时面红，间或咳出少量白痰，未及鸡鸣样吼声。头颈脉管怒张，流清涕，稍住又作，舌红苔白脉浮数。鼻咽拭子百日咳杆菌阳性。百日咳痉咳前期-气滞顿咳证。拟《太平圣惠方》卷46百部散降气镇咳。药后3日热退，咳嗽顿减，药后1周咳嗽明显缓解，舌脉同前，续服原方2周，诸症缓解。

百部6g	枳壳6g	麦冬6g	木通6g
天冬6g	紫菀6g	贝母6g	茯苓6g
当归15g	炙甘草6g		

医话一：论顿咳。百日咳是百日咳杆菌引起的急性呼吸道传染病。以典型的阵发性痉挛性咳嗽，咳嗽终末出现深长的鸡啼样吸气性吼声为临床特征。病程长达2～3个月，故称百日咳。卡他期及痉咳期外周血白细胞计数明显增高达20×10^9～50×10^9/L，鼻咽拭子薄-姜氏培养基细菌培养可获阳性结果。双份血清凝集试验及补体结合试验抗体效价递升可予确诊。DNA聚合酶链式反应技术扩增细菌特异性核酸特异性及敏感性均良好。百白破三联疫苗使百日咳发病率明显减少，红霉素或罗红霉素或复方新诺明用于卡他期或痉咳期早期可减轻症状并缩短病程，疗程不少于10日。中国医药学称百日咳为顿咳。《本草纲目拾遗》：顿咳从小腹下逆上而咳，连咳数十声，少住又作，甚则咳发必呕，牵掣两胁，涕泪皆出，连月不愈者，用鸬鹚涎，滚水冲服，下咽即止。《幼科七种大全·治验顿嗽》：顿咳一症古无是名，由《金镜录》捷法歌中，有连声顿咳，黏痰至之一语。俗从而呼为顿咳，其嗽亦能传染，感之则发作无时，面赤腰曲，涕泪交流，每顿嗽至百声，必咳出大痰乃住，或所食乳食，尽皆吐出乃止。咳之至久，面目浮肿，或目如拳伤，或咯血，或鼻衄，时医到此，束手无策。遂以为此症最难速愈，必待百日后可痊。百日咳常用药物有百部、贝母、罗汉果、马齿苋、千日红、天浆壳、鱼腥草等。《神农本草经》无百部记载。陶弘景《本草经集注》谓百部根微温有小毒，主治咳嗽上气。《外台秘要》百部汤治咳嗽昼夜不得眠，两眼突出：百部、生姜、细辛、贝母、炙甘草、杏仁、紫菀、桂心、白术、麻黄、五倍子。《圣济总录》卷24百部汤治伤寒咳嗽痰涕多：百部、款冬花、紫菀、五味子、人参、半夏、前胡、麻黄、桂枝、杏仁。《本草汇言》百部汤治久嗽不已：百部、薏苡仁、百合、麦冬、桑白皮、茯苓、沙参、黄芪、地骨皮。《备急千金要方》百部根汤治嗽不得卧两眼突出：百部根、生姜、细辛、甘草、贝母、白术、五味子、桂心、麻黄，《古今录验》有杏仁、紫菀。《太平圣惠方》卷46百部散治咳嗽昼夜不得睡卧：百部、细辛、贝母、炙甘草、紫菀、桂心、白术一两，麻黄、杏仁、五味子。《太平圣惠方》卷46百部散久咳肩胛渐高：百部、枳壳、麦冬、木通、天冬、紫菀、贝

母、赤茯苓、炙甘草。《太平圣惠方》卷6百部散治咳嗽涕唾稠黏：百部、桔梗、射干、升麻、天冬、木通、炙甘草、沙参、大黄。《医方类聚》卷10百部散治肺脏风热上喘咳嗽：百部、款冬花、杏仁、炙甘草。《御药院方》卷5百部散治咳嗽无问新久：百部、款冬花、知母、贝母。《普济方》卷163百部散治新久喘嗽不已：百部、款冬花、麻黄、杏仁。《备急千金要方》卷18百部丸治久新咳嗽：百部根、升麻、桂心、五味子、甘草、紫菀、干姜。《千金方衍义》谓火逆为患嗽不得息，故用百部导之于下，升麻散之于上，姜、桂之辛以散火，五味之酸以敛津，紫菀、甘草既能治嗽，并可和血。《小儿药证直诀》卷下百部丸治风寒束肺咳嗽气喘：百部、麻黄、杏仁。《全生指迷方》卷4百部丸治肺热咳嗽：百部、生地。《圣济总录》卷66百部丸治咳嗽上喘：百部、款冬花、天冬、贝母、桔梗、紫菀。《太平惠民和剂局方》卷4百部丸：百部根、天冬、杏仁、黄芪、瓜蒌根、紫苏、紫菀、马兜铃、黑参、肉桂。要之。百部为治疗新久咳嗽要药，尤宜顿咳。

医案二：阎某，女性，5岁，1990年庚午小雪初诊。庚午大雪出现发热，体温最高38.7℃，阵发性痉挛性咳嗽，夜间咳剧，咳时面红，颈部脉管怒张，间或呕吐黏稠浓痰，咳尾有鸡鸣样吼声，流泪流涕，舌红舌苔黄腻脉滑数。鼻咽拭子百日咳杆菌阳性。百日咳痉咳期-络瘀顿咳证，拟《医学真传》顿咳方合《备急千金要方·咳嗽第五》紫菀丸和络镇咳。

当归6g	川芎6g	白芍6g	红花3g
香附6g	百部6g	紫菀6g	款冬花6g
贝母6g	干姜6g	细辛3g	姜夏6g
射干6g	橘皮6g	杏仁6g	甘草3g
桑白皮6g	五味子6g		

复诊：药后3日热退，咳嗽顿减，咳出较多黄脓痰液，药后1周咳尾仍有鸡鸣样吼声，舌红苔白脉细，拟《圣济总录·小儿咳嗽》杏仁汤清金保肺。药后1周咳嗽基本消失，未及鸡鸣样吼声，咳痰明显减少，食欲改善，续服2周后诸症消失。

杏仁9g	知母9g	贝母9g	款冬花9g
麻黄9g	人参9g	玄参9g	鬼督邮6g
蜈蚣2g	皂荚6g	炙甘草9g	

医话一：归红合剂治疗变应性咳嗽。先师章肖峰先生常以高士宗顿咳方治疗百日咳及慢性刺激性咳嗽，每获奇效。此方由当归、川芎、白芍、红花、香附组成，当归为君药，先师名之曰归红合剂。《神农本草经》谓当归味甘性温，主咳逆上气。《圣济总录》卷19当归汤治肺痿上气：当归、防风、黄芪、柴胡、细辛、麻黄、人参、杏仁、桂枝、半夏、黄芩。《本草崇原》谓当归气味苦温无毒，主治咳逆上气。当归花红根黑，气味苦温，盖禀少阴水火之气。主治咳逆上气者，心肾之气上下相交，各有所归，则咳逆上气自平矣。《医学真传·咳嗽》：诸病易治，咳嗽难医。夫所以难治者，缘咳嗽根本甚多，不止于肺。今世遇有咳嗽，即曰肺病，随用发散、消痰、清凉、润肺之药，药日投而咳日甚，有病之经脉，未蒙其治，无病之经脉，徒受其殃，至一月不愈，则弱证将成，二月不愈，则弱证已成，延至百日，身命虽未告殂，而此人已归不治之证矣。鸣呼！本属可治之病，而坏于凡医之手，举世皆然，莫可如何！余因推本而约言之。《素问·咳论》

云：五脏六腑皆令人咳，非独肺也。是以咳病初起，有起于肾者，有起于肝者，有起于脾者，有起于心包者，有起于胃者，有起于中、上二焦者，有起于肺者，治当察其原，察原之法，在乎审证。若喉痒而咳，是火热之气上冲也，火欲发而烟先起，烟气冲喉，故痒而咳。又有伤风初起，喉中一点作痒，咽热饮则少苏，此寒凝上焦，咽喉不利而咳也，或寒或热，治当和其上焦。其有胸中作痒，痒则为咳，此中焦津血内虚，或寒或热而为咳，法当和其中焦。此喉痒之咳，而属于上、中二焦也。若气上冲而咳，是肝、肾虚也。夫心、肺居上，肝、肾居下。肾为水脏，合膀胱水腑，随太阳之气，出皮毛以合肺。肺者天也，水天一气，营运不息。今肾脏内虚，不能合水腑而行皮毛，则肾气从中土以上冲，上冲则咳。此上冲之咳而属于肾也。又肝藏血，而冲、任血海之血，肝所主也。其血则热肉充肤，澹渗皮毛，卧则内归于肝。今肝脏内虚，不合冲、任之血，出于肤腠，则肝气从心包以上冲，上冲则咳。此上冲之咳而属于肝也。又有先吐血，后咳嗽者。吐血则足厥阴肝脏内伤，而手厥阴心包亦虚，致心包之火上克肺金。心包主血、主脉，血脉内虚，夜则发热，日则咳嗽，甚则日夜皆热，日夜皆咳。此为虚劳咳嗽，先伤其血，后伤其气，阴阳并竭，血气皆亏，服滋阴之药则相宜，服温补之药则不宜，如是之咳，百无一生。此咳之属于心包也。又手太阴属肺金，天也；足太阴属脾土，地也。在运气则土生金，在脏腑则地天交。今脾土内虚，土不胜水，致痰涎上涌，地气不升，天气不降，而为咳，咳必兼喘。此咳之属于脾也。又胃为水谷海，气属阳明，足阳明主胃，手阳明主大肠。阳明之上，燥气治之，其气下行，今阳明之气不从下行，或过于燥而火炎，或失其燥而停饮，咳出黄痰，胃燥热也，痰饮内积，胃虚寒也。此为肠胃之咳，咳虽不愈，不即殒躯。治宜消痰、散饮。此咳之属于胃也。夫痰聚于胃，必从咳出，故《咳论》云聚胃关肺。使不知咳嗽之原，而但以清肺、消痰、疏风、利气为治，适害也已！外有伤风咳嗽，初起便服清散药，不能取效者，此为虚伤风也，最忌寒凉发散，投剂得宜，可以渐愈。又有冬时肾气不足，水不生木，致肝气内虚，洞涕不收，鼻窍不利，亦为虚伤风，亦忌发散，投剂得宜，至春天和冻解，洞涕始收，鼻窍始利。咳嗽大略，其义如是，得其意而引申之，其庶几乎！咳嗽俗名曰呛，连咳不已，谓之顿呛。顿呛者，一气连呛二三十声，少者十数声，呛则头倾胸曲，甚者手足拘挛，痰从口出，涕泣相随，从膺胸而下应于少腹。大人患此，如同哮喘，小儿患此，谓之时行顿呛。顿呛不服药，至一月亦愈。所以然者，周身八万四千毛窍，太阳膀胱之气应之，以合于肺，毛窍之内，即有络脉之血，胞中血海之血应之，以合于肝：若毛窍受寒，致胞血凝涩，其血不能澹渗于皮毛络脉之间，气不煦而血不濡，则患顿呛。至一月，则胞中之血一周环复，故一月可愈；若一月不愈，必至两月。不与之药，亦不丧身。若人过爱其子，频频服药，医者但治其气，不治其血，但理其肺，不理其肝，顿呛未已，又增他病。或寒凉过多，而呕吐不食；或攻下过多，而腹满泄泄；或表散过多，而乳肿喘急：不应死而死者，不可胜计。婴儿顿呛初起，但当散胞中之寒，和络脉之血，如香附、红花、川芎、当归、芍药之类可用；其内寒呕吐者，干姜、吴萸可加；表里皆虚者，芪、术、参、苓可用。因病加减，在医者之神明。苟不知顿呛之原，而妄以前、杏、苏、芩、枳、桔、抱龙丸辈，清肺化痰，则不可也。

钩端螺旋体病

医案一：牛某，男性，21岁，农民，戊辰立夏初诊，2周前下田劳作后出现发热，体温最高 38.9℃，全身酸痛，乏力，眼结膜充血，腓肠肌压痛，腹股沟区肿痛，双腿发软，行走乏力，舌红苔黄脉洪数。血检：白细胞 $17×10^9/L$，中性粒细胞 90％，红细胞沉降率 31 mm/h，钩端螺旋体血清显微镜凝集试验阳性。流感伤寒型钩端螺旋体病-暑瘟气分证，拟《温病条辨》三石汤合《圣济总录·中热》治暑毒抱龙丸方以清瘟益气。二诊：前方联合青霉素治疗1周后，热退，全身酸痛感明显减轻，下肢乏力好转，舌红苔白脉细，效不更方，续服2周后诸症缓解。

滑石9g	石膏9g	金银花9g	寒水石9g
杏仁9g	竹茹9g	通草9g	板蓝根9g
黄芩9g	大黄6g	生地9g	黄药子6g
雄黄1g	龙脑3g	炙甘草3g	

医话一：略谈建立瘟疫病学。钩端螺旋体病是由各种不同型别致病性钩端螺旋体引起的自然疫源性传染病。以起病急骤，高热，全身酸痛，软弱无力，结膜充血，腓肠肌压痛，表浅淋巴结肿大等钩体毒血症状等为临床特点。中期可伴有肺出血，肺弥漫性出血、心肌炎、溶血性贫血、黄疸，全身出血倾向、肾炎、脑膜炎，呼吸功能衰竭、心力衰竭等靶器官损害表现；晚期多数病例恢复，少数病例可出现后发热、眼葡萄膜炎以及脑动脉闭塞性炎症等多种与感染后的变态反应有关的后发症。肺弥漫性出血、心肌炎、溶血性贫血等与肝、肾衰竭为常见致死原因。《温病条辨》三石汤：此微苦辛寒兼芳香法也。盖肺病治法，微苦则降，过苦反过病所，辛凉所以清热，芳香所以败毒而化浊也。按：三石，紫雪丹中之君药，取其得庚金之气，清热退暑利窍，兼走肺胃者也；杏仁、通草为宣气分之用，且通草直达膀胱，杏仁直达大肠；竹茹以竹之脉络，而通人之脉络；金汁、金银花，败暑中之热毒。温疫学说作为温病学的重要组成部分，至今尚未得到充分重视，不能不说是温病学上的明珠渊沉。温疫学说认为戾气是温疫病的病原物质，温疫病种的不一，决定于戾气种类的差别，并阐明戾气致病有病位的选择性和种族的差异性。这一科学的病因观，在当时专务六气学坛上，确实是术起一代之衰！温疫病的病疫学说主张针对病位制方和针对病邪选药。如戾气客于膜原，吴又可制达原饮，直达巢穴，使邪气溃败，速离膜原；炭气壅遏中道，杨栗山制升降散，径捣其本营，升上降下，透表通里；决气播居于胃，余霖制清瘟败毒饮，一趋其敌窝，急急以破垒为要。这种专病专方为主，随证加减变易的治疗观与温热学的"在卫汗之可也，到气才可清气……"大相径庭。在用药上，温疫学说力求寻找针对决气的特效药物，如槟榔、厚朴、草果、大黄、僵蚕、蝉蜕、姜黄、石

膏等,认为能知以物制气,一病只须一药之到而病已,不烦君臣佐使品味加减之劳。这又与温热学的挟风加薄荷、牛黄之属,挟湿加芦根、滑石之流形成鲜明对照。温疫学的独特体系绝非卫气营血辨证所能概括。如果说从叶薛吴王到现版《温病学》教科书的问世是温热学发展的重大飞跃,那么,编著《温疫学》的重要性及其学术价值是不言而喻的。为此,笔者建议:在深入研究历代温疫学家学术思想的基础上,参考西医学,分基础理论和临床两大部分编写《温疫学》。未识智者以为然否?

医案二:顾某,女性,32 岁,1988 年戊辰芒种下水捕鱼后 1 周突发咯血,每日咯 8～10 次,每次 1～2 口鲜血,咳嗽咳黄浓痰,伴高热,体温最高 40℃,浑身乏力,纳差,乏力,动则气喘,舌红苔黄脉洪数。胸片示:双肺纹理增多,呈毛玻璃样改变,可见分布均匀、大小一致的斑片状密度增高影,边界模糊,心影形态大小正常,双膈面光滑,双肋膈角锐利。血检:白细胞 15×10^9/L,中性粒细胞 82%,血红蛋白 85 g/L,红细胞沉降率 33 mm/h,钩端螺旋体血清显微镜凝集试验阳性,痰多次找结核杆菌阴性。肺出血型钩端螺旋体病-暑瘟动血证,拟《太平惠民和剂局方》柴胡升麻汤合《圣济总录·中热》解暑毒烦躁冰壶散方清瘟凉血。上方联合青霉素治疗 1 周后,热退,咳嗽减轻,咯血次数减少,舌淡苔薄黄脉细,效不更方续服原方 1 月,咯血停止,肺部体征消失,随访胸片明显好转。

柴胡 9g	前胡 9g	葛根 9g	石膏 9g
赤芍 9g	升麻 9g	荆芥 9g	黄芩 9g
桑皮 9g	芒硝 6g	炙甘草 9g	

医话一:钩端螺旋体病应从瘟疫论治。吴又可《温疫论》有温疫九传治法,议论精湛。所创达原饮以槟榔、厚朴、草果、知母、芍药、黄芩、甘草随变证加减统治九传,足资启迪。又可曰:邪气一离膜原,表里各异耳。有但表而不里者,有但里而不表者,有表而再表者,有里而再里者,有表里分传者,有表里分传而再分传者,有表胜于里者,有里胜于表者,有先表而后里者,有先里而后表者。但表而不里者,其证头疼身痛发热,而复凛凛,内无胸满腹胀等证,谷食不绝,不烦不渴。此邪气外传,由肌表而出,或自斑消,但求得斑得汗为愈疾耳。间有汗出不彻而热不退者,宜白虎汤;斑出不透而热不退者,宜举斑汤;斑出不透,汗出不彻而热不除者,宜白虎合举斑汤。间有表而再表者,膜原尚有隐伏之邪,斑者仍斑,汗者仍汗而愈。但里而不表者,外无头疼身痛,而后亦无三斑四汗,惟胸膈痞闷,欲吐不吐,虽得少吐而不快,此邪传里之上者,宜瓜蒂散吐之。邪传里之中下者,心腹胀满,不呕不吐,或燥结便闭,或热结旁流,或协热下利,或大肠胶闭,并宜承气辈导去其邪。上中下皆病者,但宜承气导之。有里而再里者,根据前之证复发,在上者仍吐之,在下者仍下之,再里者常事。若表里分传者,始则邪气伏于膜原,半入于里则现里证,半出于表则现表证,此疫家之常事。然表里俱病,内外壅闭,或斑或吐,盖随其性而升泄之也,宜三消饮调之。若表里分传而再分传者,照前表里俱病,宜三消饮复下复汗如前而愈。若表胜于里者,膜原伏邪发时,传表之邪多,传里之邪少,当治其表,里证兼之;若里证多而表证少者,但治其里,表证自愈。若先表而后里者,始则但有表证而无里证,宜达原饮。有经证者当用三阳加法。继而脉洪大而数,自汗而渴,邪离膜原未能出表耳,宜白虎汤辛凉解散。若先里而后表者,宜白虎汤。凡疫邪再表再里,或再表里分传者,医家不解,反责病家不善调理,以致反复,病家不解,每责医家用药有误,致病复起,彼此归咎,胥

失之矣！

医案三：朱某，女性，51 岁，1988 年戊辰夏至田间劳作后 5 日出现乏力、腰、腿疼痛、伴眼痛、腹痛、纳差、全身皮肤及巩膜黄染、尿少、尿黄、全身不适，次日出现高热，体温最高 40℃，舌红绛苔黄脉数。血检：白细胞 21×10^9/L，中性粒细胞 87%，血尿素氮 17 mmol/L，血肌酐 178 μmol/L，总胆红素 212 μmol/L，白蛋白 26 g/L，谷内转氨酶 190 U/L，谷草转氨酶 210 U/L，HBsAg 阴性，尿蛋白（＋＋），钩端螺旋体血清显微镜凝集试验阳性。黄疸出血型钩端螺旋体病–暑瘟湿热证，拟《松峰说疫》斑黄双解散合《圣济总录·中热》治暑毒大黄丸方清暑凉血。上方联合青霉素治疗 1 周后，热退，尿量较前有所增加，复查总胆红素 154 μmol/L，血尿素氮 14 mmol/L，血肌酐 147 μmol/L，舌红苔薄黄脉数，效不更方，续服 1 月，胆红素、肌酐均降至正常范围，身痛乏力等均明显好转。

茵陈 9 g	猪苓 9 g	茯苓 9 g	泽泻 9 g
炒栀子 9 g	生地 9 g	甘草 9 g	白芍 9 g
当归 9 g	大黄 9 g	黄连 6 g	恶实 9 g
荆芥 9 g	炙甘草 9 g		

医话一：谈疫黄。瘟疫黄疸谓之疫黄。《诸病源候论·天行病发黄候》曰：四时之间忽有非节之气伤人，谓之天行。大体似伤寒，亦头痛壮热。其热入于脾胃，停滞则发黄也。热气蕴积，其色蒸发于外，故发黄。无论伤寒抑或瘟疫，治外感黄疸总以张仲景茵陈蒿汤为要方。疫邪传里，遗热下焦，小便不利，邪无输泄，经气郁滞，其传为疸，身目如金者，宜茵陈汤。茵陈为治疸退黄之专药，今以病证较之，黄因小便不利，故用山栀除小肠屈曲之火，瘀热既除，小便自利。当以发黄为标，小便不利为本。及论小便不利，病原不在膀胱，乃系胃家移热，又当以小便不利为标，胃实为本。是以大黄为专功，山栀次之，茵陈又其次也。设去大黄而服山栀、茵陈，是忘本治标，鲜有效矣。或用茵陈五苓不惟不能退黄，小便间亦难利。《肘后备急方》治卒发黄胆诸黄病常用药物有：芜菁子、藜芦、栀子、瓜蒌子、苦参、生茅根、柞树皮、黄柏、茵陈、大黄、麻黄、土瓜根、苦参、木兰、芫花、椒目、硝石、矾石等。《圣济总录》麻黄连翘汤治伤寒瘀热在里身必发黄：麻黄、连翘、杏仁、大枣、生梓白皮、生姜、甘草；消湿散治伤寒瘀热在内，湿气郁而不散，熏发肌肉，小便不利，身体发黄：牵牛子、赤茯苓、木香、陈皮；秦艽汤治伤寒心胸坚硬，脚手心热，即变为黄：秦艽、紫草、白鲜皮、黄芩、栀子、大黄；三黄散治伤寒发黄：大黄、黄芩、黄连、栀子、苦参；龙胆汤治伤寒发黄烦热：龙胆草、枳壳、柴胡、栀子、知母、地骨皮、木通、芍药、炙甘草、羚羊角、麦冬、升麻；黄芩汤治伤寒发黄：黄芩、茵陈蒿、升麻、栀子、柴胡、龙胆草、犀角；茵陈蒿大黄汤治伤寒发黄：茵陈蒿、栀子、柴胡、柏皮、黄芩、升麻、大黄、龙胆草；茅根汤治伤寒发黄：白茅根、栀子、茵陈蒿、地骨皮、炙甘草；柴胡枳壳汤治伤寒发黄壮热：柴胡、枳壳、黄芩、栀子、茵陈蒿、龙胆草、大黄、炙甘草；茵陈蒿黄芩汤治伤寒热毒炽盛通身发黄：茵陈蒿、黄芩、栀子、升麻、秦艽、牡丹皮、荆芥穗、麻黄、细辛、石膏、知母、黄连、大黄；葶苈丸治伤寒时气发黄：甜葶苈、大黄、人参；急黄丸治伤寒热毒喘急：大黄、朴硝；栀子仁汤治伤寒急黄：栀子、柴胡、朴硝、茵陈蒿；茵陈蒿散治时气急黄：茵陈蒿、黄芩、栀子、大青、大黄、朴硝、白鲜皮、葛根、升麻；茵陈黄芩汤治时气面黄言语错乱：茵陈蒿、大黄、生麦冬、栀子、青黛、升麻、黄芩。

医案四：苍某，男性，31 岁。1987 年丁卯夏至参与清理河道工作，1 周后突发高热，头痛，频繁喷射性呕吐，畏寒，全身酸痛乏力，腹股沟区酸胀疼痛，2 日后出现嗜睡，舌红苔黄脉数。医院就诊查体：嗜睡，颈项强直，克尼格征阳性，测脑脊液压力卧位 200 mmH$_2$O，脑脊液微浊，蛋白阳性，白细胞 8×10^8/L，血常规白细胞 17×10^9/L，中性粒细胞 88%，钩端螺旋体血清显微镜凝集试验阳性。脑膜脑炎型钩端螺旋体病-暑瘟动风证，拟《通俗伤寒论》卷 2 羚角钩藤汤合《温热经纬》神犀丹清暑熄风。药后 1 周患者神志转清，热退，呕吐次数明显减少，舌红苔薄黄脉数，续服原方 3 周，诸症缓解，恢复工作。

羚羊角 9 g	钩藤 9 g	桑叶 9 g	菊花 9 g
鲜生地 9 g	白芍 9 g	川贝 9 g	茯神 9 g
生甘草 9 g	竹茹 9 g		

《温热经纬》神犀丹 1 粒。

医话一：刘松峰治瘟黄。《松峰说疫》有生姜退黄法，用生姜捣烂，周身擦之即退。有治黄茵陈羹法：茵陈煮食，生食亦可。黄宾江治发黄目不识人，用生葱煨熟去粗皮扭汁，蘸香油点二目大小。刘尚书治湿热发黄昏闷不省，死在须臾：白毛乌骨鸡一只，去肠杂，捣，铺心头，少顷即活。治发黄法：用麻油半盅，水半盅，蛋清一枚，搅和服。吹鼻法：瘟疫三日外，心腹胀满坚硬，手心热，遍身发黄：苦瓜蒂七个，末，以少许吹两鼻，令黄水出，余末水调服。蒌汁硝蜜饮治发黄：大瓜蒌一个，新汲水淘浸取汁，入蜜半合，朴硝八分，和令匀，待硝化尽，服之。竹麦饮治黄：竹叶、小麦、石膏，水煎细服，尽剂。又方：醋浸鸡子数枚，一宿，去壳，吞其清。《松峰说疫·瘟黄并发》：凡伤寒、瘟疫变现诸症，相兼者多，惟斑黄二症少见同时而发者。从兄秉钦，病发黄，旋即发斑。余往诊视，甚觉骇异。以其素虚，随用托里举斑汤、茵陈五苓散，二方中采择加减服之，斑黄并治，冀可奏效。服一剂，次早战汗，后斑黄并退，其病豁然，随名其方曰斑黄双解散。或斑甚而黄轻者，则以治斑为重，而以治黄为轻；或黄甚而斑轻者，则以治黄为重，而以治斑为轻。又或有先斑而后黄者，有先黄而后斑者，有发黄而兼发疹者。斑黄之症不一，巧妙之治各殊。参伍以尽其变，错综以尽其神，左右逢源，是在业医者因时以制宜耳。斑黄双解散：茵陈、猪苓、茯苓、泽泻、炒栀、生地、甘草、白芍、当归。清代瘟疫学家刘奎，字文甫，号松峰，山东人诸城。约生于雍正末年，卒于嘉庆初年。1782 年乾隆壬寅著《松峰说疫》6 卷，明辨瘟疫之名，首创三疫学说，提出治疫最宜变通，首创治瘟疫八法，补充本草所未备。总结归纳中国古代预防疫病之法而立避瘟方，其治疫的学术思想对于瘟疫学说的完善和发展做出了相当的贡献。自幼受庭训熏陶，受业于名医郭右陶、黄元御诸家，对治瘟疫症颇多见长。瘟疫之名义，总分为瘟疫、寒疫、杂疫三类，提出治疫症最宜通变、瘟疫不可先定方主张，首倡瘟疫统治八法，不仅阐发了《温疫论》之下法，而且对汗、下、清、和、补等五法的临床应用均阐明理、法、方、药及应用注意事项，突出辨证论治精神，并且所设方药实用便宜，补本草之所未备，其说独有见地，遂成一家之言。《松峰说疫》目录：序、叙、自序，卷一述古，卷二论治：瘟疫名义论，疫病有三种论，用党参宜求真者论，治瘟疫慎用古方大寒剂论，用大黄石膏芒硝论，立方用药论，疫症繁多论，治疫症最宜变通论，抄复论，仅读伤寒书不足以治瘟疫不读伤寒书亦不足以治瘟疫论，读伤寒书当先观阳症论，舍病治因论；瘟疫统治八法：解毒、针刺、涌吐、熨、熨法、助汗、除秽、宜忌、符咒、善后；瘟疫六经治法：太阳经、阳明经、少阳经、太阴经、少阴经、厥阴经；瘟症杂症治略：衄血、吐血、蓄血、斑疹、发黄、斑黄并发、善怒、狂、循衣摸床、谵语、二便不通、休息泻、下利、头汗、盗汗、自汗、无声、囊缩、结胸、呃逆、摇头、瘛、渴、腹痛、短气、瘟疫兼暑、瘟疫兼湿、瘟疫兼痢、瘟疟、妊娠瘟疫、小儿瘟疫；瘟疫杂症简方：鼻衄、齿衄、吐血、蓄血、发斑、发黄、狂、结胸、呃逆、痢、烦躁、浮肿、咽痛、哕、腹胀、心悸脉结代、已汗不解、热病生下部有疮、天时热毒攻手足肿痛欲断、热病余毒、诸复、瘟疟痰甚但热不寒、目暗、瘟症挟惊、热病口疮成、热瘴昏迷烦闷饮水不止、妊娠时疾赤斑变黑尿血、热病胎死及下胎衣、寒疫；瘟疫应用药：发表、攻里、寒凉、利水、理气、理血、化痰、逐邪、消导、温补，卷三杂疫：葡萄疫、捻颈瘟、虾蟆瘟、大头瘟、瓜瓤瘟、杨梅瘟、疙瘩瘟、软脚瘟、绞肠瘟、鸬瘟、龙须瘟、芋头瘟、蟹子瘟、版肠瘟、胁痛瘟、刺蝥瘟痧、地葡瘟痧、手足麻瘟、扣颈瘟、野狼掐翻、蚰蜒翻、椅子翻、扁担翻、王瓜翻、白眼翻、绕脐翻、疙瘩翻、麻雀挣、鸦子挣、乌沙挣、黄鹰挣、羊毛挣、鹁鸽挣、乌鸦挣、兔儿挣、长蛇挣、缠丝挣、哑叭挣、母猪挣、老鼠挣、虾蟆挣、海青挣、眠羊挣、野雀挣、狐狸挣、猿猴挣、莽牛挣、鹰嘴挣、赤膈类伤寒、黄耳类伤寒、解类伤寒、痧病类伤寒、喉管伤寒、油痧瘴、乌痧瘴、哑瘴、锁喉黄、脖子猴、谷眼、天行房疮、疫厥、羊毛疔、缠喉风、赤瞎、神鬼箭打、雾气、化金疫、抱心疔、瘟痧、宜识痧筋、放痧十则、放痧法、刮痧法、新定刮痧法、治痧三法、治痧分经络症候、用药大法、痧前禁忌、痧后禁忌、扑鹅痧、青筋、痰疫；卷四辨疑：辨温病阴暑、辨夏凉冬暖不足致疾、辨吴又可偏用大黄、辨用老君神明散东坡圣散子、辨赔赈散等方、辨张景岳言瘟疫、辨呕吐哕呃逆咳逆噎气、辨五疫治法、辨吴又可疫有九传治法中先里后表、辨瘟邪止在三阳经；辨内伤寒认作瘟疫、内伤寒发斑、内伤寒发黄、辨汗无太早下无太晚、辨郑声、辨褚氏春瘟夏疫；卷五诸方：避瘟方、除瘟方；卷六运气：五运详注、天干阴阳配合化为五运、六气详注、阴阳配合五行运化五方位、阴阳刚柔对冲化为六气、六气分主客、司天在泉左右间气、司天在泉解、五运天时民病、六气天时民病、子午之岁、丑未之岁、寅申之岁、卯酉之岁、辰戌之岁、巳亥之岁、五运五郁天时民病详解、土郁之发、金郁之发、水郁之发、木郁之发、火郁之发。《松峰说疫·瘟疫应用药》，发表：浮萍、葛根、柴胡、羌活、豆豉、葱白、苍术、升麻、生姜、洋糖、防风、杏仁、荆芥、薄荷、青蒿、蝉蜕、香薷、前胡、赤柽柳。攻里：大黄、芒硝、枳实、槟榔、厚朴、草果、铁落、山甲、瓜蒌。寒凉：生地、麦冬、玄参、栀子、黄芩、银花、石膏、牡丹皮、知母、绿豆、竹沥、童便、人中黄、大青叶、青黛、天花粉、天冬、桔梗、山豆根、犀角、竹叶、竹茹、生白芍、连翘、牛蒡子、柿霜、梨、西瓜、荸荠、生甘草、白茅根、雪水、冰水、蚯蚓、蚓粪、黄柏、龙胆草、苦参、射干、黄连、马勃、板蓝根。利水：车前、泽泻、木通、秦艽、茵陈、赤白茯苓、赤芍、灯心、瞿麦、萹蓄、石韦、猪苓、淡竹叶、滑石。理气：枳壳、陈皮、橘红、苏子、青皮、佛手、柿蒂、香橼皮、金枣皮、香附。理血：归尾、桃仁、红花、川芎、抚芎、侧柏叶、紫草、京墨、䗪虫、苏木、发灰、百草霜。化痰：蒌仁、川贝、僵蚕、半夏、胆南星、桃花、牙皂、冰糖、白芥子。逐邪：藿香、雄黄、朱砂、龙齿、大蒜、桃（枭树上干桃）、檀香、鬼箭羽、降真香、斧头木（系斧柄入铁处）、虎头骨。消导：谷芽、麦芽、神曲、山楂、萝卜子、食物灰（所积者何物，即将何物烧灰存性，研或入药，水酒冲服）。温补：熟地、当归、白术、炙甘草、大枣、阿胶、莲子、山药、蜂蜜、粳米、糯米、仓米、荷叶、百合、茯神、何首乌、葳蕤、藕、黄酒、人参。松峰曰：瘟疫原无用麻、桂、苏叶等药之理，故一概不录。即瘟疫变症所用之药，亦不开载。乾隆五十年王春圃序曰：忆余自幼时，耳目之所睹记，鲜见医而儒者也。乃转而思焉，其凌替当不至是，使得克自振拔者出，而一起其衰，应必有可观者焉。故余极欲留心医学。每为塾师所迫，俾专工举子业，而未遑及之。第其所授之文，寓目即昏昏睡去，总不记忆。间尝取唐宋八家，以及诸名公真稿读之，一见辄能成诵。第期负过高，自维取法乎上者，仅得乎中。以此所为文词，往往不能趋时。后松峰山人为人言余所为帖括，乃传世之作，似非利试之器，当变格以相从，庶几其有合乎。或有告予者，予闻其言而是之，乃改弦易辙，始克幸博一第。第以揣摹入彀，终觉违心。随仍浸淫于古，日取诸子百家纵观之。又念人有七尺之躯，而不解岐黄术，终属憾事。遂将《灵枢》《素》《难》以及历代各家医书，罗列案头，日日展玩。第医理玄杳，又系中年学步，卒未能深造其室。唯论其文章好丑，除经论外，惟李士材、汪庵等笔墨稍觉可观，余者字句尚多有未能通顺者，遑论其他乎。乙巳夏，山人出所著《说疫》一书，属余弁言。余非知医者，固不敢强作解事。第观其全部文章，理法俱从《左》《国》《史》《汉》得来，神而明之，又自成一子，真乃才人之笔，而讵可仅以医书目之乎。能文之士，取而读之，始信吾言之不谬也。是医也，而进于儒矣，是为序。乾隆丁未刘嗣宗序曰：不为良相，则为良医。明乎良医之燮理阴阳，胥一世而登诸仁寿，与良相之赞元调燮者侔也。余自幼好读岐黄书，壮而远游四方，欲求所谓良医者，领其所谓卓识伟论，以正所学。历四十年所，郁乎吾怀，迄无所遇，而四方之志，终未少颓弛也。凤闻东武山川，奇秀不减雁宕，每神游马耳常山间，如东坡所谓隐君子者，庶忻然遇之。嗣闻邑绅士显绪王君辈，谈次间曾于诸城刘相国处，遇其胞侄松峰，温文尔雅，善古文诗词，更精岐黄术。余耳其名，而未获一共谈论，蓄怀时怅怅也。因策蹇走七百余里，访松峰于东武之槎河山庄。一见相滂如平生欢。其子濯西，克绍家学，精核医理，出所著《说疫》一书，属余弁言。余受而读之，见其三才融贯，而包括殆尽，古今毕举而搜罗无遗。真足解千百年之疑团，开瘟疫门之觉路。其尤妙者，析瘟疫之名义，分疫证为各种，皆发前人所未发。如所载瓜瓤软脚，赤膈黄耳，痧瘴诸挣等疫疠怪疾，各有简便良方，针灸奇术，皆能回春于瞬息，奏效于目前，真可以参变阴阳，起回生死。则是有《伤寒论》于前，不可无《说疫》书于后，直与《金匮》名编表里相成，参互尽变，将胥天下后世而仁寿之。即云与良相之业并垂千古，亦奚不可之有，是为序。自序曰：伤寒之不明也，以中寒乱之。瘟疫之不明也，以伤寒乱之。能于其中划然分析，则其于治伤寒瘟疫也，思过半矣。伤寒自仲景而下，承承继继，各有专家。著书立说者，无虑数十种。独至瘟疫，则略而不讲焉。间有谈及者，不过寥寥数语。核焉而不精，语焉而不详。遂至瘟疫一症，靡所指归，往往以治伤寒法治之。非大用温散，即过投苦寒，欲病之愈也难矣。先大人引岚公，一生精于医理，南北宦游，虽簿书鞅掌，间闻人疾苦，莫不竭力拯救。余公聆庭训，非伊芳朝夕。且龆年善病，因得于暇日，取家藏岐黄书纵观之，故颇有会心处。因念瘟疫一门，非他症可比，不能迟之岁月，缓为调理。其见效在一二剂之内，其痊愈在三五日之间。不可不亟为讲究，以共登宝筏。昔吴又可《瘟疫论》一书，较之诸家俱见卓识，独辟蚕业，业已盛行海内。故其方论，兹集一概不录。第就自所经历者，聊纾管见，以羽翼又可，当亦谈疫者之所不斥也。夫疫病所包甚广，而瘟疫特其一耳。又添杂疫、寒疫，各著方论，而症治始备，随编辑酌定，分为六卷。曰述古，曰论治，曰杂疫，曰辨疑，曰诸方，曰运气，亦庶几成一家言焉。第是书之成，锦儿之力居多。其曰《松峰说疫》者，明乎其不敢擅为己有，以成善则归亲之意云尔。其中分伤寒与瘟疫，皎若列眉，而理路治法亦颇审慎，不敢掩古人所长而袭为己有。亦不敢震前贤名望而为其所愚。第疫症千变万化，治之不可胶执，亦不可师心所顾。

医案五：钱某，男性，19岁，2002年壬午处暑初诊。水库游泳2日后出现高热，体温最高39.5℃，伴乏力、少尿、双小腿酸痛,每日尿量约 400 mL,舌红苔少脉细数。查体可触及双侧腹股沟肿大淋巴结,双侧结膜充血较明显,双侧腓肠肌压痛明显。血检:尿素氮 44.56 mmol/L,肌酐 743 μmol/L,钩端螺旋体血清显微镜凝集试验阳性,尿蛋白(++)。肾功能衰竭型钩端螺旋体病-暑瘟肾竭证,拟《备急千金要方》卷 10 大黄丸合《片玉痘疹》卷 12 导赤解毒汤清暑救肾。患者服药 1 周联合紧急血透治疗 3 次,患者尿量渐恢复至正常,热退,乏力好转,效不更方,续服 2 周后诸症缓解,好转出院。

大黄 15 g	葶苈子 9 g	人参 9 g	木通 9 g
生地 9 g	麦冬 9 g	茯神 9 g	栀子 9 g
石菖蒲 9 g	甘草 9 g		

医话一:大黄治疗肾功能衰竭。钩端螺旋体病中期为器官损伤期,多发生于起病后 3~14 日,器官损伤表现为咯血、肺弥漫性出血、黄疸、皮肤黏膜广泛出血、蛋白尿、血尿、管型尿和肾功能不全、脑膜脑炎等。临床表现分为:流感伤寒型、肺出血型、黄疸出血型、肾功能衰竭型、脑膜脑炎型。大黄是治疗肾功能衰竭常用有效药物。《备急千金要方》卷 10 大黄丸由大黄、葶苈子两药组成,主治伤寒黄疸。《千金方衍义》曰:大黄丸从《金匮》大黄消石汤化出。彼用消石之辛温,以行大黄、栀、柏之苦寒;此用葶苈佐大黄之开泄,不必复用消石之散结也。识此变通之法,可推《金匮》妙用也。《备急千金要方》卷 14 大黄丸:大黄、芍药、葶苈各二两,大戟、朴消各三两,杏仁 50 枚,巴豆 7 枚,主治小肠实热,结满不通。《千金方衍义》:热结不通,不用承气、陷胸者,以小肠虽居下位,治节却在中、上二焦。故取葶苈专攻心下逆满,杏仁开发肺气于上,消、黄荡涤痰垢于下。杏仁力绵,更借备急丸中巴豆以佐之;消、黄性下,复采十枣汤中大戟以激之;芍药一味,专护营血,即柴胡泽泻汤中用地黄之意。《外台秘要》卷 20 引《古今录验》大黄丸:大黄、消石、大戟、甘遂、芫花、椒目、葶苈,主治十水。《小儿药证直诀》大黄丸:大黄、黑牵牛、川芎、炙甘草,主治风热里实,口中气热,大小便闭赤,饮水不止,有下证者。疮痂初起而能食,食而胀满,不大便而喘急,昏甚而谵语者。《小儿药证直诀类证释义》:此方大黄、黑丑攻涤泻下,而以川芎升之,甘草缓之,相辅而行,使泻下而有所制。《太平圣惠方》卷 58 大黄丸:大黄、大戟、赤芍、朴消、葶苈、杏仁,主治小肠热结胀满小便不通。《太平圣惠方》卷 15 大黄丸:大黄、朴消、黄芩、犀角、猪苓、枳壳,主治时气大热不退,谵语,大便难。《太平圣惠方》卷 15 大黄丸:大黄、黄芩、栀子、大青、龙胆草、苦参、朴消,主治时气热毒不解,心烦躁闷,言语不定,小便赤涩,大便不通,狂乱欲走。《圣济总录》卷 34 大黄丸:大黄、炙甘草、黄连、恶实、荆芥穗,主治暑毒心经积热。《圣济总录》卷 98 大黄丸:大黄、赤芍、黄芩、杏仁、芒硝,主治气淋小便不快。

丝 虫 病

　　医案一：刘某，男性，32岁，1978年戊午处暑初诊。反复发作淋巴结炎与淋巴管炎3月。1周前右下肢腹股沟淋巴结出现疼痛、红肿，向肢体远端发展成一红线，发热畏寒，口腔体温38.5℃，肌肉关节酸痛，全身症状。右侧腹股沟淋巴结肿大压痛，夜间耳垂取血作厚涂片检查微丝蚴阳性，舌红苔腻，脉濡数。丝虫病是丝虫寄生于淋巴组织、皮下组织或浆膜腔的寄生虫病。我国只有班克鲁夫丝虫和马来布鲁丝虫。本病由吸血昆虫传播。丝虫病的症状体征因丝虫寄生部位不同而异。早期主要表现为淋巴管炎和淋巴结炎，晚期则出现淋巴管阻塞症状和体征。诊断主要依据血液或皮肤组织内检出微丝蚴。乙胺嗪1.0g夜间1次顿服，连服2～7日。阿苯达唑每片0.2g，每次2片，每日2次，可杀死成虫，但对微丝蚴无直接作用。近年我国研制成功抗丝虫新药呋喃嘧酮，对微丝蚴与成虫均有杀灭作用，对两种丝虫均有良好效果，对班氏丝虫病的疗效优于乙胺嗪。丝虫病急性期-淋巴湿热证，拟《儒门事亲》木香槟榔丸合《备急千金要方》藜芦丸驱虫燥湿。药后1周热退，下肢肿胀逐渐消退，效不更方，续服2周，下肢肿胀几乎消失，腹股沟淋巴结消退，无压痛，取血检验微丝蚴均阴性。

木香9g	槟榔9g	青皮9g	陈皮9g
广术9g	黄连9g	黄柏9g	大黄9g
香附9g	牵牛9g	藜芦6g	贯众9g
雷丸9g	天冬9g	藜芦6g	菊花9g
山茱萸9g	野狼牙9g		

　　医案二：凌某，男性，75岁，1979年己未谷雨患丝虫病，病情反复发作，渐出现下肢象皮肿，小腿和足部明显肿胀，皮肤粗糙变厚，可见疣状结节和褶皱，睾丸炎时发，伴乳糜尿。人乏力，纳差，身体困重，大便溏薄。舌淡苔白腻脉濡。夜间耳垂取血作厚涂片检查微丝蚴阳性。丝虫病慢性期-淋巴湿阻证，拟《医林改错》少腹逐瘀汤合藜芦丸驱虫祛瘀。药后下肢肿胀稍有减退，效不更方，续服3个月，下肢皮肤变软，肿胀消退明显，睾丸炎发作频率明显减少。

茴香9g	干姜9g	延胡索9g	没药9g
当归9g	川芎9g	肉桂9g	赤芍9g
蒲黄9g	五灵脂9g		

水煎送服藜芦丸10丸。

医话一：论虫证辨治。寄生虫病是寄生虫侵入人体而引起的疾病。因虫种和寄生部位不同，引起的病理变化和临床表现各异。狭义的热带病亦称寄生虫病。常见热带病病土源性蠕虫病、血吸虫病、淋巴丝虫病、致盲性砂眼、盘尾丝虫病、美洲锥虫病、利什曼病等。蛔虫病、鞭虫病：阵发性脐周疼痛、消化不良、消瘦、发育缓慢、记忆力减退。常见寄生虫病临床表现如下。蛲虫病：经常感觉肛门周围及会阴部奇痒，以夜间为甚，睡眠不安、多梦。阿米巴病：腹痛、腹泻每日达5次左右，带有腥臭味，且有暗红色黏液血便者。钩虫病：贫血、面色苍白而带黄色、头昏眼花、乏力。姜片虫病：腹痛、腹泻并有生食荸荠、菱角、藕等水生植物史。弓形虫病：不明原因的流产、早产、死胎。疟疾病：血色素减少，去过疟疾流行区，间断性发冷、发热，体温高达39℃左右，持续1周以上。阴道毛滴虫病：外阴瘙痒，白带增多、有异味，并可有尿痛、尿频等。体液或分泌物查找虫体，如粪便涂片或集聚法检查肠道原虫滋养体、包囊或蠕虫卵，末梢血液涂片找疟原虫等，寄主组织内的寄生虫则可通过活体组织检查或穿刺检查而确诊。中医治疗寄生虫病历史悠久且经验丰富。《诸病源候论·九虫病诸候》曰：九虫者，一曰伏虫，长四分；二曰蛔虫，长一尺；三曰白虫，长一寸；四曰肉虫，状如烂杏；五曰肺虫，状如蚕；六曰胃虫，状如虾蟆；七曰弱虫，状如瓜瓣；八曰赤虫，状如生肉；九曰蛲虫，至细微，形如菜虫。伏虫，群虫之主也。蛔虫，贯心则杀人。白虫相生，子孙转多，其母转大，长至四五尺，亦能杀人。肉虫，令人烦满。肺虫，令人咳嗽。胃虫，令人呕吐，胃逆喜哕。弱虫，又名膈虫，令人多唾。赤虫，令人肠鸣。蛲虫，居胴肠，多则为痔，极则为癞，因人疮处以生诸痈、疽、癣、瘘、病、疥、𧏾，虫无所不为。人亦不必尽有，有亦不必尽多，或偏有，或偏无者。此诸虫根据肠胃之间，若腑脏气实，则不为害，若虚则能侵蚀，随其虫之动而能变成诸患也。三虫候：三虫者，长虫、赤虫、蛲虫也。为三虫，犹是九虫之数也。长虫，蛔虫也，长一尺，动则吐清水，出则心痛，贯心则死。赤虫，状如生肉，动则肠鸣。蛲虫至细微，形如菜虫也，居胴肠间，多则为痔，极则为癞，因人疮处，以生诸痈、疽、癣、瘘、病、疥、𧏾虫，无所不为。此既是九虫内之三者，而今别立名，当以其三种偏发动成病，故谓之三虫也。蛔虫候：蛔虫者，是九虫内之一虫也。长一尺，亦有长五六寸。或因腑脏虚弱而动，或因食甘肥而动。其发动则腹中痛，发作肿聚，去来上下，痛有休息，亦攻心痛。口喜吐涎及吐清水，贯伤心者则死。诊其脉，腹中痛，其脉法当沉弱而弦，今反脉洪而大，则是蛔虫也。寸白虫候：寸白者，九虫内之一虫也。长一寸而色白，形小褊，因腑脏虚弱而能发动。或云饮白酒，一云以桑枝贯牛肉炙食，并食生栗所成。食生鱼后，即饮奶酪，亦令生之。其发动则损人精气，腰脚疼弱。此虫生长一尺，则令人死。蛲虫候：蛲虫，犹是九虫内之一虫也。形甚细小，如今之蜗虫状。亦因腑脏虚弱，而致发动，甚者则能成痔、瘘、疥、癣、癞、痈、疽、病、诸疮。蛲虫是人体虚极重者，故蛲虫因之动作，无所不为也。整理《神农本草经》杀虫药物如下：白青味甘性平，主明目，利九窍，耳聋，心下邪气，令人吐，杀诸毒，三虫。天门冬味苦性平，主诸暴风湿偏痹，强骨髓，杀三虫，去伏尸。薏苡仁味甘性微寒，主筋急，拘挛不可屈伸，风湿痹，下气。其根下三虫，一名解蠡。蘼芜味辛性温，主咳逆，定惊气，辟邪恶，除蛊毒鬼注，去三虫，一名薇芜。云实味辛性温，主泄利，肠澼，杀虫，蛊毒，去邪毒结气，止痛除热，平主见鬼精物，多食令人狂走。干漆味辛性温无毒，主绝伤补中，续筋骨填髓脑，安五藏，五缓六急，风寒湿痹。生漆去长虫。麝香味辛性温，主辟恶气，杀鬼精物，温疟，蛊毒，痫痓，去三虫。雌黄味辛性平，主恶创头秃痂疥，杀毒虫虱，身痒，邪气诸毒。水银味辛性寒，主疥瘘痂疡白秃，杀皮肤中虱，堕胎，除热，杀金银铜锡毒。理石味辛性寒，主身热，利胃解烦，益精明目，破积聚，去三虫。长石味辛性寒，主身热，四肢寒厥，利小便，通血脉，明目，去翳，眇，下三虫，杀蛊毒。蠡实味甘性平，主皮肤寒热，胃中热气，寒湿痹，坚筋骨，令人嗜食，花叶去白虫。蜀羊泉味苦性微寒，主头秃恶创，热气，疥搔，痂癣虫，疗齲齿。竹叶味苦平，主咳逆上气溢筋急，恶疡，杀小虫。吴茱萸味辛性温，主温中，下气，止痛，咳逆，寒热，除湿血痹，逐风邪，开凑理，根杀三虫。芜荑味辛，主五内邪气散，皮肤骨节中，去三虫。厚朴味苦性温，主中风，伤寒，头痛，寒热，惊悸，气血痹，死肌，去三虫。山茱萸味酸性平，主心下邪气，寒热，温中，逐寒湿痹，去三虫。殳羊角味咸性温，主青盲明目，杀疥虫，止寒泄，辟恶鬼虎狼，止惊悸。白僵蚕味咸，主小儿惊痫夜蹄，去三虫，减黑皯，令人面色好，男子阴疡病。粉锡味辛性寒，主伏尸毒鳌，杀三虫。鸢尾味苦性平，主蛊毒邪气，鬼注，诸毒，破癥瘕积聚，去水，下三虫。草蒿味苦性寒，主疥搔，痂痒，恶创，杀虫，留热在骨节间。青葙子味苦性微寒，主邪气，皮肤中热，风搔，身痒，杀三虫，子名草决明，疗唇口青。藋芦味咸性平，主心痛，温中，去长患，白疯，蛲虫，蛇螫毒，癥瘕，诸虫。贯众味苦性微寒，主腹中邪，热气，诸毒，杀三虫。狼牙味苦性寒，主邪气热气，疥搔，恶疡，创痔，去白虫。萹蓄味辛性平，主浸淫，疥搔疽痔，杀三虫。兰茹味辛性寒，主蚀恶肉，败创，死肌，杀疥虫，排脓恶血，除大风热气，善忘不乐。蚤休味苦微性寒，主惊痫，摇头弄舌，热气在腹中，瘨疾，痈创，阴蚀，下三虫，去蛇毒。荩草味苦性平，主久咳上气喘逆，久寒，惊悸，痂疥，白秃，疡气，杀皮肤小虫。牛扁味苦性微寒，主身皮创，热气，可作浴汤，杀牛虱小虫，又疗牛病。巴豆味辛性温，主伤寒，温疟，寒热，破癥瘕结聚，坚积，留饮，淡癖，大腹水张，荡练五藏六府，开通闭塞，利水谷道，去恶内，除鬼毒蛊注邪物，杀虫鱼。楝实味苦性寒，主温疾伤寒，大热烦狂，杀三虫疥疡利，小便水道。莽草味辛性温，主风头痛肿，乳痈，疝瘕，除结气疥搔，杀虫鱼。雷丸味苦性寒，主杀三虫，逐毒气，胃中热，利丈夫，不利女子作摩膏，除小儿百病。桐叶味苦性寒，主恶蚀，创着阴皮，主五痔，杀三虫。梓白皮味苦性寒，主热，去三虫。蚯蚓味咸寒。主蛇瘕，去三虫，伏尸，鬼注，蛊毒，杀长虫，仍自化作水。蜈蚣味辛性温，主鬼注蛊毒，啖诸蛇虫鱼毒，杀鬼物老精，温虐，去三虫。桃核仁味苦性平，主淤血，血闭瘕邪，杀小虫。彼子味甘性温，主腹中邪气，去三虫，蛇螫，蛊毒，鬼注，伏尸。《本草求真》：虫既有虚实之殊寒热之辨，而毒亦有表里之异升降之别。此虫之所必杀而毒之所以必治也。虫之生本于人之正气亏损而成。体实者其虫本不易生，即生亦易珍灭。体虚者其虫乘空内蓄，蓄则即为致害，害则非易治疗。考之方书所载治虫药品甚多，治亦错杂不一。如黄连、苦参、黑牵牛、萹蓄是除湿热以杀虫也，大黄、朴硝是除热邪以杀虫也，苦楝子、青黛、蓝子是除郁热以杀虫也，雷丸、芦荟、蚯蚓是除热积以杀虫也，贯众是除时行热毒以杀虫也。青葙子是除肝经风热以杀虫也，故其为药皆寒而不温；苍耳子、松脂、密陀僧是除风湿以杀虫也，故其为药稍温而不凉；川椒、椒目是降寒湿水湿以杀虫也，故其为药温燥而不平；苏合香、雄黄、阿魏、樟脑、蛇蜕是除不正恶气以也，故其为药最辛最温；水银、银朱、轻粉、铅粉、黄丹、大枫子、山茵陈、五倍子、百药煎是除疮疥以也，故其为药寒热皆有；紫贝、桃仁、干漆、皂矾、百草霜是除血瘀以也，故其药亦多寒热不一；浓朴、槟榔是除湿满瘴气以也，故其为药苦温而平；谷虫、鹤虱、使君是除痰食积滞以也，故其为药又温而又寒；獭肝是补肝肾之虚以也，故其药味咸而气温。至于榧实则能润肺以，乌梅则能敛肺以，百部则能清肺散热以，皆有不甚寒燥之虞。且虫得酸则止，凡乌梅、五倍子等药，非是最酸之味以止其虫乎？得苦则下，凡大黄、黄连、苦楝根、芦荟、苦参非是至苦之味以下其虫乎？得辛则伏，凡川椒、雄黄、干漆、大枫子、阿魏、轻粉、樟脑、槟榔非是最辛之味以伏其虫乎？得甘则动，凡用毒虫之药必加甘蜜为使，非是用以至甘之味以引其虫乎？至于寒极生虫可用姜附以为杀，虫欲上出可用藜芦上涌以为杀，热闭而虫不下可用芫花、黑牵牛以为杀，虫食龋齿可用胡桐泪、莨菪、韭子、蟾酥以为之杀，虫食皮肤而为风癣可用川槿皮、海桐皮以为杀，九蛊阴蚀之虫可用青葙子、复盆叶以为之杀，痨瘵之虫可用败鼓心、虎粪、骨獭爪、鹳骨以为之杀。但用多属辛苦酸涩，惟使君、榧实治虫按书偏以甘取，义实有在，自非精于医道者所可与之同语也。《备急千金要方》九虫证治有方45首。治肝劳生长虫，在肝为病恐畏不安眼中赤方：蜡、吴茱萸根皮、干漆、鸡子、粳米；治心劳热伤，心有长虫名曰蛊长一尺，贯心为病方：雷丸、橘皮、桃仁、石蚕、野狼牙、贯众、僵蚕、吴茱萸根皮、芜荑、青葙、干漆、乱发；治脾劳热，有白虫在脾中为病，令人好呕下虫方：大麻子、吴茱萸根、橘皮；治肺劳热生虫，在肺为病方：野狼牙、吴茱萸根白皮、桑根白皮；治肾劳热，四肢肿急，蛲虫状如菜虫，在肾中为病方：芜荑、胡粉、槐皮、干漆、贯众、杏仁、吴萸；治蛲虫方：以好盐末二两，苦酒半升合铜器中，煮数沸，宿不食，空心顿服之；真珠、乱发；藋芦丸治少小有蛔虫，结在腹中，数发腹痛，微下白汁，吐闷寒热，饮食不生肌皮，肉痿黄四肢不相胜举：藋芦、贯众、雷丸、山茱萸、天冬、野狼牙、藋芦、甘菊；此方加藋芦至六分，名藋芦丸，治老小及妇人等万病。腹内冷热不通，急满痛，胸膈坚满，手足烦热上气，不得饮食，身体气肿腰脚不遂，腹内状如水鸡鸣，女人月经不调，无所不治。治蛔虫方：藋芦末；治热患有蛔虫懊恼方：藋芦、干漆、扁竹；治蛔虫在胃中渐渐羸人方：干漆、醇酒、白蜜；治寸白虫方：吴茱萸细根一握，大麻子；又方：芜荑、野狼牙、白敛；又方：胡麻、胡粉。芫花味辛性温，主咳逆上气，喉鸣喘，咽肿短气，蛊毒鬼疟，疝瘕痈肿，杀虫鱼。《景岳全书·诸虫列方》，扫虫煎：青皮、小茴香、槟榔、乌药、细榧肉、吴茱萸、乌梅、甘草、朱砂、雄黄；猎虫丸：芜荑、雷丸、桃仁、干漆、雄黄、锡灰、皂角、槟榔、使君子、轻粉、细榧肉；芜荑散：芜荑、雷丸、干漆；追虫丸：雷丸、白芜荑、槟榔、使君子肉、白术、黑牵牛、大黄、当归；追虫丸：黑丑、槟榔、雷丸、南木香、茵陈、皂角、苦楝皮；化虫散：雷丸、槟榔、鹤虱、使君子、轻粉；五君子煎：人参、白术、茯苓、炙甘草、干姜；百顺丸：大黄、皂角；苦楝汤：苦楝根；榧子煎：细榧子；甘草泻心汤：半夏、干姜、黄连、黄芩、人参、甘草、大枣；温脏丸：人参、白术、当归、芍药、茯苓、川椒、细榧肉、使君子、槟榔、干姜、吴茱萸、神曲；蟾蜍丸：蟾蜍、麝香；四味肥儿丸：芜荑、神曲、麦芽、黄连；理中汤：人参、白术、干姜、炙甘草；理阴煎：熟地、当归、炙甘草、干姜；七味肥儿丸：黄连、神曲、木香、槟榔、使君子、麦芽、肉豆蔻；温胃饮：人参、白术、扁豆、陈皮、干姜、炙甘草、当归；归脾汤：人参、黄芪、白术、茯苓、枣仁、远志、当归、木香、炙甘草、龙眼肉；九味芦荟丸：胡黄连、黄连、芦荟、芜荑、雷丸、木香、青皮、鹤虱草、麝香；万应丸：槟榔、大黄、黑丑、皂角、苦楝根皮；遇仙丹：黑丑、槟榔、大黄、三棱、莪术、木香；木香槟榔丸：槟榔、木香、鹤虱、贯众、锡灰、干漆、使君子、轻粉、雷丸、巴豆仁。备用方：圣效方治寸白虫神效：槟榔、南木香；妙应丸：大黄、牵牛、槟榔、雷丸、锡灰、大戟、鹤虱、使君子、茴香、贯众、轻粉、苦楝根；《直指》芜荑散：鸡心槟榔、芜荑、木香；仲景乌梅丸：乌梅、人参、黄柏、细辛、附子、桂枝、黄连、干姜、当归、川椒。选方精到，慧眼独具。何梦谣《医碥》载：毛景得奇疾，每语，喉中必有物声相应。有道人教令诵《本草》药名，至蓝而默然，遂取蓝捣汁饮之，少顷吐出肉块长一寸余，人形悉具，自后无声。陈正敏斋间览载杨勔得异病，每发言应答，腹中有小声效之，数年间其声浸大。有道人见而惊曰：此应声虫也，久不治延及妻子。令读《本草》，至雷丸虫无声，乃顿服之，遂愈。赵子山苦寸白虫，医者戒云是疾当止酒,而以素所耽嗜,欲罢不能,一夕醉归寓已夜半,口干咽燥,仓卒无汤饮,适廊庑下有瓮水,月色下照,莹然可掬,即酌而饮之,其甘如饴,连饮数酌,乃就寝。迨晓,虫出盈席,觉心腹顿宽,宿疾遂愈。验视,乃织草履者浸红藤根水也。吴少师尝得疾,数月间肌肉消瘦,每日饮食下咽,少时腹如万虫攒攻,且痒且痛。张锐切脉,戒云:明日早且忍饥,勿啖一物。锐取黄土一盂,温酒一升,投土搅其内,出药百粒。饮之,觉肠胃掣痛,几不堪忍,须臾暴下如倾,秽恶斗许,有蚂蝗千余,宛转盘结。锐曰:虫入人肝脾里,势须滋生,此虫喜酒,又久不得土味,乘饥毕集,故一药能洗空之耳。蔡定夫之子苦寸白为孽,医者使之碾槟榔细末,取石榴东引根煎汤调服之。先炙肥猪肉一大脔,置口中,嚼咀其津膏而勿食。云:此虫惟月三日以前其头向上,可用药攻打,余日即头向下,纵有药皆无益。虫闻肉香,故空群争赴之,觉胸中如万箭攒攻,是其候也。然后饮前药。蔡悉如其戒,不两刻,腹中雷鸣,急登厕,虫下如倾。命仆以杖挑拨,皆联绵成串,几长数丈,尚蠕动,举而抛于溪流,宿患顿愈。患此者,虽羸弱必先去虫,后以和平之剂调之。暗者只用滋补,甚且谓虫为脏寒所生,妄加热药,可哂也。《傅青主男科》治虫臌用消虫神奇丹:当归、鳖甲、地栗粉各一两,雷丸、神曲、茯苓、白矾各三钱,车前子五钱,水煎服。谓此症小腹痛,四肢浮肿而未甚,面色红而有白点,如虫食之状,是之谓虫臌。

杀虫方药不仅治疗因虫致病,也可用于因病生虫。《王旭高临证医案》治孙某厥阴寒气乘胃,直犯中州,虫动不安,腹痛如刀之刺,口吐酸水清涎。法宜辛温,佐以酸苦,泄之通之:川楝子、延胡索、黄连、青皮、吴茱萸、川椒、焦楂炭、乌药、使君子、竹二青。虫由湿热所化,脾土不运而生。其发于月底之夜,原有脾胃虚寒。寒属阴,故夜发也。寒久化热,土虚木强,其发移于月初,必呕吐胸热,两乳下跳,虫随酸苦痰涎而出,多寡不一,或大便亦有,腹中微痛,虽口渴甚,不能咽水,水下复呕,呕尽乃平,至中旬则康泰无恙矣。所以然者,月初虫头向上,且病久呕多,胃阴亏,虚火上炎,故胸中觉热。虚里跳动,中气虚也。中气者,胸中大气,脾胃冲和之气,皆归所统。脾胃中气虚甚,故跳跃也。病延一载有余,虫属盘踞,未易一扫而除。图治之法,和中调脾,杜生虫之源;生津平肝,治胸热口渴;化湿热,降逆气,以治呕吐。久服勿懈,自可见功;欲求速效,恐不能耳:川楝子、芜荑、党参、白术、青皮、制半夏、白芍、茯苓、焦六曲、干姜、陈皮、榧子、蔻仁、使君子肉。

钩 虫 病

　　医案一：章某，女性，43 岁。农民，常年赤足旱地劳作。1981 年辛酉谷雨下地干活回家后，突然感觉足趾间和手指间皮肤剧痒，伴红色丘疹，搔破后出现水疱，继而出现食欲不振、腹部隐痛，后因腹痛加剧伴腹泻、头晕、乏力就诊，查血红蛋白 68 g/L，粪便隐血试验（＋＋＋），行胃肠镜检查示：十二指肠降部见多条线样活虫体鉴定为钩虫。舌淡苔白薄，脉平或濡。钩虫病是钩虫寄生人体小肠所引起的疾病。临床上以贫血、营养不良、胃肠功能失调为主要表现，重者可致发育障碍及心功能不全。寄生于人体的钩虫主要为十二指肠钩口线虫或美洲板口线虫，偶有锡兰钩口线虫和犬钩口线虫等。钩虫病的症状主要由钩蚴及成虫所致，成虫所致症状较为长久和严重。钩蚴侵入皮肤，初有奇痒和烧灼感，继而出现小出血点、丘疹和小疱疹。皮炎多发生在手指或足趾间、足背、踝部等，偶可出现一过性荨麻疹。呼吸系统症状常有咳嗽、喉痒、声哑等；重者呈剧烈干咳和哮喘发作，表现为嗜酸性粒细胞增多性哮喘，痰内可出现血丝。X 线检查可见肺纹理增加或肺门阴影增生，偶可发现短暂的肺浸润性病变。粪便中有钩虫卵而无明显症状者称钩虫感染，粪便中有钩虫卵又有慢性临床症状者称钩虫病。成虫引起消化系统症状有上腹部不适或疼痛、食欲减退、腹泻、乏力、消瘦等。血液循环系统症状有进行性贫血，长期严重贫血可发生贫血性心脏病，表现为心脏扩大、心率加快等。严重贫血常伴有低蛋白血症，出现下肢或全身水肿。循环系统症状贫血的程度直接影响循环系统，特别是心脏代谢功能。患者皮肤黏膜苍白，下肢轻度水肿，不劳动也感气急、心悸、四肢无力、耳鸣、眼花、头昏、智力减退等。重度感染者全身水肿显著，轻度活动后感严重气急、心悸及心前区疼痛，脉搏快而弱，全心扩大，有明显收缩期杂音以至舒张期杂音。出现心功能不全时尚见有肝肿大、压痛、肺部啰音、腹水等。儿童重症患者，可有生长发育障碍、智力减退、性发育不全、侏儒症等表现。成年患者也常有闭经、阳痿、性欲减退、不育等；严重感染的孕妇易引起妊娠中毒症、早产、死胎等。病原学诊断要确诊钩虫病必须找到病原体。虫卵检查取大便用直涂法在显微镜下找虫卵，检出率较低，可多做几次。成虫鉴定如发现虫体可放在 70％ 的乙醇中送检鉴定。贫血和低蛋白血症是本病的主要表现，故给予足量的铁剂，补充高蛋白饮食对改善贫血与消除症状甚为重要。一般病例宜于驱虫治疗后补充铁剂，但重度感染伴严重贫血者，宜先予纠正贫血。输血仅适于孕妇或严重贫血者，已合并有贫血性心脏病心力衰竭者，输血有助于改善心功能。驱钩虫药物种类很多，常需多次反复治疗才能根治。对严重感染和混合感染者可采用联合疗法。《诸病源候论·九虫候》：伏虫，长四分，群虫之主也。钩虫病粪毒犯肤，拟桃叶泄毒汤杀虫止痒。水煎三四沸，趁温熏洗局部。如水冷，则加热后再洗，一日数外洗一周后，足趾间、手指间皮肤结痂愈合，联合补铁等治疗贫血纠正后好转出院。

《外台秘要》集验贯众丸加减。

贯众9g	石蚕9g	雚芦9g	狼牙9g
蜀漆9g	僵蚕9g	雷丸9g	芫荑9g
厚朴9g	槟榔9g	当归9g	苦参6g

医案二：牛某，女性，41岁。1982年壬戌夏至下田耕作，湿气蒸腾，感染粪毒，钩幼虫侵入皮肤引起脚痒发生疱疹，毒邪循经入肺，即致咳嗽气逆，喉间痰鸣，偶有咯血。舌淡苔白，脉濡数。粪检见钩虫卵。钩虫病虫邪犯肺，曾以止嗽散桔梗、紫菀、陈皮、白前、百部、荆芥、甘草等加减无效。《删繁方》前胡汤治疗白虫长一寸在脾为病，令人好呕而胸中骇骇，呕而不吐出，宣肺化痰止咳。药后1周咳嗽咳痰明显好转，配合驱虫治疗好转后。

前胡9g	白术9g	枳实9g	赤茯苓9g
细辛3g	常山9g	松萝9g	旋覆花9g
龙胆草6g	竹叶9g	杏仁9g	吴茱萸6g

医案三：吴某，男性，41岁。矿井工人。长期矿井工作，1983年癸亥立夏感染钩幼虫后，出现善食易饥，食后腹胀，异嗜生米、茶叶、木炭之类，神疲肢软，面色萎黄，舌淡苔薄，脉濡。粪检见钩虫卵。《医林绳墨·鼓胀》：黄肿者，皮肉色黄，四肢怠惰，头眩体倦，懒于作为，小便短而少，大便溏而频，食欲善进，不能生力，宜当健脾为主。《医碥·黄疸》：黄肿与黄疸，分别处在肿而色带白，眼目如故，不如黄疸之眼目皆黄而不带白，且无肿状，似不必以暴渐分。又黄肿多有虫与食积，有虫必吐黄水，毛发皆直，或好食生米、茶叶之类。用使君子、槟榔、川楝、雷丸之类。食积则用消食药，剂中不可无针砂，消积平肝，其功最速。治疗亦与黄疸有别也。《杂病源流犀烛·诸疸源流》：力役劳苦受伤，亦成黄胖病，俗名脱力黄，好食易饥，怠惰无力。黄胖，宿病也，与黄疸暴病不同。盖黄疸眼目皆黄，无肿状。黄胖多肿，色黄中带白，眼目如故，或洋洋少神。虽病根都发于脾，然黄疸则由脾经湿热蒸郁而成；黄胖则湿热未甚，多虫与食积所致，必吐黄水，毛发皆直，或好食生米、茶叶、土炭之类。钩虫病脾虚湿滞，拟黄病绛矾丸加减健脾燥湿，和中补血。药后1周腹胀明显缓解，善食易饥改善，效不更方，配合驱虫治疗2周，异嗜症好转，贫血纠正后出院。

绛矾9g	厚朴9g	白术9g	茯苓9g
枳壳9g	苍术9g	广陈皮9g	红枣9枚

医案四：武某，男性，51岁，农民。甲子芒种下地干活回家后，足趾间和手指间皮肤剧痒，伴红色丘疹，搔破后出现水疱，未予重视，1周后出现腹痛腹泻、食欲不振，每日解黑便约50 mL，医院就诊查血红蛋白58 g/L，粪便隐血试验（＋＋），粪检见钩虫卵。舌淡苔白脉细。钩虫病肠虫嗜血证，拟《医方易简》卷4六合定中丸杀虫和中。服用上述中药，配合驱虫药、补铁、输血治疗，患者腹痛缓解，食欲好转，便血减少，效不更方，续服原方2周，诸症缓解。

苏叶9g	藿香9g	香茹9g	柴胡9g
木香9g	檀香9g	木瓜9g	羌活9g
枳壳9g	厚朴9g	茯苓9g	甘草9g

医话一：论中医虫证与西医寄生虫病不完全等同。西医学寄生虫病大多属于中医虫证或虫积范畴，如蛔虫、寸白虫、蛲虫等，《诸病源候论》有九虫病论述。但是，西医学不少寄生虫病中医没有认识到虫证或虫积病。如杜氏利什曼原虫引起的黑热病，丝虫引起的丝虫病，疟原虫引起的疟疾病，等等。同样，中医的某些虫证或虫积则不属于西医学寄生虫病范畴，如湿䘌、狐惑、疳积等。张石顽《张氏医通》曰：虫之怪证多端，遇之卒不能辨。昔人治例，有雷丸治应声虫之说。近有女子咳逆腹痛后，忽喜呼叫，初时呀呷连声，渐至呓语不已，变易不常，或如母鸡声，或如水蛙鸣，或如舟人打号，每作数十声，日发十余次，忍之则胸中闷闷不安，此为叫虫，即应声虫之类也。如或希奇怪病，除痰血外，百治不效者即是虫为患。视其经络虚实，参脉证消息治之。虫在肝令人恐怖，眼中赤壅，在心心烦发躁，在脾劳热四肢肿急，在肺咳嗽气喘。医者不察，谬指凡动属火属痰，寒凉转伤脾胃，卒至夭枉，自非垣视一方者，乌能辨哉。湿䘌病最早见于《诸病源候论》。《康熙字典》：音匿，小虫。《博雅》：䘌，䗛蟊也。《类篇》：虫食病。《诸病源候论》湿䘌病诸候：湿䘌病由脾胃虚弱，为水湿所乘，腹内虫动，侵食成䘌也。多因下利不止，或时病后，客热结腹内所为。其状，不能饮食，忽忽喜睡，绵绵微热，骨节沉重，齿无色，舌上尽白，细疮如粟。若上唇生疮，是虫食五脏，则心烦懊；若下唇生疮，是虫食下部，则肛门烂开；甚者腑脏皆被食，齿下上龈悉生疮，齿色紫黑，利血而湿，由水气也。脾与胃合，俱象土，胃为水谷之海，脾气磨而消之，水谷之精，化为血气，以养腑脏。若脾胃和，则土气强盛，水湿不能侵之。脾胃虚弱，则土气衰微，或受于冷，乍伤于热，使水谷不消化，糟粕不傧实，则成下利，翻为水湿所伤。若时病之后，肠胃虚热，皆令三尸九虫，因虚动作，侵食五脏，上出唇口，下至肛门。胃虚气逆，则变呕哕。虫食腑脏伤败，利出瘀血，如此者死。其因脾胃虚微，土气衰弱，为水湿所侵，虫动成䘌，故名湿䘌也。有天行之湿，初得不觉，行坐不发，恒少气力，或微利，或不利，病成则变呕吐，即是虫内食于脏。有急结湿，先因腹痛下利，脓血相兼出，病成翻大小便不通，头项满痛，小腹急满，起坐不安，亦是内食五脏。凡如此者，虽初证未发于外，而心腹亦常烦懊，至于临困，口及肛门方复生疮，即死也。心䘌候：心䘌者由脏虚，诸虫在肠胃间，因虚而动，攻食心，谓之心䘌。初不觉他病，忽忽嗜睡，四肢沉重。此䘌或食心，则心烦闷懊痛，后乃侵食余处。诊其脉沉而细，手足冷，内湿䘌在心也。疳䘌候：人有嗜甘味多，而动肠胃间诸虫，致令侵食腑脏，此犹是䘌也。凡食五味之物，皆入于胃，其气随其腑脏之味而归之。脾与胃为表里，俱象土，其味甘，而甘味柔润于脾胃。脾胃润则气缓，气缓则虫动，虫动则侵食成疳䘌也。但虫因甘而动，故名之为疳也。其初患之状，手足烦疼，腰脊无力，夜卧烦躁，昏昏喜妄，嘿嘿眼涩，夜梦颠倒，饮食无味，面失颜色，喜睡，起即头眩，体重，腿胫酸疼。其上食五脏，则心内懊恼；出食咽喉及齿龈，皆生疮，出黑血，齿色紫黑；下食肠胃，下利黑血；出食肛门，生疮烂开。胃气虚逆，则变呕哕。急者数日便死；亦有缓者，止沉嘿，支节疼重，食饮减少，面无颜色，在内侵食，乃至数年，方上食口齿生疮，下至肛门伤烂，乃死。五疳，一是白疳，令人皮肤枯燥，面失颜色。二是赤疳，内食人五脏，令人头发焦枯。三是蛲疳，食人脊膂，游行五脏，体重浮肿。四是疳䘌，食人下部疼痒，腰脊挛急。五是黑疳，食人五脏，多下黑血，数日即死。凡五疳，白者轻，赤者次，蛲疳又次

之,痔又次之,黑者最重。皆从肠里上食,咽喉齿龈并生疮,下至谷道伤烂,下利脓血,呕逆,手足心热,腰痛嗜睡。秋冬可,春夏极。面青颊赤,眼无精光,唇口燥,腹胀有块,日日瘦损者是痔。食人五脏,至死不觉。五痔缓者,则变成五蒸。五蒸者,一曰骨蒸,二曰脉蒸,三曰皮蒸,四曰肉蒸,五曰血蒸。其根源初发形候虽异,至于蒸成,为病大体略同。皆令人腰疼心满,虚乏无力,日渐羸瘦,或寒热无常,或手足烦热,或逆冷,或利,或涩,或汗也。五蒸别自有论,与虚劳诸病相从也。《备急千金要方》治湿蜃方:黄连、生姜、苦参、艾叶;懊恼散治湿蜃疮烂杀除虫:扁竹、藿芦、雷丸、青葙子、女青、桃仁;青葙散治热病有蜃,下部生疮:青葙子、橘皮、扁竹、藿芦、甘草、野狼牙;姜蜜汤治湿蜃:生姜汁、白蜜、黄连;治蜃虫蚀下部痒,谷道中生疮:阿胶、当归、青葙子、艾叶;治蜃杏仁汤:杏仁、苦酒、盐;桃皮汤治蛲虫、蛔虫及痔,蜃虫食下部生疮:桃皮、艾叶、槐子、大枣;猪胆苦酒汤治热病有蜃,上下攻移杀人:猪胆一具,苦酒半升;治温病下部有疮,虫蚀人五脏:雄黄、皂荚、麝香、朱砂;雄黄兑散治时气病蜃,下部生疮:雄黄、桃仁、青葙子、黄连、苦参;治湿蜃方:青黛、黄连、黄柏、丁香、麝香;治虫蚀下部方:胡粉、雄黄。狐惑病名始见于张仲景《金匮要略方论》,以神情恍惚,口腔、眼、外阴溃烂为主要临床特征,病因为湿热虫毒。张仲景曰:狐惑之为病,状如伤寒,默默欲眠,目不得闭,卧起不安,蚀于喉为惑,蚀于阴为狐。不欲饮食,恶闻食臭,其面目乍赤、乍黑、乍白。蚀于上部则声喝,甘草泻心汤主之;蚀于部则咽干苦参汤洗之;蚀于肛者雄黄熏之。病者脉数,无热微烦,默默但欲卧,汗出,初得之三四日,目赤如鸠眼;七八日,目四眦黑。若能食者,脓已成也,赤小豆当归散主之。《脉经》云:病人或从呼吸上蚀其咽,或从下焦蚀其肛,阴蚀上为惑,蚀下为狐,狐惑病者,猪苓字散主之。唐海宗《医学见能》:虫因风湿变而生,仲景分经属厥阴。千古医师工杀毒,只原来历未分明。口咽生虫以及二阴生虫者,古名狐惑病也。宜新制化虫丹:花椒、雄黄、枯矾、铅粉、乌梅、黄连、甘草。《圣济总录》治因癞生虫曰:癞者《内经》为厉。厉者营气热,其气不清,故使其鼻柱坏而色败,皮肤疡溃。日月浸久,其风化生毒虫。虫即变动,外先食气血,肤革不泽,甚则内食五脏。食肝则眉睫堕落,食肺则鼻柱毁坏,食脾则语声散乱,食肾则耳闻雷鼓之声,食心则死。虫,动物也,皆风之所化。风入五脏化生五虫。入肝其虫青,入心其虫赤,入脾其虫黄,入肺其虫白,入肾其虫黑。五脏生五虫。五虫者各随五脏之色,惟黑虫为难治。当先服药出虫,以验其色。阿魏雷丸散治大风癞:阿魏、雷丸、雄黄、丹砂、滑石、石胆、硝石、白蔹、犀角、牛黄、斑蝥、芫青、紫石英。雄黄散杀诸癞虫,于疮内取风毒涎,涂敷:雄黄、白矾、紫石英、白石英、马牙硝、大阴玄精石、金星石、银星石。麦饭石散杀虫治大风癞:麦饭石、阳起石、禹余粮石、红皮石、密陀僧、不灰木、蒲黄、石灰、定州细瓷末、砒霜、铅丹、青盐、乱发灰、水银、腻粉。熟艾方治大风癞熏出虫:艾叶、砒霜、水银、腻粉、硫黄、丹砂、阿魏、附子、雄黄、麝香、猪牙皂角。治大风癞出五虫独活散:独活、雄黄、青黛、麻黄、水银、阿魏、雷丸、丹砂、滑石、石胆、牛黄、紫石英、斑蝥、芫青。黑虎丸下癞虫治大风癞疾:天灵盖、虾蟆、麝香、桃仁、雄黄、人中白、杏仁。通神散治大风癞疾服之虫出无不愈:皂荚树上独生刺、大黄。《太平圣惠方》治小儿五痔出虫曰:夫小儿五痔之疾皆由乳哺不调,寒温失节之所致也。若久而不瘥则腹内有虫,肌体黄瘦,下痢不止,宜服药出之,则痔气渐退。干蟾丸治小儿五痔及惊风出虫,定生死:干蟾、蛇蜕、谷精草、胡黄连、瓜蒂、母丁香、青黛、牛黄、白龙骨、朱砂、雄黄、芦荟、麝香、天竺黄。麝香丸治小儿五痔瘦弱,毛发干焦,口鼻多痒:麝香、芦荟、蝉酥、皂荚、蛇蜕、粉霜、蝙蝠、朱砂。芦荟丸治小儿五痔出虫:芦荟、田父、青黛、腻粉、牛黄、粉霜、硫黄、蝉蜕、蛇蜕、麝香、巴豆。水银丸治小儿五疳出虫：水银、硫黄、砒霜、芦荟、朱砂、蛤蚧、乌驴蹄灰、蟾灰、雄黄、蝉蜕、天灵盖、故皮巾子灰、白狗粪灰。田父丸治小儿五疳出虫：田父、夜明沙、蛇蜕、胡黄连、白矾灰、牛黄、朱砂、麝香、莨菪子。定命天灵盖丸治小儿五疳出虫：天灵盖灰、蟾酥、汗袜灰、砒霜、麝香、驴啼护干灰。出虫丸治小儿五疳久不瘥羸瘦极甚：朱砂、麝香、牛黄、蟾酥、熊胆、夜明沙、蜗牛子。干蟾丸治小儿五疳出虫：干蟾、蝉蜕、麝香、天灵盖灰、鳖甲。熊胆丸治小儿五疳出虫：熊胆、朱砂、麝香、蚺蛇胆、蛴螬、瓜蒂。定命散治小儿五疳出虫：干虾蟆、蛇蜕、蝉蜕。蟾头丸治小儿五疳出虫：蟾头、皂荚、青黛、硫黄、麝香、巴豆。芦荟散治小儿五疳出虫：芦荟、胡黄连、雄黄、熊胆、朱砂。螳螂散治小儿五疳出虫：螳螂、蜗牛子、蝉蜕、丁香、蟾酥、麝香、地龙、蛇蜕灰。青黛丸治小儿五疳出虫：青黛、芦荟、蝉蜕、人中白、麝香、胡黄连、蟾蜍涎、人乳汁、猪牙皂荚。《博济方》治疳积以杀虫为先务。曰：患疳之候，疳在内即胀涩肚胀，痢色无定，或如靛青，日渐瘦弱，此乃内疳之候。若鼻下赤烂，自揉鼻，头上有疮，疮不着痂，渐渐绕耳生疮，头大项细，此脑疳之候。若唇被蚀，齿作五色，或峭黑，口下疳白疮，上颚孔子，口中臭气，唇齿稿烂，此乃口疳之候。若下部开张，痢下脓血，有时赤烂，痛不可忍，痢下又无度，臭不可闻。至圣青金丹治疳积名方治小儿一十五种风疾，五般疳气，变蒸寒热，便痢枣花粪，脚细肚胀，肚上青筋，头发稀疏，多吃泥土，捋眉毛，咬指甲，四肢羸瘦，疳蛔咬心，泻痢频并，饶惊多嗽，疳蚀口鼻，赤白疮，疳眼雀目。此悉皆治疗，入口大有神效：青黛、雄黄、龙脑、熊胆、胡黄连、麝香、胆酥、水银、铅霜、白附子、芦荟、朱砂、腻粉。蚵蚾黄连丸治小儿疳积：疥虾蟆、木香、胡黄连、黄连、沉香、丁香、麝香、木鳖、干姜、巴豆。秋霜散治小儿走马疳蚀唇颊，齿牙浮动宣露：信砒、粉霜、腻粉、麝香。麝香丸治小儿疳热：麝香、青黛、雷丸、鹤虱、管仲、黄连、扁豆。青黛散杀虫治小儿疳热：青黛、宣连、苦楝根、雄黄、朱砂、麝香、夜明砂、大黄、芜荑。万金散治小儿疳蛔咬心痛：槟榔、苦楝根、石榴、鹤虱、藜芦。万寿方治小儿疳气羸瘦，腹大颈小：干蜗牛、干蚯蚓、蛇蜕、干虾蟆、使君子、麝香。胡连丸治小儿疳泻痢等极妙：胡黄连、丁香、密陀僧、肉豆蔻、麝香。脑疳鼻痒及赤烂，黄连汤下。脾虚羸瘦泄痢，四肢虚肿，青州枣汤下。肝疳眼涩生疮，甘草汤下。骨疳冷地卧爱食土，紫苏茶汤调下。肺疳上气急喘，橘皮汤下。筋疳泻血盐汤下。虫疳及泻无定，生姜汤下。1644年崇祯甲申无忌先生《保幼新编》曰：脑疳头皮光急，头发作穗或有疮肿至囟，囟肿则多损眼，脑热如火，囟脑高，遍身多汗也。脊疳，虫蚀脊膂骨如锯齿，拍背如鼓鸣，十指背生疮，频咬爪甲，烦热黄瘦也。走马疳蚀齿龈，口疮出血，鼻气，齿黑脱落，囟有穴者，名曰走马，盖阳明热气奔如马也。无辜疳脑后有核，初生软而不觉痛，其中有虫如米粉，不速破去则热气渐长，虫随气血流散侵蚀脏腑，黄瘦头大，手足细弱，遂至于死也。丁奚疳腹大颈细，黄瘦是也。丁者，手足与项极小伶仃也。奚者，腹大也。甚者，尻高肉削，脐突胸满，爱吃生米、土炭等物也。哺露疳，虚热往来，头骨分解，反食土虫，烦渴呕哕，骨瘦露形也。盖诸疳皆因脾胃久虚，形体瘦削而发也，并宜十全丹：陈皮、青皮、蓬术、川芎、五灵脂、白豆蔻、槟榔、芦荟、木香、使君子。肥儿丸消疳化积，磨癖清热，伐肝补脾，进食杀虫：胡黄连、使君子、人参、黄连、神曲、麦芽、山楂肉、白术、茯苓、炙甘草、芦荟。消食丸通治五疳，杀虫退热，磨积进食：使君子、草龙胆、麦芽、陈皮、芜荑、神曲、黄连、山楂肉。齿疳土鼠干肉作末和清，涂之为妙。张璐《千金方衍义》诸虫皆从湿热生，化湿热之治莫善于风药，然虫蛊之湿皆属内因，内因之湿仍须治内风之药，方可直达病情。如肝劳生长虫，则用蜂蜡至淡之味，以散湿热之病。吴茱萸根走肝，取东南走巽位者，以通风气而治内风。干漆杀虫,然非谷肉之味投其所喜,不能引入其口,使之烂出也。治虫诸药如狼牙、贯众、芜荑、青葙、干漆、吴茱萸根皮,皆能杀虫。独雷丸专治心劳生虫者,昔有道士治杨勔应声虫得此而愈,以心为虚灵之藏,言者心有之声,故其所生治之虫亦灵慧而能应声也。萹根、橘皮杀虫,得大麻子引入脾经,诱入其口而杀之。狼牙、萹根得桑根白皮引入肺经以杀其虫,为寸白专药。芜荑、干漆、贯众、吴萸虽能杀虫治品,得胡粉引入于肾始能中的,从甘草粉蜜汤中采出。盐醋皆日用之品,惟是专用二物之咸酸,便有化虫之功效。虫乃血之所化,故用发灰以散滞血,珍珠以散湿热。贵贱所禀不同,主治不能无异。《本经》方:蘼芜辟邪恶除虫毒,取其辛散也。贯众、雷丸、狼牙、藋芦走气分更益,以干漆破血,扁竹杀虫化湿热。干漆杀虫,酒蜜投虫所好。苦楝杀虫,浸酒入棉以内谷道,专主肛门之虫。薏苡根逐湿下行,能治湿热生虫之善药。鹤虱苦寒杀虫,得苦酒之酸收使不逆上。然须用天名精子为真,否即是伪。刺蒺藜治恶血破癥瘕积聚,专祛风木之邪,能治内湿生虫之专味。萹根走肝,麻仁入脾肺,故治寸白有效。蘼芜、狼牙治虫猛药,白蔹散结止痛,能解风气百疾。胡麻、胡粉皆入于肾,隐曲生虫之专药。榧子杀肺中寸白。萹根细者行于经络,以治腠理之虫。石榴根善透石罅,故能治窍隧之虫。大麻花治恶风毒风故其仁,亦能治风杀虫。麻油解毒,葱茎白散风,虫亦风毒所化,从非治虫之药,实为治虫之用,专取其润而导之,使下也。饴糖湿热之味,然虽熬本性犹存,羊臛之脑,投虫所喜,而为蛊湿同气之治。桑根一味大泄肺气,故能下虫,非汤药中配入他药之比,然必生者乃效。槟榔泄胸中至高之气,破腹中委积之虫,总取独用以擅专功。伤寒蛊病多由热伤荣血,血结虫聚,令人孤疑昏感。势剧难堪者即以漆灰破血为主,调鸡子生一吞引入肝经血分。蛊乃湿热蕴化,故以黄连、苦参苦燥之味疗其湿热,兼取艾之纯阳、姜之辛散为同气之内应,毋问何蛊,无不宜之。懊侬亦是虫蛊为患,故用扁竹、藋芦杀气分虫;雷丸、青葙子、女青、桃仁破血蛊也。青葙、扁竹、藋芦、狼牙治蛊专药,橘皮、甘草调和中气以行药力。方中一寒一热分解湿热,借蜜引入虫口,湿热之蛊无容身之地矣。青葙治虫,艾叶导热,阿胶、当归以和其血。杏仁上散肺气,下走大肠,借酸咸以收上逆之气。桃根白皮散血杀虫,艾叶温血导火,槐子益肾清火,大枣入脾以通津液。本肝家湿热所化,猪胆专治肝胆之热,以苦酒和之,乃猪胆导之变法,雄黄解毒杀虫,皂荚涤饮开脾,麝香和荣利窍,朱砂辟邪以安神气。下部蛊疮,雄兑散最捷。方中雄黄杀虫,桃仁逐血,黄连、苦参专解湿热。连、柏、青黛散湿热,麝香达窍隧,丁香开导热邪之去路。桃叶杀虫,下傅上含俱无妨碍。削生姜导以楸叶裹,内下部。如无楸叶,桃叶亦可代用,不必二叶并裹也。胡粉入肾,雄黄入心,为杀阴毒蛊疮之专药。马蹄散血辟恶,杀虫亦可应用。水银为杀虫猛药,虽和枣膏,见热本质犹动大能损肠,故云宜慎。羊桃压丹石毒,亦能化虫蛊,艾熏以辟下部阴蛊,加雄黄尤效。

蛔　虫　病

医案一：喻某，男性，8岁，1986年丙寅立秋初诊。数月来脐周腹痛，时作时止，食欲下降，面色萎黄，消瘦疲倦，大便下虫2次，睡眠不安，寐中磨牙。粪便镜检有蛔虫卵。就诊时腹痛并恶心欲呕，先拟乌梅丸安蛔定痛。

乌梅6g	川椒3g	细辛3g	黄连6g
黄柏3g	干姜6g	附子3g	桂枝6g
党参6g	当归6g	炙甘草3g	

复诊：柯韵伯曰《内经》曰木生酸，酸入肝。君乌梅之大酸，是伏其所主也。配黄连泻心而除疼，佐黄柏滋肾以除渴，先其所因也。连、柏治厥阴阳邪则有余，不足以治阴邪也。椒、附、辛、姜大辛之品并举，不但治厥阴阴邪，且肝欲散，以辛散之也。又加桂枝、当归，是肝藏血，求其所属也。寒热杂用，则气味不和，佐以人参，调其中气。以苦酒浸乌梅，同气相求，蒸之米下，资其谷气。加蜜为丸，少与而渐加之，缓则治其本也。蛔，昆虫也，生冷之物与湿热之气相成，故药亦寒热互用，且胸中烦而吐蛔，则连、柏是寒因热用也。蛔得酸则静，得辛则伏，得苦则下，信为治虫佳剂。久痢则虚，调其寒热，酸以收之，下痢自止。六阴惟厥阴为难治。其本阴，其标热，其体木，其用火，必伏其所主而先其所因，或收，或散，或逆，或从，随所利而行之，调其中气使之和平，是治厥阴法也。厥阴当两阴交尽，又名阴之绝阳，宜无热矣。第其具合晦朔之理，阴之初尽即阳之初生，所以厥阴病热，是少阳使然也。火王则水亏，故消渴气上撞心，心中疼热；气有余便是火也。木胜则克土，故饥不欲食。虫为风化，饥则胃中空虚，蛔闻食臭出，故吐蛔也。仲景立方，皆以甘辛苦味为君，不用酸收之品，而此用之者，以厥阴主肝木耳。药后患儿腹痛缓解，未再恶心呕吐。进拟《太平惠民和剂局方》化虫丸加减驱除蛔虫，消除病因。药后患儿食欲改善，体重逐渐增加，磨牙等现象减少，诸症缓解。化虫丸历代广泛用于虫证。此方以鹤虱、苦楝根皮、槟榔、芜荑、使君子等驱除蛔虫。若患蛔虫病已久，面黄肌瘦；或驱虫之后，脾胃运化尚未恢复，则用香砂六君子汤健运脾胃。蛔虫具有喜温，恶寒怕热，性动好窜，善于钻孔的特性，故当人体脾胃功能失调，或有全身发热性疾患时，蛔虫即易在腹中乱窜而引起多种病症。蛔虫病的临床表现差异较大，轻者可无任何症状，或有食欲不佳和腹痛，疼痛一般不重，多位于脐周或稍上方。痛时喜按揉腹部，腹部无压痛，腹壁不紧张。脐周腹痛，作止无定，甚则异嗜，消瘦是蛔虫病的临床特征，而吐蛔或便蛔则无疑属于蛔虫病。治疗主要根据病情的轻重缓急，采用驱虫、安蛔、调理脾胃等法。《保婴撮要》治蛔虫以使君子丸治蛔虫五疳：使君子肉、厚朴、橘红、芍药、甘草、川芎。宋代施发《察病指南》曰：短虫多则梦聚众，长虫多则梦相

击毁伤。

鹤虱 6 g	槟榔 6 g	白矾 2 g	苦楝根 6 g
芜荑 6 g	百部 6 g	雷丸 3 g	使君子 6 g
党参 6 g	茯苓 6 g	白术 6 g	炙甘草 3 g

医话一：论乌梅丸与蛔厥。《太平惠民和剂局方》化虫丸主治小儿诸虫，或因脏腑虚弱而动，或因食甘肥而动，其动则腹中疼痛，发作肿聚，往来上下，痛无休止，亦攻心痛，叫哭合眼，仰身扑手，心神闷乱，呕哕涎沫，或吐清水，四肢羸困，面色青黄，饮食虽进，不生肌肤，或寒或热，沉沉默默，不的知病之去处，其虫不疗，则子母相生，无有休止，长一尺则害人：胡粉、鹤虱、槟榔、苦楝根、白矾组成。《圣济总录》化虫丸治小儿疳虫疼刺腹痛：芜荑、槟榔、鹤虱。《普济方》卷399化虫丸治小儿脾胃虚弱，面黄肌瘦，或大便有虫出，或有诸虫腹内作痛：干漆、雄黄、芜荑、狗脊、巴豆霜。《朱氏集验方》化虫丸主治诸虫：芜荑、锡灰、神曲、麦蘖。《杨氏家藏方》化虫丸治小儿虫动呕吐涎沫，心腹闷痛：五灵脂、白矾。《活人方》化虫丸治男妇小儿素有蛔结胸中及寸白诸虫，面黄肌瘦，痛止如常，久远难愈：大黄、槟榔、黑丑、锡灰、雷丸、木香、使君子、芜荑。《丹台玉案》化虫丸腹中有虫疼痛难忍，唇生白斑，呕吐清水：广木香、槟榔、雷丸、山楂肉、蓬术、乌梅肉、黑丑、楝树根、甘草。《幼科指掌》化虫丸治小儿脏腑湿热化生疳虫，形如马尾，或如丝发，多出于头项腹背之间，黄白赤：芜荑、鹤虱、槟榔、木香、使君子、芦荟、川楝子。《医略六书》化虫丸治孕妇虫积，心痛如咬：芜荑、鹤虱、使君子、雷丸、木香、陈皮、茯苓、砂仁。木香开胃醒脾，芜荑温中杀虫，陈皮利气和中，鹤虱祛湿杀虫，茯苓渗湿和脾，雷丸清热杀虫，砂仁醒脾开胃，使君健脾杀虫，炼蜜以丸之，乌梅以下之。使气化调和，则脾健运，而虫有不化，痛有不退，胎有不安者乎！《四明心法》化虫丸治胃脘虫痛，痛必时发时止，痛则牵引手臂或肩背上，俱如穿透不可当，必唇红，面上有白点，痛时不欲食，痛才止即可食，证属实者：芜荑、雷丸、胡连、芦荟、使君、三棱、莪术。《普济方》化虫丸治小儿好食炭土，不长肌肤，五心烦热，鼻赤齿摇：芜荑、黄连、神曲、麦蘖、乌梅、陈皮。《仁斋直指小儿方论》化虫丸治小儿虫痛：芜荑、鹤虱、槟榔、干虾蟆、芦荟。《医学纲目》化虫丸主治疳热：芜荑、黄连、神曲、麦芽。《幼幼新书》化虫丸功能治小儿劳气或咳嗽，或涎塞咽中，或骨蒸汗出，或泄利，或吐红，或惊魇，脚面红紫：槟榔、麝香、青蒿。《医学心悟》化虫丸治虫啮心痛，唇内起白点，其人日渐消瘦：芜荑、雷丸、槟榔、雄黄、木香、白术、陈皮、神曲、百部。《医方考》曰：肠胃为市，故无物不包，无物不容，而所以生化诸虫者，犹腐草为萤之意，乃湿热之所生也。是方也，鹤虱、槟榔、苦楝根、胡粉、白矾、芜荑、使君子，皆杀虫之品，古方率单剂行之，近代类聚而为丸尔！《医方集解》：此手足阳明药也。数药皆杀虫之品也，单用尚可治之，类萃为丸，而虫焉有不死者乎！《医林纂要》：萃诸杀虫之品，合为一方，亦过峻矣，然杀虫莫效于此，不惟治蛔。鹤虱可治下部蛲虫，及皮肤间虫；楝皮可治下部寸白诸虫；芜荑可治口齿鼻孔诸虫；胡粉除虫，无不可至；白矾除皮肤疮疥；槟榔、使君子乃专治腹中虫。尝用此为末，吹鼻治鼻疳；和麻油为膏，敷疮癣脑疮，亦多得效。

医案二：窦某，女性，13岁，1987年丁卯秋分初诊。1周前晚餐时突发上腹剑突下阵发性剧烈钻顶样痛，辗转不安，呻吟不止，每次疼痛持续半小时左右，缓解后如常人。曾在卫生院用阿托品等药物治疗,腹时痛时止。本次就诊前再次出现剑突下绞痛,痛引右肩,痛剧时弯腰曲膝,辗转不安,呻吟不止,冷汗淋漓,恶心呕吐,呕吐物见虫。四肢厥冷,舌红苔黄脉弦紧。急诊彩超可见胆囊内蛔虫。胆道蛔虫-蛔厥证,拟乌梅丸及胆道驱蛔汤加减安蛔定痛,驱除蛔虫。药后腹痛及四肢厥冷感缓解,联合驱虫药,患者间断吐出蛔虫,1周后不适诸症消失。《景岳全书·诸虫》:凡虫势骤急上攻心腹作痛者宜扫虫煎先治其标。若虫积坚固者宜猎虫丸、遇仙丹、木香槟榔丸、百顺丸之类主之。或稍缓而质弱者宜芜荑散、化虫散之类主之。丹溪云打虫方用楝树根、槟榔、鹤虱,夏取汁,冬浓煎饮之。又万应丸最妙。凡欲下虫必先一日不食而使虫饥,次早五更用油煎肉,嚼之良久,腹内虫闻肉香,头皆向上而欲食,乃以鸡蛋煎饼和药,嚼而食之,须臾服葱汤或白水少少以助药力下行,不超时而虫俱下,甚至数升。然后以白粥补之,随服补剂调理脾胃而疾可悉愈。验治法。昔一人患心腹大痛,或止或作,痛不可忍,凡用去积行气等药,百方不效。但于痛极时须用拳捶之,痛得少止而旋止旋作,久不能愈,日加困弊,莫测其故。忽一胡僧见之,曰余能治也。遂令病者先食香饵,继进一丸,打下一硬嘴异虫,遂愈。此因虫啮肠脏,所以痛极,捶之,则五内震动,虫亦畏而敛伏。不捶而虫得自由所以复作。

乌梅6g	川椒3g	细辛3g	黄连3g
黄柏3g	干姜3g	附子3g	桂枝6g
党参6g	当归6g	延胡索6g	木香3g
厚朴3g	槟榔6g	大黄3g	白芍6g
使君子6g	苦楝皮6g		

医案三:唐某,女性,48岁,1986年丙寅惊蛰初诊。咳嗽气喘1周就诊。1周前觉恶寒、发热,全身乏力并咳嗽气喘,夜间重,不能平卧,吐白沫样痰。体检体温38℃,两肺散在干性啰音,血嗜酸性粒细胞45%,粪蛔虫卵(+),胸透示两肺纹理增多。蛔蚴移行症-蛔虫咳喘证,拟《圣济总录》麦门冬丸杀虫镇咳。药后气喘症状明显缓解,食欲改善,间断排出蛔虫多条。嗜酸性粒细胞恢复正常,续服1月,诸症缓解。

麦冬9g	蜀椒9g	党参9g	远志9g
桂枝9g	百部9g	干姜6g	乌梅9g
黄连6g	麻黄6g	白芍9g	杏仁9g
五味子9g	当归30g	炙甘草6g	

医案四:仇某,男性,35岁,1996年丙子立冬初诊。1日前出现脐周疼痛,呈阵发性,伴腹胀、恶心、呕吐,停止排气、排便,呕吐物为非喷射状,开始为胃内容物及蛔虫,之后为胃液,无咖啡样物。体检患者全腹饱满,可见肠型及蠕动波,脐周压痛阳性,无腹肌紧张及反跳痛,未触及明显肿物,腹部叩诊鼓音,可闻及肠鸣音活跃,伴气过水音,双肾区无叩击痛。腹部X线平片示中上腹部多个气-液平面,提示小肠梗阻。腹部CT提示小肠肠腔内大量粗线状软组织密度充盈缺损,部分病变内见平行细线状对比剂填

充,病变横断面呈小圆形。约空-回肠交界部病变呈团状,近侧小肠轻度扩张,可见气-液平面。舌红苔黄脉紧。蛔虫性肠梗阻-蛔虫阻肠证,拟《圣济总录》大戟汤合虫积丸通腑驱蛔。药后3日患者开始排气、排便,粪中可见蛔虫卵,腹胀缓解,续服1周后腹痛消失。

大戟9g	甘遂3g	槟榔9g	牵牛子9g
雷丸6g	大黄9g	皂角9g	三棱9g
蓬术9g	木香9g	苦楝9g	大枣9枚

医话一:论蛔虫病常与变。似蚓蛔线虫简称蛔虫,成虫寄生于小肠引起蛔虫病。犬弓首线虫是犬类常见肠道寄生虫。蛔虫病因摄入感染性蛔虫卵所致,虫卵在十二指肠孵化,产出的幼虫钻入小肠壁,然后经血循环移行至心和肺,由肺沿支气管上行至口咽部被吞下回到小肠,在小肠发育为成虫。约在2个月内完成生活史,成虫的寿命6~12个月。蛔虫病是临床常见寄生虫病。肠道蛔虫症是蛔虫病常见症。肠道蛔虫症的常见症状有脐周疼痛、食欲不振、善饥、腹泻、便秘、荨麻疹等,儿童有流涎、磨牙、烦躁不安等,重者出现营养不良。《诸病源候论·蛔虫候》曰:蛔虫者,是九虫内之一虫也。长一尺,亦有长五六寸。或因腑脏虚弱而动,或因食甘肥而动。其发动则腹中痛,发作肿聚,去来上下,痛有休息,亦攻心痛。口喜吐涎及吐清水,贯伤心者则死。诊其脉,腹中痛,其脉法当沉弱而弦,今反脉洪而大,则是蛔虫也。《圣济总录》治蛔虫贯众散:贯众、槟榔、当归、鹤虱、芜荑、陈皮、雷丸。治蛔虫发作萆薢散:萆薢、芜荑、狗脊。治大人及小儿疳蛔,腹中虚胀,面目萎黄,麝香散:麝香、蚯蚓、虾蟆。治虫蚀下部痒,谷道中生疮阿胶汤:阿胶、当归、青葙子。治蛔虫高良姜汤:高良姜、苦楝根皮、胡椒。治蛔虫懊恼葫芦散:葫芦、干漆、萹蓄。治蛔虫蛲虫在胃,令人渐渐羸瘦漆煎丸:清漆、白蜜、清酒。治蛔虫薏苡根汤:薏苡根。治蛔虫槟榔煎:槟榔、酸石榴根皮。治蛔虫蚕蛹汁方:蚕蛹烂研生布绞取汁。治大便忽见虫是腹中虫已多桑根白皮汤:桑根白皮。《景岳全书》:凡诸虫之中,惟蛔虫最多,然旋逐旋生,终非善策,欲杜其源,必须温养脾胃,脾胃气强,虫自不生矣。故凡逐虫之后,或于未逐之先。若欲调补脾肾,则如归脾汤、温胃饮、五君子煎、理中汤,或理阴煎之属,皆所宜也。若欲兼虫而治之,则惟温脏丸为最善。凡治虫之法,或攻或补,自有缓急先后之宜,所当详辨,不可任意忽略也。安虫散治虫痛:胡粉、鹤虱、川楝子、槟榔、白矾。

蛔蚴移行症是蛔虫病的变证。幼虫在人体内移行引起内脏幼虫移行症。蛔蚴移行症是蛔蚴寄生宿主体内移行时引起发热、全身不适、荨麻疹等。抵达肺脏后引起咳嗽、哮喘、痰中带血丝等症状,重者可有胸痛、呼吸困难和发绀。肺部X射线检查可见迁徙性浸润性阴影,临床上称为过敏性肺炎或勒夫勒综合征。末梢血液白细胞及嗜酸性粒细胞明显增多,约10%的患者痰中可查到蛔蚴。肺虫如蚕形,令人咳逆。李用粹《证治汇补》润肺丸治肺中有虫久嗽不已:百部、桑皮、苦楝根皮、明矾、使君子、鹤虱、黄连、甘草。《幼幼新书》金蟾丸治小儿五疳羸瘦,浑身壮热,心腹胀满,喘促气急,乳食全少,多啼呕逆,饮食不化,或时憎寒,多涕咳嗽,鼻下赤烂,十指皆痒,蚀干唇齿:干虾蟆、胡黄连、鹤虱、肉豆蔻、苦楝根皮、雷丸、芦荟、芜荑、雄黄。《续名医类案》载李士材治侯给谏,腹中嘈痛,按其左肮,手不可近。凡饮食到口,喉间若有一物接之者然。曰:脉大而数,腹痛呕涎,面色萎黄,此虚而有湿,湿热相兼,虫乃生焉。当用人参汤送槟榔丸,以下虫积。虫若不去,虽服补汤,竟何益乎?病家畏谨之甚,不敢轻投,终莫能起。

张远公三年久嗽,服药无效,委命待尽。姑乞诊之,问曰:饥时胸中痛否?曰:大痛。视其上唇,白点如粞者十余处,此虫啮其肺也。用百部膏一味,加乌梅、槟榔与服,不十日而痛若失,咳顿止。令其家人从净桶中觅之,有寸白虫四十余条,自此永不复发。又载孙文垣治马迪庵内人蛔证,原以饮食过伤,又为风寒外袭。或以内伤外感治之,致五更发热,唇燥,胸中冲跳不已,手足皆冷,脉两寸俱滑数。曰:此奇痰症也。以小陷胸汤加白芍、萝卜子、前胡、酒芩,二帖,次早大便行,下蛔虫八条,胸中既不冲跳,但觉力怯。再诊之,两寸减半,尺脉稍起,以二陈汤加白芍、酒芩调理,后四帖加当归全愈。魏玉衡曰:此由发热过散,则扰动其火,上冲胸跳,蛔亦不安而动。辄以小陷胸汤投之,则黄连之苦寒能降火,蒌仁之甘寒能清火,枳实之峻削能攻下,病去厥止,蛔亦从而下行。其力怯,良由攻之猛耳,非真有奇痰为病也。孙君生平专以痰揣病,其不经处,类多如此。王孟英曰:蛔因热动,以致胸跳,热降蛔下,则病自安。孙君之治,固为幸中。异位蛔虫症也是蛔虫病的变证。肠道寄生环境改变时蛔虫离开肠道进入其他带孔的脏器,引起异位蛔虫症。寄生环境发生变化如高热时,蛔虫可在肠腔内扭结成团,阻塞肠腔而形成蛔虫性肠梗阻,患者出现剧烈的阵发性腹部绞痛,以脐部为甚,伴有恶心、呕吐,并可吐出蛔虫,腹部可触及能移动的腊肠样肿物。有时蛔虫性肠梗阻可发展成绞窄性肠梗阻、肠扭转或套叠。蛔虫也可穿过肠壁,引起肠穿孔及腹膜炎,若不及时治疗可致死亡。① 胆道蛔虫症,以儿童及青壮年为多,女性较常见。诱因有高热、腹泻、妊娠、分娩等。妊娠时胃酸减少,膨大的子宫迫使肠道移位,分娩时强烈的宫缩诱发肠蠕动增加,均可促使蛔虫向胆管逆行。此病发病骤然,右上腹偏中有剧烈阵发性绞痛,钻凿样感,患者辗转不安、恶心、呕吐,可吐出蛔虫。发作间期无疼痛或仅感轻微疼痛。若蛔虫钻入肝脏可引起蛔虫性肝脓肿,必须及早手术治疗。② 胰管蛔虫症,多并发于胆道蛔虫症,临床征象似急性胰腺炎。③ 阑尾蛔虫症,多见于幼儿,因小儿阑尾根部的口径较宽,易为蛔虫钻入。其临床征象似急性阑尾炎,但腹痛性质为绞痛,并呕吐频繁,易发生穿孔,宜及早手术治疗。粪便涂片法或盐水浮聚法可较容易查到虫卵。直接涂片阴性者可采用沉淀集卵法或饱和盐水浮聚法,检出效果更好。超和逆行胰胆管造影有助于异位蛔虫症的诊断。《伤寒论·厥阴篇》:蛔厥者,其人当吐蛔。今病者静而复时烦者,此为脏寒,蛔上入其膈,故烦,须臾复止,得食而呕,又烦者,蛔闻食臭出,其人常自吐蛔。蛔厥者,乌梅丸主之。蛔厥初期,疼痛较剧而无明显热证表现者,宜用乌梅丸安蛔定痛。痛甚者,可加郁金、延胡索、白芍、甘草活血理气,缓急止痛,或合并针刺治疗止痛。大便秘结者,加大黄、槟榔泻热通腑。呕吐甚者,加半夏、陈皮和胃降逆。出现发热、腹部压痛明显、脉数、苔黄等热证表现者,去姜、桂、附之辛热,重用连、柏,并加金银花、连翘、茵陈、栀子清热解毒,疏利肝胆。腹痛缓解或腹痛较轻者,则应同时驱除蛔虫,可用胆道驱蛔汤。方中以延胡、木香、厚朴理气定痛;使君子、槟榔、苦栋皮驱除蛔虫;大黄、槟榔泻下通腑。《外台秘要》治蛔虫贯心为病方加减。雷丸、橘皮、桃仁、野狼牙、贯众、芜荑、干漆、青葙子、乱发、僵蚕。《圣济总录》:蛔即长虫,较之他虫害人为多,观其发作冷气,脐腹撮痛,变为呕逆,以至心中痛甚如锥刺,昔人谓蛔厥贯心能杀人,则所以治之,不可缓也。治蛔虫心痛当归汤:当归、桔梗、陈皮、桂枝、人参、槟榔、赤芍、鹤虱、朴硝。治蛔虫痛发作,冷气先从两肋,连胸背撮痛,欲变吐逆,当归散:当归、鹤虱、陈皮、人参、槟榔、枳壳、芍药、桂枝。治虫心痛柴胡汤:柴胡、当归、食茱萸、芍药、厚朴、槟榔、郁李仁。治蛔虫攻心痛桔梗散:桔梗、当归、芍药、橘皮、槟榔、鹤虱、草薢。治蛔虫心痛桑根白皮汤:桑根白皮、醋石榴皮、芜荑、槟榔、厚朴。治蛔虫心痛，腹中刺痛，不可忍，往往吐醋水，石榴皮汤：酸石榴皮、槟榔、桃符、胡粉。《景岳全书·诸虫》：凡虫痛证必时作时止，来去无定，或呕吐青黄绿水，或吐出虫，或痛而坐卧不安，或大痛不可忍，面色或青或黄或白而唇则红，然痛定则能饮食者，便是虫积之证，速宜治之。

蛲 虫 病

　　医案一：颜某，男性，6岁，平时喜欢吮指，1983年癸亥芒种初诊。其母代诉患儿发病已月余，不发热，每晚入睡哭闹不得安卧，常用手挠抓肛门，抓破后肛门周围皮肤脱落、充血、皮疹。解大便时粪中见到有细小蠕动的白色小虫，食欲减退，夜晚哭闹不安。面黄白斑，能食心嘈，脸有蟹爪路，舌红苔白脉弦。蛲虫病是蛲虫引起的肠道寄生虫传染病，蛲虫感染者是蛲虫病惟一传染源。以肛门、会阴部瘙痒为临床特点。自身感染系雌虫于夜间爬行肛门周围皮肤产卵引起奇痒。小儿用手指瘙痒而沾染虫卵，进食或吮吸时吞入虫孵。虫孵在胃及十二指肠开始孵化成蚴虫，最后在小肠下段及大肠内发育为成虫。幼虫爬进肛门，侵入大肠，引起逆行感染。口服甲苯达唑200 mg可有效杀灭蛲虫，4岁以下小儿用量减半。《诸病源候论》曰：蛲虫，犹是九虫内之一虫也。形甚细小，如今之蜗虫状。亦因腑脏虚弱，而致发动，甚者则能成痔、疥、癣、癞、痈、疽、病诸疮。拟驱虫平肝，《小儿药证直诀》安虫散加减。药后肛门未见有蛲虫出现，诸症消失，夜晚可安睡。

槟榔3 g	鹤虱3 g	白矾2 g	使君子3 g
干漆3 g	雄黄1 g	雷丸3 g	川楝子3 g
白鲜皮6 g	蛇床子3 g		

　　医话一：谈蛲虫病辨治。《外台秘要》治疗蛲虫病有六方。① 芫花散：芫花、野狼牙、雷丸、桃仁；② 巴豆白膏疗蛲虫：巴豆、桃仁；③《千金》疗蛲虫在胃渐渐羸人：淳酒、白蜜、好漆；④《备急》葛氏疗蛲虫攻心如刺吐清汁：生艾汁；⑤ 陶氏疗虫方：蒺藜子；⑥ 又方：盐末、淳酒。以芫花散出自范汪疗蛲虫方，《太平圣惠方》卷57芫花散：芫花、狼牙、雷丸、桃仁、芜荑，主治蛲虫。以上5味药物，《神农本草经》皆谓有杀虫之功。芫花味辛苦性温，主咳逆上气，喉鸣喘，咽肿短气，蛊毒鬼疟，疝瘕，杀虫鱼，消胸中痰水，喜唾水肿，五水在五脏皮肤及腰痛，下寒毒肉毒。《本草便读》谓芫花味苦性温有毒，治癣杀虫，散瘀消肿。入肺脾而兼肾，窠囊水饮立蠲除，导上下以通肠，留伏湿痰顿解化。《圣济总录》治蛲虫病较此前医籍有充实。① 芫花散同《外台秘要》；② 桃皮汤治蛲虫蛔虫及痔虫蚀下部生疮：桃木皮、槐子、艾叶；③ 蜜香丸治蛲虫：密陀僧、麝香、硫黄、定粉；④ 巴豆桃仁丸治蛲虫：巴豆、桃仁；⑤ 石榴散治蛲虫：酸石榴根、干漆、野狼牙、鹤虱、槟榔；⑥ 艾汁方治蛲虫攻心如刺吐清水：生艾叶；⑦ 又方：藋芦；⑧ 治蛲虫，蒺藜散：蒺藜子并苗叶；⑨ 槐皮丸治蛲虫在胃渐加羸弱：槐皮、桃仁、楝实；⑩ 治蛲虫咬人下部痒方：水银；⑪ 熬漆丸治蛲虫在胃令人渐羸：好漆、醇酒、白蜜；⑫ 贯众散治肾热四肢肿急，腹中有蛲虫：贯众、干漆、吴茱萸、芜荑、胡粉、槐白皮、杏仁。《张氏医通》论虫病证治慧眼独具：虫由少阳风木湿热郁蒸而成。观日中有雨则禾节生虫。人患虫积多因饥饱失宜，中脘气虚，湿热失运，故生诸虫。小儿最多，

大人间有。其候心嘈腹痛,呕吐涎沫,面色痿黄,眼眶鼻下有黑,嗜食米纸茶叶泥炭之类,沉沉默默欲眠,微有寒热,治宜随证用方。如心腹中痛,上下往来,发作有休时,喜涎出者虫也,乌梅丸;胃脘咬痛,发歇有时,痛发则吐涎沫,金匮九痛丸;狐疑善惑者妙功丸;噎膈呕吐者剪红丸;肚腹常热者化虫丸;四肢常冷者集效丸;腹中虫积者万应丸;膈上痰湿虫积者遇仙丹;谷道生疮,虫蚀痒痛,胶艾茴归汤,外用雄黄兑法。随证取用,无不克应也。《千金方》用猪胆一枚,苦酒半升和之,火煎令沸,三上三下,药成放温,空腹饮三满口,虫死便愈,治蛕攻心痛神应。仁斋云:血入于酒则为酒鳖,血凝于气则为气鳖,败血杂痰则为血痰,掉头掉尾上侵胃脘,食人脂膜或附胁背,或隐胸腹,惟芜荑炒煎服。然必兼养胃益血理中乃可杀之。若徒用雷丸、锡灰不能去也。治虫之药必在夏月龙蛇起陆之时服之方易奏功。若在万类蛰藏之际,虽有合剂不能取效也。丹溪以上半月虫头向上,易治,当以上半日为是。先以糖蜜、肉汁、香甜物引起,后用杀虫药,然须为散,以渣滓可入虫口也。痔漏中虫蚀下部,肛尽穿肠者,取虾蟆青背者一枚,入芦荟一钱,用生雄鸡胫骨二茎,入满雌黄并用盐泥固济,烧存性,合和为散,入脑、麝、硼砂各少许再研极细,先以猪蹄甲三枚,胡葱七茎,煎汤日洗,纸捻干,吹下部孔内令深入,外以黑膏盖之,日吹一次,以管尽为度。

《儒门事亲》虫之变不可胜穷,要之皆以湿热为主,不可纯归三气虚与食生具。其生也,胎卵湿化;其成也,行飞走。故五气、五味根于中,五色、五类形于外,而有一岁之中,互有胜复,故厥阴司天,毛虫静,羽虫育,介虫不成,居泉,毛虫育,虫耗,羽虫不育。少阴司天,羽虫静,介虫育,毛虫不成;居泉,羽虫育,介虫耗不育。太阴司天,倮虫静,鳞虫育,羽虫不成;居泉,倮虫育,鳞虫不成。少阳司天,羽虫静,毛虫育,倮虫不成居泉,羽虫育,介虫耗,毛虫不育,阳明司天,介虫静,羽虫育,介虫不成;居泉,介虫育,毛虫耗,羽虫不成。太阳司天,鳞虫静,倮虫育;居泉,鳞虫耗,倮虫不育。如风胜则倮虫不滋。此之类也,皆五行之相克也。惟湿复则鳞见于陆,为湿土相克,水长则反增,水鳞虽多,然见于陆则反当死,故不同也。切巢氏言,脾胃虚而为水湿所乘者,非也。乃脾胃大甚热为水湿多也。以《玄珠》考之,虫得木之气乃生,得雨之气乃化,以知非厥阴风木之气不生,非太阴湿土之气不成。岂非风木主热,雨泽主湿所致耶? 故五行之中皆有虫,惟金之中其虫寡。冰之中无虫。且诸木有蠹,诸果有螟,诸菜有虫,诸菽有蚼,五谷有螟、螣、螽、蟊,麦朽蛾飞,粟破虫出,草腐而萤蚊,粪积而游蛴。若此者,皆木之虫也。烈火之中有鼠,烂灰之中有蝇。若此者,皆火之虫也。土中盘蛇,坏中走蚓,穴蚁墙蝎,田蝼崖蝎。若此者,皆土之虫也。科豆孕于古池,蛭马跃于荒湫,鱼满江湖,蛟龙藏海。若此者,皆水中之虫也。昔有冶者,碎一破釜,将入火炉,其铁截断处,窠臼中有一虫,如米中虫,其色正赤,此釜烹饪,不啻千万,不知何以生了不可晓? 亦金火之气也。惟冰之中,未尝见虫焉。北方虽有冰鼠,止是食冰,非生于冰也。乃知木火属春夏,湿土属季夏,水从土化,故多虫;金从秋气,水从冬气,故无虫焉。若以生物有被,曲有曲虫,酱有酱虫,醯有醯虫,饮食停久皆有虫。若以为动物不生虫,如户枢不蠹之类。然动劳之人亦有蛊,岂有不动者耶? 且文籍衣服,故不阅不衣而不蠹。然非经季夏阴注,或暴干不待冷,纳于笥中,亦不生虫蠹也。或瓮旁地湿,鼠妇来朋,墙下壤干,狗蚤居中,岂均生于湿耶? 盖蚤虽不生于湿,亦有生于冬。热则虫生,寒则不生,理故然也。夫虫之所居,必于脾胃深处。药之所过,在于中流。虫闻药气而避之,群者安得取之? 予之法,先令饥甚,次以槟榔、雷丸为引,予别下虫药,大下十数行,可以搔而空。澭上张子政用此法,下虫数百,相衔。长丈余。若夫疮久而之药,皆具方中,此不具陈也。

普 通 感 冒

医案一：李某,男性,23 岁,1974 年甲寅立春初诊。发热 3 日,微微恶寒,口腔温度 38.5℃,鼻塞喷嚏,咳嗽痰黄,鼻涕浓稠,咽干咽痛,身微有汗,舌红苔薄,脉浮而数。《诸病源候论·风热候》曰：风热之气先从皮毛入于肺也。其状使人恶风寒战,目欲脱,涕唾出,有青黄脓涕。立春风阳司令,温邪客于卫表。叶氏所谓肺主气属卫是也。温邪感冒,治法辛凉解表,辛凉轻剂,《肘后备急方》葱豉汤合《温病条辨》桑菊饮加减。葛洪曰：若初觉头痛,肉热,脉洪起一二日,便作葱豉汤。吴鞠通曰：太阴风温,但咳,身不甚热,微渴者,辛凉轻剂桑菊饮主之。盖肺为清虚之脏,微苦则降,辛凉则平,立此方所以避辛温也。今世皆用杏苏散通治四时咳嗽,不知杏苏散辛温,只宜风寒不宜风温。

桑叶 9g	菊花 9g	杏仁 9g	连翘 9g
桔梗 6g	薄荷 9g	牛蒡子 9g	豆豉 9g
甘草 6g	葱白 4 根		

复诊：药后咳嗽减轻,仍然发热且不恶寒,口腔温度 38℃,头痛,口微渴,舌红苔微黄,脉浮数。《时病论》辛凉解表法治风温初起,风热新感,冬温袭肺咳嗽。此法取乎辛凉,以治风温初起,无论有无伏气,皆可先施。用薄荷、蝉蜕轻透其表,前胡、豆豉宣解其风,瓜蒌、牛蒡子开其肺气。气分舒畅,则新邪伏气均透达矣。吴茭山云：凡气中有热者,当行清凉薄剂。吴鞠通亦云：治上焦如羽,非轻不举也。桑菊饮取桑叶、菊花者,桑叶善平肝风;春乃肝令而主风,木旺金衰之候,故抑其有余,桑叶芳香有细毛,横纹最多,故亦走肺络而宣肺气。菊花晚成,芳香味甘,能补金水二脏,故用之以补其不足。本例初诊投桑菊饮而咳减热仍甚,《温病条辨》谓太阴风温,但咳,身不甚热,微渴者,辛凉轻剂桑菊饮主之。咳,热伤肺络也。身不甚热,病不重也。渴而微,热不甚也。恐病轻药重,故另立轻剂方。肺位最高,药过重则过病所,少用又有病重药轻之患,故从普济消毒饮时时清扬法。今人亦间有用辛凉法者,多不见效,盖病大药轻之故,一不见效,随改弦易辙,转去转远,即不更张,缓缓延至数日后,必成中下焦证矣。病在手经,徒伤足太阳无益;病自口鼻吸受而生,徒发其表亦无益也。且汗为心液,心阳受伤,必有神明内乱,谵语癫狂、内闭外脱之变。误汗虽曰伤阳,汗乃五液之一,未始不伤阴也。温病最善伤阴,用药又复伤阴,岂非为贼立帜乎？此古来用伤寒法治温病之大错也。本方谨遵《内经》风淫于内,治以辛凉,佐以苦甘;热淫于内,治以咸寒,佐以甘苦之训,病初起且去入里之黄芩,勿犯中焦;加银花辛凉,芥穗芳香,散热解毒;牛蒡子辛平润肺,解热散结,除风利咽;皆手太阴药也。此方之妙,预护其虚,纯然清肃上焦,不犯中下,无开门揖盗之弊,有轻以去实之能,用之得法,自然奏效,此叶氏立法,所以迥出诸家也。

薄荷 9 g	牛蒡子 9 g	蝉蜕 6 g	前胡 6 g
豆豉 6 g	瓜蒌 6 g	连翘 9 g	僵蚕 6 g
炒栀子 9 g	生甘草 6 g		

医案二：叶某，女性，25 岁，1974 年甲寅清明初诊。发热 2 日，口腔温度 38.8℃，咽喉肿痛，咳嗽痰黄，鼻塞喷嚏，口唇微干，身微有汗，舌红苔薄，脉浮而数。清明为少阴君火主气，风热温邪犯卫。《温病条辨》曰：太阴风温、温热、温疫、冬温，初起恶风寒者桂枝汤主之，但热不恶寒而渴者辛凉平剂银翘散主之。温毒、暑温、湿温、温疟不在此例。治遵其法。

金银花 9 g	连翘 9 g	桔梗 6 g	薄荷 9 g
荆芥 9 g	豆豉 9 g	竹叶 9 g	芦根 9 g
牛蒡子 9 g	生甘草 6 g		

复诊：药后热减，口腔温度 37.8℃，咽喉轻微肿痛，舌红苔薄黄，脉浮稍数。风温忌麻桂，汗之不解。病自口鼻吸受，病在手经，徒伤足太阳无益。汗为心液，误汗未始不伤阴津也。温热之邪乃春夏气，非辛凉之剂不足以解之。《内经》曰：风淫于内，治以辛凉，佐以苦甘。

金银花 9 g	连翘 9 g	桔梗 6 g	薄荷 9 g
竹叶 9 g	芦根 9 g	玄参 9 g	大青叶 9 g
牛蒡子 9 g	生甘草 6 g		

医案三：黄某，男性，30 岁，1975 年乙卯清明初诊。天暑地火，两阳相燔，高热汗出，口腔温度 39.6℃，口渴频频饮水，鼻干微咳，时时清涕，头身疼痛，小便黄赤，舌红苔薄，脉浮大。在天为热，在地为火，其性为暑。岁火太过，炎暑流行。《内经》有阴居避暑之文，武王有樾荫暍人之事，夏至少阳相火主气，暑乃其令。暑为日者，仲景名之曰暍。《伤暑全书》曰：立夏以后暑热盛行，时人有头疼恶心，身热恶寒，肢节沉痛，不思饮食，用手扪之如火燎皮肤，病候与伤寒相似。王孟英曰：暑为日气，其字从日，曰炎暑，曰酷暑，皆指烈日之气而言也。夏至后有小暑、大暑；冬至后有小寒、大寒。暑即热也，寒即冷也。暑为阳气，寒为阴气。若谓暑必兼湿，则亢旱之年，湿难必得，况兼湿者何独暑哉？风湿寒湿，无不可兼。暑字从日，日为天气。湿字从土，土为地气。霄壤不同，虽可合而为病，究不可谓暑中原有湿也。拟清暑益气汤加减以清热解暑。

西洋参 6 g	石斛 9 g	麦冬 9 g	黄连 6 g
金银花 9 g	竹叶 9 g	荷梗 9 g	知母 9 g
生甘草 3 g	青蒿 6 g	连翘 6 g	芦根 9 g
香薷 6 g	西瓜翠衣 6 g		

复诊：热退身凉，仍汗多口渴，频频饮水，神疲乏力，舌红苔薄，脉细数。《素问·阴阳应象大论》曰：壮火之气衰，少火之气壮。壮火食气，气食少火。壮火散气，少火生气。暑热伤津耗气，治当清暑益气，拟竹叶石膏汤加味。此方即白虎汤去知母加人参、麦冬、半夏、竹叶。以大寒之剂易为清补之方。王泰

林曰：此仲景治伤寒愈后调养之方也。其法专于滋养肺胃之阴气，以复津液。盖大病之后，必有余热留于肺胃之间，总宜清解。后人概用峻补，以留其邪，则元气不能骤复，愈补愈虚矣。

| 竹叶 9 g | 石膏 15 g | 法半夏 6 g | 甘草 6 g |
| 麦冬 9 g | 党参 6 g | 五味子 6 g | 粳米 9 g |

医案四：张某，男性，28岁，1975年乙卯大暑初诊。大暑为太阴湿土主气。劳累冒雨，暑侠雨湿客于肌表。发热微寒，口腔温度 38.2℃，头身疼痛，浑身骨楚，咳而不汗，舌苔薄白，脉来浮濡而数。治拟《阴证略例》神术汤合《脾胃论》羌活胜湿汤加减。东垣曰：肩背痛不可回顾，此手太阳气郁而不行，以风药散之。背痛项强腰似折，项似拔，上冲头痛者乃足太阳经之不行也，以羌活胜湿汤主之。张璐曰：此治头项之湿，故用羌、防、芎、藁一派风药以祛上盛之邪。然热虽上浮，湿本下着，所以复用独活透达少阴之经。其妙用尤在缓取微似之汗，故剂中加用甘草以缓诸药辛散之性，则湿着之邪亦得从中缓去。

苍术 9 g	防风 9 g	羌活 9 g	独活 9 g
藁本 9 g	川芎 9 g	香薷 6 g	生姜 6 g
生甘草 6 g	葱白 4 根		

复诊：药后热退，身痛立愈，神术汤其名不欺。《太平惠民和剂局方》神术散用苍术、藁本、白芷、细辛、羌活、川芎、甘草解表胜湿治四时瘟疫头痛项强，发热憎寒，身体疼痛及伤风鼻塞声重，咳嗽头昏。《阴证略例》神术汤用苍术、防风、甘草治内伤饮冷，外感寒邪无汗者。太阳寒水司天加桂枝、羌活，阳明燥金司天加白芷、升麻，少阳相火司天加黄芩、生地，太阴湿土司天加白术、藁本，少阴君火司天加细辛、独活，厥阴风木司天加川芎、防风。神术汤六气加减法，非止为司天之气设也。至于岁之主气与月建日时同，前应见者皆当随所应见根据上例而加减之。《医方类聚》神术散用苍术、荆芥、藁本、葛根、麻黄、甘草治伤风头疼身痛，腰滞腿疼，发热恶寒，无汗。《医学心悟》神术散用苍术、厚朴、陈皮、甘草、藿香、砂仁治时行不正之气发热头痛，伤食停饮，胸满腹痛，呕吐泻利。移步换形，异曲而同工。

苍术 6 g	藁本 6 g	白芷 6 g	细辛 3 g
羌活 6 g	川芎 6 g	厚朴 6 g	陈皮 6 g
荆芥 6 g	甘草 6 g		

医案五：赵某，男性，25岁，1975年乙卯大暑初诊。发热，口腔温度 38.8℃，头重如裹，蒸蒸自汗，口渴欲饮，面垢咳嗽，神倦乏力，其脉浮洪有力，舌红苔腻。夏伤于暑者，谓季夏、小暑、大暑之令伤于暑也。其时天暑地热，人在其中，感之皆称暑病。务农田野，烈日下逼，是动而得之冒暑阳证也。此为暑邪袭人，不过邪冒肌表而已。炎热所蒸使周身汗出发热，口渴欲饮；暑热初冒肌表，故有头重、咳嗽等证。治宜清凉涤暑，其证虽较伤暑为轻，然失治入里，此又不可以不知也。

滑石 9 g	甘草 6 g	荷叶 9 g	连翘 9 g
青蒿 9 g	扁豆 9 g	茯苓 9 g	薄荷 6 g
通草 3 g	西瓜翠衣 6 g		

复诊：滑石、甘草，即河间之天水散，涤暑清热也。此方治夏时中暑，热伤元气，内外俱热，无气以动，烦渴欲饮，肠胃枯涸者。柯韵伯曰：热伤元气，无气以动，斯时用参芪以补气则邪愈甚，用芩连以清热则气更伤。善攻热者不使败人元气，善补虚者不使助人邪气，必得气味纯粹之品以主之。滑石禀土中冲和之气，行西方清肃之令，秉秋金坚重之形，寒能胜热，甘不伤脾，含天乙之精而具流走之性，异于石膏之凝滞，能上清水原，下通水道，荡涤六腑之邪热从小便而泄。炙甘草禀草中冲和之性，调和内外，止渴生津；用以为佐，保元气而泻虚火，则五脏自和矣。是方也，益气而不助邪，逐邪而不伤气，不负益元之名，宜与白虎、生脉三方鼎足也。患者服用上方后口腔温度降至37.7℃，出汗亦减。仍咳嗽且诉咽喉疼痛，神倦乏力。冒暑之证虽谓为轻，亦必防微杜渐耳。再拟清暑解毒以固其效。

金银花6g	连翘9g	滑石9g	甘草3g
薄荷6g	牛蒡子6g	玄参6g	杏仁9g

医案六：吴某，女性，41岁，1976年丙辰小暑初诊。暑月乘凉饮冷，阳气为阴寒所遏，发热无汗，口腔温度38.8℃，皮肤蒸热，凛凛畏寒，身体沉重，头痛胸闷，大便泄泻，小便短少，苔薄白，脉浮濡。薛生白曰：此由避暑而感受寒湿之邪，虽病于暑月，而实非暑病。昔人不曰暑月伤寒湿，而曰阴暑，以致后人淆惑，贻误匪轻。拟《太平惠民和剂局方》六和汤加减。香薷之辛温以散阴邪而发越阳气，厚朴之苦温除湿邪而通行滞气，扁豆甘淡行水和中。夏月之用香薷犹冬月之用麻黄，香薷之用总为寒湿外袭而设，不可用以治不挟寒湿之暑热也。

香薷9g	党参6g	茯苓6g	扁豆9g
厚朴9g	木瓜9g	杏仁6g	姜夏6g
藿香9g	砂仁6g	葛根6g	甘草6g

复诊：药后热退泄泻得止，身体沉重，头痛胸闷仍然。六和汤主治冒暑湿胜泄泻，身热胸闷不饥，苔白不渴，脉濡细。《医方考》曰：六和者，和六府也。脾胃者六府之总司，故凡六府不和之病，先于脾胃而调之。香能开胃窍，故用藿、砂；辛能散逆气，故用半、杏；淡能利湿热，故用茯、瓜；甘能调脾胃，故用扁、术，补可以去弱，故用参、草；苦可以下气，故用厚朴。夫开胃散逆则呕吐除，利湿调脾则二便治，补虚去弱则胃气复而诸疾平。盖脾胃一治则水精四布，五经并行，虽百骸九窍皆太平矣，况于六府乎？《传信适用方》六和汤用生姜、草果、甘草、缩砂、胡椒、荜茇治暑毒疫气；《丹溪心法》六和汤用人参、知母、草果、贝母、乌梅、白芷、槟榔、柴胡、常山治疟疾；《普济方》六和汤用陈皮、青皮、柴胡、香附、苏叶、甘草治疟疾寒多热少及食积痎热；《幼科铁镜》六和汤用陈皮、半夏、茯苓、甘草、黄连、厚朴、藿香、香薷、扁豆、木瓜治长夏感暑吐泻热痢；《胎产秘书》六和汤用藿香、砂仁、陈皮、茯苓、人参、木瓜、扁豆、杏仁、生甘草、夏曲治妊娠霍乱吐泻，心躁腹痛；《不知医必要》六和汤用党参、半夏、砂仁、扁豆、藿香、赤茯苓、木瓜、炙甘草治夏秋暑湿伤脾。今宗各家六合之法，清暑燥湿并举。

藿香9g	香薷6g	草果3g	党参6g
苍术6g	厚朴6g	茯苓9g	陈皮6g
香附6g	紫苏6g	黄连6g	甘草3g

医案七：汪某，男性，42岁，1977年丙辰秋分初诊。发热干咳，口腔温度38.2℃，鼻塞唇燥，咽痛，舌红苔薄少津，右脉数大。阳明之上燥气治之，秋分阳明燥金主气。《经》曰：燥胜则干。秋感燥气，阳明本气为病。燥气化火，清窍不利，吴鞠通曰：本气自病之燥证，初起必在肺卫，故以桑杏汤清气分之燥也。本气自病，桑杏汤加减。清上焦气分之燥热，翘荷汤主之。

桑叶9g	杏仁9g	桔梗6g	浙贝母9g
栀子9g	薄荷6g	连翘9g	梨皮9g
北沙参9g	生甘草6g		

复诊：干咳稍减而发热不退，口腔温度38.4℃，大便干燥，舌红苔薄少津，右脉数大。《内经》病机一十九条独遗燥气，喻嘉言补之曰：春伤于风，夏伤于暑，长夏伤于湿，秋伤于燥，冬伤于寒。六气配四时与五运不相背戾。大热之后继以凉生，凉生热解渐至大凉，而燥令乃行焉。秋月山空月小，水落石出，天降繁霜，地凝白卤，一往坚急劲切之化，天气萧肃而燥胜病起于秋而伤其燥，金受火刑，化刚为柔，方圆且随型埴，欲仍清肃之旧，其可得耶？《素问·生气通天论》谓秋伤于燥，上逆而咳，燥病之要一言而终。拟清燥救肺汤加减。

石膏9g	桑叶9g	麦冬6g	杏仁6g
阿胶3g	浙贝母6g	瓜蒌9g	甘草6g
北沙参9g	枇杷叶6g	胡麻仁6g	

三诊：药后热退身凉脉静。咳而少痰，口干唇燥，频频欲饮，燥伤肺胃阴分，沙参麦冬汤甘寒救其津液。喻嘉言曰：凡秋月燥病，误以为湿治者，操刃之事也。燥在气而治血，燥在血而治气，燥在表而治里，燥在里而治表，药不适病，医之过也。若肺藏见证反治其肝，则坐误矣！凡治燥病不深达治燥之旨，但用润剂润燥，虽不重伤，亦误时日，粗工所当戒也。清燥救肺汤皆以滋阴清凉之品，施于火热刑金，肺气受热者宜之。胃土为肺金之母也。其天门冬虽能保肺，然味苦而气滞，恐反伤胃阻痰，故不用也；其知母能滋肾水清肺金，亦以苦而不用；至于病寒降火正治之药，尤在所忌，盖肺金自至于燥，所存阴气不过一线耳，倘更以苦寒下其气，伤其胃，其人尚有生理乎？

沙参9g	玉竹6g	桑叶9g	石斛6g
麦冬6g	扁豆6g	杏仁9g	芦根9g
天花粉6g	生甘草3g		

医案八：潘某，女性，38岁，1976年丙辰寒露初诊。寒露感凉，发热头痛，口腔温度38.6℃，无汗恶寒，咳嗽咽干，口微渴而不欲饮，舌苔白脉浮紧。《医原》曰：因寒而燥为燥之化气，由燥而热乃燥之本气。人但知燥热为燥之常，而不知寒燥为燥之变。《内经》曰：阳明司天，燥淫所胜，民病善呕，心胁痛不能转侧，治以苦温。此《内经》治寒燥之正法也。《性理大全》谓燥属次寒。沈目南曰：盛夏暑热熏蒸，人身汗出，肌肤潮润而不燥，冬月严凝肃杀，人身干槁燥冽，故深秋燥气行，人体肺金应之，肌肤亦燥。此亦指寒燥而言。寒燥如此，温燥可知。《素问·天元纪大论》云：天以六为节，地以五为制。盖六乃风寒暑湿燥火为节，五即木火土金水为制。然天气主外，而一气司六十日有奇；地运主内，而一运主七十二日有

奇。故五运六气合行而终一岁,乃天然不易之道也。吴鞠通曰:秋燥之气,轻则为燥,重则为寒,化气为湿,复气为火。此揭燥气之大纲而燥气自明。重则为寒者,寒水为燥金之子也;化气为湿者,土生金,湿土其母气也。燥伤本脏,头微痛,恶寒,咳嗽稀痰,鼻塞,嗌塞,脉弦,无汗,杏苏散主之。本脏者,肺胃也。燥伤皮毛,故头微痛恶寒也,微痛者,不似伤寒之痛甚也。阳明之脉,上行头角,故头亦痛也。咳嗽稀痰者,肺恶寒,古人谓燥为小寒也;肺为燥气所搏,不能通调水道,故寒饮停而咳也。鼻塞者,鼻为肺窍。无汗者,凉搏皮毛也。杏苏散减小青龙一等。阳明本燥标阳也。前人谓燥气化火,《经》谓燥金之下火气承之,皆谓是也。燥伤本脏,头微痛,恶寒,咳嗽稀痰,鼻塞,嗌塞,脉弦,无汗,杏苏散主之。燥伤皮毛,故头微痛恶寒也。咳嗽稀痰者,肺恶寒,古人谓燥为小寒也。杏苏散减小青龙汤一等。外感燥凉,故以苏叶、前胡辛温之轻者达表;甘、桔从上开,枳、杏、前、苓从下降,则嗌塞鼻塞宣通而咳可止。橘、半、茯苓,逐饮而补肺胃之阳。姜、枣为调和营卫之用。《温病条辨》杏苏散。

紫苏 9 g	杏仁 9 g	前胡 9 g	姜夏 9 g
茯苓 9 g	橘皮 9 g	桔梗 9 g	枳壳 9 g
甘草 6 g	生姜 6 g	大枣 4 枚	

复诊:此方来源于吴谦《医宗金鉴》。《医宗金鉴》卷 53 杏苏饮用杏仁、紫苏、前胡、桔梗、枳壳、桑皮、黄芩、生甘草、麦冬、浙贝母、橘红治疗伤风发热憎寒,头痛有汗,嚏涕,鼻塞声重,不时咳嗽,脉浮缓者。《医宗金鉴》卷 58 杏苏饮用苏叶、枳壳、桔梗、葛根、前胡、陈皮、生甘草、半夏、杏仁、茯苓治疗风寒客肺而喘,喷嚏频频,鼻流清水。沈目南《医征》温热病论内有秋燥一篇,议论通达正大:燥气起于秋分以后,小雪以前,阳明燥金凉气司令。燥病属凉,谓之次寒,病与感寒同类。《性理大全》谓燥属次寒,奈后贤悉谓属热,大相径庭。深秋燥令气行,人体肺金应之,肌肤亦燥,乃火令无权,故燥属凉,前人谓热非矣。拟《医宗金鉴》杏苏饮加减。

紫苏 6 g	杏仁 6 g	枳壳 6 g	桔梗 6 g
前胡 6 g	陈皮 6 g	姜夏 6 g	茯苓 6 g
葛根 6 g	甘草 3 g		

医案九: 陈某,女,30 岁,1977 年丁巳立冬初诊。冬令薄衣感冒,寒邪客于卫表,邪正相争则无汗、恶寒、发热,口腔温度 38.4℃;肺气失宣则喷嚏、鼻塞、清水鼻涕;肺失肃降则咳嗽白痰;寒凝营卫则头痛、肢节酸疼;舌苔薄白,脉浮紧。《素问·骨空论》曰:风从外入,令人振寒,汗出,头痛,身重,恶寒。证属风寒感冒。寒言病邪,风言病位,风寒感冒者寒邪在表也。徐灵胎曰:凡人偶感风寒,头痛发热,咳嗽涕出,俗谓之伤风。非《伤寒论》中所云之伤风,乃时行之杂感也。盖伤风之疾,由皮毛以入于肺。肺为娇脏,寒热皆所不宜。太寒则邪气凝而不出,太热则火烁金而动血,太润则生痰饮,太燥则耗精液,太泄则汗出而阳虚,太涩则气闭而邪结。治遵《素问·阴阳应象大论》因其轻而扬之经旨,拟《太平惠民和剂局方》香苏饮加味散寒解表。

香附 9 g	紫苏 9 g	陈皮 6 g	炙甘草 3 g
干姜 6 g	细辛 3 g	荆芥 6 g	五味子 6 g

复诊：药后热退咳止。前方香苏饮加干姜、细辛、五味子者，是遵仲景治咳之法也。《太平惠民和剂局方》香苏散治四时瘟疫、伤寒。上为粗末。每服三钱，水一盏，煎七分，去滓，热服，不拘时候，日三服。若作细末，只服二钱，入盐点服。尝有白发老人授此方与一富人家，其家合施，当大疫，城中病者皆愈。其后疫鬼问富人，富人以实告。鬼曰：此老教三人矣，稽颡而退。《医宗金鉴》香苏饮治触冒寒邪，入里犯胃，曲腰而啼，吐沫不止者。

| 藿香6g | 紫苏9g | 陈皮6g | 木香6g |
| 厚朴6g | 枳壳6g | 茯苓6g | 炙甘草6g |

医案十： 陈某，女，72岁，1977年丁巳小寒初诊。高年体虚复加外寒，恶寒发热3日，大便泄泻每日5～6次。喷嚏鼻流清水，头微痛，身微疼，舌苔薄白，脉浮稍紧。证属风寒感冒。《诸病源候论》：头面风者是体虚，诸阳经脉为风所乘也。诸阳经脉，上走于头面，运动劳役，阳气发泄，腠理开而受风，谓之首风。病状，头面多汗，恶风，病甚则头痛。风邪者，谓风气伤于人也。人以身内血气为正，外风气为邪。若其居处失宜，饮食不节，致腑脏内损，血气外虚，则为风邪所伤。拟《太平惠民和剂局方》参苏饮加减。

党参9g	紫苏9g	葛根9g	半夏9g
前胡9g	茯苓9g	枳壳6g	木香6g
陈皮6g	桔梗6g	荆芥9g	甘草6g

医案十一： 叶某，女性，56岁，2011年辛卯冬至初诊。感冒发热1周，过用中西药物发散，汗出遂漏不止，每日低热，微恶风寒，病程迁延一月未解。身倦乏力，小便短少，食欲减低，体重减轻3kg。诊脉浮弱，舌苔薄白，无喷嚏、鼻塞、流清水样鼻涕，亦无咳嗽、咽干、咽痒、咽痛。《伤寒论》云：太阳病发汗，遂漏不止，其人恶风，小便难，四肢微急，难以屈伸者桂枝加附子汤主之。《临证指南医案》治虚人得感微寒热，参归桂枝汤加广皮。治遵其旨，桂枝加附子汤每日1剂，每日2次水煎温服，连服3日。

| 桂枝9g | 附子9g | 芍药9g | 炙甘草6g |
| 当归9g | 党参9g | 生姜6g | 大枣12枚 |

复诊：药后汗止热退脉静，效如桴鼓。成无己论此甚精，《伤寒明理论》曰：自汗者谓不因发散而自然汗出者是也。《内经》曰：阳气卫外而为固也。卫为阳，言卫护皮肤，肥实腠理，禁固津液，不得妄泄。汗者干之而出，邪气干于卫气，气不能卫固于外则皮肤为之缓，腠理为之疏，由是而津液妄泄。濈濈然润，絷絷然出，谓之自汗也。如发热自汗出而不愈，此卫气不和，风邪干于卫也。太阳中暍，汗出恶寒，身热而渴者，暑邪干于卫也，多汗出而濡，此其风湿甚者，湿邪干于卫者也。是知卫气固护津液，不令妄泄，必为邪气干之而出也。风寒暑湿之毒为四时之气，中人则为伤寒，风与暑湿为邪，皆令自汗。惟寒邪伤人，独不汗出，寒伤荣而不伤卫，卫无邪气所干，则皮腠得以密，津液得以固，是以汗不出也。及其寒渐入里传而为热，则亦使自汗出也。盖热则荣卫通，腠理开而汗泄矣。然自汗之证又有表里之别焉，虚实之异焉。若汗出恶风及微恶寒者，皆表未解也，必待发散而后愈。至于漏不止而恶风及发汗后恶寒者，又皆表之虚也，必待温经而后愈。诸如此，皆邪气在表也。若汗出不恶寒者此为表解而里未和也。《经》

曰：阳明发热汗出，此为越热。又曰：阳明病，发热汗多者，急下之，又非若邪气在表而汗出之可缓也。伤寒自汗之证为常也，设或汗出发润，与其出之如油或大如贯珠，着身出而不流，皆为不治之证也，必手足俱周遍身悉润，漐漐然一时间许烦热已而身凉和，乃为佳矣。此则阴阳气和，水升火降，荣卫通流，邪气出而解者也。《内经》曰：阳之汗以天地之雨名之，此之谓也。

医话一：参苏饮治感冒。感冒之病名早见于北宋《太平惠民和剂局方》：参苏饮治感冒发热头疼，或因痰饮凝结，兼以为热，并宜服之。若因感冒发热，亦如服养胃汤法，以被盖卧，连进数服，微汗即愈。面有余热，更宜徐徐服之，自然平治。因痰饮发热，但连日频进此药，以热退为期，不可预止。虽有前胡、干葛，但能解肌耳。既有枳壳、橘红辈，自能宽中快膈，不致伤脾。兼大治中脘痞满，呕逆恶心，开胃进食，无以逾此。毋以性凉为疑，一切发热皆能取效，不必拘其所因也。小儿、室女亦宜服之。肺为清虚之脏，微苦则降，辛凉则平。吴鞠通谓风温咳嗽虽系小病，常见误用辛温重剂销铄肺液，致久嗽成劳者不一而足。圣人不忽于细，必谨于微，医者于此等处，尤当加意也。谚云伤风不解变成劳，至言也。然则治之何如？一驱风，苏叶、荆芥之类；二消痰，半夏、象贝之类；三降气，苏子、前胡之类；四和营卫，桂枝、白芍之类；五润津液，蒌仁、玄参之类；六养血，当归、阿胶之类；七清火，黄芩、山栀之类；八理肺，桑皮、大力子之类。八者随其症之轻重而加减之。

医话二：论普通感冒治疗皆宗四时热病之法。普通感冒与流行感冒不同。普通感冒散发而鼻塞流涕为必见症状，少有传变；流行感冒传染而发热恶寒为必见症状，多有传变。普通感冒为外感病，《素问·热论》曰今夫热病者皆伤寒之类也，《难经·五十八难》曰伤寒有五：有中风，有伤寒，有湿温，有热病，有温病。普通感冒古代医家称伤风、冒风、首风等，故其治疗皆宗四时热病之法。《素问·天元纪大论》曰：寒暑燥湿风火天之阴阳，三阴三阳上奉之。木火土金水火地之阴阳，生长化收藏下应之。在天为风，在地为木；在天为热，在地为火；在天为湿，在地为土；在天为燥，在地为金；在天为寒，在地为水。故在天为气，在地成形，形气相感而化生万物矣。一年有春夏秋冬四时，四时有立春、雨水、惊蛰、春分、清明、谷雨、立夏、小满、芒种、夏至、小暑、大暑、立秋、处暑、白露、秋分、寒露、霜降、立冬、小雪、大雪、冬至、小寒、大寒二十四节气。春三月为发陈。天地俱生，万物以荣，春气之应。夏三月蕃秀。天地气交，万物华实，夏气之应。秋三月容平。天气以急，地气以明，秋气之应。冬三月闭藏。水冰地坼，勿扰乎阳，冬气之应。天气清净光明者也，藏德不止故不下也。贼风数至，暴雨数起，天地四时不相保，与道相失则未央绝灭。逆春气则少阳不生，肝气内变。逆夏气则太阳不长，心气内洞。逆秋气则太阴不收，肺气焦满。逆冬气则少阴不藏，肾气独沉。故阴阳四时者，万物之终始也；生死之本也；逆之则灾害生，从之则苛疾不起。春三月主立春、雨水、惊蛰、春分、清明、谷雨六节气，夏三月主立夏、小满、芒种、夏至、小暑、大暑六节气，秋三月主立秋、处暑、白露、秋分、寒露、霜降六节气，冬三月主立冬、小雪、大雪、冬至、小寒、大寒六节气。普通感冒及四时热病之治宜通五运六气之理。天有风、火、暑、湿、燥、寒六气，人有厥阴、少阴、少阳、太阴、阳明、太阳六形。风、火、暑、湿、燥、寒六大气象特征分别主司四季 24 个节气，天之六气配人之六形各主 2 个月 4 个节气。厥阴风木为初之气，时间为大寒后至春分前的十二月中到二月中，主司大寒、立春、雨水、惊蛰 4 个节气；少阴君火为二之气，时间为春分后至小满前的二月中到四月中，主司春分、清明、谷雨、立夏 4 个节气；少阳相火为三之气，时间为小满后至大暑前的四月中到六月中,主司小满、芒种、夏至、小暑 4 个节气;太阴湿土为四之气,时间为大暑后至秋分前的六月中到八月中,主司大暑、立秋、处暑、白露四个节气;阳明燥金为五之气,时间为秋分后至小雪前的八月中到十月中,主司秋分、寒露、霜降、立冬 4 个节气;太阳寒水为终之气,时间为小雪后至大寒前十月中到十二月中,主司小雪、大雪、小寒、冬至 4 个节气。《医宗金鉴》曰:主气者,厥阴风木主春初之气也;少阴君火主夏二之气也;少阳相火主盛夏三之气也;太阴湿土主长夏四之气也;阳明燥全主秋五之气也;太阳寒水主冬六之气也;此是地以六为节,分六位主之。四时之常令也。虽然普通感冒一年四季皆可为病,然六气所主不同而治有别焉。大寒后至春分前厥阴风木主气,普通感冒风热在表或四时热病初起者宜辛凉轻剂。吴鞠通桑菊饮用桑叶、菊花、杏仁、桔梗、甘草、薄荷、连翘、芦根治太阴风温,但咳,身不甚热,微渴者。《临证指南医案》治风温上受用牛蒡子、薄荷、象贝母、杏仁、冬桑叶、大沙参、南花粉、黑山栀皮辛凉清上;治上焦风温用荷叶、薄荷、象贝母、连翘、钩藤、生石膏升上降下;治风温肺气不得舒转用杏仁、香豉、郁金、栀子、瓜蒌皮、蜜炒橘红微苦以清降,微辛以宣通法。春分后至小满前少阴君火主气,普通感冒邪热在表或四时热病初起者宜辛凉平剂。吴鞠通银翘散用金银花、连翘、桔梗、薄荷、竹叶、生甘草、荆芥穗、豆豉、牛蒡子治太阴温病恶风寒。《临证指南医案》治风温入肺用山栀皮、豆豉、杏仁、黄芩、瓜蒌皮、枳实汁或黑山栀、香豉、杏仁、桑叶、瓜蒌皮、郁金透热凉膈。邵新甫曰:风为天之阳气,温乃化热之邪,两阳熏灼,先伤上焦,种种变幻情状,不外手三阴为病薮。头胀汗出,身热咳嗽,必然并见当与辛凉轻剂,清解为先。小满后至大暑前少阳相火主气,普通感冒暑热伤气或四时热病初起者宜辛凉清暑。雷少逸祛暑解毒法用金银花、连翘、黄连、参叶、滑石、甘草、茯苓、半夏、绿豆衣治暑毒烦热赤肿身如针刺。《外科全生集》清暑汤用金银花、连翘、滑石、甘草、天花粉、赤芍、车前、泽泻治一切暑热。王孟英清暑益气汤用西洋参、石斛、麦冬、黄连、竹叶、荷梗、知母、甘草、粳米、西瓜翠衣清暑益气。大暑后至秋分前太阴湿土主气,普通感冒暑湿在表或四时热病初起者宜清暑渗湿。雷少逸清凉涤暑法用滑石、生甘草、青蒿、白扁豆、连翘、茯苓、通草、西瓜翠衣治暑热,暑泻,秋暑。《太平惠民和剂局方》香薷丸用香薷、紫苏、木瓜、丁香、茯神、檀香治伤暑伏热;六和汤用香薷、藿香、扁豆、厚朴、木瓜、砂仁、半夏、杏仁、人参、赤茯苓、炙甘草治冒暑伏热烦闷。李东垣羌活胜湿汤用羌活、独活、藁本、防风、甘草、蔓荆子、川芎治外湿客表头身疼痛。秋分后至小雪前阳明燥金主气,普通感冒燥热在表或四时热病初起者宜清金润燥。吴鞠通杏苏散用紫苏、杏仁、半夏、茯苓、前胡、陈皮、桔梗、枳壳、甘草、生姜、大枣治凉燥,喻嘉言清燥救肺汤用桑叶、石膏、甘草、麻仁、阿胶、枇杷叶、人参、麦冬、杏仁治温燥。小雪后至大寒前太阳寒水主气,普通感冒风寒在表或四时热病初起者宜散寒解表。《太平惠民和剂局方》香苏饮用紫苏、香附、陈皮、甘草治风寒初起,《类证活人书》柴胡桂枝汤用柴胡、桂枝、人参、甘草、半夏、黄芩、芍药、大枣、生姜治伤风有汗,雷少逸辛温解表法用防风、豆豉、桔梗、杏仁、陈皮治风寒初起。《伤寒论》曰:太阳之为病,脉浮,头项强痛而恶寒;太阳病,或已发热,或未发热,必恶寒,体痛,呕逆,脉阴阳俱紧者,名曰伤寒。太阳病,头痛发热,身疼腰痛,骨节疼痛,恶风,无汗而喘者,麻黄汤主之。太阳中风,脉浮紧,发热恶寒,身疼痛,不汗出而烦躁者,大青龙汤主之。此言四时热病之重者。《时病论》曰:风为百病之长也,以其能统诸气耳。夫春令之风,多兼温气;夏令之风,多兼暑气;秋令之风,多兼湿气;冬令之风,多兼寒气。今风寒之病,不论于冬而论于春令者,盖以风为重也,如冬令之风寒,以寒为重可知,若此别之,在春令辛温不宜过剂,在冬令辛热亦可施之,所以前人用药宜分四时,洵非谬也。是论风寒者,缘于初春尚有余寒,所至之风,风中夹寒,人感之者,即寒热头痛,汗出不多,或咳嗽,或体痛,脉来浮大,或兼弦紧是也,宜以辛温解表法治之。然此病较当春之寒疫稍轻,较冬令之伤寒则更轻矣,治之得法,不难一二剂而瘳。此言四时热病之轻者。四时感冒六气主时之常虽如上述。一年客气司天之气,在泉之气,司天左间气,司天右间气,在泉左间气,在泉右间气六步。主气述一年气象之常,客气述一年气象之变。客气六步次序,先三阴,后三阳。子午年则太阳为初气,厥阴为二气,少阴为司天为三气,太阴为四气,少阳为五气,阳明为在泉为六气。仿此类推。三阴三阳之气,更选主时而行天令,以加临于主气之上,而为一岁之变化。凡客令所至,则有寒暑燥湿风火非常之化,故冬有烁石之热,夏有凄风之凉,和则为生化,不和则为灾伤,此盖以客气所加,乃为胜制郁发之变耳。《素问·五营运大论》曰:五气更立,各有所先,非其位则邪,当其位则正。气相得则微,不相得则甚。气有余则制己所胜而侮所不胜,气不及则己所不胜侮而乘之。司天通主上半年,在泉通主下半年,此客气之概也。若其二气相合,象变迥异,千变万化,何有穷尽? 如四时有非常之化,常外更有非常;四方有高下之殊,殊中又分高下。百步之内,晴雨不同;千里之外,寒暄非类。天有不测风云,人有万变疾患,圆机之士,又当因常以察变,因此以察彼,庶得古人未发之玄,而尽其不言之妙欤。

咳　嗽

医案一：李某，男性，46岁，1974年甲寅谷雨初诊。长期吸烟，反复咳嗽逐渐加重6年。冬春多咳，夏秋减轻，遇寒加重。2周前感寒而咳嗽咳痰，清晨尤著，痰白黏稠不易咯出，甚则喘息喉间水鸡声。咽喉微痒，舌苔薄白脉浮。《素问·咳论》曰：皮毛者肺之合也。皮毛先受邪气，邪气以从其合也。其寒饮食入胃，从肺脉上至于肺则肺寒，肺寒则外内合，邪因而客之则为肺咳。《诸病源候论·咳嗽候》曰：咳嗽者，肺感于寒，微者则成咳嗽也。《太平圣惠方》曰：夫上气胸满者由肺脏气实。上焦壅滞，荣卫痞涩，气不宣通也。肺为华盖居于膈上，主通于诸脏之气，若为邪所剩则肺壅胀，气逆不顺，故令上气胸满也。陈修园《医学三字经》曰：肺为气之市，呼之则虚，吸之则满。只受得本然之正气，受不得外来之客气。只受得脏腑之清气，受不得脏腑之病气。肺体属金，譬若钟然，一外一内，皆所以撞之使鸣也。《经》云微寒微咳，景岳云外感之嗽必因风寒，诚然。盖风从皮毛而入于肺，寒从背俞而入于肺，皆主乎外也。寒邪袭肺，宣降失常，肺气上逆而为咳嗽。治拟散寒宣肺，《千金翼方》金沸草散合《医学心悟》止嗽散加减。程钟龄《医学心悟》甚赞止嗽散投之对症，其效如神。

金沸草9g	荆芥9g	前胡9g	麻黄6g
姜半夏9g	百部6g	白前6g	紫菀6g
生甘草6g	桔梗6g	陈皮3g	杏仁9g

复诊：《千金翼方》金沸草散由金沸草、麻黄、前胡、荆芥、炙甘草、芍药、半夏七味药物组成。主治肺经受风，头目昏痛，咳嗽声重，涕唾稠黏及时疫寒热。此后，《太平惠民和剂局方》《博济方》《普济方》等重要医籍皆有著录。《类证活人书》金沸草散有细辛无麻黄，《麻症集成》金沸草散有黄芩、枳壳、桔梗、橘红无半夏，《治疫全书》金沸草散有杏仁无麻黄，《四明心法》金沸草散有黄芩无半夏、芍药，《济阳纲目》金沸草散有栀子、桑白皮、黄芩、橘红、阿胶无麻黄、半夏，《伤寒全生集》金沸草散有桂枝、干姜、五味、杏仁、枳壳、桔梗无芍药。《医方集解》：此手太阴药也。风热上壅，荆芥辛轻发汗而散风；痰涎内结，前胡、旋覆消痰而降气，半夏燥痰而散逆；甘草发散而和中；茯苓行水；细辛温经；盖痰必挟火而兼湿，故下气利湿而证自平。茯苓用赤者，入血分而泻丙丁也。《医林纂要》：金沸草咸苦微辛，其花午开子落，与半夏意同而轻浮，上入于肺，苦能泄热气，咸能化痰结，辛能行痰湿，凡痰饮之逆于肺者，此能降而泄之；前胡甘苦微辛，能降泄高亢之气，而疏畅下行之滞，主下气行痰；麻黄以大开腠理而泄其风；荆芥辛苦而性上浮，祛头面之风，去经隧之湿，此方盖以此为君药，以兼去风痰，诸药亦随以上升于肺，而后乃降而下坠其痰也；赤芍药酸干泻肝敛阴，且监麻黄之过散，用赤者以行水分收痰湿也；轻用半夏者，以风则夹相火也，然必

用之者,非此不足以通滞行痰也。金沸草轻虚,此以行于下所以助之;甘草以厚脾土,以缓肝急。药后风寒稍减而咳嗽仍然。自觉神疲乏力,苔白脉弦。《太平圣惠方》曰:肺主于气通于呼吸。而气之行循环表里,流注经络也。若脏腑虚弱,风冷之气相并上攻于肺,肺气不足,邪之所乘,积蓄日久,不能宣通则胸中气逆,喘息不利。《外台秘要》紫菀汤治肺气不足,逆气胸满,上迫喉咽,闭塞短气,连唾相属,寒从背起,口如含霜雪,语无音声,剧者唾血腥臭,或歌或哭,干呕心烦,耳闻风雨声,皮毛悴,面白。《太平惠民和剂局方》别名钟乳补肺汤。《圣济总录·五脏诸咳》紫菀丸用治紫菀、蛤蚧、茯苓、杏仁、款冬花、防风、麦冬、人参、炙甘草、马兜铃、黄芪、赤芍、当归、贝母、白药子、姜半夏、枣、大麻子、瓜蒌、龙脑治肺咳唾血。紫菀丸用紫菀、贝母、人参、赤茯苓、陈皮、桂枝、款冬花、百部、炙甘草、杏仁治咳嗽上气胸膈烦闷:紫菀汤治咳嗽喘急胸腹胁肋胀闷疼痛:紫菀、款冬花、桔梗、枳壳、陈皮、赤茯苓、赤芍药、百合、大腹皮。紫菀丸用紫菀、贝母、桂枝、款冬花、百部、茯苓、人参、陈皮、炙甘草、杏仁治肺感风冷,咳嗽失声。

紫菀 9 g	党参 9 g	麦冬 9 g	白石英 9 g
桂枝 6 g	桑皮 9 g	款冬花 9 g	钟乳石 9 g
干姜 6 g	细辛 3 g	炙甘草 6 g	五味子 6 g

　　医案二:周某,男性,52 岁,1974 年甲寅小雪初诊。反复慢性咳嗽逐渐加重 10 年。冬春多咳,夏秋减轻,遇寒加重。晨间咳嗽多痰,夜间阵咳少痰,痰白黏液偶带血丝。始则劳累气短,继而稍动息促,疲乏无力,胸状如桶,舌苔薄白脉沉细。《素问·咳论》曰:五脏六腑皆令人咳,非独肺也。《类证治裁》:肺为气之主,肾为气之根,肺主出气,肾主纳气,阴阳相交,呼吸乃和。《证治汇补》曰:脾肺二家往往病则俱病者,因脾为生痰之源,肺为贮痰之器,脏气恒相通也。故外症既现咳嗽稠痰,喉干鼻燥之肺病,又现心嘈倒饱,食少泻多之脾虚。此时若以燥药补脾则碍肺,以润药利肺则碍脾,当斟酌于二者之中,拣去苦寒香燥,务以平调为主,泽及脾胃而肺痰自平。不必专用清肺化痰诸药。盖脾有生肺之功,肺无扶脾之力也。肺脾肾三脏合病,治上宜宣通,治下宜固摄,治中宜和缓。《景岳全书》金水六君煎治肺肾虚寒水泛为痰或外受风寒,咳嗽呕恶,多痰喘急等证神效。《时方妙用》谓黑锡丹为气喘必用之药,宜预制之以备急。

当归 30 g	熟地 30 g	陈皮 9 g	姜夏 9 g
茯苓 9 g	麻黄 6 g	炙甘草 6 g	干姜 6 g
细辛 3 g	五味子 6 g		

《太平惠民和剂局方》黑锡丹 1 粒吞服。

　　复诊:药后咳嗽咳痰大减,仍然短气息促,呼多吸少。蜀椒丸治上气咳嗽。太医令王叔和所撰御,服甚良方。《圣济总录》蜀椒丸治咳嗽上气,组成相同。《圣济总录》蛤蚧散治咳嗽咽喉不利:人参、蛤蚧、紫菀、柴胡、枇杷叶、贝母、鹿角胶。人参丸治年深喘嗽,春秋发动,痞满短气。痰涕如胶,睡卧不宁:人参、蛤蚧、百部、紫菀、大黄、葶苈子、款冬花、百合、贝母、知母、白前、山芋、半夏、桑白皮、五味子。蛤蚧丸治咳嗽喘急:蛤蚧、葶苈子、杏仁、款冬花、诃黎勒皮、炙甘草。蛤蚧丸治咳嗽唾脓血及肺痿羸瘦涎涕稠黏:蛤蚧、人参、芸薹子、桔梗、知母、紫苏、猪牙皂荚、鳖甲、槟榔、白前、柴胡、防己、杏仁、羚羊角、郁李仁、紫菀、猪苓、甜葶苈。蛤蚧汤治咳嗽咯脓血：蛤蚧、人参、知母、贝母、鹿角胶、炙甘草、杏仁、葛根、桑白皮、枇杷叶。

变应性咳嗽作为一种独立的疾病尚未得到公认。对它的界定目前还只是处于描述性的阶段，缺乏大量系统性的研究观察。主要指临床上某些慢性咳嗽患者，具有一些特应性的因素，抗组胺药物及糖皮质激素治疗有效，但不能诊断为哮喘、变应性鼻炎或嗜酸性粒细胞性支气管炎，暂不宜归纳为其他疾病。将此类咳嗽定义为变应性咳嗽，其与变应性咽喉炎、嗜酸性粒细胞性支气管炎、感冒后咳嗽等的关系及异同有待进一步探讨，以明确是否为独立的疾病实体。变应性咳嗽多为病毒感染后迁延不愈又合并细菌感染引起，并有过敏性因素参与，以咽痒引起阵发性刺激性干咳为主要表现。变应性咳嗽的概念首次由日本学者 Fujimurat 于 1992 年提出，主要指对支气管舒张剂治疗效果不佳但抗组胺药物及糖皮质激素治疗有效的干咳患者，具有某些特应征，痰嗜酸性粒细胞正常。常常伴有咽痒的症状。该病的病因不十分明确，目前尚无统一的诊断标准，且早期临床表现与普通的急性上呼吸道感染难以鉴别，致使多数患者延误诊断和治疗失当。目前较为系统和翔实的诊断标准是由日本咳嗽病研究协会提出的，具体如下：① 干咳大于 8 周，并且没有喘鸣与呼吸困难；② 存在一种以上变应性体质包括变应性疾病的既往史和（或）合并症，但要排除哮喘，外周血液嗜酸粒细胞数（≥6％或≥400 个/IA），血清总 IgE 水平增高（≥200 IU/mL），特异性花粉抗体阳性和皮肤过敏原点刺激试验阳性，和（或）诱导痰液中嗜酸性粒细胞（≥2.5％）；③ 支气管可逆性试验阴性。确定可通过吸入 300 mg 的沙丁胺醇后 FEV_1 增加≤10％；④ 正常的支气管反应性，乙酰甲胆碱激发试验（provoking concentration, PC）致 FEV_1 下降≤20％的浓度（PC20）≥10 mg/mL 为正常；⑤ 增高的咳嗽反射敏感性，辣椒素激发试验的浓度≤3.9 $\mu mol/L$；⑥ 支气管扩张剂治疗无效，每日口服克伦特罗 40 μg 加睡前或必要时吸入丙卡特罗或沙丁胺醇的时间≥1 周；⑦ 胸片未提示异常（该异常能提示咳嗽的病因）；⑧ 正常的 FEV_1（≥80％预期值）、FVC（≥80％预期值）和 FEV_1/FVC 的比值（≥70％）。变应性咳嗽诊断标准：慢性咳嗽，肺功能正常，气道高反应性检测阴性。过敏物质接触史，或变应原皮试阳性，或血清总 IgE 或特异性 IgE 增高，或咳嗽敏感性增高。排除咳嗽变异性哮喘、上气道咳嗽综合征、嗜酸性粒细胞性支气管炎等其他原因引起的慢性咳嗽。糖皮质激素或抗组胺类药物有效。

蜀椒 6 g	附子 6 g	吴茱萸 3 g	紫菀 9 g
款冬花 9 g	麻黄 6 g	杏仁 9 g	石菖蒲 6 g
皂荚 6 g	干姜 6 g	细辛 3 g	五味子 6 g

另：红参 9 g　　蛤蚧 1 对，共研细末，每日 2 g 温水调服。

医案三：沈某，男性，52 岁，2012 年壬辰大雪初诊。反复阵发性干咳半年，夜间尤著。无喘鸣亦无呼吸困难。剧烈运动或寒冷刺激诱发，多种抗生素及支气管扩张剂治疗无效。咽痒即咳嗽阵作，咳则面赤。无哮喘病史，外周血嗜酸性粒细胞正常，肺功能正常，气道高反应性检测阴性。咳嗽敏感性增高，胸片未提示异常。舌红苔白脉数。《医学真传》曰：周身八万四千毛窍，太阳膀胱之气应之，以合于肺。毛窍之内即有络脉之血，胞中血海之血应之，以合于肝。若毛窍受寒，致胞血凝涩，其血不能渗渗于皮毛络脉之间,气不煦而血不濡,则患顿呛。至一月,则胞中之血一周环复,故一月可愈;若一月不愈,必至两月。不与之药,亦不丧身。医者但治其气不治其血,但理其肺不理其肝,顿呛未已,又增他病。但散胞中之寒,和络脉之血,如香附、红花、川芎、当归、赤芍之类可用。因病加减在医者之神明。

当归60g	香附9g	红花9g	川芎30g
赤芍30g	百部9g	荆芥9g	紫菀9g
款冬花9g	芫花6g		

复诊:《神农本草经》曰,当归味甘性温,主咳逆上气。芫花味辛性温。主咳逆上气,喉鸣而喘,咽肿,短气。张隐庵曰:芫花气味辛温,花开赤白,禀金火之气化,主行心肺之气下降,故治咳逆上气,喉鸣而喘以及咽肿而短气。邹润安曰:芫花独花实在前,枝叶在后,偏具收藏于散发之先,是谓以敛降为体,开解为用,故确与肺合德,主肺病最多。其发叶生枝,反退居于敛降之后,而当火令之始,又可不谓得火气而荣,准之于此,或庶几矣。仲景于饮之剧者,类萃甘遂、大戟、芫花为十枣汤,解之者咸谓病既急迫,用药不嫌其峻是已,然终无以三味之殊,体贴病情而为之说者。夫谓不嫌峻,则驱饮之物岂止三味,若谓以其功用相近,则一味足矣,何必三味。愚因此细参,而后知三味之蠲逐饮邪用各不用,其与病情甚为贴切也。芫花用花,且其物先花后叶,是其性为着上,再其主治为“咳逆上气,喉鸣,喘,咽肿,短气”,更不可知其为饮横于上者用乎! 夫上为吐,下为利,外为汗出,内仍心下痞硬满引胁下痛,自非甘遂、大戟、芫花,何以使净尽无余,而后知仲景之用药,决非漫无分别也。此方专治非炎症性咳嗽。《医学真传》曰:咳嗽俗名曰呛,连咳不已,谓之顿呛。顿呛者,一气连呛二三十声,少者十数声,呛则头倾胸曲,甚者手足拘挛,痰从口出,涕泪相随,从膺胸而下应于少腹。大人患此,如同哮喘。

当归60g	香附9g	红花9g	川芎30g
赤芍30g	百部9g	黄芩9g	胆南星9g
天冬9g	麦冬9g		

医话一:论咳嗽证治。有声无痰为咳,有痰无声为嗽,有痰有声谓之咳嗽。肺主气职司呼吸,为五脏之华盖,主清肃之功能。受本脏之正气,拒外来之客气。虽然五脏六腑皆令人咳而非独于肺,然咳嗽总是肺气上逆,是以咳嗽不止于肺而亦不离乎肺也。咳证虽多无非肺病,肺体属金,譬若钟然,外感六淫之邪自外击之则鸣,内伤七情之气自内攻之亦鸣。秦汉之际常用治咳之药与今不同。《神农本草经》365味中药治疗咳逆上气的有如下40味:干姜、细辛、五味子、麻黄、桂枝、紫菀、款冬花、吴茱萸、蜀椒、附子、乌头、半夏、茯苓、藜芦、防葵、射干、当归、蜀漆、狼毒、芫花、菖蒲、杏仁、石钟乳、禹余粮、太乙余粮、白石英、紫石英、龙骨、海蛤、远志、竹叶、白鲜皮、蘼芜、瓜蒂、钩吻、蠮螉、苋草、白芝、蘼芜、淮木、黄环。钩吻、苋草、蠮螉、白芝、淮木今已少用。而现今用于治咳的常用中药如贝母、瓜蒌、沙参、麦冬、天冬、天南星、皂荚、桔梗、旋覆花、桑白皮等,《神农本草经》皆未载有治咳之功。《神农本草经》曰:干姜味辛性温,主胸满咳逆上气;细辛味辛性温,主咳逆;五味子味酸性温,主益气,咳逆上气。牡桂味辛性温,主上气咳逆;防葵味辛性寒,主咳逆;当归味甘性温,主咳逆上气;麻黄味苦性温,主咳逆上气;紫菀味苦性温,主咳逆上气;款冬花味辛性温,主咳逆上气、善喘;竹叶味苦性平,主咳逆上气;吴茱萸味辛性温,主温中,下气止痛,咳逆;附子味辛性温,主风寒咳逆;乌头味辛性温,主咳逆上气;半夏味辛性平,主咳逆肠鸣,止

汗;藜芦味辛性寒,主咳逆;钩吻味辛性温,主咳逆上气;射干味苦性平,主咳逆上气;蜀漆味辛性平,主疟及咳逆;狼毒味辛性平,主咳逆上气;茛草味苦性平,主久咳上气喘逆;芫华味辛性温,主咳逆上气,喉鸣;蜀菽味辛性温,主邪气咳逆;蟅蟷味辛性平,主久聋、咳逆;杏核仁味甘性温,主咳逆上气;菖蒲味辛性温,主咳逆上气;石钟乳味甘性温,主咳逆上气;禹余粮味甘寒,主咳逆;太乙余粮味甘性平,主咳逆上气;白石英味甘性微温,主咳逆;紫石英味甘性温,主心腹咳逆;龙骨味甘性平,主咳逆;海蛤味苦性平,主咳逆上气喘息;远志味苦性温,主咳逆;白芝味辛性平,主咳逆上气;蘼芜味辛性温,主咳逆;淮木味苦性平,主久咳上气;茯苓味甘性平,主咳逆;白鲜皮味苦性寒,主咳逆;瓜蒂味苦性寒,主咳逆上气;黄环味苦性平,除咳逆寒热。仲景凡遇咳总加干姜、细辛、五味子。小青龙汤、射干麻黄汤、厚朴麻黄汤、桂苓五味甘草去桂加姜辛夏汤、苓甘五味加姜辛半夏杏仁汤、苓甘五味加姜辛半杏大黄汤等皆用干姜、细辛、五味子治咳。《本经疏证》曰:干姜温脾肺是治咳之来路,来路清则咳之源绝矣。五味使肺气下归于肾是开咳之去路,去路清则气肃降矣,合两物而言,则为一开一阖。当开而阖,是为关门逐贼;当阖而开,则恐津液消亡。《长沙药解》曰:细辛敛降冲逆而止咳,驱寒湿而荡浊。最清气道,兼通水源,温燥开通,利肺胃之壅阻;驱水饮而逐湿寒,润大肠而行小便。善降冲逆,专主咳嗽。《伤寒论》《金匮要略方论》两书治疗咳嗽药物见于《神农本草经》的尚有麻黄、桂枝、半夏、茯苓、附子、杏仁、猪苓、射干、紫菀、款冬花、泽漆等,占《神农本草经》治咳药物50%。

晋唐时期延续秦汉治咳宗旨而有进展焉。《备急千金要方·咳嗽》除引用仲景小青龙汤、射干麻黄汤、厚朴麻黄汤、泽漆汤、麦门冬汤、麻黄石膏汤、十枣汤七方外,尚有温脾汤用甘草、大枣治食饱而咳;百部根汤用百部根、生姜、细辛、甘草、贝母、白术、五味子、桂枝、麻黄治嗽不得卧两眼突出;海藻汤用海藻、半夏、五味子、生姜、细辛、茯苓、杏仁治咳而下利;白前汤用白前、紫菀、半夏、大戟治水咳逆上气咽中作水鸡鸣;百病方用治干姜、半夏、细辛、紫菀、荛花、吴茱萸、茯苓、甘草、甘遂、防葵、人参、乌头、大黄、杏仁、葶苈子、巴豆、厚朴、白薇、远志、菖蒲、五味子、前胡、枳实、蜀椒、皂荚、当归、大戟、桂枝治九种气嗽欲死;麻黄散用麻黄、杏仁、甘草、桂枝治上气咳嗽;太医令王叔和所撰御蜀椒丸用蜀椒、乌头、杏仁、石菖蒲、矾石、皂荚、款冬花、细辛、紫菀、干姜、麻黄、吴茱萸治上气咳嗽;通气丸用蜀椒、饴糖、杏仁、天冬、干姜、人参、乌头、桂枝、附子、蜈蚣治久上气咳嗽;咳逆上气方用蜀椒、桂心、海蛤、昆布、海藻、干姜、细辛、麦冬治胸满上气喉中如吹管声,吸吸气上欲咳;治咳嗽多唾上气用蜀椒、干姜、吴茱萸、款冬花、紫菀、杏仁、细辛、黄环、矾石、乌头、菖蒲治咳嗽胸胁支满;射干煎用射干、款冬花、紫菀、细辛、桑白皮、附子、甘草、饴糖、白蜜、生姜汁、竹沥治咳嗽上气;杏仁煎用杏仁、五味子、款冬花、紫菀、干姜、桂枝、甘草、麻黄治冷嗽上气鼻中不利;苏子煎用苏子、杏仁、生姜汁、地黄汁、白蜜治上气咳嗽;又方杏仁煎用杏仁、白蜜、砂糖、生姜汁、桑白皮、通草、贝母、紫菀、五味子忽暴嗽失声;通声膏用五味子、款冬花、通草、人参、青竹皮、细辛、桂枝、菖蒲、杏仁、姜汁、白蜜、枣膏、酥。杏仁饮子用杏仁、紫苏子、橘皮、柴胡治暴热嗽方。芫花煎用芫花、干姜、白蜜治新久咳嗽;款冬煎用款冬花、干姜、紫菀、五味子、芫花治新久咳嗽;寒气嗽方用细辛、款冬花、防风、紫菀、藜芦、蜀椒治三十年咳嗽或饮或咳;紫菀丸用紫菀、贝母、半夏、桑白皮、百部、射干、五味子、皂荚、干姜、款冬花、细辛、橘皮、鬼督邮、白石英、杏仁、蜈蚣治积年咳嗽不得坐卧;款冬丸用款冬花、干姜、蜀椒、吴茱萸、桂枝、菖蒲、人参、细辛、荛花、紫菀、甘草、桔梗、防风、芫花、茯苓、皂荚治三十年上气咳嗽唾脓血喘息不得卧；治肺伤咳唾脓血方：白胶、生姜、桂枝、人参、紫菀、地黄、桑白皮、川芎、大麻仁、饴糖、大麦、大枣；五味子汤用五味子、桔梗、紫菀、甘草、川断、桑皮、地黄、竹茹、赤小豆治咳唾脓血牵胸胁痛；钟乳七星散治寒冷咳嗽上气，胸满唾脓血方：钟乳、矾石、款冬花、桂心。竹皮汤用生竹皮、紫菀、饴糖、生地黄治咳逆下血不息；百部丸用百部根、升麻、桂枝、五味子、甘草、干姜、紫菀治诸嗽不得气息唾脓血；钟乳七星散用钟乳、矾石、款冬花、桂枝治寒冷咳嗽上气胸满唾脓血；七星散用款冬花、紫菀、桑白皮、代赭石、细辛、伏龙肝治三十年咳嗽。孙思邈治小儿咳嗽共有竹沥汤等 10 方：竹沥汤用竹沥、黄芩、木防己、羚羊角、白术、大黄、茵芋、麻黄、白薇、桑寄生、萆薢、甘草；紫菀汤用紫菀、杏仁、黄芩、当归、甘草、橘皮、青木香、麻黄、桂枝、大黄治小儿伤寒暴嗽或上气咽喉鸣气逆或鼻塞清水；五味子汤用五味子、当归、麻黄、干姜、桂枝、人参、紫菀、甘草、款冬花、细辛、大黄治小儿气逆喘迫咳嗽昼夜不息；射干汤用射干、麻黄、紫菀、甘草、生姜、半夏、桂枝、大枣治小儿咳逆喘息如水鸡声；杏仁丸用杏仁、白蜜治小儿咳逆上气；八味生姜煎用生姜、干姜、桂枝、甘草、款冬花、紫菀、杏仁、白蜜治小儿咳嗽；四物款冬丸用款冬花、紫菀、桂枝、伏龙肝治小儿咳嗽；菖蒲丸用菖蒲、乌头、杏仁、矾石、细辛、皂荚、款冬花、干姜、桂枝、紫菀、蜀椒、吴茱萸治小儿暴冷咳嗽及积风冷嗽兼气逆鸣；桂枝汤用桂枝、甘草、紫菀、麦冬治少小十日以上至五十日卒得謦咳暴嗽昼夜不得息；麻黄汤用麻黄、甘草、桂枝、五味子、半夏、生姜治少小卒肩息上气不得安。《外台秘要》载：《小品》紫菀七味汤用紫菀、五味子、桂心、麻黄、杏仁、干姜、甘草疗咳嗽。《延年》紫菀饮用紫菀、贝母、茯苓、杏仁、生姜、人参、橘皮治咳嗽。《古今录验》天门冬煎用天门冬、杏仁、椒、桂心、厚朴、杜仲、苦参、附子、干姜、乌头、人参、蜈蚣疗咳嗽。《深师》四满丸用干姜、桂心、踯躅花、川芎、紫菀、芫花根皮、人参、细辛、炙甘草、半夏、鬼督邮、蜈蚣治疗五嗽。《古今录验》四满丸用蜈蚣、芫花根、踯躅花、干姜、川芎、桂心、人参、细辛疗五嗽。《备急千金要方》华佗五嗽丸用皂荚、干姜、桂枝。《古今录验》四满丸用蜈蚣、芫花根、踯躅花、干姜、川芎、桂枝、人参、细辛治疗五嗽，即气嗽、痹嗽、燥嗽、邪嗽、冷嗽。《深师》麻黄汤用麻黄、桂枝、甘草、大枣治疗新久咳嗽连年不瘥，昼夜肩息。前胡丸用前胡、乌头、桔梗、干姜、桂枝、蜀椒治疗新久咳嗽。《肘后方》用釜月下土、豆豉治疗卒咳嗽。张文仲用百部根四两治疗卒咳。《深师》麻黄汤用麻黄、细辛、炙甘草、桃仁治疗卒咳逆上气肩息。《备急千金要方》杏仁饮用杏仁、柴胡、紫苏子、橘皮治疗暴热咳。《延年》贝母煎用贝母、紫菀、五味子、百部根、杏仁、炙甘草治疗暴热咳。《深师》干姜汤用干姜、紫菀、杏仁、麻黄、桂枝治疗冷咳逆气。芫花煎用芫花、干姜、白蜜治疗冷冻饮料咳。《广济》桂心散用桂心、杏仁治疗咽喉干燥咳嗽，语无声音。《古今录验》用芫花根治疗暴中冷伤寒，鼻塞喘咳，喉中塞，失音声者方。杏仁煎用杏仁、通草、紫菀、五味子、贝母、桑白皮、白蜜、砂糖、生姜汁治疗忽暴咳失声。通声膏用五味子、款冬花、通草、人参、杏仁、桂枝、细辛、青竹皮、菖蒲、酪酥、枣膏、白蜜、姜汁。《古今录验》用紫菀、贝母、百部根、款冬花、五味子、半夏、射干、芫花根皮、干姜、橘皮、杏仁、苏子、白石英、钟乳治疗气嗽并下焦冷结方。又方：干地黄、桂枝、山茱萸、五味子、茯苓、苁蓉、丹参、泽泻、炙甘草、钟乳。又酒方：丹参、干地黄、川芎、石斛、牛膝、黄芪、白术、苁蓉、防风、独活、附子、秦艽、桂枝、干姜、钟乳。又丸方：干地黄、防风、苁蓉、泽泻、山茱萸、丹参、五味子、茯神、桂枝。《延年》杏仁煎用杏仁、糖、蜜、酥、生姜汁、贝母、苏子汁治疗气嗽。疗气嗽煎方：贝母、紫菀、百部根、款冬花、炙甘草、桂枝、生地黄汁、生麦门冬汁、生姜汁、白蜜、酥、白糖、杏仁。杏仁煎用杏仁、生姜汁、酥、蜜治疗气嗽。杏仁煎用杏仁、酥、白蜜治气嗽。呷咳方用莨菪子、南青木香、熏黄治疗崔氏三十年呷咳。《古今录验》书墨丸用书墨、甘遂、葶苈子、前胡、大黄、巴豆治疗呷咳。孙思邈治咳嗽常用药物见于《神农本草经》有干姜、细辛、五味子、麻黄、桂枝、紫菀、款冬花、吴茱萸、蜀椒、附子、乌头、半夏、茯苓、藜芦、射干、当归、芫花、菖蒲、杏仁、防葵、钟乳、远志、白石英23味药物。除去钩吻、莨草、蠮螉、白芝、淮木外,占《神农本草经》治咳药物57%,而且这23味药物重复率很高。王涛治咳嗽常用药物见于《神农本草经》有紫菀、五味子、桂枝、麻黄、杏仁、干姜、蜀椒、茯苓、附子、乌头、芫花根皮、细辛、半夏、皂荚、百部根、桑白皮、款冬花、菖蒲、射干、白石英、钟乳等24味,占60%。这是晋唐咳嗽证治对秦汉医学的继承。孙思邈治咳嗽常用药物未见《神农本草经》治咳药物的有桑白皮、百部、生姜、白前、大戟、莞花、甘遂、人参、大黄、葶苈、巴豆、厚朴、白薇、前胡、枳实、皂荚、矾石、天冬、麦冬、蜈蚣、海藻、海蛤、昆布、黄环、竹沥、苏子、通草、橘皮、防风、贝母、白术、鬼督邮、桔梗、石斛、川芎、藁本、独活、桃仁、天雄、白胶、地黄、麻仁、大麦、川断、竹茹、赤小豆、石膏、竹皮、升麻、代赭、伏龙肝等;王涛治咳嗽常用药物未见《神农本草经》的治咳药物有贝母、橘皮、天冬、厚朴、蜈蚣、踯躅花、川芎、鬼督邮、前胡、桔梗、桃仁、青竹皮、苏子、莨菪子、南青木香、葶苈子、前胡,这是晋唐咳嗽证治对秦汉医学的发展。宋代医学一承晋唐余绪。《太平圣惠方》载有治伤寒咳嗽诸方、治时气咳嗽方、治热病咳嗽诸方、治虚劳咳嗽诸方等。治伤寒咳嗽以陈橘皮散为代表,用陈橘皮、紫菀、麻黄、杏仁、当归、桂枝、炙甘草、黄芩治疗伤寒咳嗽喉中鸣上气喘促。细辛散用细辛、肉桂、人参、麻黄、附子、紫菀、赤茯苓、杏仁、白术、干姜、桔梗、前胡、百合、厚朴、赤芍、炙甘草。上件药治伤寒咳嗽喘促鼻塞。治时气咳嗽以前胡散为代表,用前胡、升麻、百合、贝母、紫菀、杏仁治疗时气壮热咳嗽头痛。治热病咳嗽以麻黄散为代表,用麻黄、大麻仁、前胡、桑根白皮、麦冬、紫苏子、杏仁、炙甘草治热病咳嗽不止上气喘促。治虚劳咳嗽以补肺散为代表,用人参、桂枝、钟乳、白石英、麦冬、五味子、熟地、干姜、黄芪、鹿角胶、炙甘草治疗虚劳咳嗽气喘乏力。《太平圣惠方·诸疾通用》治疗上气咳嗽药物:麻黄、杏仁、白前、陈皮、紫菀、桂枝、款冬花、桃仁、五味子、细辛、蜀椒、半夏、生姜、桃仁、紫苏子、射干、芫花根、百部根、干姜、贝母、皂荚。《圣济总录·咳嗽门》分咳嗽统论、咳嗽、暴嗽、久嗽、冷嗽、热嗽、呷嗽、五脏诸咳、咳嗽上气、咳嗽呕吐、咳嗽唾脓血、咳逆短气、咳嗽面目浮肿、咳嗽失声、风冷声嘶等证治。治咳嗽方剂有桑白皮汤、贝母丸、蛤蚧散、黑灵丸、马兜铃饮、阿胶汤、百部煎、杏仁煎、防己丸、百部丸、温肺丸、桃仁丸、沉香汤、贝母散、玉液汤、石韦散、款冬花熏方、胶豉汤、诃黎勒散、五味子汤、五味子散、肺寒汤、蛤蚧丸23个方剂。治暴嗽方剂有感通汤、杏仁汤、贝母汤、款冬花汤、贝母煎、饴糖煎、太白丸、伏龙肝丸、诃黎勒含化方、百部根酒方、三拗汤11方。治久咳方剂有阿胶散、人参煎、贝母丸、异功散、黑金散、款冬花散、蛤蚧丸、紫菀散、乳石散、阿胶饮、八仙汤、蒺藜贝母汤、柴胡汤、药熏法等16方。治冷嗽方剂有五味子汤、干姜汤、阿胶汤、细辛散、四顺散、五嗽丸、姜饴煎、杏仁丸8方。治热嗽方剂有百部丸、百部汤、天门冬丸、阿胶丸、玉粉散、华盖汤、甘草饮、葶苈丸、防风汤、阿胶丸、黄金丸、半夏丸、凉膈丸、杏仁散、款肺汤、马兜铃汤、地黄汤、牛黄丸等18方。治呷嗽方剂有射干丸、芫根白皮丸、黄芪丸、香墨丸、杏仁丸、莨菪子散、坠痰丸、款冬花汤、雌黄丸、白龙丸、胡黄连汤、菀杏仁煎12方。治五脏诸咳方剂有前胡汤、紫菀丸、五灵脂汤、人参桔梗散、丹砂半夏丸、木乳散、半夏橘皮汤、四味散、鹿角胶汤、黄芪散、人参散、槟榔丸、皂荚丸、半夏桔梗汤、阿胶散、人参丸、莱菔丸、玉液散18方。《太平惠民和剂局方·治痰饮附咳嗽》治疗咳嗽的方剂有化痰玉壶丸、辰砂化痰丸、金珠化痰丸、玉液丸、玉芝丸、胡椒理中丸、备急五嗽丸、大阿胶丸、百部丸、款冬花散、钟乳补肺汤、华盖散、丁香半夏丸、温肺汤、麻黄散、人参养肺丸、人参诃子丸、温中化痰丸、丁香五套丸、养中汤、人参款花膏、人参润肺丸、定喘瑞应丹、人参清肺汤、人参定喘汤、细辛五味子汤、茯苓半夏汤、半夏丸、杏参散、杏子汤30方。《医宗金鉴》咳嗽总括：有声曰咳有痰嗽，声痰俱有咳嗽名，虽云脏腑皆咳嗽，要在聚胃关肺中。胃浊脾湿嗽痰本，肺失清肃咳因生，风寒火郁燥痰饮，积热虚寒久劳成。有声无痰曰咳，有痰无声曰嗽，有声有痰曰咳嗽。《内经》虽云：五脏六腑皆令人咳。而大要皆在聚于胃，关于肺也。因胃浊，则所游溢之精气，与脾湿所归肺之津液皆不能清，水精之浊，难于四布，此生痰之本，为嗽之原也。肺居胸中，主气清肃。或为风寒外感，或为痰热内干清肃，有失降下之令，因气上逆而咳嗽也。久劳成，谓久病咳嗽不已，伤肺成劳也。参苏饮、芎苏饮、香苏饮、茯苓补心汤。参苏感冒邪伤肺，热寒咳嗽嚏痰涎，气虚用参实减去，二陈枳桔葛苏前，头痛加芎喘加杏，芩因热入麻干寒，虚劳胎产有是证，补心四物量抽添。参苏饮，治感冒风寒伤肺，咳嗽嚏唾痰哑发热恶寒也，即人参、苏叶、橘红、半夏、茯苓、甘草、枳壳、桔梗、前胡、葛根也。形气虚者，必用人参，若形气实，减去可也。若头痛，根据本方去人参，以前胡易柴胡加川芎，名芎苏饮。若喘嗽，根据本方去人参加杏仁，名杏苏饮。若内有热加黄芩，有寒加麻黄、干姜。若虚劳之人，及胎前产后而有是病，根据本方合四物汤，名茯苓补心汤，量其虚实，寒热加减可也。泻心散、葶苈泻白散。泻白肺火郁气分，喘咳面肿热无痰，桑骨甘草寒麻杏，血分加芩热甚连，咳急呕逆青橘半，郁甚失音诃桔添，停饮喘嗽不得卧，加苦葶苈效通仙。泻白散，即桑皮、地骨皮、甘草也。治喘嗽面肿，无痰身热，是为肺经火郁气分。若无汗，是为外寒郁遏肺火，加麻黄、杏仁以发之。若无外证惟面赤，是为肺经火郁血分，加黄芩。内热甚者，更加黄连以清之。咳急呕逆者，加青皮、橘红、半夏以降之。火郁甚而失音者，加诃子肉，桔梗以开之。若喘嗽面浮不得卧者，是为兼有停饮，加苦葶苈以泻之，名葶苈泻白散。清肺汤。清肺肺燥热咳嗽，二冬母草橘芩桑，痰加蒌半喘加杏，快气枳桔敛味良。清肺汤，即麦冬、天冬、知母、贝母、甘草、橘红、黄芩、桑皮也。有痰燥而难出，加瓜蒌子。痰多加半夏。喘加杏仁。胸膈气不快加枳壳，桔梗。久则宜敛，加五味子。清燥救肺汤。喻氏清燥救肺汤，肺气虚燥郁咳方，参草麦膏生气液，杏枇降逆效功长，胡麻桑叶阿润燥，血枯须加生地黄，热甚牛黄羚犀角，痰多贝母与蒌霜。喻氏，喻嘉言也。枇，枇杷叶也。羚羊角，犀角也。蒌霜，瓜蒌霜也。透罗丹：泻肺丸。寒实痰清透罗丹，咳时涎壅气出难，巴杏大牵皂半饼，热实痰稠泻肺丸。寒实痰盛涎清，热实痰盛稠黏，皆能令人咳嗽。嗽时痰涎顿壅，气闭难出。寒实者用透罗丹，即巴豆、杏仁、大黄、牵牛、皂角、半夏共为末，蒸饼为小丸，量服，方出《丹溪心法·附余》。热实者，宜泻肺丸，方见失血门。人参泻肺汤。积热伤肺宜泻肺，喘嗽痰多黏色黄，胸膈满热大便涩，凉膈枳桔杏参桑。人参泻肺汤，即凉膈散：栀子、连翘、薄荷、黄芩、大黄、甘草、枳壳、桔梗、杏仁、人参、桑皮也。钟乳补肺汤。补肺虚寒喘嗽血，皮毛焦枯有多年，生脉菀款桑皮桂，钟英糯米枣姜煎。补肺汤，即人参、麦冬、五味子、款冬花、紫菀、桑皮、桂枝、钟乳石、白石英、糯米、大枣、生姜也。人参养肺汤：养肺平剂肺气虚，劳久喘嗽血腥宜，参草杏阿知母枣，乌梅罂粟骨桑皮。人参养肺汤，为治肺气虚损久劳，不寒不热之平剂也。其方即人参、炙甘草、杏仁、阿胶、知母、大枣、乌梅、罂粟壳、地骨皮、桑皮也。清宁膏：太平丸。咳嗽痰血清宁治，甘桔麦地橘龙圆，薏米川贝薄荷末，血过于痰太平丸。咳嗽痰少血多，用太平丸。方，诸书俱有。琼玉膏：杏酥膏。琼玉膏治肺虚劳,肺痿干嗽咳涎滔,生地膏蜜参苓末,不虚燥蜜杏酥膏。琼玉膏治虚燥,先以生地煎膏,后入炼白蜜、人参、茯苓末,搅成膏。杏酥膏治不虚而燥,以杏仁霜、奶酥油、炼白蜜,溶化合膏。

上海恽铁樵学派治疗咳嗽。恽铁樵尝以无价散治痧疹咳嗽,小青龙汤治感寒咳嗽,元霜膏治虚劳热咳嗽,《普济本事方》利膈汤以薄荷、荆芥、防风、桔梗、甘草、人参、牛蒡子治郁热咳嗽,千金耆婆丸治食积咳嗽,外台獭肝散治肝燥碍肺咳嗽,济生紫菀汤治虚寒咳嗽,局方黑锡丹治肾咳。陆渊雷善以麻杏石甘汤加减治肺炎咳嗽;小柴胡汤加减治胸膜炎咳嗽,千金苇茎汤治肺痈咳嗽,真武汤加减治慢性支气管炎咳嗽,鸬鹚涎丸治百日咳等。常用药物有望江南、紫菀、款冬花、附子、桑白皮、苏子、葶苈子、芫花。姜春华截咳方:百部 12 g,南天竹子 6 g,天浆壳 3 只,马勃 3 g。沈自尹急支糖浆:鱼腥草、金荞麦、四季青、麻黄、紫菀、前胡、枳壳、甘草。余治咳嗽善重用当归,轻则 30 g,重者 60 g 甚者 90 g。当归治咳嗽首见于《神农本草经》:当归主咳逆上气。《备急千金要方》紫菀汤用紫菀、当归、杏仁、黄芩、甘草、橘皮、青木香、麻黄、桂心、大黄治小儿中冷及伤寒暴嗽,或上气咽喉鸣气逆或鼻塞清水出方。五味子汤用五味子、当归、麻黄、干姜、桂心、人参、紫菀、甘草、款冬花、细辛、大黄治小儿风冷入肺,上气气逆,面青,喘迫咳嗽,昼夜不息,食则吐不下。《圣济总录·咳嗽》杏仁汤用杏仁、当归、紫菀、黄芩、炙甘草、麻黄、桂枝、陈皮、木香、大黄治大人小儿中冷暴嗽。蜀漆汤用蜀漆、当归、郁李仁、炙甘草、柴胡、黄连、射干、大腹皮、桑根皮、川芎、牵牛子、天雄、陈皮、桂枝、苍术、桃仁治三焦咳嗽,中满气逆,面目浮肿,咯唾痰饮。桑白皮汤用桑白皮、当归、桃仁、苍术、木通、桂枝、黄连、草豆蔻、天雄、瞿麦穗、大腹皮、射干、牵牛子、郁李仁、吴茱萸治三焦咳嗽,面目虚浮,不得安卧,饮盛减食。《景岳全书》金水六君煎用当归、熟地、陈皮、半夏、茯苓、炙甘草治肺肾虚寒水泛为痰或年迈阴虚,血气不足,外受风寒,咳嗽呕恶,喘逆多痰。《本草备要》当归治虚劳寒热,咳逆上气,血和则气降。《本草崇原》当归主治咳逆上气者,心肾之气上下相交,各有所归,则咳逆上气自平矣。《本草经解》当归其主咳逆上气者,心主血肝藏血,血枯则肝木挟心火上刑肺金而咳逆上气也。当归入肝养血,入心清火,所以主之也。《本草蒙筌》:当归主咳逆上气,议者以当归血药,如何治胸中气也?殊不知当归非独主血,味兼辛散,乃为血中气药。况咳逆上气,非止一端,亦有阴虚,阳无所附,以致然者。今用血药补阴,与阳齐等,则血和而气降矣。《本经》所谓义或由斯。《本草求真》当归是以气逆而见咳逆上气者,则当用此以和血,血和而气则降矣。《医学衷中参西录》当归能润肺金之燥,故《神农本草经》谓其主咳逆上气。《神农本草经》芫华味辛性温,主咳逆上气,喉鸣,喘,咽肿,短气。卒得咳嗽:芫花一升。水三升,煮汁一升,以枣十四枚,煮汁干。日食五枚,必愈。《肘后备急方》用芫花一两治卒嗽有痰。《古今录验》用芫花连根一虎口治喘嗽失音。《备急千金要方》芫花煎用芫花、干姜、白蜜治新久咳嗽。《本经逢原》芫花消痰饮水肿,故《本经》治咳逆。《中华本草》芫花镇咳祛痰作用:氨水喷雾法引咳实验结果表明,小鼠灌胃 1.25 g/kg 醋制芫花与苯制芫花的醇水提取液,或 0.625 g/kg 羟基芫花素均有止咳作用。酚红排泄实验表明,芫花与苯制芫花醇水提取液有祛痰作用。

哮 病

医案一：陈某，男性，13 岁，1978 年戊午寒露初诊。1 周前感冒后出现咳嗽，咳白色黏痰，时有喘憋，夜间及晨起时发作明显，稍事活动感气短，讲话常有中断，喉中哮鸣有声，咳呛阵作，咯痰色白，黏浊稠厚，舌淡苔白脉弦紧。听诊双肺闻及干鸣音，X 线胸片检查见双侧肺纹理增强，以下肺为主。血检嗜酸粒细胞 12%，血气分析见 $PaCO_2$ 45 mmHg。支气管舒张实验阳性。《金匮要略方论》曰：咳而上气，喉中水鸡声，射干麻黄汤主之。《千金方衍义》：上气而作水鸡声，乃是痰碍其气，气触其痰，风寒入肺之一验。故于小青龙方中，除桂心之热，芍药之收，甘草之缓，而加射干、紫菀、款冬、大枣。专以麻黄、细辛发表，射干、五味下气，款冬、紫菀润燥，半夏、生姜开痰，四法萃于一方，分解其邪，大枣运行脾津以和药性也。《金匮要略心典》：射干、紫菀、款冬降逆气；麻黄、细辛、生姜发邪气；半夏消饮气。而以大枣安中，五味敛肺，恐劫散之药并伤及其正气也。拟《金匮要略》射干麻黄汤宣肺平喘。

射干 6 g	麻黄 6 g	生姜 6 g	五味子 6 g
细辛 3 g	半夏 6 g	紫菀 6 g	款冬花 6 g
皂荚 6 g	大枣 2 枚		

复诊：白日无症状或每周发作少于 2 次；活动不受限；无夜间憋醒症状；无需使用哮喘缓解剂；肺功能正常；舌苔白脉缓。《备急千金要方》卷 17 补肺汤主治肺气不足，咳嗽喘逆上气。服药 1 周，哮喘症状明显缓解，活动几乎不受限，续服 2 周，诸症缓解。

党参 30 g	黄芪 30 g	桂枝 30 g	熟地 60 g
当归 30 g	茯苓 30 g	厚朴 30 g	桑皮 30 g
干姜 15 g	紫菀 30 g	橘皮 30 g	款冬花 30 g
麦冬 30 g	甘草 15 g	沉香 15 g	钟乳 30 g
五味子 15 g	白石英 30 g		

上 18 味研末为散，每日 20 g，煎散为汤温服。

医案二：张某，男性，15 岁，1977 年丁巳立冬初诊。宿疾哮喘，感寒而发。支气管哮喘急性发作期，呼吸急促，喉中哮鸣有声喘息胸闷，咳嗽咳痰，胸膈满闷如窒，痰少咳吐不爽，白色黏痰，口不渴，形寒肢冷，恶寒，喷嚏，流涕。两肺透亮度增加呈过度通气状态，血清特异性 IgE 明显增高，双肺散在或弥漫性呼气相为主的哮鸣音，支气管激发试验或运动试验阳性，支气管舒张试验阳性，昼夜呼气峰流速变异率≥20%,步行或上楼梯时气短及呼吸频率轻度增加,舌淡苔白脉弦紧,仲景曰:伤寒表不解,心下有水气,干呕发热而咳,或渴,或利,或噎,或小便不利,少腹满,或喘者,小青龙汤主之;咳逆倚息不得卧,小青龙汤主之;心下有水气,咳而微喘,发热不渴,小青龙汤主之。王孟英曰:风寒外束,饮邪内伏,动而为喘嗽者,不能舍小青龙为治。《洄溪医案》松江王孝贤夫人,素有血证,时发时止,发则微嗽,又因感冒变成痰喘,不能着枕,日夜俯几而坐,竟不能支持矣。是时有常州名医法丹书,调治无效,延余至。余曰:此小青龙证也。法曰:我固知之,但弱体而素有血证,麻桂等药可用乎?余曰:急则治标,若更喘数日,则立毙矣。且治其新病,愈后再治其本病可也。法曰:诚然。然病家焉能知之,治本病而死,死而无怨;如用麻桂而死,则不咎病本无治,而恨麻桂杀之矣。我乃行道之人,不能任其咎。君不以医名,我不与闻,君独任之可也。余曰:然。服之有害,我自当之,但求先生不阻之耳。遂与服。饮毕而气平就枕,终夕得安。然后以消痰润肺养阴开胃之方以次调之,体乃复旧。法翁颇有学识,并非时俗之医,然能知而不能行者。盖欲涉世行道,万一不中,则谤声随之。余则不欲以此求名,故毅然用之也。凡举世一有利害关心,即不能大行我志,天下事尽然,岂独医也哉。治法宜散寒平喘,《金匮要略》小青龙汤加皂荚。咳逆上气,时时吐浊,但坐不得眠,皂荚丸主之。咳而脉浮者,厚朴麻黄汤主之。厚朴麻黄汤方:厚朴、麻黄、石膏、杏仁、半夏、干姜、细辛、小麦、五味子。脉沉者,泽漆汤主之:半夏、紫参、泽漆、生姜、白前、甘草、黄芩、人参、桂枝。《删补名医方论》曰太阳停饮有二:一中风,表虚有汗,五苓散证也;一伤寒,表实无汗,小青龙汤证也。表实无汗,故合麻桂二方以解外。去大枣者,以其性泥也。去杏仁者,以其无喘也,有喘者加之。去生姜者,以有干姜也,若呕者仍用。佐干姜、细辛,极温极散,使寒与水俱从汗而解。佐半夏逐痰饮,以清不尽之饮。佐五味收肺气,以敛耗伤之气。若渴者,去半夏加花粉,避燥以生津也。若微利与噎,小便不利,少腹满,俱去麻黄,远表以就里也。加附子以去噎散寒,则噎可止。加茯苓以利水,则微利少腹满可除矣。此方与越婢汤同治水饮溢于表,而为肤胀、水肿,宜发汗外解者,无不随手而消。《时方妙用》张心在之论深合鄙意,余所以数千里而神交之也。心在云:喘气专在口也。鼻息出入,气未始不至于口而专在口则喘矣。天气通于鼻,一呼一吸,吐故而纳新,果顺其常,则出心肺而入肝肾。脾居中而转运,何喘之有。唯鼻失其职或肺壅窍塞,不能上达其气,复返心脾而出于口,或肺虚力弱不能下引其气,上到心脾而出于口则喘作焉,皆肺之过也。至若气短症,鼻气有出无入,能呼而不能吸则责在肝肾之绝,肺不任咎矣。治法温肺散寒,化痰平喘。

麻黄 6 g	桂枝 6 g	细辛 3 g	干姜 6 g
芍药 6 g	姜半夏 6 g	杏仁 6 g	厚朴 6 g
五味子 3 g	炙甘草 3 g		

复诊:《丹溪心法》喘病论治曰:喘病,气虚、阴虚、有痰。凡久喘之症,未发宜扶正气为主,已发用攻邪为主。此法言哮病而非喘病,《景岳全书》修正曰:喘有夙根,遇寒即发或遇劳即发者,亦名哮喘。未发时以扶正气为主,既发时以攻邪气为主。张路玉都气丸重用熟地治哮喘,尤在泾《静香楼医案》都气丸加牛膝、肉桂治肾气不摄,本实先拔,枝叶将败,入夜气冲上膈,呼吸不通,足跗浮肿清冷,小便渐少。《饲鹤亭集方》加附子名附子都气丸,治阳虚恶寒,咳喘痰多。《素问病机气宜保命集》黑地黄丸用熟地、苍术、干姜治脾肾不足,房劳虚损,形瘦无力,面色青黄,舌质淡胖,脉虚弱。张景岳加五味子亦名黑地黄

丸,喻嘉言盛赞其妙。喻嘉言曰:此方以苍术为君,地黄为臣,五味为佐,干姜为使。治脾肾两脏之虚而去脾湿,除肾燥,两擅其长,超超元箸。视后人之脾肾双补,药味庞杂者,相去不远耶?《医方论》曰:此方去脾湿,润肾燥,极为老洁。黑地黄丸拟仿其法。七味都气丸加味。《杨氏家藏方》团参散:人参、款冬花、紫菀治肺气不利,咳嗽气喘。《三因极一病证方论》卷12人参散:人参、款冬花、罂粟壳治咳嗽气喘,肺虚不能制下,大便泄泻,服热药不效者。中成药金匮肾气丸即《济生方》加味肾气丸。《冯氏锦囊》称为金匮肾气丸,《张氏医通》称为济生肾气丸。

熟地 15 g	山茱萸 6 g	山药 6 g	牡丹皮 6 g
茯苓 6 g	泽泻 6 g	沉香 3 g	干姜 3 g
苍术 3 g	五味子 6 g		

医话一:论哮病证治。哮病是发作性喉中哮鸣有声而呼吸急促。《说文解字》谓哮,豕惊声也。《通俗文》:虎声谓之哮唬。《内经》无哮病之名,《神农本草经》无哮药记载。《金匮要略》哮喘不分,统称上气。《诸病源候论》称哮病为呷嗽,病机特点是痰气相击,随嗽动息,呼呷有声,应加消痰破饮之药。《备急千金要方》《外台秘要》《太平圣惠方》《圣济总录》《黄帝素问宣明论方》《医学启源》等唐宋重要医籍亦无哮病记载。元朝朱丹溪首创哮喘病名而以紫金丹(猪精肉、信石)治疗哮喘。《医学正传》:喘促喉中如水鸡声者谓之哮,气促而连属不能以息者谓之喘。《医宗必读》:哮音与喘相类但不似喘。开口出气之多而有牙呷之音,呷音口开,呀者口闭,开口闭口,尽有声音,呀呷二音合成哮字。张仲景用射干麻黄汤(射干、麻黄、生姜、细辛、五味子、紫菀、款冬花、大枣、半夏)治疗咳而上气,喉中水鸡声。用小青龙汤(麻黄、桂枝、干姜、细辛、五味子、半夏、芍药、炙甘草)治伤寒表不解,心下有水气,发热咳喘干呕以及发热咳而微喘不渴。射干麻黄汤为治疗发作期哮喘第一方,小青龙汤及小青龙加石膏汤次之。考射干麻黄汤之射干、紫菀、款冬花为小青龙汤所无。《神农本草经》射干:味苦性平,主咳逆上气,喉痹咽痛不得消息,散急气,腹中邪逆,食饮大热。紫菀:紫菀味苦性温,主咳逆上气,胸中寒热结气,去蛊毒痿蹶,安五藏。款冬花:味辛性温,主咳逆上气善喘,喉痹,诸惊痫,寒热邪气。《日华子本草》谓射干消痰破癥结,主胸膈满,腹胀,气喘。《备急千金要方》射干汤(射干、麻黄、紫菀、甘草、生姜、半夏、桂枝、大枣)治小儿咳逆喘息如水鸡声。《本草正义》:紫菀专能开泄肺郁定咳降逆,宣通窒滞兼疏肺家气血。凡风寒外束,肺气壅塞,咳呛不爽,喘促哮吼及气火燔灼,郁为肺痈,咳吐脓血,痰臭腥秽诸证,无不治之。而寒饮蟠踞,浊涎胶固喉中如水鸡声者,尤为相宜。以此温润之品,泄化垢腻,顺调气机而不伤于正,不偏于燥又不犯寒凉遏抑、滋腻恋郁等弊,岂非正治?《备急千金要方》紫菀汤(紫菀、杏仁、黄芩、当归、甘草、橘皮、青木香、麻黄、桂枝、大黄)治小儿中冷及伤寒暴嗽或上气咽喉鸣气逆或鼻塞清水出。《外台秘要》卷10紫菀汤(紫菀、五味子、生姜、白石英、款冬花、桂枝、人参、钟乳、麦冬、桑根白皮、大枣、粳米)治疗咳嗽上气,短气喘乏。《太平圣惠方》卷42紫菀散(紫菀、麻黄、贝母、大腹皮、杏仁、赤茯苓、桑根白皮、猪苓、槟榔)治疗上气发即不得眠卧,心腹胀满,喘急不能食,身面浮肿。《本草崇原》曰:太阳寒水之气不从皮毛外交于肺,则咳逆上气而善喘。款冬禀水气而通肺,故可治也。《太平惠民和剂局方》款冬花散(款冬花、知母、桑叶、半夏、甘草、麻黄、阿胶、杏仁、贝母)治寒壅相交,肺气不利,咳嗽喘满,胸膈烦闷,痰实涎盛,喉中呀呷,鼻塞清涕,头痛眩冒,肢体倦疼,咽嗌肿痛。《圣济总录》卷49款冬花汤(款冬花、栀子、炙

甘草、灯心草)主治肺热烦喘。《杨氏家藏方》卷 8 款冬花散(款冬花、五味子、马兜铃、贝母、知母、柴胡、苦葶苈、炙甘草、细辛、陈皮、杏仁、人参、茯苓、肉桂、鳖甲)治疗肺经积寒,咳嗽涎多,上气喘急。笔者认为射干麻黄汤治疗发作期哮喘疗效优于小青龙汤。

　　补肺汤益气宣肺用于哮喘缓解期可以有效预防哮喘发作。《备急千金要方》卷 13 补肺汤(黄芪、人参、白石英、钟乳、紫菀、桂枝、生地、茯苓、厚朴、桑白皮、干姜、橘皮、当归、五味子、远志、麦冬、大枣、甘草)是治疗肺气不足逆满上气哮喘的最早方剂。此方《外台秘要》卷 9 引为《深师方》,《圣济总录》卷 69 补肺汤无干姜、大枣。《备急千金要方》卷 17 补肺汤、《千金翼方》卷 15 补肺汤、《外台秘要》卷 9 补肺汤等组方原则与《备急千金要方》卷 13 补肺汤大同小异。此外,《三因极一病证方论》卷 8 补肺汤(款冬花、桂枝、桑皮、人参、紫菀茸、白石英、五味子、钟乳粉、麦冬),《云岐子保命集》卷下补肺汤(桑皮、熟地、人参、紫菀、黄芪、五味子),《张氏医通》卷 15 补肺汤(黄芪、鼠粘子、阿胶、马兜铃、甘草、杏仁、桔梗),《济阳纲目》卷 61 补肺汤(人参、麦冬、五味子、款冬花、紫菀、桑白皮、当归、芍药、知母、贝母、茯苓、橘红、甘草),《仁斋直指方论》卷 8 补肺汤(阿胶、苏子、北梗、半夏、炙甘草、款冬花、紫菀、细辛、杏仁、陈皮、桑皮、青皮、砂仁、五味子、石菖蒲、草果),《妇人良方》卷 6 补肺汤别名清金汤(罂粟壳、人参、甘草、陈皮、茯苓、杏仁、白术、阿胶、五味子、桑白皮、薏苡仁、紫苏茎),《圣济总录》卷 48 补肺汤(白石英、钟乳、天冬、款冬花、桂枝、桑皮、五味子、紫菀、人参),《医钞类编》卷 7 补肺汤(阿胶、白及、薏苡仁、生地、甘草、桔梗、橘红、川贝母)等等,皆遵《千金》大法而略有变化焉。砒石治疗哮喘早有记载。《开宝本草》:砒石苦酸,暖,有毒。《本草纲目》:砒石亦名信石、人言。生者名砒黄,炼者名砒霜。《普济本事方》卷 2 紫金丹:信砒一钱半研磨飞如粉,豆豉一两半研膏,治多年肺气喘急,咳嗽晨夕不得眠。用法用量:上用膏子和砒同杵极匀,丸如麻子大,每服十五丸,小儿量大小与之,并用腊茶清极冷临卧吞下,以知为度。有一亲表妇人患十年,遍求医者皆不效,忽有一道人货此药,谩赠一服是夜减半,数服顿愈。遂多金丐得此方,予屡用以救人,恃为神异。《丹溪心法》紫金丹治哮,须三年后可用。用精猪肉二十两切作骰子块,用信一两,明者,研极细末,拌在肉上令匀,分作六分,用纸筋黄泥包之,用火烘令泥干,却用白炭火,于无人处,青烟出尽为度,取放地上一宿,出火毒。研细,以汤浸蒸饼,丸如绿豆大。食前茶汤下,大人二十丸,小人七八丸,量大小虚实与之。

肺　胀

医案一：蒋某，男性，64岁。慢性咳嗽20年。丙子立秋初诊，1周前着凉后出现咳嗽，晨间明显，夜间阵咳。咳痰白色黏液偶带血丝，清晨排痰较多，后逐渐出现劳累气短，呼吸困难，日常生活甚至休息时也感到气短，疲乏消瘦。舌质暗红，苔黄或黄腻，脉滑数。体检桶状胸，双肺呼吸音低，呼气延长，闻及干啰音，辅助呼吸肌参与呼吸，胸腹矛盾呼吸，双下肢轻度可凹陷性水肿。胸部CT示：慢支改变、双肺气肿。动脉血气分析：$PaCO_2$ 66 mmHg，PaO_2 61 mmHg。《脉经》谓：肺胀者虚而满，喘咳逆倚息，目如脱，其脉浮是也。《圣济总录·肺胀》：肺胀者手太阴经是动病也。邪客于肺，脉气先受之，其证气胀满，膨膨而喘咳，缺盆中痛，甚则交两手而瞀，是为肺胀也。肺气长期壅滞而失肃降，肺叶恒久廓充而成肺胀，治拟涤痰祛瘀，降逆平喘。《外台秘要》紫菀汤加减。

紫菀9 g	党参9 g	干姜6 g	五味子9 g
款冬花9 g	桂枝6 g	钟乳石9 g	白石英9 g
麦冬9 g	桑皮9 g	葶苈9 g	大枣4枚

复诊：药后1周，咳嗽略减，胸闷气短如前，双下肢仍有水肿，唇甲微紫，胸部膨满，舌红苔白脉滑。随访血气$PaCO_2$ 58 mmHg较前稍好转，改用《圣济总录》卷48补虚汤加减。

姜夏9 g	茯苓9 g	干姜6 g	五味子6 g
陈皮6 g	厚朴6 g	党参9 g	蛤蚧一对
芫花9 g	当归30 g	炙黄芪9 g	炙甘草3 g

三诊：呼吸浅短难续，咳声低怯，胸满短气，甚则张口抬肩，倚息不能平卧，咳嗽，痰如白沫，略吐不利，心慌，形寒汗出，面色晦暗，舌淡或黯紫，苔白润，脉沉细无力。治则补肺纳肾，降气平喘。《永类钤方》补肺汤合《辨证录》蛤蚧救喘丹。药后胸闷短气明显好转，尿量增多，夜间可平卧，痰量减少，呼吸平缓，效不更方，续方3周，诸症缓解，随访血气二氧化碳潴留及低氧血症均缓解。此方《太平惠民和剂局方》名钟乳补肺汤。治肺气不足，咳嗽上气，咽喉闭塞，短气喘乏，连唾不已，寒从背起，口中如含霜雪，语无音声，剧者唾血腥臭，干呕心烦，耳闻风雨声，皮毛悴，面色白者。《金匮要略·肺痿肺痈咳嗽上气病》：上气喘而躁者属肺胀。治肺胀咳逆倚息，喘目如脱，脉浮大，越婢加半夏汤：半夏、麻黄、石膏、炙甘草。治肺胀，咳而上气，咽燥而喘，脉浮者，心下有水，麻黄汤方：麻黄、细辛、芍药、桂枝、半夏、五味子、石膏。治肺胀咳而上气，烦躁而喘，脉浮心下有水，小青龙加石膏汤：石膏、麻黄、芍药、桂枝、细辛、炙甘草、干姜、五味子、半夏。治肺气胀满，咳嗽痰壅，四肢萎弱，积渐虚羸，半夏饮方：半夏、麦冬、升麻、前胡、槟

榔、陈皮、大黄、竹叶、生地。治肺气胀,心腹满闷,槟榔汤方:槟榔、诃黎勒、陈橘皮、炙甘草、桑根白皮、豉。治嗽喘肺胀,不得眠卧,气急欲绝,紫菀汤方:紫菀、炙甘草、槟榔、赤茯苓、葶苈子。

党参9g	黄芪9g	熟地9g	五味子6g
紫菀9g	桑皮9g	当归9g	麦冬9g
肉桂6g	苏子9g	半夏9g	蛤蚧一对

医案二:蒋某,男性,64岁。丙子冬至因"慢性咳嗽、咳痰15年,活动后气急8年,加重伴发热1周"收住入院。每年急性发作3~4次。肺功能确诊COPD,吸入沙丁胺醇气雾剂治疗。2周前感冒后出现咳嗽、咳黄白色脓痰,痰量增多,伴发热,体温最高38.3℃和气急加重,静息时感气急。体检颈静脉充盈,肝颈静脉回流征阳性,桶状胸,双肺呼吸音低,呼气延长,闻及干啰音,舌红苔白脉滑。胸部CT检查示:慢支改变、双肺气肿,血常规:白细胞12×10^9/L,中性粒细胞97%,痰涂片大量革兰阴性杆菌,培养肺炎克雷白杆菌阳性,动脉血气分析:$PaCO_2$ 72 mmHg,PaO_2 60 mmHg。拟《东垣试效方》息贲丸加减宣肺通气化痰。药后1周患者咳嗽气促好转,咳痰较前减少,热退,舌脉同前,效不更方,续服1月,诸症缓解,血气正常。

厚朴9g	黄连6g	干姜6g	桂枝9g
茯苓9g	吴茱萸6g	附子9g	人参9g
姜半夏9g	川椒3g	桔梗9g	紫菀9g
葶苈子9g	陈皮9g	桑皮9g	三棱9g
天冬9g	炙甘草6g		

医话一:谈肺胀。《素问·至真要大论》:诸气膹郁皆属于肺。《外台秘要》治疗肺胀上气载有四方:《广济》紫菀汤用紫菀、炙甘草、槟榔、茯苓、葶苈子治疗肺胀气急,咳嗽喘粗,眠卧不得,极重,恐气欲绝。《伤寒论》小青龙汤加石膏治肺胀咳而上气,烦躁而喘,脉浮者,以心下有水。越婢加半夏汤治疗肺胀喘息,目如脱状,脉浮大。《深师》麻黄汤用麻黄、桂枝、芍药、生姜、细辛、半夏、石膏、五味子治疗肺胀咳而上气,其脉浮,心下有水气。治肺气积聚方二首:《救急》治疗肺气积聚,心肋下满,急发即咳逆上气:麻黄、杏仁、柴胡、生姜、半夏、葶苈子、干枣、槟榔。又方:茯苓、干苏茎菜、橘皮、麻黄、杏仁、柴胡、生姜。《圣济总录·肺胀》:肺胀者手太阴经是动病也,邪客于肺,脉气先受之,其证气胀满,膨膨而喘咳,缺盆中痛,其则交两手而瞀,是为肺胀也,《脉经》谓肺胀者,虚而满,喘咳逆倚息,目如脱,其脉浮是也。越婢加半夏汤用半夏、麻黄、石膏、炙甘草治肺胀咳逆倚息,喘目如脱,脉浮大。麻黄汤用麻黄、细辛、芍药、桂枝、半夏、五味子、石膏治疗肺胀咳而上气,咽燥而喘,脉浮者,心下有水。治肺胀咳而上气,烦躁而喘,脉浮心下有水,小青龙加石膏汤用石膏、麻黄、芍药、桂枝、细辛、炙甘草、干姜、五味子、半夏。半夏饮用半夏、麦冬、升麻、前胡、槟榔、陈皮、大黄、竹叶、生地治疗肺气胀满,咳嗽痰壅,四肢萎弱,积渐虚羸。槟榔汤用槟榔、诃黎勒、陈皮、炙甘草、桑根白皮、豆豉治疗肺气胀,心腹满闷。紫菀汤用紫菀、炙甘草、槟榔、赤茯苓、葶苈子治疗肺胀嗽喘不得眠卧,气急欲绝。石膏汤用石膏、麻黄、桑根白皮、炙甘草、款冬花、熟地、麦冬、桔梗治肺胀。皲肺丸用五灵脂、柏子仁、胡桃治肺胀。杏仁丸用杏仁、马兜铃、蝉蜕、砒霜治肺乘风邪气胀不利,上气逆喘。

肺萎

　　医案一：王某，男性，48 岁。1979 年己未秋月初诊。长期吸烟及慢性咳嗽史 5 年，1 年来咳嗽痰白伴呼吸困难，肺部湿啰音，两肺中下野弥散性网状阴影。始则剧烈活动时呼吸困难，近来安静时亦感呼吸困难。咳痰胸闷，呼吸不畅，疲倦乏力，时时咳而遗尿，上虚不能制下故也。声低消瘦，劳力丧失。脉浮细数，舌红苔白少津。《金匮要略方论》曰：热在上焦者因咳为肺痿，重亡津液故得之。《肘后备急方》用天冬、紫菀、酒、饴糖治疗肺痿咳嗽吐涎沫。《太平圣惠方》治肺萎方有：紫菀散用紫菀、桔梗、木通、旋覆花、桑白皮、赤茯苓、炙甘草、白茅根、白蒺藜治肺萎咳嗽涕唾稠黏。百部散用百部、桔梗、射干、升麻、天冬、木通、炙甘草、沙参、大黄治疗肺萎咳嗽。白前散用白前、旋覆花、桑根白皮、赤茯苓、汉防己、麻黄、紫菀、五味子、白蒺藜治肺萎咳嗽日月久远，喘息促肩胛高，仰卧不安。阿胶散用阿胶、熟地、茯苓、人参、麦冬、蛤蚧、侧柏叶治肺萎咯血。《圣济总录》鹿髓煎用鹿髓、蜜、酥、生地、杏仁、桃仁治疗肺痿咳嗽。天门冬丸用天冬、大麻仁、紫苏子、大黄、厚朴、款冬花、贝母、升麻、麻黄、炙甘草、桔梗、五味子、陈皮、杏仁、紫菀治肺痿经年咳嗽不止，喘息促急，食少羸瘦。旋覆花汤用旋覆花、炙甘草、牡蛎、葳蕤、紫菀、桔梗、生地、生姜治疗肺痿咳嗽，羸瘦喘急。款冬花汤用款冬花、赤茯苓、紫菀、獭肝、炙甘草、桔梗、贝母、芍药、桑枝、蛤蚧治疗肺痿咳嗽日夜不已，坐卧不安。紫菀汤用紫菀、天冬、桔梗、茯苓、知母、百合、生地治疗肺痿唾脓血多咳嗽日渐羸劣。谨师其法。

阿胶 6 g	熟地 30 g	茯苓 9 g	炙甘草 9 g
麦冬 9 g	当归 30 g	紫菀 9 g	五味子 9 g
桔梗 9 g	款冬花 9 g	党参 9 g	蛤蚧一对

　　复诊：一月后咳嗽大减，活动时呼吸困难，两肺下野弥散性网状阴影。脉浮细数，舌红苔白。肺痹者烦满喘而呕。《圣济总录·肺痹》橘皮丸用陈皮、桔梗、干姜、厚朴、枳实、细辛、胡椒、蜀椒、乌头、附子、荜茇、人参、桂枝、茯苓、前胡、防葵、川芎、当归、白术、吴茱萸、大黄、槟榔、葶苈、苏子、炙甘草治疗肺痹上下痞塞不能息。杏仁丸用杏仁、赤茯苓、防葵、吴茱萸、陈皮、桂枝、防风、泽泻、白术、射干、芍药、苏子、桔梗、枳实治疗肺痹胸胁满急。当归汤用当归、防风、黄芪、柴胡、细辛、麻黄、人参、杏仁、桂枝、半夏、黄芩治疗肺痹上气闭塞。五味子汤用五味子、紫苏子、麻黄、细辛、紫菀、黄芩、炙甘草、人参、桂枝、当归、半夏治疗肺痹上气发咳。紫苏子汤用紫苏子、半夏、陈皮、桂枝、炙甘草、人参、白术治疗肺痹胸心满塞上气不下。宜遵宋代肺痹治法，祛风通络治其痹，补肺敷津治其萎。散剂缓图，切不可急功近利。

羌活 30 g	独活 30 g	防风 30 g	防葵 30 g

当归 60 g	熟地 60 g	牛膝 30 g	沙参 30 g
桂枝 30 g	麻黄 30 g	附子 30 g	石斛 30 g
丹参 30 g	草薢 30 g	芫花 30 g	芍药 30 g
苏子 30 g	桃仁 30 g	阿胶 30 g	槟榔 30 g
五加皮 30 g	鹿角霜 30 g	金钱白花蛇 30 g	雷公藤 30 g
炙甘草 30 g	上 25 味研末为散,每日 20 g,煎散为汤温服。		

医话一:谈肺痹。肺纤维化者肺痹也。风寒湿三气杂至合而为痹。肺萎言其果,肺痹言其因。《素问》有肺痹之名而无肺痹之治,汉晋隋唐有肺痹之治而无肺痹之名。《金匮要略方论》曰:肺痿吐涎沫而不咳者甘草干姜汤以温之。《备急千金要方》生姜甘草汤治肺痿咳唾涎沫不止,咽燥而渴。桂枝去芍药加皂荚汤治肺痿吐涎沫。《外台秘要》用炙甘草汤移治肺痿涎唾多,心中温温液液。宋代名著《圣济总录》论肺萎证治:天门冬丸治肺痿经年咳嗽不止,唾成五色,喘息促急,食少赢瘦:天冬、大麻仁、紫苏子、大黄、厚朴、款冬花、贝母、升麻、麻黄、炙甘草、桔梗、五味子、陈皮、杏仁、紫菀。杏子汤治肺痿四肢烦热,涕唾稠黏:杏仁、升麻、桔梗、紫苏茎叶、马兜铃、五味子、芍药。干地黄汤治虚寒肺痿喘气:熟地、川芎、桂枝、人参、大麻仁、桑根白皮。旋覆花汤治肺痿咳嗽,唾如稠涎,赢瘦喘急盗汗:旋覆花、炙甘草、牡蛎、葳蕤、紫菀、桔梗、生地黄汁、生姜。款冬花汤治肺痿咳嗽,唾如牛涎日夜不已:款冬花、赤茯苓、紫菀、獭肝、炙甘草、桔梗、贝母、芍药、桑枝、蛤蚧。紫菀汤治肺痿咳嗽,涕唾稠黏:紫菀、桔梗、木通、白蒺藜、桑根白皮、赤茯苓、炙甘草、白茅根、旋覆花。紫菀汤方治肺痿唾脓血多咳嗽,日渐赢劣:紫菀、天冬、桔梗、茯苓、知母、生百合、生地黄汁。犀角饮治肺痿咳嗽气喘,喉中有血:犀角、竹茹、桔梗、柴胡、黄芩、朴硝、生天冬。白前汤治肺痿咳嗽日久,喘急仰卧不安:白前、木通、防己、麻黄、茯苓、厚朴、桑白皮、紫菀。杏仁煎治肺痿久嗽:杏仁、阿胶、瓜蒌、人参、贝母、丹砂。鹿髓煎治伤中脉绝筋急,肺痿咳嗽:鹿髓、蜜、酥、生地黄、杏仁、桃仁。补肺散治肺痿劳伤吐血:黄明胶、花桑叶。《圣济总录》肺痹论治:皮痹不已,复感于邪,内舍于肺,是为肺痹。其候胸背痛甚,上气、烦满、喘而呕是也。橘皮丸治肺痹上下痞塞,不能息:陈皮、桔梗、干姜、厚朴、枳实、细辛、胡椒、蜀椒、乌头、荜茇、人参、桂枝、附子、茯苓、前胡、防葵、川芎、炙甘草、当归、白术、吴茱萸、大黄、槟榔、葶苈、紫苏子。杏仁丸治肺痹胸胁满急:杏仁、赤茯苓、防葵、吴茱萸、陈皮、桂枝、防风、泽泻、白术、射干、芍药、紫苏子、桔梗、枳实。当归汤治肺痹上气闭塞,胸中胁下支满,乍作乍止:当归、防风、黄芪、柴胡、细辛、麻黄、人参、杏仁、桂枝、半夏、黄芩。五味子汤治肺痹上气发咳:五味子、紫苏子、麻黄、细辛、紫菀、黄芩、炙甘草、人参、桂枝、当归、半夏。紫苏子汤治肺痹胸心满塞上气不下:紫苏子、半夏、陈皮、桂枝、炙甘草、人参、白术。大法皆以散寒蠲痹,较之汉晋隋唐治疗思路大为开拓。明代《普济方》承《圣济总录》肺痹五方而无发挥。徐春圃《古今医统大全》独取《圣济总录》紫苏子汤治疗肺痹。喻嘉言得之,谓心火之明克肺金人之所知,脾土之暗伤肺金者多不及察。盖饮食入胃,必由脾而转输于肺。倘脾受寒湿,必暗随食气输之于肺,此浊气干犯清气之一端也。肝之浊气以多怒而逆干于肺,肾之浊气以多欲而逆干于肺,三阴之邪以渐填塞肺窍,其治节不行而痹成矣。开肺痹之法,昌颇有寸长。余治肺痹以徐春圃羌活汤(羌活、细辛、附子、沙参、羚羊角、白术、五加皮、生地、桂枝、枳壳、麻黄、白蒺藜、杏仁、丹参、草薢、五味子、石菖蒲、木通、槟榔、郁李仁、赤茯苓)加减,常用羌活、

独活、防风、防葵、麻黄、桂枝、秦艽、桑寄生祛风胜湿,乌头、附子、天雄、吴茱萸、蜀椒、萆薢、白术、薏苡仁散寒通络,石斛、沙参、麦冬、生地、芍药、牛膝、当归、丹参润肺活血,乌梢蛇、白花蛇、雷公藤、海风藤、威灵仙、白附子、全蝎、蜈蚣搜风解毒。总以肺痹为本,肺萎为标,方能奏效。

《医述》论肺痹曰:风者,百病之长也。病入舍于肺,名曰肺痹,发咳上气。脉之至也,喘而浮。上虚下实,惊有积气在胸中,喘而虚,名曰肺痹,寒热。肺痹者,烦满,喘而呕。淫气喘息,痹聚在肺。肺为呼吸之囊籥,位居最高,受脏腑上朝之清气,禀清肃之体,性主乎降。又为娇脏,不耐邪侵,六淫之气一有所着,即能致病。其性恶寒、恶热、恶燥、恶湿,最畏火风,邪着则失其清肃,降令遂痹塞不通爽矣。治法:因于风者,则用薄荷、桑叶、牛蒡之属;兼寒则用麻黄、杏仁之类;若温热壅遏而痹者,则用射干、连翘、山栀、兜铃、竹叶、沙参、象贝;因湿则用通草、滑石、桑皮、苡仁;因燥则用梨皮、芦根、枇杷叶、紫菀;开气则用蒌皮、香豉、苏子、桔梗、蔻仁。其苇茎汤、葶苈大枣汤,一切药品总皆主乎轻浮,不用重浊气味。所谓微辛以开之,微苦以降之,适有合乎轻清娇脏之治也。肺主百脉,为病最多,肺与大肠为表里,又与膀胱通气化,故二便之通闭,肺实有关系焉。肺为清虚之脏,喜通利,恶壅塞,毫发不可干之。今为浊邪阻闭,非清虚通利之药不可。古人治此证,每用泻白散获效。《症因脉治》论肺痹,火热伤肺者,家秘泻白散。肺气受损,肺虚液少,生脉散,加二冬二母。气虚上逆,参橘煎、人参平肺散。家秘泻白散:桑白皮、地骨皮、甘草、黄芩、石膏、黄连。生脉散:人参、麦冬、北五味。参橘煎:人参、橘红。人参平肺散:人参、桑白皮、地骨皮、知母、天冬、橘红、甘草。

喘　病

医案一：张某,男性,76 岁。1979 年己未春月初诊。反复慢性咳嗽数十年,肺本拨矣。平素动则短气息促,吸气不利,腰膝酸软,畏寒肢冷,面色㿠白。入春感于外邪,咳逆上气,痰多白黏,呼吸喘促,胸满气短,呼多吸少,动则喘甚,时而咳嗽遗尿,形瘦神疲,四肢不温,足跗水肿,舌淡苔薄,脉微沉细。肺为气之主,肾为气之根。肺主皮毛而居上焦,故邪犯上焦气壅而喘,气之壅滞者,宜清宜破也。肾主纳气而在下焦,故气损下焦则短促而喘,下不上交者,宜补宜纳也。《诸病源候论》曰：久咳嗽者是肺极虚故也。肺既极虚,气还乘之,故连年积月久不瘥。夫气久逆不下则变身面皆肿满,咳而气还聚于肺,肺则胀,是为咳逆也。邪气与正气相搏,正气不得宣通,但逆上喉咽之间。邪伏则气静,邪动则气奔上,烦闷欲绝,故谓之咳逆上气也。《太平圣惠方》治肺气喘急曰：夫肺为四脏之上盖,通行诸脏之精气。气则为阳,流行脏腑,宣发腠理,而气者皆肺之所主也。若肺虚邪气所乘则壅胀,壅胀则肺气不利,不利则气道涩,故肺气逆而喘急也。治上宜宣通,治下宜固摄,补肾纳气,补气举陷,《圣济总录》黄芪汤加减。

黄芪 9 g	人参 9 g	附子 9 g	当归 9 g
五味子 6 g	茯苓 9 g	桂枝 9 g	白术 9 g
紫菀 9 g	炙甘草 9 g	麻黄 9 g	柴胡 9 g
桔梗 9 g	沉香 3 g	蛤蚧一对	

复诊：咳嗽略减,呼吸困难加重。喘促气不得续,动脉血氧分压低下,二氧化碳分压升高。气息短促,呼多吸少,动则喘甚,小便常因咳甚而失禁或尿后余沥,形瘦神疲,口唇发绀,皮肤充血温暖多汗,精神恍惚淡漠,足跗水肿,双手震颤,心率加快。舌淡苔薄,脉沉细数。证属胸中大气下陷,张锡纯论此极为精辟。《医学衷中参西录》制升陷汤,专治胸中大气下陷,气短不足以息。其证努力呼吸有似乎喘,或气息将停危在顷刻。升陷汤重用黄芪既善补气又善升气,柴胡引大气之陷者自左上升,升麻引大气之陷者自右上升,大气直陷九渊必需升麻之大力以升提,桔梗为药中之舟楫,能载诸药之力上达胸中。胸中之气独名为大气者,诚以撑持全身,为诸气之纲领,包举肺外,司呼吸之枢机。大气既陷而心无附丽故神识恍惚或淡漠昏沉。肺之所以能呼吸者实赖胸中大气。此气一虚,呼吸即觉不利,而且肢体酸懒,精神昏聩,脑力心思为之顿减。《金匮要略》：大气一转其气乃散。喻嘉言《医门法律》谓五脏六腑,大经小络,昼夜循环不息,必赖胸中大气,斡旋其间。大气鼓动肺脏使之呼吸而肺中之气,遂因之出入也。大气不但为诸气之纲领,并可为周身血脉之纲领矣。大气既陷,无气包举肺外以鼓动其辟之机,则呼吸顿停,所以不病而猝死也。观乎此,则大气之关于人身者,何其重哉!

生黄芪 30 g	柴胡 15 g	升麻 15 g	山茱萸 9 g
野山参 5 g	知母 9 g	桔梗 9 g	五味子 9 g
炙甘草 9 g	蛤蚧一对	黑锡丹一粒	

三诊：1 周后呼吸平稳。《太平惠民和剂局方》黑锡丹：沉香、附子、胡芦巴、阳起石、茴香、补骨脂、肉豆蔻、川楝子、木香各一两；肉桂半两，黑锡、硫黄各二两。黑锡丹治脾胃虚冷，上实下虚，奔豚，五种水气，中风痰潮危症。喻嘉言曰：凡遇阴火逆冲，真阳暴脱，气喘痰鸣之急证，舍此再无他法之可施。予每用小囊佩带随身，恐遇急症不及取药，且欲吾身元气温养其药，借手效灵，厥功历历可纪。徐灵胎曰：镇纳元气，为治喘必备之药，当蓄在平时，非一时所能骤合也。《冯氏锦囊》全真一气汤治上焦虚热，下焦虚冷，此方清肃在上，填实在下之法。天地之间，毋论胎卵湿化。凡有生之物莫不假诸阳气以为生发之根，及其终也。必阳气去而生气始绝，明乎此则救生者当知其所重矣。故圣人当药制方总为保全此气，即因客邪为害，爰立治标之方，所谓迎而夺之，诚恐久客于身，而为元气之贼，更为保全此气起见也。何后人不察先圣之苦心，不察病情之至理，勿详脉势之盈虚，复昧药用之变化，勿审寒热之假真，漫将千古以上成方，强合今人相类之异症，甚至一遇发热即为疏散，疏散勿效，消导继之，病尚不已，则茫然无措，和解寒凉迟利之药，杂然而进，嗟乎，有是病者病当之，无是病者元气受伤而日困矣。津滋耗竭，虚火妄升，气勿藏源，上迫喘促，理宜然也。倘不问虚实，尚为因热清火，因喘消痰，因渴凉胃，以假有余之症，从真实热之治，未有不致元阳丧尽神气脱完而后已。至于幼科谓之哑科，疾病痛苦，勿能告人，悉任医药，幸而中者，得以全生，蹇而厄者，率罹其害，况芽儿神气未全，易虚易实，岂堪既受伤于病，复受伤于药，每见妄汗妄下之剂一投，精神顿增沉困，或气短而似喘非喘，或虚极而似惊非惊，此时若不猛省，培补本元，保全神气，尚可留一线之微阳，以为再生之根本，设或因喘而治痰理气，因惊而清热镇心，势必将丹田所剩依稀之元阳消磨而丧尽，形骸浮越之神魂，驱逐以去身，必致死而后已，何其惨哉！陈修园曰：此《冯氏锦囊》得意之方，无症不用，俱云神效。其实大言欺人，修园不信也。方以熟地滋肾水之干，麦冬、五味润肺金之燥，人参、白术补中宫土气，俾上能散津于肺，下能输精于肾。附子性温以补火，牛膝引火气下行，不为食气之壮火而为生气之少火。从桂附地黄丸套来，与景岳镇阴煎同意。然驳杂浅陋，不可以治大病。惟痘科之逆症相宜。以诸药皆多液之品，添浆最速也。何廉臣曰：此为冯楚瞻《锦囊》中得意之方。功在于一派滋养阴液之中，得参附气化，俾上能散津于肺，下能输精于肾，且附子得牛膝引火下行，不为食气之壮火，而为生气之少火，大有云腾致雨之妙，故救阴最速。《冯氏锦囊》全真一气汤加减。药后患者气促好转，可下床稍许活动，间断吸氧，续服原方半年，随访状态良好。

熟地 9 g	人参 6 g	麦冬 9 g	五味子 6 g
牛膝 9 g	白术 9 g	附子 9 g	桑白皮 9 g
茯苓 9 g	阿胶 6 g	麻黄 6 g	炙甘草 9 g
姜半夏 6 g	炙黄芪 9 g		

医案二：丁某，男性，72 岁，1997 年丁丑霜降初诊，吸烟史 30 年，10 年前出现反复咳嗽、咳痰，每逢冬季加重，夏季缓解。1 周前受凉后再次出现咳嗽、咳痰，喘促短气，口中无味，中脘胀满，嗜卧减食。听

诊中下肺可闻及少量干啰音,胸片示两肺野纹理增多、紊乱。血气提示低氧血症。拟《太平惠民和剂局方》卷三降气汤主治虚阳上攻,气不升降。药后咳喘减轻,咳痰减少,精神好转,纳食稍增加,畏寒亦减轻,效不更方,续服 1 周,诸症缓解,低氧血症纠正。

前胡 9 g	人参 9 g	黄芪 9 g	五加皮 9 g
当归 9 g	厚朴 9 g	肉桂 3 g	紫苏子 9 g
干姜 9 g	陈皮 9 g	半夏 9 g	炙甘草 9 g
附子 9 g	羌活 9 g	桔梗 9 g	

医话一:黑锡丹治喘病。气是构成人体及维持人体生命活动的基本物质。气之聚于胸者谓之宗气,膻中大气谓宗气,肺主之气亦谓宗气。慢性肺脏疾病而呼吸困难者,宗气下陷也。《灵枢·刺节真邪》曰:宗气留于海,其下者注于气街,其上者走于息道。《灵枢·邪客》曰:宗气积于胸中,出于喉咙,以贯心脉而行呼吸焉。《素问·六微旨大论》曰:出入废则神机化灭,升降息则气立孤危。故非出入则无以生长壮老已,非升降则无以生长化收藏。升降出入,无器不有,器散则分之,生化息矣。历代医家如王冰、李东垣、李士材、石芾南、唐大烈、周学海等皆有精辟论述。《医门法律》曰:五脏六腑,大经小络,昼夜循环不息,全赖胸中大气为之主持。大气一衰则出入废,升降息,神机化灭,气立孤危矣。俟胸中大气一转,其久病驳劣之气始散。《医学衷中参西录》有治大气下陷四方:升陷汤(生黄芪、知母、柴胡、桔梗、升麻)治胸中大气下陷,气短不足以息。或努力呼吸有似乎喘,或气息将停危在顷刻。回阳升陷汤(生黄芪、干姜、当归、桂枝、甘草)治心肺阳虚大气又下陷者,其人心冷、背紧、恶寒,常觉短气。理郁升陷汤(生黄芪、知母、当归、桂枝、柴胡、乳香、没药)治胸中大气下陷又兼气分郁结经络湮瘀者。醒脾升陷汤(生黄芪、白术、桑寄生、续断、山茱萸、龙骨、牡蛎、萆薢、炙甘草)治脾气虚极下陷小便不禁。考黄芪,《神农本草经》谓黄芪味甘性温,主痈疽久败创,排脓止痛,大风,痢疾,五痔,鼠瘘,补虚,小儿百病。黄芪升阳之说始自李东垣。《脾胃论·阴阳升降论》曰:清浊之气皆从脾胃出,荣气荣养周身,乃水谷之气味化之也。清阳为天,清中清者清肺以助天真。浊阴为地,浊中清者荣养于神。天气清静光明者也,藏德不止,故不下也。补脾胃泻阴火升阳汤(黄芪、柴胡、升麻、羌活、人参、炙甘草、苍术、黄芩、黄连、石膏)欲令阳气升浮耳。升阳益胃汤(黄芪、人参、白术、炙甘草、柴胡、防风、羌活、独活、芍药、橘皮、半夏、茯苓、泽泻、黄连)治胃气不得转运升发,益升浮之气而滋其胃气,使胃与药得转运升发。补中益气汤(黄芪、炙甘草、人参、当归、橘皮、升麻、柴胡、白术)引清气行少阳之气上升,胃气上腾而复其本位。升阳散火汤(生甘草、防风、炙甘草、升麻、葛根、独活、芍药、羌活、人参、柴胡)治脾土阳气抑遏,火郁则发之。升阳汤(黄芪、柴胡、升麻、益智仁、当归、橘皮、甘草、红花)治脾阳下陷大便溏泻腹中鸣。李东垣用黄芪、升麻、柴胡、防风、羌活等升阳治法启迪张锡纯创立胸中大气下陷学说。《医学衷中参西录》参赭镇气汤(野台参、生代赭石、生芡实、生山药、山茱萸、生龙骨、生牡蛎、生杭芍、苏子)治阴阳两虚喘逆迫促有将脱之势,亦治肾虚不摄冲气上干致胃气不降作满闷。薯蓣纳气汤(生山药、大熟地、山茱萸、柿霜饼、生杭芍、牛蒡子、苏子、炙甘草、生龙骨)专治阴虚不纳气喘逆。滋培汤(生山药、白术、陈皮、牛蒡子、生杭芍、玄参、生赭石、炙甘草)治虚劳喘逆。慢性肺病喘促主要表现为呼吸困难,大气下陷是其主要病机。我治大气下陷遵张锡纯法,常于黄芪、柴胡、升麻、羌活、防风、人参、附子等升举胸阳基础上加用黑锡丹,疗效甚佳。

大气下陷则吸气困难,宗气不降则呼气困难。《太平惠民和剂局方》黑锡丹由沉香、附子、胡芦巴、阳起石、茴香、补骨脂、肉豆蔻、川楝子、木香、肉桂、黑锡、硫黄组成。原方治脾元久冷,上实下虚,胸中痰饮或上攻头目彻痛,目瞪昏眩及奔豚气上冲,胸腹连两胁膨胀刺痛不可忍,气欲绝者;及阴阳气上下不升降,饮食不进,面黄羸瘦,肢体浮肿,五种水气,香港脚上攻;兼疗膈胃烦壅,痰饮虚喘,百药不愈者。《三因极一病证方论》谓黑锡丹治阴阳不升降,上热下冷,头目眩晕,病至危笃。喻嘉言曰凡遇阴火逆冲,真阳暴脱,气喘痰鸣之急证,舍此丹别无方法。予每用小囊佩带随身,恐遇急症不及取药且欲吾身元气温养其药,借手效灵,厥功历历可纪。徐灵胎曰镇纳元气,为治喘必备之药。既备此丹,如灵砂丹养正丹之类可不再备。《成方便读》曰:欲补真阳之火,必先回护真阴。故硫黄、黑铅二味皆能入肾,一补火而一补水,以之同炒,使之水火交恋,阴阳互根之意。而后一派补肾壮阳之药,暖下焦逐寒湿,真阳返本,阴液无伤。寒则气滞故以木香理之,虚则气泄故以肉果固之。用川楝者,以肝肾同居下焦,肝有内火相寄,虽寒盛于下,恐肝家内郁之火不净耳。

惊 悸

医案一：卫某，女性，23岁，1978年戊午春月初诊。心悸怔忡一年伴自觉筋惕肉瞤。平时多疑多虑，心中剔剔不安不能自控。睡眠障碍，早醒后不能再度入眠。半年来日益恶化，声称必有大病而不得确诊。头痛头晕，疲劳乏力，难以集中精力工作。惊悸时肢端震颤，烦躁多汗，尿意频频。其间多次发作性胸闷气促如喘急窒息状，紧张恐惧如濒临死亡状。面色苍白，形寒肢冷，脉来躁动不安，舌淡苔白。《济生方·惊悸怔忡健忘门》曰：惊者，心卒动而不宁也；悸者，心跳动而怕惊也；怔忡者，心中躁动不安，惕惕然后人将捕之也。《素问·金匮真言论》曰：肝病发惊骇。《素问·举痛论》曰：惊则心无所倚，神无所归，虑无所定，故气乱。《素问·大奇论》曰：肝脉骛暴，有所惊骇。肾肝并小弦欲惊。证属心神不宅，治遵经旨，温阳镇宅，安神定悸。《金匮要略方论·惊悸》曰：寸口脉动而弱，动即为惊，弱则为悸。桂枝去芍药加蜀漆牡蛎龙骨救逆汤（桂枝、炙甘草、生姜、牡蛎、龙骨、大枣、蜀漆）治疗火邪惊悸，半夏麻黄丸（半夏、麻黄）治疗心下悸。《伤寒论》桂枝甘草龙骨牡蛎汤（桂枝、甘草、龙骨、牡蛎）治疗火逆烦躁，桂枝去芍药加蜀漆牡蛎龙骨救逆汤惊狂起卧不安，柴胡加龙骨牡蛎汤（柴胡、黄芩、龙骨、生姜、铅丹、人参、桂枝、茯苓、生半夏、大黄、牡蛎、大枣）治疗胸满烦惊。《注解伤寒论》：辛甘发散，桂枝、甘草之辛甘也，以发散经中火邪；涩可去脱，龙骨、牡蛎之涩，以收敛浮越之正气。《古方选注》：桂枝、甘草、龙骨、牡蛎，其义取重于龙、牡之固涩。仍标之曰桂甘者，盖阴钝之药，不佐阳药不灵。故龙骨、牡蛎之纯阴，必须籍桂枝、甘草之清阳，然后能飞引入经，收敛浮越之火、镇固亡阳之机。治拟《伤寒论》桂枝甘草龙骨牡蛎汤合柴胡加龙骨牡蛎汤。

桂枝 9 g	炙甘草 9 g	龙骨 15 g	牡蛎 20 g
柴胡 9 g	黄芩 9 g	党参 9 g	姜半夏 9 g
大黄 9 g	琥珀 6 g	茯神 9 g	生姜 6 g

复诊：惊悸稍得缓解，已无胸闷气促濒死发作。寸脉躁动无力，舌苔淡白。微微畏寒，不时汗出。药后惊悸感明显缓解，夜寐安，白日精神可，续服2月，不适感基本消失。治遵晋唐大法，远志汤加减以固其效。

远志 9 g	党参 9 g	桂枝 9 g	炙甘草 9 g
黄芪 9 g	麦冬 9 g	茯神 9 g	五味子 6 g
附子 9 g	当归 9 g	川芎 9 g	姜半夏 9 g
龙骨 9 g	牡蛎 9 g	琥珀 6 g	赤石脂 9 g

医话一：论桂枝甘草龙骨牡蛎汤及柴胡加龙骨牡蛎汤。《伤寒贯珠集》：桂枝、甘草，以复心阳之气；牡蛎、龙骨，以安烦乱之神。《伤寒寻源》曰：惊狂卧起不安而亡阳者，乃亡阳中之阳，故无藉于芍药敛阴，而当加重镇入心之品以急挽飞越之阳神也。喻嘉言曰：桂枝汤除去芍药非恶其酸收也。盖阳神散乱当求之于阳，桂枝汤阳药也，然必去芍药之阴重，始得疾趋以达于阳位。其神之惊狂者漫难安定，更加蜀漆为之主统，则神可赖之以安矣。缘蜀漆之性最急，丹溪谓其能飞补是也。更加龙骨牡蛎有形之骨属为之舟楫，以载神而反其宅，亦于重以镇怯，涩以固脱之外，行其妙用。如是而后天君复辟，聿追晋重耳越勾践返国之良图矣。《本经续疏要》曰：惊则病在神志而发自中，时若有所见闻，有所恐怖，其形体手足挛而不纵，动而不栗。所以然者，心以阳舍阴，以静摄动，骤有恐迫，阳缩入阴，动混于静，不能自振，则肝起为御侮，于是阳错行而气遂乱。故篇中所列诸品，皆取乎奠安阳中之阴，扶翼动中之静，此犹朝廷纲纪紊乱，则方面并起，名曰勤王，实以观衅，但得内庭整肃，则方面自然退听，是以第交媾阴阳，调燮水火而不颛颛于治心治肝，诚可谓以无厚入有间也矣。《肘后备急方》常用龙骨、牡蛎、真珠、朱砂、白石英、远志、茯神、人参、桂枝、甘草、雄黄、防风、甘草、生地、麦冬、半夏、白雄鸡、薤白、松脂、五味子、鹿角屑、莎草根治疗惊忧怖迫逐或惊恐失财或激愤惆怅，心行违僻不得安定，镇心定志，卒中邪鬼，恍惚振噤，独言独笑，悲思恍惚，心脏不安，惊悸善忘，忧愁不乐心松。孙思邈治惊悸总以益心气镇心神为要务。《备急千金要方》远志汤用远志、干姜、白术、桂枝、黄芪、紫石英、人参、茯苓、甘草、川芎、茯神、当归、羌活、防风、麦冬、半夏、五味子、大枣治心气虚惊悸善忘。远志汤用远志、黄芪、茯苓、甘草、芍药、当归、桂枝、麦冬、人参、独活、生姜、附子治惊悸言语谬误，恍惚愦愦，心烦闷耳鸣。茯神汤用茯神、防风、人参、远志、甘草、龙骨、桂枝、独活、白术、酸枣仁、细辛、干姜安神定志治惊悸。茯神汤用茯神、麦冬、人参、远志、羌活、当归、甘草、紫石英、五味子、半夏、黄芪、防风、酸枣仁、生姜治心气不定。补心汤用紫石英、人参、茯苓、远志、当归、茯神、紫菀、甘草、麦冬、赤小豆、大枣治惊悸汗出心中烦闷。补心汤用紫石英、人参、茯苓、桂枝、麦冬、紫菀、甘草、赤小豆、大枣治喜独语多梦不自觉。补心汤用人参、甘草、枳实、当归、龙齿、桔梗、半夏、桂枝、黄芪、生姜、茯神、大枣、茯苓、远志定志下气治奄奄忽忽朝瘥暮剧，惊悸，心中憧憧。补心汤用远志、蒲黄、人参、茯苓治心气不足，心痛惊恐。伤心汤用茯神、远志、黄芩、地黄、麦冬、石膏、半夏、桂枝、附子、生姜、甘草、阿胶、糖、大枣治心气不足，腹背相引痛不能俯仰方。小定心汤用茯苓、桂枝、甘草、芍药、干姜、人参、远志、大枣治虚羸心气惊弱多魇。大定心汤用人参、茯苓、茯神、远志、赤石脂、龙骨、干姜、当归、甘草、白术、芍药、桂枝、紫菀、防风、大枣治心气虚悸，恍惚多忘。治惊劳失志方：甘草、桂枝、龙骨、防风、麦冬、牡蛎、远志、茯神、大枣。荆沥汤用荆沥、茯神、白鲜皮、人参、白银治心虚惊悸不定羸瘦病。荆沥汤单用荆沥煮服功力尤专。镇心汤用防风、当归、大黄、麦冬、泽泻、大豆黄卷、白蔹、菖蒲、人参、桔梗、远志、桂枝、山药、石膏、丁姜、茯苓、紫菀、甘草、白术、附子、茯神、秦艽、粳米、大枣治心气不足，善忘恐怖，神志不定。大镇心散用紫石英、茯苓、防风、人参、甘草、泽泻、黄芪、白术、山药、秦艽、白蔹、麦冬、当归、桔梗、大豆黄卷、柏子仁、桂枝、远志、大黄、石膏、干姜、蜀椒、芍药、细辛治心虚惊悸，梦寐恐畏。大镇心散用紫石英、白石英、朱砂、龙齿、地黄、人参、白术、茯苓、桂枝、干姜、天雄治心气惊弱恍惚失常，忽嗔恚悲志意不乐。小镇心散用人参、白术、远志、附子、桂枝、黄芪、细辛、干姜、地黄、赤小豆、龙齿、防风、菖蒲、茯苓治心气不足，虚悸恐畏，悲思恍惚，心神不定惕惕然惊。镇心丸用紫石英、茯苓、菖蒲、肉苁蓉、麦冬、远志、大黄、当归、细辛、大豆黄卷、卷柏、干姜、人参、丹参、防风、秦艽、泽泻、柏子仁、芍药、石膏、乌头、桂枝、桔梗、甘草、山药、前胡、白蔹、铁精、银屑、牛黄、白术、半夏、䗪虫、地黄、大枣治梦寐惊悸或忧患结气。大镇心丸用地黄、牛黄、羌活、桂枝、秦艽、川芎、人参、远志、麦冬、丹砂、阿胶、甘草、大黄、紫石英、银屑、白蔹、当归、干姜、防风、杏仁、蜀椒、泽泻、黄芪、大豆黄卷、茯苓、山药、茯神、前胡、柏子仁、铁精、桑螵蛸所治与前方大同。小镇心丸用紫石英、朱砂、茯神、银屑、雄黄、菖蒲、人参、桔梗、干姜、远志、甘草、当归、桂枝、防风、防己、细辛、铁精治惊虚振悸，胸中逆气，魇梦参错谬忘恍惚。定志小丸用人参、茯苓、菖蒲、远志治忧愁悲伤不乐，忽忽善忘。紫石英酒用紫石英、钟乳、防风、远志、桂枝、麻黄、茯苓、白术、甘草治久风虚冷时时惊怖。《外台秘要》治疗惊悸三方：广济犀角丸用犀角、防风、人参、升麻、防葵、槟榔仁、青木香、光明砂、牛膝、龙齿、铁精、露蜂房、银箔治疗心系急时时惊，邪气发神不定；深师续命汤用人参、炙甘草、干姜、麻黄、独活、当归、川芎、石膏、附子、桂枝、白术、细辛、防风、芍药、秦艽、杏仁、黄芩治疗去来上下惊悸，小腹胀满微痛，乍寒乍热，心中闷状如微温，进退无常，面青或白或黄，虚劳邪气入百脉；十黄散用雄黄、大黄、黄芪、黄连、蒲黄、麻黄、黄孙、黄环、黄芩、黄柏、人参、蜀椒、朱砂、干姜、山茱萸、细辛、泽泻、桂枝治疗大惊亡魂失魄，五脏昼夜不安，惚惚善悲，心中善恐怖如有鬼物。

医案二：李某，女性，23岁，1983年癸亥秋月初诊。一年前长途汽车中受惊，此后经常担心进入行驶的汽车、火车等，害怕单独出家门或单独留在家中。多次在汽车或飞机上心慌紧张，恐惧多汗，烦躁不安，喘不接气。因而回避乘电梯、飞机、汽车等运动物体。发作时焦虑不安，紧张恐惧，头晕恶心，心跳加快，喘气难憋，虚汗频频。其间短时晕倒数次，但意识清晰，亦无抽搐。半年来经常无特殊原因突然出现无法控制的强烈惊恐，心悸怔忡，呼吸急促，窒息濒死感，眩晕恶心，步态不稳，心动加速，两手震颤，频频出汗，寒颤肢冷，每次发作约一刻钟左右。担心患严重心肺疾病，到处就医。诊脉躁数，舌红苔黄。《续名医类案》：张子和治卫德新之妻，旅中宿于楼上，夜值盗劫人烧舍，惊堕床下，自后每闻有响则惊倒不知人，家人辈蹑足而行，莫敢冒触有声，岁余不瘥。诸医作心病治之，人参、珍珠及定志丸皆无效。张见而断之曰：惊者为阳从外入也，恐者为阴从内出也。惊者谓自不知故也，恐者自知也。足少阳胆经属肝木，胆者敢也，惊怕则胆伤矣。乃命二侍女执其两手按高椅之上，当面前置一小几。张曰：娘子当视此，一木猛击之，其妇大惊。张曰：我以木击几何以惊乎？伺少定击之，惊又缓。又斯须连击三五次，又以杖击门，又遣人画背后之窗，徐徐惊定而笑曰：是何治法？张曰：《内经》云惊者平之。平者常也，平常见之必无惊。是夜使人击门窗，自夕达曙。夫惊者神上越，从下击几，使其下视，所以收神也。一二日虽闻雷亦不惊。德新素不喜张，至是终身压服，如有人言张不知医者，执戈以逐之。王孟英赞曰：分惊恐为外入内出，可谓一言破的。古人皆云心主惊，而不知情志字皆从心，惟惊字从马，以马无胆故善惊。惊则伤胆，尤为卓识。其论治岂常人所能测识哉？余尝谓亘古以来，善治病者莫如戴人。张子和心理疗法可圈可点。《类证治裁》治贡氏惊悸恍惚，不饥不食不寐，脉虚促。病因怒恐而得，胆火上冒则头眩心忡，胸脘刺痛，气结，呵欠怯冷，倏烦热多惊，皆阳越失镇，服药鲜效，总由治失其要。用牡蛎、龙骨、茯神、酸枣仁、磁石、柏子仁、连翘镇其浮阳，三服症象大减。林珮琴镇心敛神之治亦可师可法。拟《外台秘要》惊悸十黄散加减。

雄黄 10 g	黄连 30 g	黄芩 30 g	大黄 30 g
黄柏 20 g	黄芪 30 g	蒲黄 30 g	麻黄 30 g
桂枝 30 g	厚朴 30 g	龙骨 60 g	牡蛎 60 g
党参 30 g	沙参 30 g	山茱萸 30 g	蜀椒 30 g
桔梗 30 g	朱砂 10 g	干姜 30 g	

复诊：上19味研末为散,每日20 g,每日2次,煎散为汤温服。服药后焦虑发作次数减少,未再晕倒,但述夜间难以入睡,时有噩梦惊醒,白日乏力,无法集中精神工作。《素问·举痛论》：惊则气乱,心无所倚,神无所归,虑无所定,故气乱矣。《灵枢·本神》曰：心怵惕思虑则伤神,神伤则恐惧自失。《类经》曰：惊卒恐,则神志散失,血气分离,阴阳破散,故气乱矣。《备急千金要方》十黄散治风颠五脏六腑血气少,亡魂失魄,五脏觉不安,忽忽喜悲,心中善恐怖如有鬼物：雄黄、黄芩、大黄、黄柏、黄芪、黄连、黄环、黄孙、蒲黄、麻黄、人参、细辛、桂枝、泽泻、山茱萸。《外台秘要》十黄散治惊恐,孙思邈十黄散加蜀椒、干姜、朱砂。黄环、黄孙市店无售,故易以龙骨、牡蛎。《神农本草经》谓沙参味苦性寒主血积惊气;桔梗味辛性温主幽幽惊恐悸气;厚朴味苦性温主惊悸气。故增之以治惊乱之气。一月后症状大为改善,亦无惊恐发作。两脉数而无力,舌质红而苔白。时而心悸怔忡,偶有汗出乏力。因惊伤神,五脏六腑血气不足,拟益气养心补血守神以固其效。陈自明天王补心丹加味。《医方考》曰：心者神明之脏。人参养心气,当归养心血,天麦门冬所以益心津,生地、丹参、玄参所以解心热,柏实劳心之人宜常服也。此方之传未考所自。偈云：昔者志公和尚,日夕讲经,邓天子悯其劳也,锡以此方,因得名焉,载在经藏,今未辨其真伪,异日广求佛典而搜之。柯韵伯曰：心者主火。而所以主之者神也,火盛则神困。心藏神,补神者必补其心;补心者必清其火而神始安。补心丹故用生地黄为君,取其下足少阴以滋水,主水盛可以伏火,此非补心之阳,乃补心之神耳。凡果核之有仁,犹心之有神也,清气无如柏子仁,补血无如酸枣仁,以其神存耳。参苓之甘以补心气,五味之酸以收心气,二冬之寒以清气分之火,心气和而神自归矣。当归之甘以补心血,丹参之寒以生心血,元参之咸以清血中之火,血足而神自藏矣。更加桔梗为舟楫,远志为向导和诸药,入心而安神明。以此养生,则百体从令,何有健忘怔忡,津液干涸,舌上生疮,大便不利之虞哉？上15味研末为散,每日20 g,每日2次煎散为汤温服。服药后焦虑发作次数明显减少,睡眠质量改善,少有噩梦,白日乏力好转,续服原方1月,诸症全消。

党参 30 g	玄参 30 g	丹参 30 g	北沙参 30 g
茯苓 30 g	远志 30 g	当归 30 g	五味子 30 g
桔梗 30 g	麦冬 30 g	熟地 30 g	酸枣仁 30 g
柏子仁 30 g	龙眼肉 30 g	女贞子 30 g	

医话一：论心神不宅。《医宗金鉴》论神之名义曰：形之精粹处名心,中含良性本天真,天真一气精神祖,体是精分用是神。动植之物,一有其形,则形之至精,至粹之处,即名曰心。动物之心者,形若垂莲中含天之所赋,虚灵不昧之灵性也。植物之心者,即中心之芽,中含天之所赋,生生不已之生意也。此形若无此心,则形无主宰,而良性,生意亦无着落矣。此心若无良性,生意,则心无所施用,不过是一团死肉,一枯草木之芽耳。盖人虽动物之贵,而其中含良性与一切动物皆同,本乎天真也。天真之气,分而言

之为精、气、神。故曰以精为体,以神为用也。合而言之,浑然一气,故曰天真一气,精神之祖也。神从精气妙合有,随神往来魂阳灵,并精出入阴灵魄,意是心机动未形,意之所专谓之志,志之动变乃思名,以思谋远是为虑,用虑处物智因生。魂,阳之灵,随神往来;魄,阴之灵,并精出入。盖神机不离乎精气,亦不杂乎精气,故曰妙合而有也。故指神而言,则神超乎精气之外。指精气而言,则神寓乎精气之中。意者,心神之机,动而未形之谓也。志者,意所专注也。思者,志之变动也。虑者,以思谋远之谓也。智者,以虑处物之谓也。此皆识神变化之用也。心藏神,脾脏意与智,肺藏魄,肝藏魂,肾藏精与志也。心生喜;肝生怒,脾生忧、思,肺生悲,肾生恐也。气和则志达,故生喜笑。气暴则志愤,故生恚怒。系心不解散,故生忧思。凄心则哀苦,故生悲哭。内恐外触非常事物,故生恐惧惊骇也。神病治法:朱砂安神丸。内生不恐心跳悸,悸更惊惕是怔忡,善忘前言曰健忘,如昏似慧恍惚名,失志伤神心胆弱,痰饮九气火相乘,清热朱连归地草,余病他门治法精。惊悸、怔忡、健忘、恍惚、失志,伤神等病,皆因心虚胆弱,诸邪得以乘之也。心气热者,先用朱砂安神丸以清之。其余虚实诸邪,则当以虚损、九气、癫痫、痰饮等门合证拣方,自有效法之处。仁熟散:恐畏不能独自卧,胆虚气怯用仁熟,柏仁地枸味萸桂,参神菊壳酒调服。恐畏不能独自卧者,皆因气怯胆虚也。仁熟散,即柏子仁、熟地黄、枸杞子、五味子、山茱萸、桂心、人参、茯神、菊花、枳壳,为末,老酒调服也。《神农本草经》丹砂味甘性微寒,主养精神,安魂魄。玉泉味甘性平,主安魂魄。空青味甘性寒,主养精神。人参味甘性微寒,主补五脏,安精神,定魂魄,止惊悸。青芝味酸性平,主补肝气,安精魂。白芝味辛性平,主强志意,勇悍,安魄。黄芝味甘性平,主安神。蘼芜味辛性温,主定惊气。沙参味苦性微寒,主血积惊气。菌桂味辛性温,主养精神。柏实味甘性平,主惊悸。茯苓味甘性平,主忧恚,惊邪,恐悸。女贞实味苦性平,主安五藏,养精神。牡蛎味咸性平,主惊恚怒气。藕实茎味甘性平,主补中养神。大枣味甘性平,主大惊。酸酱味酸性平,主热烦满,定志益气。厚朴味苦性温,主惊悸气。龙眼味甘性平,主安志厌食。松罗味苦性平,主嗔怒邪气。合欢味甘性平,主安五脏,利心志。鹿茸味甘性温,主益气强志。天鼠屎味辛性寒,除惊悸。桔梗味辛性微温,主幽幽惊恐悸气。旋覆花味咸性温,主惊悸。荩草味苦性平,主惊悸。《本经续疏要》:本篇诸药物主治除惊痫、癫疾外,多曰惊悸,曰惊狂,盖又有阴迫阳,阳迫阴之别焉!夫水停为悸,火盛为狂,惊悸惊狂究其来历,虽绝不由水停火盛,征其见在,则有非水停火盛不为惊悸惊狂者,其故可约略而言也。曰:伤寒八九日,下之,胸满烦惊,小便不利,谵语,一身尽重,不可转侧者,柴胡加龙骨牡蛎汤主之。非水停耶?曰:伤寒,脉浮,医以火迫劫之,亡阳必惊狂,起卧不安者,桂枝去芍药加蜀漆龙骨牡蛎救逆汤主之。非火盛耶?然以火盛而曰阳亡,以水停而用大黄,缘误治耳。设不因误治而阳迫阴,阴迫阳,则水停者当思浚其道,火盛者当思熄其焰,即指误治者言,水停仍须茯苓,火盛犹赖蜀漆,其旨不可窥见哉!况本是虚邪、杂邪,暨夫不因邪者,故篇中药物下所系主治,凡言惊悸者,无性寒之品,言惊狂者,无性热之品,就是而推,不既思过半欤!观其安阴于阳中,如雄黄、丹砂、人参、紫石英、柏实、紫菀,清火于水中如龙胆,摄火以归土如龙齿,导水以就洼如茯神、茯苓,拨阴之遏阳如升麻,举阳使出阴如蚱蝉,挽阳以入阴如远志,辟阳以通阴如犀角,于阴中伸阳如丹雄鸡,就阳中益阴如沙参,凿阴之闭阳如麝香,开阳之拒阴如桔梗,帖阴阳之违从,施擒纵俾就理,曾谓治惊,尚有遗义哉!《本草求真·镇虚》:虚则空而不实,非有实以镇之,则易覆矣。虚则轻而易败,非有实以投之,则易坠矣。故重坠之药,亦为治病者所必需也。然用金石诸药以治,而不审其气味以别,亦非治病通活之妙。故有热者，宜以凉镇。如代赭石、珍珠之治心肝二经热惊，辰砂之清心热，磁石之治肾水虚怯，龙骨龙齿之治肝气虚浮是也。有寒者宜以热镇，如云母石之能去怯，硫黄之能除寒，通便定惊是也。寒热俱有者，宜以平镇，如禹余粮金银薄铁粉密陀僧之属是也。但禹余粮则兼止脱固泄，金银薄则兼除热祛风，铁粉则兼疗狂消痈，皆借金性平木，密陀僧则兼除积消热涤痰也。其一镇坠，而药品气味治用各自有别。其不容紊如此，然要病有外邪，不可轻投，寒邪得镇而愈固耳。

多　汗

医案一：杨某，男性，48岁，1979年己未冬月初诊。慢性焦虑病史4年。近月来阵发性手脚汗出伴坐立不安，晨醒时衣被潮湿。汗者水也。内藏则为液，上升则为津，下降则为尿，外泄则为汗。患者经常没有明显诱因担心自己患病而医生没能查出。失眠多梦，烦躁易怒，紧张不安，提心吊胆，恐惧害怕，头晕胸闷，心慌心悸，尿频尿急如厕尿少。两颧潮红，汗后口渴，舌质红苔白微黄，寸脉浮数。《明医指掌》曰：自汗者朝夕汗自出也。《医略六书》曰：盗汗乃睡中汗出醒则汗收。《医学正传》：其自汗者无时而濈濈然出，动则为甚，属阳虚，胃气之所司也；盗汗者，寝中而通身如浴，觉来方知，属阴虚，营血之所主也。大抵自汗宜补阳调卫，盗汗宜补阴降火。窃以为自汗阳虚盗汗阴虚之说不可凭。张景岳辨之甚明：汗出一证有自汗者，有盗汗者。自汗者，濈濈然无时而动作则益甚。盗汗者，寐中通身汗出觉来渐收。诸古法云自汗者属阳虚，腠理不固，卫气之所司也。盗汗者属阴虚，阴虚者阳必凑之，故阳蒸阴分则血热，血热则液泄而为盗汗也。然以余观之，则自汗亦有阴虚，盗汗亦多阳虚也。如遇烦劳大热之类，最多自汗。故或以饮食之火起于胃，劳倦之火起于脾，酒色之火起于肾，皆能令人自汗，若此者，谓非阳盛阴衰者而何？又若人之寤寐，总由卫气之出入，卫气者，阳气也，人于寐时则卫气入于阴分，此其时非阳虚于表者而何？所以自汗盗汗亦各有阴阳之证。不得谓自汗必属阳虚，盗汗必属阴虚也。盖火盛而汗出者，以火烁阴，阴虚可知也；无火而汗出者，以表气不固，阳虚可知也。知斯二者，则汗出之要无余义，而治之之法亦可得其纲领矣。汗发于阴而出于阳，此其根本则由阴中之营气，而其启闭则由阳中之卫气。故凡欲疏汗而不知营卫之盛衰，欲禁汗而不知橐钥之牝牡，亦犹荡舟于陆而驾车于海耳。凡小儿无故常多盗汗或自汗者，宜以团参散为主或参苓散、四君子汤、五味异功散、白术散之类俱可择用。《黄帝内经素问》曰：阳之汗以天地之雨名之。汗为心液，阳加于阴谓之汗。治拟《兰室秘藏》当归六黄汤滋养心阴，清泄心火。

当归9g	熟地9g	生地9g	黄芪9g
黄芩9g	黄连6g	黄柏3g	肉桂3g
碧桃干9g	仙鹤草9g	鹿衔草9g	

复诊：前投当归六黄汤清心敛液，多汗之证为之减轻。焦虑情绪好转，潮热盗汗明显减轻，续服1月，不适症状消失。《删补名医方论》释此方曰：用当归以养液，二地以滋阴，令阴液得其养也。用黄芩泻上焦火，黄连泻中焦火，黄柏泻下焦火，令三火得其平也。又于诸寒药中加黄芪，庸者不知，以为赘品，且谓阳盛者不宜，抑知其妙义正在于斯耶！盖阳争于阴，汗出营虚，则卫亦随之而虚。故倍加黄芪者，一

以完已虚之表，一以固未定之阴。《济生方·诸汗门》：人之气血应乎阴阳，和则平，偏则病。阴虚阳必凑，故发热自汗；阳虚阴必乘，故发厥自汗。碧桃干又名桃枭、桃奴、枭景、神桃。《神农本草经》桃枭味苦性温，杀百鬼精物。《本草纲目》谓桃枭治小儿虚汗。王一仁《饮片新参》谓碧桃干生津止汗。鹿衔草别名鹿蹄草、鹿含草、鹿寿茶、小秦王草。傅松元《医案摘奇》以泽术鹿衔汤（白术、泽泻、鹿衔草、茯苓、防风）治盐城陆必之夫人漏风三剂而愈。仙鹤草别名龙芽草、脱力草，《滇南本草》谓其味苦性温，上海名医丁福保以单味仙鹤草治疗多汗效如桴鼓。刻下时有汗出济颈而还。白昼焦虑而胸胁苦满，夜晚潮热而烦躁，舌质红苔白微腻，脉来弦数。拟《临证指南医案》法。

鳖甲9g	牡丹皮9g	黄芩9g	当归9g
厚朴9g	白术9g	生地9g	碧桃干9g
知母9g	白薇9g	泽泻9g	鹿衔草9g

医案二：张某，女性，46岁，1979年己未冬月初诊。多汗1年加重半月。慢性焦虑病史5年，时轻时重。近来因不良情绪刺激，多汗加重。白昼自汗溅溅然，夜寐盗汗如洗状。紧张而焦虑，烦躁而汗出。胸胁满闷，情绪低落，默默不欲饮食，舌红苔白，脉弦微数。肝郁化火，阳加于阴。喻嘉言云：天地郁蒸得雨则和，人身烦躁得汗则解。春夏久无雨人必闷热烦躁。是则气郁为本烦躁为标，烦躁为本汗出为标。肝郁而心热，汗出而营弱，当归六黄汤清心有余而调气不足。先师章肖峰屡用《陆氏三世医验》达气养营法治汗出奏效。今尊师旨，达气以除烦，养营以安燥，则多汗自止。

党参9g	黄连6g	当归9g	川芎9g
白芍9g	木香6g	白豆蔻6g	白薇9g
霜桑叶9g	炒栀子9g	淡豆豉6g	

复诊：药后多汗显减，无需每天更换衣被。仍然情绪低落，默默不欲饮食，舌红苔白，脉弦不数。治胸膈痞闷，胁肋胀满，不思饮食，肢体怠惰，面色萎黄。不能多食尤宜服之。育神养气，和补脾胃，进美饮食。患者紧张焦虑情绪好转，出汗明显减少，食欲改善，续服2月，诸症缓解。

枇杷叶30g	桑皮30g	陈皮30g	青皮30g
丁香30g	藿香30g	木香30g	沉香30g
砂仁30g	薏苡仁30g	白豆蔻30g	槟榔30g
茯苓30g	半夏30g	神曲30g	谷芽30g
党参30g	石斛30g	白术30g	五味子30g

上20味研末为散，每日20g，每日2次煎散为汤温服。

医话一：论自发性多汗症。自发性多汗症除某些器质性疾病外大多由于焦虑等自主神经功能紊乱所致。临床表现为全身性多汗或局限性多汗，好发于头、颈、腋及肢体的远端，呈对称性。汗为心之液，汗液外泄失常总与心神不宅相关。张仲景责多汗于营卫失调。《伤寒论》曰：病常自汗出者，此为荣气和。荣气和者，外不谐，以卫气不共荣气和谐故尔。以荣行脉中，卫行脉外，复发其汗，荣卫和则愈，宜桂枝汤。病人藏无他病，时发热，自汗出，而不愈者，此卫气不和也。先其时发汗则愈，宜桂枝汤主之。太阳中风,阳浮而阴弱。阳浮者,热自发;阴弱者,汗自出。啬啬恶寒,淅淅恶风,翕翕发热,鼻鸣干呕者,桂枝汤主之。太阳病,发汗,遂漏不止,其人恶风,小便难,四支微急,难以屈伸者,桂枝加附子汤主之。《夷坚志》载严州山寺监寺僧以一味霜桑叶治游僧盗汗 20 年而愈,《圣济总录》降气汤用麻黄治多汗,所谓通因通用也。前法治多汗有效,但解郁不足。丹溪曰:气血冲和,万病不生,一有怫郁,诸病生焉。故人身诸病多生于郁。苍术、抚芎总解诸郁,随证加入诸药。余戴云:郁者结聚而不得发越也。当升者不得升,当降者不得降,当变化者不得变化也,传化失常,六郁之病见矣。《日经人成》曰:越鞠者发越鞠郁之义。夫水火平,气血荣。气血布,脏腑治。不平不荣,不布不治,是谓之郁。诸郁以气为主,气畅则郁自舒矣。外如湿郁加白芷、茯苓,血郁加桃仁、红花,食郁加山楂、麦芽、砂仁,痰郁加南星、半夏、海石、瓜蒌仁,热郁加青黛,气郁加郁金。或春加防风,夏加苦参,秋冬加吴茱萸。此经所谓升降浮沉则顺之,寒热温凉则逆之耳。赵氏谓逍遥从越鞠而出,青胜于蓝,其然岂其然乎?高鼓峰曰:越鞠之川芎即逍遥之归芍也,越鞠之苍术即逍遥之白术也,越鞠之神曲即逍遥之陈皮也,越鞠之香附即逍遥之柴胡也,越鞠之栀子即逍遥之加味也。但越鞠峻而逍遥则和矣,越鞠燥而逍遥则润矣。遵前贤古法,理气解郁治多汗之本。《太平惠民和剂局方》嘉禾散亦名谷神散。

医案三:李某,男,51 岁,2012 年壬辰秋月初诊。汗出过多 6 年,终年流汗不止夜间为甚,紧张时加剧。时而全身淋漓,时而济胸而还。烦躁易怒而又畏风怕冷,自觉冷到骨髓。虽至盛夏仍身穿保暖衣服。到处就医,或曰气阴两虚投生脉之属,或曰卫表不固服玉屏之辈,皆无效。面色潮红,口干舌燥,疲倦乏力,体重减轻,舌红苔白,脉细。《诸病源候论》曰:诸阳主表,在于肤腠之间。若阳气偏虚,则津液发泄,故为汗。汗多则损于心,心液为汗。诊其脉,寸口弱者阳气虚,为多汗脉也。盗汗者因眠睡而身体流汗也。此由阳虚所致。久不已令人羸瘠枯瘦,心气不足,亡津液故也。诊其脉,男子平人脉虚弱细微,皆为盗汗脉也。大病之后复为风邪所乘,则阳气发泄,故令虚汗。汗多亡阳则津液竭,令人枯瘦也。夫人腘肉不牢而无分理,理粗而皮不致者,腠理疏也。此则易生于风,风入于阳若少气口干而渴,近衣则身热如火,临食则流汗如雨,骨节懈惰,不欲自营,此为漏风,由醉酒当风所致也。夫汗,由阴气虚而阳气加之,里虚表实,阳气独发于外,故汗出也。血为阴,产则伤血,是为阴气虚也;气为阳,其气实者,阳加于阴,故令汗。汗出而阴气虚弱不复者则汗出不止。凡产后皆血虚,故多汗。小儿有血气未实者,肤腠则疏。若浓衣温卧,腑脏生热,蒸发腠理,津液泄越,故令头身喜汗也。小儿阴阳之气嫩弱,腠理易开,若将养过温,因睡卧阴阳气交,津液发泄,而汗自出也。《太平圣惠方》曰:血脉充塞,荣卫不行,心气壅实,上焦烦热,即多汗也。心象于火,其液为汗,今阳气发泄妄行故令汗出也。《太平圣惠方》地骨皮丸治心脏壅滞时烦热,频多汗出。

地骨皮 9 g	柴胡 9 g	黄芩 9 g	生地 9 g
麻黄根 9 g	麦冬 9 g	党参 9 g	知母 9 g
水牛角 9 g	升麻 9 g	牡蛎 9 g	白术 9 g
仙鹤草 9 g	白薇 9 g	炙甘草 6 g	

复诊:药后白昼紧张出汗减轻,夜间盗汗仍然,脉苔如前,效不更方。前方或加鳖甲、牡丹皮、黄芩、

当归以和营,或减升麻、白术、牡蛎、麻黄根以戒躁,前后出入凡十诊,烦躁汗出得愈。地骨皮丸以地骨皮为君专治多汗。《本草易读》谓地骨皮退传尸有汗之骨蒸。《本经逢原》谓地骨皮三焦气分之药,骨蒸自汗者宜之。《冯氏锦囊秘录》谓地骨皮专退有汗骨蒸劳热。《圣济总录》卷186地骨皮饮用地骨皮、茯苓、瞿麦穗、赤芍、生地、栀子、大黄、柴胡、木通、人参、木香、青皮、炙甘草治小儿潮热盗汗及骨蒸劳热。《圣济总录》卷89地骨皮汤用地骨皮、细辛、柴胡、炙甘草、人参、茯苓治疗虚劳夜多盗汗。《云岐子脉诀》地骨皮散用地骨皮、茯苓、柴胡、黄芩、生地、知母、石膏治疗阳毒浑身壮热自汗。《博济方》地骨皮散用地骨皮、秦艽、柴胡、枳壳、知母、当归、鳖甲治疗骨蒸壮热,夜多盗汗。《普济方》卷235地骨皮散用地骨皮、当归、黄耆、秦艽、知母、枳壳、甘草治疗骨蒸壮热夜多盗汗。拟《博济方》如智散合煎麦散加减。紧张出汗及盗汗均明显缓解,续服原方1月,诸症消失。

葳蕤 30 g	川芎 30 g	青皮 30 g	肉桂 10 g
当归 30 g	羌活 30 g	秦艽 30 g	木鳖子 10 g
柴胡 30 g	乌梅 30 g	黄芪 30 g	炙甘草 20 g
小麦 60 g	鳖甲 30 g	玄参 30 g	银柴胡 30 g
乌头 10 g	葛根 30 g	党参 30 g	茯苓 30 g

上15味研末为散,每日20 g,每日2次煎散为汤温服。

医话一:谈疏风通阳治疗汗出异常。余治多汗总以阳加于阴谓之汗为宗旨,治法不离达气疏风以通阳,清心养营以柔阴。《太平惠民和剂局方》地骨皮丸、《博济方》如智散、李东垣当归六黄汤、陆养愚达气养营汤等最为常用。《圣济总录》卷88柴胡鳖甲汤(柴胡、鳖甲、秦艽、桔梗、人参、川芎、当归、茯苓、桂枝、槟榔、紫菀、桑根白皮、地骨皮、生地、白术、知母、芍药、炙甘草)治虚劳潮热,心神烦躁,咳嗽盗汗,肢节酸痛,夜卧不安。《黄帝内经》曰:汗者精气也,玄府者汗空也。阳加于阴谓之汗。阴虚者阳必凑之,故少气时热而汗出也。津脱者,腠理开,汗大泄。炅则腠理开,营卫通,汗大泄,故气泄矣。肺脉缓甚为多汗,头以下汗出不可止;饮食饱甚汗出于胃;心为汗,惊而夺精汗出于心;持重远行勇而劳甚汗出于肾;疾走恐惧汗出于肝;摇体劳倦,醉饱行房汗出于脾。劳则喘息汗出,外内皆越,故气耗矣。大汗出之后是三夺也。《神农本草经》:白术味苦性温,主止汗。地榆味苦性寒,主止汗。松罗味苦性平,止虚汗。卫矛味苦性寒,主汗出。半夏味辛性平,主止汗。《备急千金要方·处方用药》止汗药物有牡蛎、龙骨、柏实、卫矛。《外台秘要·盗汗》:盗汗者因眠睡而身体流汗也。此由阳虚所致。久不已令人羸瘠枯瘦,心气不足亡津液故也。诊其脉,男子平人脉,虚弱细微,皆为盗汗脉也。麻黄根、小麦治盗汗不休,必得风。甘皮、姜、杏仁、当归捣合蜜丸如梧子,服五丸渐渐增之。止汗粉方:麻黄根、牡蛎粉、败扇灰、瓜蒌、白术、米粉。麻黄根、牡蛎、黄芪、人参、枸杞根、白皮、龙骨、大枣治盗汗衣被并湿。牡蛎、黄芪、麻黄根、杜仲治夜卧盗汗。《古今录验》麻黄散用麻黄根、故扇治盗汗。《圣济总录》治自汗盗汗责之心热腠理开:小麦汤(小麦、芦根、竹茹、人参、茯苓)治心热多汗及心胃客热呕逆不睡。犀角汤(犀角、龙骨、麦冬、黄芪、地骨皮、茯神、人参、麻黄根、远志、炙甘草)治心气壅热手心头面多汗及胸中烦满。石膏丸(石膏、瓜蒌根、麻黄根、乌梅、葛根、天竺黄、牡蛎、麦冬、炙甘草)治心脏壅热口舌干燥多汗。羚羊角汤(羚羊角、地骨皮、秦艽、麦冬、枳壳、大黄、柴胡、茯苓、芍药、桑皮、黄芪、人参、鳖甲)治心热汗出及骨蒸烦躁盗汗。黄连散(黄连、柴胡、前胡)治心热汗出及虚热盗汗。熟干地黄汤用单味熟地治心虚热多汗。七宝汤(人参、茯苓、茯神、龙骨、远志、麦冬、生地、炙甘草、天冬、丹砂、天竺黄)治心热多汗口苦舌干及胸膈烦闷。柴胡饮(柴胡、桑皮、防风、芍药、玄参、黄芩、炙甘草)治心热多汗骨蒸盗汗及五心烦热。降气汤(麻黄、栀子、茯苓、黄芩、白术、芒硝、石膏、桂枝、生地、炙甘草、赤小豆)治心热多汗言笑无度。泻心汤(豆豉、石膏、地骨皮、栀子、茯苓)治心热多汗烦闷喘急。《博济方》煎麦散用小麦、鳖甲、银柴胡、玄参、干漆、秦艽、人参、茯苓、干姜、川乌治营卫不调,夜多盗汗,四肢烦疼,饮食进退,肌瘦面黄。如智散用葳蕤、川芎、青皮、肉桂、木鳖子、当归、羌活、秦艽、柴胡、乌梅、黄芪、炙甘草治五心虚烦,夜多盗汗。地骨皮散用地骨皮、秦艽、柴胡、枳壳、知母、当归、鳖甲治骨蒸壮热,夜多盗汗。

郁　病

医案一：常某,女性,27岁。1997年丁丑惊蛰开始出现全身乏力伴情绪低落,易烦躁激动,浑身不适,食谷腹胀,不思饮食,胁肋胀痛,爱好兴趣减退,性欲低,月经延迟量少,色紫不鲜。夜间易醒,每日起夜2～3次。多次至医院完善相关检查未见器质性病变。舌红,苔薄白,脉弦。肝气郁结,《证治准绳》卷四引《统旨》柴胡疏肝散,别名柴胡舒肝散、柴胡疏肝汤:柴胡、陈皮、川芎、芍药、枳壳、炙甘草、香附。功能疏肝理气,主治怒气郁而胁痛,寒热往来,痛而胀闷,不得俯仰,喜太息,脉弦。现用于神经官能症、中耳炎等。胁肋疼痛。肝实胁痛,不得转侧,喜太息。《景岳全书》:柴胡、芍药以和肝解郁为主;香附、枳壳、陈皮以理气滞;川芎以活其血;甘草以和中缓痛。《谦斋医学讲稿》:本方即四逆散加川芎、香附和血理气,治疗胁痛,寒热往来,专以疏肝为目的。用柴胡、枳壳、香附理气为主,白芍、川芎和血为佐,再用甘草以缓之,系疏肝的正法,可谓善于运用古方。《张氏医道》卷十四柴胡疏肝散:柴胡、橘皮、川芎、芍药、枳壳、炙甘草、香附、栀子、煨姜。功能解郁调肝,主治怒火伤肝,胁痛,血菀于上。呕血,脉弦数者。《医略六书》:柴胡疏肝木以解郁,山栀清郁火以凉血,白芍敛肝阴以止血,川芎化凝血以归肝,枳壳破滞气,陈皮利中气,香附调气解气郁,薄荷解郁疏肝,甘草缓中以泻肝火也;更用童便降火以涤瘀结。为散煎冲,生者力锐而熟者性醇,务使怒火顿平则肝郁自解,肝络清和,安有胁痛呕血之患乎!《医医偶录》卷二柴胡疏肝散:柴胡、陈皮、川芎、赤芍、枳壳、香附、炙草。《医学传灯》卷下柴胡疏肝散:柴胡、黄芩、半夏、甘草、陈皮、白茯、白芍、香附、枳壳、延胡索。主治痞块,痛无形质,不时而发者,非疝即癖。治法:疏肝解郁,理气畅中。《丹溪心法》越鞠丸合《景岳全书》柴胡疏肝散加减。《医方论·越鞠丸》曰:凡郁病必先气病,气得流通郁于何有?此方注云统治六郁,岂有一时而六郁并集者乎?须知古人立方不过昭示大法。气郁者香附为君,湿郁者苍术为君,血郁者川芎为君,食郁者神曲为君,火郁者栀子为君,相其病在何处酌量加减,方能得古人之意而不泥古人之方。读一切方书皆当作如是观。《目经大成》越鞠丸曰:越鞠者发越鞠郁之义。夫水火平气血荣,气血布脏腑治。不平不荣,不布不治,是谓之郁。胸膈痞闷,饮食不消,脉大紧数莫辨,曰气郁。周身痛,或关节酸痛,遇阴寒即发,脉缓小,曰湿郁。喜咳气短,脉沉滑,曰痰郁。昏瞀,身时热,便赤,脉沉数,曰热郁。四肢无力,月经失常,脉涩,曰血郁。嗳酸腹饱,不能食,脉紧大,曰食郁。是方香附和气,苍术燥湿,川芎调血,栀仁泻火,神曲消食,橘皮利痰。总而言之,皆理气也。诸郁以气为主,气畅则郁自舒矣。外如湿郁,加白芷、茯苓。血郁加桃仁、红花。食郁加山楂、麦芽、砂仁。痰郁加南星、半夏、海石、瓜蒌仁。热郁加青黛。气郁加郁金;或春加防风,夏加苦参,秋冬加吴茱萸。此经所谓升降浮沉则顺之,寒热温凉则逆之耳。赵氏谓逍遥从越鞠而出,青胜于蓝,其然岂其然乎？《冯氏锦囊秘录》谓越鞠丸解诸郁。丹溪曰：郁为燥淫，燥乃阳明秋金之位，肺属金主气，主分布阴阳，伤则失职，不能升降，故《经》曰诸气膹郁旨属于肺。又郁病多在中焦，中焦脾胃也。水谷之海，五脏六腑之主，四脏一有不平，则中气不得其和而先郁矣。此方药兼升降。凡将欲升之，必先降之；将欲降之，必先升之。苍术辛烈雄壮，因胃强脾，能径入诸经，疏泄阳明之湿，通行敛涩，湿者用之而能发。香附阴中快气之药，下气最速，一升一降、故郁散而平。抚芎足厥药，直达三焦，俾生发之气，上行头目，下行血海，为通阴阳血气之使，不但专开中焦而已，胃主行气于三阳，脾主行气于三阴，脾胃既布，水谷之气得行，则阴阳脏腑不受燥金之郁，皆由胃气而得通利矣。高鼓峰《医宗己任编》曰：越鞠之芎即逍遥之归芍也，越鞠之苍术即逍遥之白术也，越鞠之神曲即逍遥之陈皮也，越鞠之香附即逍遥之柴胡也，越鞠之栀子即逍遥之加味也。但越鞠峻而逍遥则和矣，越鞠燥而逍遥则润矣。《时方歌括》太阴不收肺气焦满，诸气膹郁皆属于肺。然肺气之布必由胃气之输，胃气之运必本三焦之化。甚至为痛、为呕、为胀、为利，莫非胃气不宣，三焦失职所致。方中君以香附快气调肺之拂郁，臣以苍术开发强胃而资生，神曲佐化水谷，栀子清郁导火，于以达肺腾胃而清三焦，尤妙抚芎之辛直入肝胆以助妙用，则少阳之生气上朝而营卫和，太阴之收气下肃而精气化。此丹溪因五郁之法而变通者也。然五郁之中金木为尤甚，前人用逍遥散调肝之郁兼清火滋阴，泻白散清肺之郁兼润燥降逆。要以木郁上冲即为火，金郁敛涩即为燥也。如阴虚不知滋水，气虚不知化液，是又不善用越鞠矣。陈修园曰：诸病起于郁者难医。时医每以郁金统治之，是徇名之误也。

苍术 9 g	香附 9 g	抚芎 9 g	神曲 9 g
栀子 9 g	柴胡 9 g	芍药 9 g	枳壳 6 g
薄荷 6 g	连翘 9 g	川芎 9 g	防风 9 g
陈皮 6 g	荆芥 6 g	炙甘草 6 g	

复诊：患者服上方 1 周，性情急躁易怒未明显缓解，述口苦而干，有头痛、目赤、耳鸣，大便秘结，舌质红，苔黄，脉弦数。《医贯》以逍遥散治木郁而诸郁皆因而愈，谓方中唯柴胡、薄荷二味最妙。盖人身之胆木乃甲木少阳之气，气尚柔嫩，象草穿地始出而未伸，此时如被寒风一郁，即萎软抑遏而不能上伸。不上伸则下克脾土而金水并病矣。唯得温风一吹郁气即畅达。盖木喜风，风摇则舒畅，寒风则畏。温风者所谓吹面不寒杨柳风也，木之所喜。柴胡、薄荷辛而温者，辛也故能发散，温也故入少阳。古人立方之妙如此。其甚者方中加左金丸。左金丸止黄连、吴茱萸二味。黄连但治心火，加吴茱萸气燥，肝之气亦燥，同气相求，故入肝以平木，木平则不生心火，火不刑金而金能制木，不直伐木而佐金以制木，此左金之所以得名也。此又法之巧者然犹未也。逍遥散者，风以散之也。地黄饮者，雨以润之也。木有不得其天者乎。此法一立，木火之郁既舒，木不下克脾土，且土亦滋润，无燥熇之病。金水自相生。予谓一法可通五法者如此。岂惟是哉。推之大之千之万之，其益无穷。拟《太平惠民和剂局方》逍遥散疏肝解郁清肝泻火。

柴胡 9 g	当归 9 g	芍药 9 g	茯苓 9 g
苍术 6 g	牡丹皮 9 g	炒栀子 9 g	连翘 9 g
薄荷 6 g	黄连 6 g	吴茱萸 3 g	荆芥 9 g

防风9g　　　　　　羌活9g　　　　　　炙甘草6g

三诊：患者烦躁易怒情绪有所舒缓，口干苦及便秘改善，自觉仍有乏力，无法集中精神工作，目干畏光，视物不明，舌干红，脉弦细数。予既改释其误又推展其义，以一法代五法，神而明之屡获其效，故表而书之。盖东方先生木，木者生生之气，即火气，空中之火附于木中，木郁则火亦郁于木中矣。不特此也，火郁则土自郁，土郁则金亦郁，金郁则水亦郁。五行相因自然之理。唯其相因也，予以一方治其木郁而诸郁皆因而愈。一方者何？逍遥散是也。方中唯柴胡、薄荷二味最妙。盖人身之胆木乃甲木少阳之气，气尚柔嫩，象草穿地始出而未伸，此时如被寒风一郁，即萎软抑遏而不能上伸，不上伸则下克脾土而金水并病矣。唯得温风一吹，郁气即畅达。盖木喜风，风摇则舒畅，寒风则畏。温风者所谓吹面不寒杨柳风也。木之所喜，柴胡、薄荷辛而温者，辛也故能发散，温也故入少阳。古人立方之妙如此，其甚者方中加左金丸。左金丸止黄连、吴茱萸二味。黄连但治心火，加吴茱萸气燥，肝之气亦燥，同气相求。故入肝以平木，木平则不生心火，火不刑金而金能制木，不直伐木而佐金以制木，此左金之所以得名也。此又法之巧者然犹未也。一服之后继用六味地黄加柴胡、芍药以滋肾水，俾水能生木。逍遥散者风以散之也，地黄饮者雨以润之也。木有不得其天者乎。此法一立，木火之郁既舒，木不下克脾土，且土亦滋润无燥之病，金水自相生。予谓一法可通五法者如此。岂惟是哉。推之大之，千之万之，其益无穷。凡寒热往来，似疟非疟，恶寒发热呕吐吞酸嘈杂，胸痛，小腹胀闷，头晕盗汗，黄疸温疫，疝气飧泄等证，皆对证之方。推而伤风、伤寒、伤湿、除直中外凡外感者，俱作郁看，以逍遥散加减出入无不获效。如小柴胡汤、四逆散、羌活汤大同小异。然不若此方之附应也。神而明之，变而通之，存乎人耳。继用六味地黄加柴胡、芍药服之以滋肾水，俾水能生木。拟《医宗己任编》滋水清肝饮滋养阴精，补益肝肾。四诊时患者诸症均有缓解，情绪稳定，恢复正常工作，偶有怒气发作，续服上方3月后诸症消失。

熟地9g	山药9g	山茱萸6g	牡丹皮6g
茯苓9g	泽泻9g	酸枣仁9g	炒栀子9g
柴胡9g	芍药6g	当归9g	白薇9g
香附9g	泽兰9g	益母草9g	

医案二：刘某，女性，28岁。素有神经衰弱，1996年丙子春分因琐事心烦意乱，胸膈憋闷。感觉心中烦躁不安，周身无力，并出现不自主的大哭大笑，每日发作持续约半小时之久。外院拟神经官能症，予镇静剂，但效果不显。患者思想压力很大，有厌世情绪，走路需人搀扶，生活不能自理。舌红苔薄脉弦。妇人脏躁，《灵枢·口问》：悲哀愁忧则心动，心动则五脏六腑皆摇。《金匮要略·妇人杂病脉证并治》：妇人脏躁，喜悲伤欲哭，象如神灵所作，数欠伸，甘麦大枣汤主之；妇人咽中如有炙脔，半夏厚朴汤主之。《丹溪心法·六郁》：气血冲和，万病不生，一有怫郁，诸病生焉。故人身诸病，多生于郁。《景岳全书·郁证》：凡五气之郁，则诸病皆有，此因病而郁也。至若情志之郁，则总由乎心，此因郁而病也；初病而气结为气滞者，宜顺宜开。久病而损及中气者，宜修宜补。然以情病者非情不解。《证治汇补·郁证》：郁病虽多，皆因气不周流，法当顺气为先，开提为次，至于降火、化痰、消积，犹当分多少治之。《类证治裁·郁症》：七情内起之郁，始而伤气，继必及血，终乃成劳。主治宜苦辛凉润宜通。《易氏医按》：香附、苏梗

开窍行气,苍术健中,贝母开郁痰,连翘散六经之火,抚芎提发肝木之困,神曲行脾之郁,南木香逐气流行,桔梗升提肺气,沙参助正气而不助肺火。此方升上焦之火邪,乃火郁发之之义也。一人患膈满,胸膈胃脘饱闷,脐下空虚如饥,不可忍,腰腿酸疼,坐立战摇,日夜卧榻,大便燥结,每日虽进清粥一二钟,食下即呕酸,吐水醋心。众作隔治,服药二年许不效。诊得脉左右寸关俱沉大有力,两尺自浮至沉三候俱紧,按之无力摇摆之状。须开导其上,滋补其下,兼而行之,遂以本方投之,每日空心服八味地黄丸百粒,服二日,嗳气连声,后亦出浊气,五日可以坐立,啖饭两碗,服药至二七动履如常。《易氏医按》畅卫舒中汤加减。

香附9g	苏梗9g	苍术9g	贝母9g
连翘9g	川芎9g	神曲9g	沙参9g
桔梗6g	南木香6g		

复诊:患者服上方1周,大哭大笑发作次数有所减少,但仍有精神抑郁,胸部闷塞,胁肋胀满,咽中如有物梗塞,吞之不下,咯之不出,苔白腻,脉弦滑。《金匮要略·妇人杂病脉证并治》曰:妇人咽中如有炙脔,半夏厚朴汤主之。《医宗金鉴·诸气治法》将本症称为"梅核气"。《辨证录》曰:人之郁病,妇女最多,而又苦最不能解,倘有困卧终日,痴痴不语,人以为呆病之将成也,谁知是思想结于心、中气郁而不舒乎?此等之症,欲全恃药饵,本非治法,然不恃药饵,听其自愈,亦非治法也。大约思想郁症,得喜可解,其次使之大怒,则亦可解。盖脾主思,思之太甚则脾气闭塞而不开,必至见食则恶矣;喜则心火发越,火生胃土,而胃气大开,胃气既开,而脾气安得而闭乎?怒属肝木,木能克土,怒则气旺,气旺必能冲开脾气矣。脾气一开,易于消食,食消而所用饮馔必能化精以养身,亦何畏于郁乎!故见此等之症,必动之以怒,后引之以喜,而徐以药饵继之,实治法之善也。方用解郁开结汤:白芍、当归、白芥子、白术、生酸枣仁、甘草、神曲、陈皮、薄荷、牡丹皮、玄参、茯神。此方即逍遥散之变方,最善解郁。凡郁怒而不甚者,服此方无不心旷神怡。正不必动之以怒,引之以喜之多事耳。此症亦可用抒木汤加栀子一钱、神曲五分,殊效。患者服上方1周,精神抑郁有所改善,大哭大笑几乎未再发作;效不更方,患者续服该方近2月,诸症缓解,可正常上班,生活自理。

姜半夏9g	厚朴9g	生姜6g	茯苓9g
紫苏9g	百合9g	乌药9g	桔梗6g
枳实6g	甘草6g		

医话一:论疏风方药治疗郁证。《内经》五郁之论为气运而作,《素问·六元正纪大论》:五运之气亦复岁,郁极乃发,待时而作。土郁之发,岩谷震惊,雷殷气交,埃昏黄黑,民病心腹胀,肠鸣而为数后,甚则心痛胁䐜,呕吐霍乱,饮发注下,胕肿身重。金郁之发,天洁地明,风清气切,大凉乃举,民病咳逆,心胁满引少腹,善暴痛,不可反侧,嗌干面尘,色恶。水郁之发,阳气乃避,阴气暴举,大寒乃至,民病寒客心痛,腰脽痛,大关节不利,屈伸不便,善厥阴,痞坚,腹满。木郁之发,太虚埃昏,云物以扰,大风乃至,民病胃脘当心而痛,上支两胁,膈咽不通,食饮不下,甚则耳鸣眩转,目不识人,善暴僵仆。火郁之发,太虚肿翳,大明不彰,炎火盛行。民病少气,疮疡痈肿,胁腹胸背,面首四支,膜愤胪胀,疡痱呕逆,瘈瘲骨痛,节乃有动,注下温疟,腹中暴痛,血溢流注,精液乃少,目赤心热,甚则瞀闷懊憹,善暴死。木郁达之,火郁发之,

土郁夺之，金郁泄之，水郁折之。然调其气，过者折之，以其畏也，所谓泄之。王冰注曰：达，谓吐之，令其条达也。发，谓汗之，令其疏散也。夺，谓下之，令无拥碍也。泄，谓渗泄之，解表利小便也。折，谓抑之，制其冲逆也。通是五法，乃气可平调。过，太过也。太过者，以其味泻之。以咸泻肾，酸泻肝，辛泻肺，甘泻脾，苦泻心。过者畏泻，故泻谓畏也。张元素《医学启源·五郁之病》曰：木郁之病，肝酸木风。注云：故民病胃脘当心而痛，四肢两胁，咽膈不通，饮食不下，甚则耳鸣眩转，目不识人，善暴僵仆，筋骨强直而不用，卒倒而无所知也。《经》曰木郁则达之，谓吐令其调达也。火郁之病，心苦火暑。注云：故民病少气，疮疡痈肿，胁腹胸背，面首四肢，膜胪胪胀，疡痱呕逆，瘛，骨痛，节乃有动，注下温疟，腹中暴痛，血溢流注，精液乃少，目赤心热，甚至瞀闷懊侬，善暴死。《经》曰：火郁发之，谓汗令其发散也。土郁之病，脾甘土湿。注曰：故民病心腹胀，肠鸣而为数便，甚则心痛胁膜，呕吐霍乱，饮发注下，胕肿身重，则脾热之生也。《经》曰：土郁夺之，谓下之令无壅滞也。金郁之病，肺辛金燥。注云：故民病咳逆，心胁满，引少腹，善暴痛，不可反侧，嗌干面尘色恶，乃金胜木而病也。《经》曰：金郁泄之，解表利小便也。水郁之病，肾咸水寒。注云：故民病寒客心痛，腰椎痛，大关节不利，屈伸不便，善厥逆，痞坚腹满，阴乘阳也。《经》曰：水郁折之，谓抑之制其冲逆也。五运之政犹权衡也，高者抑之，下者举之，化者应之，变者复之，此生长化收藏之理也，失常则天地四塞也。王安道《医经溯洄集》曰：治五郁之法，尝闻之王太仆矣。其释《内经》曰木郁达之，谓吐之令其条达也；火郁发之，谓汗之令其疏散也；土郁夺之，谓下之令无壅碍也；金郁泄之，谓渗泄解表利小便也；水郁折之，谓抑之制其冲逆也。太仆此说之后靡不宗之。然愚则未能快然于中焉。尝细观之似犹有可言，且折之一句，较之上四句，尤为难晓，因有反复经文以求其至。按《内经》帝曰：郁之甚者治之奈何？岐伯曰：木郁达之，火郁发之，土郁夺之，金郁泄之，水郁折之，然调其气，过者折之，以其畏也。所谓泄之总十三句通为一章，当分三节。自帝曰止木郁折之九句为一节，治郁法之问答也。然调其气一句为一节，治郁之余法也。过者折之，以其畏也，所谓泄之三句为一节。调气之余法也。夫五法者，经虽为病由五运之郁所致而立，然扩而充之，则未尝不可也。且凡病之起也多由乎郁，郁者滞而不通之义，或因所乘而为郁，或不因所乘而本气自郁皆郁也，岂惟五运之变能使然哉。郁既非五运之变可拘，则达之、发之、夺之、泄之、折之之法固可扩焉而充之矣。可扩而充，其应变不穷之理也欤，姑陈于下。木郁达之，达者通畅之也，如肝性急怒气逆，肢胁或胀火时上炎，治以苦寒辛散而不愈者，则用升发之药，加以厥阴报使而从治之。又如久风入中为飧泄及不因外风之入，而清气在下为飧泄，则以轻扬之剂举而散之，凡此之类皆达之之法也。王氏谓吐之令其条达为木郁达之，东垣谓食塞胸中，食为坤土，胸为金位，金主杀伐，与坤土俱在于上而旺于天，金能克木，故肝木生发之气，伏于地下，非木郁而何。吐去上焦阴土之物，木得舒畅，则郁结去矣，此木郁达之也。窃意王氏以吐训达，此不能使人无疑者，以为肺金盛而抑制肝木欤，则泻肺气举肝气可矣，不必吐也。以为脾胃浊气下流而少阳清气不升欤，则益胃升阳可矣，不必吐也。虽然，木郁固有吐之之理，今以吐字总该达字，则是凡木郁皆当用吐矣，其可乎哉。至于东垣所谓食塞肺分为金与土旺于上而克木，又不能使人无疑者，夫金之克木五行之常道，固不待夫物伤而后能也。且为物所伤岂有反旺之理，若曰吐去其物以伸木气，乃是反为木郁而施治，非为食伤而施治矣。夫食塞胸中而用吐，正《内经》所谓其高者因而越之之义耳，恐不劳引木郁之说以汩之也。火郁发之，发者汗之也，升举之也，如腠理外闭，邪热怫郁，则解表取汗以散之。又如龙火郁甚于内,非苦寒降沉之剂可治,则用升浮之药佐以甘温,顺其性而从治之,使势穷则止,如东垣升阳散火汤是也。凡此之类皆发之之法也。土郁夺之,夺者攻下也,劫而衰之也。如邪热入胃用咸寒之剂以攻去之,又如中满腹胀湿热内甚,其人壮气实者则攻下之,其或势盛而不能顿除者,则劫夺其势而使之衰。又如湿热为痢,有非力轻之剂可治者,则或攻或劫以致其平,凡此之类皆夺之之法也。金郁泄之,泄者渗泄而利小便也,疏通其气也。如肺金为肾水上原,金受火铄其令不行,原郁而渗道闭矣。宜整肃金化滋以利之,又如肺气膹满,胸满仰息,非利肺气之剂不足以疏通之,凡此之类皆泄之之法也。王氏谓渗泄解表利小便为金郁泄之,夫渗泄利小便固为泄金郁矣,其解表二字莫晓其意,得非以人之皮毛属肺,其受邪为金郁而解表为泄之乎。窃谓如此则凡筋病便是木郁,肉病便是土郁耶。此二字未当于理,今删去,且解表间于渗泄利小便之中,是渗泄利小便为二治矣。若以渗泄为滋肺生水以利小便为直治膀胱,则直治膀胱既责不在肺,何为金郁乎,是亦不通。故余易之曰:渗泄而利小便也。水郁折之,折者制御也,伐而挫之也,渐杀其势也。如肿胀之病水气淫溢而渗道以塞,夫水之所不胜者土也,今土气衰弱不能制之,故反受其侮,治当实其脾土,资其运化,俾可以制水而不敢犯,则渗道达而后愈。或病势既旺非上法所能遽制,则用泄水之药以伐而挫之,或去菀陈痤、开鬼门、洁净府,三治备举,迭用以渐平之。王氏所谓抑之制其冲逆,正欲折挫其泛滥之势也。夫实土者守也,泄水者攻也,兼三治者广略而决胜也。守也,攻也,广略也,虽俱为治水之法,然不审病者之虚实、久近、浅深,杂焉而妄施治之,其不倾踣者寡矣。且夫五郁之病固有法以治之矣。然邪气久客,正气必损,今邪气虽去,正气岂能遽平哉。苟不平调正气,使各安其位,复其常于治郁之余,则犹未足以尽治法之妙。故又曰:然调其气。苟调之而其气犹或过而未服,则当益其所不胜以制之。如木过者当益金,金能制木则木斯服矣,所不胜者所畏者也。故曰:过者折之以其畏也。夫制物者物之所欲也,制于物者物之所不欲也。顺其欲则喜,逆其欲则恶,今逆之以所恶,故曰所谓泻之。王氏以咸泻肾,酸泻肝之类为说,未尽厥旨。虽然,自调其气以下盖经之本旨,故余推其义如此,若扩充为应变之用,则不必尽然也。赵献可《医贯》曰:予谓凡病之起多由于郁。郁者抑而不通之义,《内经》五法为因五运之气所乘而致郁,不必作忧郁之郁。忧乃七情之病,但忧亦在其中。丹溪先生云气血冲和百病不生,一有怫郁诸病生焉。又制为六郁之论,立越鞠丸以治郁。曰气曰湿曰热曰痰曰血曰食,而以香附、抚芎、苍术开郁利气为主,谓气郁而湿滞,湿滞而成热,热郁而成痰,痰滞而血不行,血滞而食不消化,此六者相因为病者也。此说出而《内经》之旨始晦。《内经》之旨又因释注之误而复晦。此郁病之不明于世久矣。苟能神而明之,扩而充之,其于天下之病思过半矣。且以注《内经》之误言之,其曰达之谓吐之,吐中有发散之义。盖凡木郁乃少阳胆经半表半里之病,多呕酸吞酸证,虽吐亦有发散之益,但谓无害耳,焉可便以吐字该达字耶? 达者畅茂调达之义。王安道曰:肝性急怒气逆,胁或胀,火时上炎,治以苦寒辛散而不愈者则用升发之药,加以厥阴报使而从治之。又如久风入中为飧泄及不因外风之入而清气在下为飧泄,则以轻扬之剂举而散之。凡此之类皆达之之法也。此王氏推展达之之义甚好。火郁则发之,发之汗之也,东垣升阳散火汤是也。使势穷则止,其实发与达不相远。盖火在木中,木郁则火郁相因之理,达之即所以发之,即以达之之药发之无有不应者。但非汗之谓也。汗固能愈,然火郁于中,未有不蒸蒸汗出,须发之得其术耳。土郁夺之,谓下夺之。如中满腹胀势甚而不能顿除者,非力轻之剂可愈。则用咸寒峻下之剂以劫夺其势而使之平,此下夺之义也。愚意谓夺不止下,如胃亦土也,食塞胃中,下部有脉,上部无脉,法当吐,不吐则死。《内经》所谓高者因而越之。以吐为上夺而衰其胃土之郁,亦无不可。东垣书引木郁于食填肺分,为金克木,何其牵强。金郁泄之如肺气满,胸凭仰息,非解利肺气之剂不足以疏通之。只解表二字足以尽泄金郁之义,不必更渗泄利小便而渗利自在其中。况利小便是涉水郁之治法矣。独水郁折之难解。愚意然调其气四句非总结上文也,乃为折之二字恐人不明,特说此四句以申明之耳。然犹可也。水之郁而不通者可调其气而愈。如《经》曰膀胱者州都之官津液藏焉,气化则能出矣。肺为肾水上源,凡水道不通者升举肺气,使上窍通则下窍通,若水注之法自然之理。其过者淫溢于四肢,四肢浮肿如水之泛滥,须折之以其畏也。盖水之所畏者土也,土衰不能制之而寡于畏,故妄行。兹惟补其脾土,俾能制水则水道自通,不利之利,即所谓泻之也。陈士铎《辨证录》曰:得之而制五郁之方:善夺汤(茯苓、车前子、白术、柴胡、白芍、陈皮、半夏),疏土汤(白术、茯苓、肉桂、柴胡、白芍、枳壳、半夏)治土郁,利水而不走气,舒郁而兼补正。不夺之夺,更神于夺也,何必开鬼门、泄净府始谓之夺哉!善泄汤(熟地、山茱萸、玄参、荆芥、牛膝、酸枣仁、沙参、贝母、牡丹皮),和金汤(麦冬、苏叶、桔梗、甘草、茯苓、黄芩、半夏、百合)治金郁,滋肾水以制心火,实滋肾水以救肺金也。肺金得肾水之泄而肺安,肾水得肺金之泄而水壮,子母同心,外侮易制,又何愤懑哉!此金郁泄之之义,实有微旨也。补火解郁汤(熟地、山药、巴戟天、肉桂、杜仲、薏苡仁),浚水汤(白术、杜仲、山药、薏苡仁、芡实、防己、桂枝)治水郁,补火之中仍是补水之味,自然火能生水而水且生火,水火两济何郁之有,正不必滋肝胆而调脾胃也。发火汤(柴胡、甘草、茯神、酸枣仁、当归、陈皮、神曲、栀子、白芥子、白术、木香、远志),通火汤(白芍、玄参、麦冬、生地、甘草、陈皮、荆芥、白芥子、茯苓、半夏)治火郁,直入胞络之中以解其郁闷之气,又不直泻其火而反补其气血,消痰去滞,火遂其炎上之性也。或疑龙雷之火在肾、肝而不在心包,今治心包恐不能解龙雷之火郁。殊不知心包之火,下通于肝、肾,心包之火不解,则龙雷之火郁何能解哉!吾解心包之郁火,正所以解龙雷之郁火也。不然心包之郁未解,徒解其龙雷之火,则龙雷欲上腾,而心包阻抑,劈木焚林之祸,必且更大。惟解其心包之火,则上火既达,而下火可以渐升;且上火既达,而下火亦可以相安,而不必升矣,此治法之最巧者也。开郁至神汤(人参、香附、茯苓、白术、当归、白芍、陈皮、甘草、栀子、柴胡)、舒木汤(白芍、当归、川芎、荆芥、郁金、苍术、香附、车前子、猪苓、甘草、青皮、天花粉)治木郁,无刻削之品而又能去滞结之气,胜于逍遥散多矣。或疑郁病,宜用解散之剂,不宜用补益之味,如人参之类,似宜斟酌。殊不知人之境遇不常,拂抑之事常多,愁闷之心易结,而木郁之病不尽得之岁运者也。故治法亦宜更改,不可执郁难用补之说,弃人参而单用解散之药,况人参用入于解散药中,正既无伤,而郁又易解者也。冯楚瞻《冯氏锦囊秘录》曰:冬时严寒,杀厉之气,触冒之而实时病者,乃名伤寒。不即发者,寒毒藏于肌肤,至春变为温,至夏变为暑病,暑病者,热极重于温也。既变为温,则不得复言其为寒,不恶寒而渴者是也。其麻黄、桂枝为即病之伤寒而设,与温热何与?受病之原虽同,所发之时则异,仲景治之,当别有方,缘皆遗失而无征,是以各家议论纷纷,至今未明也。然则欲治温病者,当如何?予有一法,请申而明之。《经》曰:不恶寒而渴者是也。不恶寒则知其表无寒邪矣,曰渴,则知肾水干枯矣。盖缘其人素有火者,冬时触冒寒气,虽伤而亦不甚,惟其有火在内,寒亦不能深入,所以下即发。而寒气伏藏于肌肤,自冬至三四月,历时既久,火为寒郁于中亦久,将肾水熬煎枯竭,盖甲木,阳木也。藉癸水而生,肾水既枯,至此时强木旺,无以为发生滋润之本,故发热而渴,非有所感冒也。海藏谓:新邪唤出旧邪,亦非也。若复有所感冒,又当恶寒矣,予以六味地黄滋其水,以柴胡辛凉之药舒其木郁,随手而应,此方活人者多矣,又因此而推展之。凡冬时伤寒者,亦是郁火症,其人无火,则为直中矣。惟其有火,故由皮毛而肌肉,肌肉而脏腑,今人皆曰乃寒邪传热,寒变为热,既曰寒邪,何故入内而反为热?又何为而能变热耶?不知即是本身中之火,为寒所郁而不得泄,一步反归一步,日久则纯热而无寒矣。所以用三黄解毒,解其火也。升麻、葛根,即火郁发之也。三承气,即土郁则夺之,小柴胡汤,木郁达之也。此理甚简而易,只多了传经六经诸语,支离多歧。谓凡症有发热者,旨有头疼项强,目痛鼻干,胁痛口苦等症,何必拘为伤寒局?伤寒方以治之也。予于冬月正伤寒,独麻黄、桂枝二方,作寒郁治,其余俱不恶寒者,作郁火治,此赵氏之创论也。闻之者,孰不骇然。及阅虞天民《至人传》曰:传经伤寒是郁病,及考之《内经》,帝曰:人伤于寒,而传为热,何也?岐伯曰:寒气外凝,内郁之理,腠理坚致,玄府闭密,则气不宣通,湿气内结,中外相薄,寒盛热生,故人伤于寒,转而为热,汗之则愈,则外凝内郁之理可知矣。观此则伤寒为郁火也。明矣。顾锡《银海指南》曰:木郁达之,火郁发之,土郁夺之,金郁泄之,水郁折之,言乎五气之郁也,人之脏腑应之。木应肝胆,木主风邪,畏其郁结,故宜达之。火应心与小肠,火主热邪,畏其陷伏,故宜发之。土应脾胃,土主湿邪,畏其壅滞,故宜夺之。金应肺与大肠,金主燥邪,畏其躁急,故宜泄之。水应肾与膀胱,水主寒邪,畏其凝溢,故宜折之。然五者之中,皆可通融圆活,不必拘泥。夫人气血不顺,脉不和平,即是郁症,乃因病而郁也。至若情志之郁则有三焉:一曰怒郁。方其盛气凌人,面赤声厉,多见腹胀。及其怒后,逆气已平,中气受伤,多见胀满疼痛,倦怠少食之症。一曰思郁。凡芸窗秀士,茅店羁人,以及室女尼姑,心有所忆而生意,意有所属而生思,思有未遂而成郁,结于心者,必伤于脾,及其既甚,上连肺胃,为咳喘失血,隔噎呕吐,下连肝肾,为带浊崩淋,不月劳损。一曰忧郁。或因衣食之累,或因利害之牵,终日攒眉而致郁者,志意乖违,神情萧索,心脾渐至耗伤,气血日消,饮食日少,肌肉日削,遂至发为目症,前七情论中已详之矣,故不赘述。然五气之郁因病而郁者也,情志之郁因郁而病者也。凡患是症者,宜自为节制,皆非草木所能奏效,所谓妙药难医心上病也。可不慎之?

好 忘

医案一：顾某，男性，61岁，1998年戊寅小满初诊。经常会忘记重要的事情，在计划和决定做某事时经常出现困难，有时会在熟识的环境中迷失方向，忘记熟识的地名、人名或手机号码。做事难于集中注意力，对以前熟悉感兴趣的事情逐渐的失去兴趣和耐心，尚能正常和独立的生活。舌淡苔薄脉细弱。轻度认知功能障碍-肾精亏虚证。轻度认知功能障碍是记忆力或其他认知功能进行性减退，但不影响日常生活能力，且未达到痴呆的诊断标准。《2018中国痴呆与认知障碍诊治指南》正式发表，轻度认知功能障碍诊断标准主要包括以下4点：① 患者或知情者报告，或有经验的临床医师发现认知的损害；② 存在一个或多个认知功能域损害的客观证据；③ 复杂的工具性日常能力可以有轻微损害，但保持独立的日常生活能力；④ 尚未达到痴呆的诊断。拟《备急千金要方》枕中丹合《太平圣惠方》人参丸加减。

龟甲60 g	龙骨60 g	远志60 g	石菖蒲30 g
党参60 g	黄芪60 g	茯神30 g	益智仁60 g
天冬30 g	麦冬30 g	丹参30 g	肉苁蓉60 g
杜仲30 g	桂枝30 g	附子30 g	柏子仁30 g

上16味研末为散，每日20克，每日2次煎散为汤温服。

复诊：药后认知功能稍有改善。拟《外台秘要》安神定志方加减。患者记忆力下降速度较前延缓，患者长期服用上方半年，能够集中注意力做事，对地名、人名、路线等记忆尚可。

龟甲60 g	龙齿60 g	远志60 g	石菖蒲30 g
茯神60 g	黄芩30 g	熟地60 g	地骨皮30 g
升麻30 g	茯苓30 g	玄参30 g	白鲜皮30 g
党参60 g	蕤蓉60 g	麦冬30 g	柏子仁60 g
枳实30 g	芍药60 g	石膏30 g	炙甘草30 g
肉苁蓉60 g	菟丝子30 g	蛇床子30 g	

上23味研末为散，每日20 g，每日2次，煎散为汤温服。

医话一：论轻度认知障碍证治。轻度认知障碍是介于正常衰老和痴呆之间的一种中间状态，是一种认知障碍症候群。日常能力没有受到明显影响。轻度认知障碍的核心症状是认知功能的减退，根据病因或大脑损害部位的不同，可以累及记忆、执行功能、语言、运用、视空间结构技能等一项或以上，导致相应的临床症状。遗忘型轻度认知障碍表现有记忆力损害。根据受损的认知域数量，又可分为单纯记忆损害型和多认知域损害型,前者常为阿尔茨海默病的早期导致。非遗忘型轻度认知障碍表现为记忆功能以外的认知域损害,记忆功能保留。常由额颞叶变性、路易体痴呆等的早期病变导致。遗忘是记忆的丧失,对识记过的内容不能或错误再认与回忆。遗忘分为暂时性遗忘和永久性遗忘,前者指在适宜条件下还可能恢复记忆的遗忘,后者指不经重新学习就不可能恢复记忆的遗忘。遗忘是保持的对立面,如果不遗忘那些不必要的内容,要想记住和恢复那些必要的材料是困难的。顺行性遗忘即回忆不起在疾病发生以后一段时间内所经历的事件。遗忘的时间和疾病同时开始。逆行性遗忘即回忆不起疾病发生之前某一阶段的事件。遗忘可能是完全的或部分的,但大多只涉及较短的一段时间。进行性遗忘主要见于阿尔茨海默病。其影响较大的不是直接的识记和保存,而是再认和回忆,即患者除有遗忘外,同时伴有日益加重的痴呆和淡漠。有的患者同时具有逆行性和顺行性遗忘症,也可见由一种过渡到另一种,见于颅脑创伤的患者。心因性遗忘是由沉重的创伤性情感体验引起,疾病产生的原因往往与患者犯了某种严重的错误或罪行有关。遗忘的内容只限定于与某些痛苦体验有关的事。中国医药学认为遗忘是五脏精神损伤的结果。《灵枢·本神》曰:生之来谓之精,两精相搏谓之神,随神往来者谓之魂,并精出入者谓之魄。所以任物者谓之心,心有所忆谓之意,意之所存谓之志,因志而存变谓之思,因思而远慕谓之虑,因虑而处物谓之智。肝藏血,血舍魂;脾藏营,营舍意;心藏脉,脉舍神;肺藏气,气舍魄;肾藏精,精舍志。是故怵惕思虑者则伤神,神伤则恐惧流淫而不止。悲哀动中者竭绝而失生,喜乐者神惮散而不藏,愁忧者气闭塞而不行,盛怒者迷惑而不治,恐惧者神荡惮而不收。心,怵惕思虑则伤神,神伤则恐惧自失。脾,愁忧而不解则伤意,意伤则悗乱。肝,悲哀动中则伤魂,魂伤则狂忘不精。肺,喜乐无极则伤魄,魄伤则狂。肾,盛怒而不止则伤志,志伤则喜忘其前言。是故五脏主藏精者也,不可伤,伤则失守。五脏不安必审五脏之病形,以知其气之虚实,谨而调之也。《景岳全书·杂证谟》曰:痴呆证,凡平素无痰而或以郁结,或以不遂,或以思虑,或以疑贰,或以惊恐,而渐致痴呆。言辞颠倒,举动不经,或多汗,或善愁,其证则千奇万怪,无所不至。脉必或弦或数,或大或小,变易不常。此其逆气在心或肝胆二经,气有不清而然。但察其形体强壮,饮食不减,别无虚脱等证。则悉宜服蛮煎(生地、麦冬、芍药、石菖蒲、石斛、牡丹皮、茯神各二钱,陈皮一钱,木通、知母各一钱半)治之,最稳最妙。然此证有可愈者,有不可愈者,亦在乎胃气元气之强弱,待时而复,非可急也。凡此诸证,若以大惊猝恐,一时偶伤心胆,而致失神昏乱者。此当以速扶正气为主,宜七福饮,或大补元煎主之。《圣济总录·精极》曰:五脏六腑皆有精,腑脏调和则精常输泻。若腑脏衰则形体皆极,令人少气吸吸,五脏内虚,齿焦毛发落,悲伤喜忘,目视不明,耳聋行步不正,身体重,是皆精极之候。然精极有虚极有实极。凡阳邪害五脏,阴邪害六腑,阳实则从阴引阳,阴虚则从阳引阴。阳病主高,高则实热则宜泻于内。阴病主下,下则虚寒故体重耳聋,行步不正。若邪气入脏则咳,咳则多涕唾面肿气逆也,此邪气逆于六腑,淫虚厥于五脏,所以精极。治法形不足者温之以气,精不足者补之以味,当治其微。若甚则五阴气俱绝,绝即目系转而目精夺,是为志先死,不可救矣。人参丸用人参、麦冬、赤石脂、远志、续断、韭子、鹿茸、茯神、龙齿、磁石、肉苁蓉、丹参、柏子仁、熟地治精极虚寒,少腹拘急,耳聋发落,行步不正,梦寐失精。鹿茸散用鹿茸、龙骨、露蜂房、泽泻、茯苓、菟丝子、桂枝、牛膝、石龙芮、赤芍药、韭子、巴戟天治精极虚损,梦中失精,阴气微弱,少腹拘急,体重耳聋。黄芪汤用黄芪、人参、赤芍、桂枝、地骨皮、五味子、茯苓、防风、陈皮、炙甘草、磁石、牡蛎粉治精极肾气内伤,梦泄盗汗,小便余沥,阴痿湿痒,少腹强急。地黄饮用生地、生麦冬、蜜、竹沥、石膏、人参、川芎、黄芩、当归、桂枝、麻黄、炙甘草治精极脏腑俱损,遍身虚热,骨节烦疼。黄芩汤用黄芩、赤茯苓、麦冬、大黄、赤芍、生地、炙甘草治精极目视不明,齿焦发落,形体痛痛,身体虚热。地黄煎丸用生地、无灰酒、肉苁蓉、巴戟天、鹿茸、桑螵蛸、附子、黄芪、肉豆蔻、五味子、蛇床子、石斛、补骨脂、牛膝、青木香、陈橘皮、枳壳、荜澄茄、沉香治精极脏腑虚羸,骨节烦疼,精泄不止,益气养神,驻颜色,调血脉。

医案二: 许某,女性,83 岁,1994 年甲戌立春初诊。半年前患者生活自理能力逐渐下降,逐渐进展为不知如何洗澡、重复上厕所、站在镜子前数小时不动。记忆力减退明显,前说后忘,记不起家人名字,计算力也下降,外出不知归途,头晕耳鸣,懒情思卧,齿枯发焦,腰酸骨软,舌瘦色淡,苔薄白,脉沉细弱。头颅 MRI 提示脑内多发腔梗灶,双侧额颞叶萎缩。痴呆,拟《圣济总录》地黄煎丸加减补肾益髓,填精养神。以下 27 味研细末为散,每日 20 g,每日 2 次煎散为汤连末温服。患者连续服用上方半年,其间记忆力等未明显下降,进展速度缓慢。

熟地 60 g	鹿茸 30 g	附子 30 g	肉苁蓉 60 g
黄芪 60 g	巴戟天 60 g	党参 60 g	桑螵蛸 60 g
龟甲 60 g	龙骨 60 g	远志 60 g	蛇床子 30 g
石斛 60 g	沉香 30 g	石菖蒲 30 g	五味子 30 g
牛膝 60 g	陈皮 30 g	白薇 60 g	补骨脂 60 g
木香 30 g	茯神 60 g	当归 60 g	益智仁 60 g
胡桃肉 60 g	肉豆蔻 30 g	龙胆草 30 g	

医话一: 论好忘用药。《神农本草经》:丹沙味甘微寒,主养精神。空青味甘性寒,主养精神。扁青味甘性平,主利精神。菖蒲味辛性温,主不忘不迷。人参味甘性寒,主开心益智。远志味苦性温,主益智慧,不忘,强志。龙胆味苦性寒,主益智不忘。巴戟天味辛性温,主增志。赤芝味苦性平,主增慧智不忘。黄连味苦性寒,主令人不忘。茯苓味甘性平,主忧恚惊邪恐悸。杜仲味辛性平,主强志。麝香味辛性温,主不梦寤厌寐。熊脂味甘性寒,主强志。石蜜味甘性平,主强志。牡蛎味咸性平,主惊恚怒气。鲤鱼胆味苦性寒,主强悍益志气。葡萄味甘性平,主强志。蓬蔂味酸性平,主强志。苦菜味苦性寒,主聪察少卧。通草味辛性平,主令人不忘。白薇味苦性平,主忽忽不知人。五木耳主轻身强志。松罗味苦性平,主瞋怒邪气。合欢味甘性平,主令人欢乐无忧,久服轻身明目得所欲。白马茎味咸性平,主强志益气。鹿茸味甘性温,主益气强志。羚羊角味咸性寒,主常不厌寐。犀角味苦性寒,主除不迷或厌寐。樗鸡味苦性平,主强志。伏翼味咸性平,久服令人喜乐。黍米味甘性温,主令人烦。莨荡子味苦性寒,主强志益力通神。兰茹味辛性寒,主善忘不乐。《备急千金要方·用药处方》治好忘药物:远志、菖蒲、人参、茯神、蓍实、茹、白马心、龙胆、龟甲、通草。《备急千金要方·好忘》枕中方用龟甲、龙骨、菖蒲、远志常服令人大聪。令人不忘方用菖蒲、远志、茯苓、茯神、人参治多忘。开心散用菖蒲、远志、人参、茯苓治好忘。至老不忘:菖蒲、远志、茯苓、续断、肉苁蓉。菖蒲益智丸安神定志用菖蒲、附子、远志、人参、桔梗、牛膝、茯苓、桂枝治善忘恍惚。养命开心益智方用地黄、人参、茯苓、远志、肉苁蓉、菟丝子、蛇床子。八味散

用天冬、桂枝、茯苓、地黄、菖蒲、远志、石韦、五味子强气力足志意。治健忘方用天冬、远志、茯苓、地黄。聪明益智方用龙骨、虎骨、远志治好忘。又方：七月七日麻勃一升，人参三两为末，临夜卧服一刀圭，尽知四方之事。《外台秘要》治疗善忘方剂有：安神定志方用金箔、银箔、石膏、龙齿、铁精、地骨皮、茯神、黄芩、生地、升麻、茯苓、玄参、人参、虎睛、牛黄、生姜、麦冬、枳实、炙甘草、葳蕤、芍药、远志、柏子仁、白鲜皮。深师镇心丸用银屑、牛黄、丹砂、炙甘草、麦冬、远志、防葵、人参、防风、细辛、茯神、椒、附子、紫石英、桂枝、干姜、菖蒲、紫菀治疗时苦小语劳则剧。五石镇心丸用紫石英、白石英、硫黄、铁精、海蛤、白术、茯苓、菖蒲、杏仁、远志、细辛、牛黄、卷柏、阿胶、麦冬、苁蓉、钟乳、银屑、豆卷、当归、干姜、大枣、人参、防风、山药、炙甘草、泽泻、白薇、前胡、石膏、地黄、芍药、桔梗、柏子仁、桂枝、乌头、秦艽、半夏、大黄、黄芪治疗梦寤惊恐，心悸诸病。《肘后》麻子汤用麻子、橘皮、芍药、生姜、桂枝、炙甘草、半夏、人参、当归治疗恍惚不安气欲绝。镇心丸用秦艽、柏实、当归、干漆、白薇、杏仁、川芎、泽泻、地黄、防风、人参、甘草、白术、山药、茯苓、干姜、麦冬、前胡治疗喜怒愁忧，心意不定，恍惚喜忘，夜不得寐。崔氏镇心汤用茯神、半夏、生姜、羚羊角、当归、人参、防风、川芎、杏仁、桔梗、龙齿、石膏、防己、桂枝、竹沥治疗恍惚悲伤或梦寐不安。别离散用桑寄生、菖蒲、细辛、附子、干姜、蓟根、天雄、桂枝、白术、茵芋治疗愁悲忧恚，怒喜无常，日渐羸瘦，连年岁月，深久难疗。《外台秘要》深师人参汤定志养魂用人参、炙甘草、半夏、龙骨、远志、麦冬、地黄、大枣、小麦、阿胶、胶饴、石膏治疗神情恍惚不安，忽忽善忘，惊恐惕惕如怖，目视脘脘，不欲闻人声。龙骨汤用龙骨、茯苓、桂枝、远志、麦冬、牡蛎、炙甘草、生姜治疗宿惊失志，忽忽喜忘悲伤不乐。铁精散用铁精、茯苓、川芎、桂枝、猬皮治疗惊恐妄言或见邪魅，恍惚不自觉，发作有时。《古今录验》道士陈明进茯神丸一名定志小丸用菖蒲、远志、茯苓、人参治疗心气不定，忧愁悲伤不乐，忽忽喜忘，朝瘥暮剧，暮瘥朝发，发则狂眩。加茯神为茯神丸，不加茯神为定志丸，加茯神、牛黄为六味。定志紫葳丸用紫葳、远志、龙骨、牛黄、炙甘草、虎头皮、人参、桂枝、白术、防风、麦冬、雷丸、柴胡治疗五惊喜怒不安。《千金》用茯神、炙甘草、桂枝、龙骨、麦冬、防风、牡蛎、远志、大枣治疗惊劳失志。《太平圣惠方·补心益智及治健忘诸方》：夫心者，精神之本，意智之根，常欲清虚，不欲昏昧，昏昧则气浊，气浊则神乱，心神乱则血脉不荣，气血俱虚，精神离散，恒多忧虑，耳目不聪，故令心智不利而健忘也。茯神散用茯神、熟地、人参、龙骨、菖蒲、远志、天冬补心虚治健忘。孔子大圣智枕中方用龟甲、龙骨、远志、菖蒲治心虚健忘助神。远志散用远志、人参、菖蒲、茯苓、决明子、山药、桂心、熟地补心定志，益智明目。薯蓣丸用山药、牛膝、远志、人参、桔梗、天冬、菖蒲、桂枝、茯苓、附子、枸杞补心益智，安神强记。菖蒲丸用菖蒲、杜仲、熟地、茯苓、人参、丹参、防风、柏子仁、百部、远志、五味子、山药、麦冬、桂枝、天冬补心益智，治健忘，除虚损。人参丸用人参、赤石脂、杜仲、远志、黄芪、茯苓、菖蒲、桂心、柏子仁补心益智，强记助神，令身体光润。补心虚，治健忘，令耳目聪明，宜服菖蒲、磁石、人参、茯神、山药、麦冬、远志、熟地、赤石脂。《圣济总录·健忘》曰：健忘之病本于心虚，血气衰少，精神昏聩，故志动乱而多忘也。盖心者君主之官，神明出焉。苟为怵惕思虑所伤，或愁忧过损，惊惧失志，皆致是疾。故曰愁忧思虑则伤心，心伤则喜忘。人参汤用人参、炙甘草、半夏、龙骨、远志、麦冬、熟地、石膏安神定志治善忘惊恐惕惕，目视眈眈，不欲闻人声。桂心汤用桂枝、龙骨、防风、远志、麦冬、牡蛎、炙甘草、茯神治惊恐失志健忘。龟甲散用龟甲、木通、远志、菖蒲治心失志善忘。远志散用远志、黄连、菖蒲、茯苓、人参治心热健忘。开心丸用菖蒲、茯苓、人参、远志治心虚善忘，久服强记不忘。延龄煮散用茯神、益智仁、防风、人参、桑寄生、藿香、炙甘草、沉香、熟地治心脏气虚,安神养气止健忘。七圣丸用茯苓、桂枝、远志、人参、天冬、菖蒲、地骨皮治健忘,益心智,令人聪明。远志丸用远志、麦冬、人参、熟地、地榆、炙甘草镇心安神治精神恍惚,坐卧不宁。白石英汤用白石英、人参、藿香、白术、川芎、紫石英、甘草、细辛、石斛、菖蒲、续断治心气虚,精神不足健忘。檀香丸用檀香、菖蒲、犀角、天竺黄、生地、苏合香油、桂枝、炙甘草、茯苓、人参、远志、麦冬治心常怔悸,恐惧多忘。乌犀丸用犀角、羚羊角、龙齿、茯神、人参、远志、麦冬、郁李仁、丹砂、铁粉、龙脑治心虚惊悸健忘,精神恍惚,言语无度,心中烦闷,安魂定魄。养神丸用远志、麦冬、菖蒲、熟地、山芋、人参、茯神、炙甘草、白术治心气不定,惊悸多忘。山芋丸用山芋、熟地、黄芪、菖蒲、远志治心脏气虚,恐怖惊悸,恍惚健忘,烦闷羸瘦。人参煮散用人参、远志、桑寄生、牡丹皮、木香、沉香治久怀忧戚,气滞血涩,失志健忘。化铁丸用铁粉、蛇黄、牛黄、丹砂、麝香、金箔、银箔治心脏风热,惊惕不安,言语谵妄。

失　眠

　　医案一：冯某，男性，48岁，2016年丙申秋月初诊。慢性失眠10多年，近半年来加重。情绪低落，入睡困难伴中途觉醒，每晚总睡眠时间4h左右。白天疲劳乏力，无精打采，全身不适，注意力不集中，工作效率明显降低，社交能力减弱，情绪波动易激惹，精力减退，紧张多汗，头痛头昏，过度关注睡眠。舌质淡白，脉沉弦细。《诸病源候论》谓虚劳之人，血气衰损，脏腑虚弱，易伤于邪。邪从外集内，未有定舍，反淫于脏，不得定处，与荣卫俱行，而与魂魄飞扬，使人卧不得安，喜梦。气淫于腑，则有余于外，不足于内；气淫于脏，则有余于内，不足于外。若阴气盛，则梦涉大水而恐惧，阳气盛，则梦大火燔焫；阴阳俱盛，则梦相杀。上盛则梦飞，下盛则梦坠。甚饱则梦行，甚饥则梦卧。肝气盛则梦怒，肺气盛则梦恐惧哭泣飞扬，心气盛则梦喜笑恐畏，脾气盛则梦歌乐，体重身不举，肾气盛则梦腰脊两解不属。凡此十二盛者，至而泻之立已。厥气客于心则梦见山岳火；客于肺则梦飞扬见金铁之器奇物；客于肝则梦见山林树木；客于脾则梦见丘陵大泽坏屋风雨；客于肾则梦见临深没于水中；客于膀胱则梦游行；客于胃则梦饮食；客于大肠则梦田野；客于小肠则梦游聚邑街衢；客于胆则梦斗讼自割；客于阴则梦接内；客于项则梦多斩首；客于胫则梦行走而不能前，又居深地中；客于股肱则梦袂节拜起；客于胞则梦溲便。凡此十五不足者，至而补之立已。寻其兹梦，以设法治，则病无所逃矣。抑郁障碍-失眠证，拟益气镇惊，安神定志，酸枣仁汤合黄连阿胶汤加减。患者服药1周后心烦、多梦、惊悸症状较前明显好转，效不更方，续服1月后睡眠质量较前明显改善，白日精力充沛，工作生活如常。

酸枣仁9g	知母9g	茯苓9g	川芎9g
炙甘草9g	黄连6g	黄芩6g	芍药6g
鸡子黄2枚	阿胶9g		

　　医话一：论失眠。失眠是患者对睡眠时间和/或质量不满足并影响日间社会功能的一种主观体验。《中国成人失眠诊断与治疗指南》制定了中国成年人失眠的诊断标准：① 失眠表现入睡困难，入睡时间超过30 min；② 睡眠质量睡眠质量下降，睡眠维持障碍，整夜觉醒次数≥2次，早醒，睡眠质量下降；③ 总睡眠时间总睡眠时间减少，通常少于6h；④ 伴有日间功能障碍。睡眠相关的日间功能损害包括：① 疲劳或全身不适；② 注意力、注意维持能力或记忆力减退；③ 学习、工作和/或社交能力下降；④ 情绪波动或易激惹；⑤ 日间思睡；⑥ 兴趣、精力减退；⑦ 工作或驾驶过程中错误倾向增加；⑧ 紧张、头痛、头晕，或与睡眠缺失有关的其他躯体症状；⑨ 对睡眠过度关注。急性失眠病程＜1个月；亚急性失眠病程≥1个月＜6个月；慢性失眠病程≥6个月。《金匮要略·血痹虚劳病脉证并治》：虚烦虚劳不得眠，酸

枣仁汤主之。《古今名医方论》：枣仁酸平，应少阳木化，而治肝极者，宜收宜补，用枣仁至二升，以生心血，养肝血，所谓以酸收之，以酸补之是也。顾肝郁欲散，以川芎之辛散，使辅枣仁通肝调营，所谓以辛补之。肝急欲缓，缓以甘草之甘缓，防川芎之疏肝泄气，所谓以土葆之。然终恐劳极，则火发于肾，上行至肺，则卫不合而仍不得眠，故以知母崇水，茯苓通阴，将水壮、金清而魂自宁，斯神凝、魂藏而魄且静矣。此治虚劳肝极之神方也。《注解伤寒论》：阳有余，以苦除之，黄连、黄芩之苦以除热；阴不足，以甘补之，鸡子黄、阿胶之甘以补血；酸，收也，泄也，芍药之酸，收阴气而泄邪热也。《伤寒附翼》：此少阴之泻心汤也。凡涤心必藉芩、连，而导引有阴阳之别。病在三阳，胃中不和而心下痞者，虚则加参、甘补之，实则加大黄下之；病在少阴而心中烦，不得卧者，既不得用参、甘以助阳，亦不得用大黄以伤胃矣。用芩、连以直折心火，佐芍药以收敛神明，所以扶阴而益阳也。鸡子黄禀南方之火色，入通于心，可以补离宫之火，用生者搅和，取其流动之义也；黑驴皮禀北方之水色，且咸先入肾，可以补坎宫之精，内合于心而性急趋下，则阿井有水精凝聚之要也，与之相溶而成胶；用以配鸡子之黄，合芩、连、芍药，是降火引元之剂矣。《经》曰：火位之下，阴精承之；阴平阳秘，精神乃治。斯方之谓欤。《伤寒溯源集》：黄连苦寒，泻心家之烦热，而又以黄芩佐之；芍药收阴敛气；鸡子苦，气味俱厚，阴中之阴，故能补阴除热；阿井为济水之伏流，乃天下十二经水之阴水也；乌驴皮黑而属水，能制热而走阴血，合而成胶，为滋养阴气之上品。协四味而成剂，半以杀风邪之热，半以滋阴水之源，而为补救少阴之法也。《古方选注》：芩、连，泻心也；阿胶、鸡子黄，养阴也；各举一味以名其汤者，当相须为用也。少阴病烦，是君火热化为阴烦，非阳烦也，芩、连之所不能治，当与阿胶、鸡子黄交合心肾，以除少阴之热。鸡子黄色赤，入通于心，补离中之气；阿胶色黑，入通于肾，补坎中之精。第四者沉阴滑利，恐不能留恋中焦，故再佐芍药之酸涩，从中收阴，而后清热止烦之功得建。《医学衷中参西录》：黄连味苦入心，性凉解热，故重用之以解心中发烦，辅以黄芩，恐心中之热扰及肺也，又肺为肾之上源，清肺亦所以清肾也。芍药味兼苦酸，其苦也善降，其酸也善收，能收降浮越之阳，使之下归其宅，而性凉又能滋阴，兼能利便，故善滋补肾阴，更能引肾中外感之热自小便出也。阿胶其性善滋阴，又善潜伏，能直入肾中以生肾水。鸡子黄中含有副肾髓质之分泌素，推以同气相求之理，更能直入肾中以益肾水，肾水充足，自能胜热逐邪以上镇心火之妄动，而心中发烦自愈矣。黄连阿胶汤治少阴病，得之二三日以上，心中烦不得卧。黄连、黄芩、芍药、鸡子黄、阿胶，上五味以水五升，先煮三物，取二升，去滓，内胶烊尽，小冷，内鸡子黄，搅令相得，温服七合，日三服。柯琴曰：此少阴病之泻心汤也。凡泻心必藉连、芩，而导引有阴阳之别。病在三阳，胃中不和，而心下痞硬者，虚则加参。甘补之，实则加大黄下之。病在少阴，而心中烦不得卧者，既不得用参、甘以助阳，亦不得用大黄以伤胃矣。用芩、连以直折心火，用阿胶以补肾阴，鸡子黄佐芩、连于泻心中补心血，芍药佐阿胶于补阴中敛阴气，斯则心肾交合，水升火降。是以扶阴泻阳之方，变而为滋阴和阳之剂也。是则少阴之火，各归其部，心中之烦不得卧可除矣。《经》曰：阴平阳秘，精神乃治。斯方之谓欤！上27味研细末为散，每日20g，每日2次，煎散为汤连末温服。

医案二：鲍某，女性，37岁，2017年丁酉春月初诊。失眠2个多月，睡眠质量下降，睡眠维持障碍，每夜觉醒次数多于3次，凌晨3点左右醒后不能再次入睡。每晚总睡眠时间4 h左右。白天疲劳乏力，无精打采,全身不适。注意力不集中,记忆力减退,工作效率明显降低,社交能力减弱,自觉精力衰退,情绪波动容易激惹,紧张头痛,过度关注睡眠。面色潮红,舌红苔薄微黄,脉弦细数。《诸病源候论》曰:卫气昼行于阳,夜行于阴。阴主夜,夜主卧。阳气尽,阴气盛,则目瞑矣。今热气未散,与诸阳并,所以阳独盛,阴偏虚,虽复病后仍不得眠者,阴气未复于本故也。治拟疏肝达志,清心安神。方药:《普济本事方》白薇汤加味。

白薇9g	当归9g	党参9g	炙甘草9g
百合15g	紫苏9g	知母9g	代赭石9g
熟地9g	龟甲9g	远志9g	

复诊:患者觉醒次数略减少,但仍有惊悸伴噩梦,更方《备急千金要方》补心丸治脏虚善恐怖如魇状。《本事方释义》:白薇气味苦咸微寒,入足阳明;当归气味辛甘微温,入手少阴、足厥阴;人参气味甘温,入足阳明;甘草气味甘平,入足太阴,通行十二经络。以咸苦微寒及辛甘微温之药和其阴阳,以甘温甘平之药扶其正气,则病自然愈也。《侣山堂类辩·百合、紫苏》:庭前植百合、紫苏各数茎,见百合花昼开夜合,紫苏叶朝挺暮垂,因悟草木之性,感天地阴阳之气而为开阖者也。如春生、夏长、秋成、冬殒,四时之开阖也;昼开、夜合、朝出、暮入,一日之开阖也。是以一岁之中有四时,一日之中有四时,而人、物应之。百合色白气平,其形象肺,能助呼吸之开阖,故主邪气腹胀心痛,盖气行,则邪散而胀痛解矣,主利大小便者,气化则出也;主补中益气者,气之发原于中也。苏色紫赤,枝茎空通,其气朝出暮入,有如经脉之气,昼行于阳,夜行于阴,是以苏叶能发表汗者,血液之汗也。枝茎能通血脉,故易思兰先生常用苏茎通十二经之关窍,治咽膈饱闷,通大小便,止下利赤白。予亦常用香苏细茎,不切断,治反胃膈食,吐血下血,多奏奇功。盖食气入胃,散精于肝。浊气归心,肝主血,而心主脉。血脉疏通,则食饮自化。通其络脉,使血有所归,则吐下自止。夫茜草、归、芎之类,皆能引血归经,然不若紫苏昼出夜入之行速耳!阴阳开阖,天地之道也,进乎技矣!药后1周噩梦次数明显减少,效不更方,续服2月,失眠症状明显好转。

当归9g	防风9g	川芎9g	附子9g
芍药9g	甘草9g	蜀椒9g	干姜9g
细辛6g	桂枝9g	半夏9g	厚朴9g
大黄6g	猪苓6g	茯苓9g	远志9g

医话一:孙思邈责失眠于胆腑虚寒。《备急千金要方》温胆汤用半夏、竹茹、枳实、橘皮、甘草、生姜治大病后虚烦不得眠。千里流水汤用麦冬、半夏、茯苓、酸枣仁、甘草、桂枝、黄芩、远志、萆薢、人参、生姜、秫米治虚烦不得眠。酸枣汤用酸枣仁、人参、桂枝、生姜、石膏、茯苓、知母、甘草治虚劳烦扰,奔气在胸中,不得眠。治烦闷不得眠方:枸杞白皮、生地、麦冬、甘草、前胡、茯苓、知母、人参、豆豉、粟米。治虚劳不得眠:酸枣仁、榆叶。《太平圣惠方·胆虚不得睡》曰:胆虚不得睡者是五脏虚邪之气,干淫于心,心有忧恚伏气在胆,所以睡卧不安。心多惊悸,精神怯弱。盖心气忧伤,肝胆虚冷,致不能睡也。又大病之后,脏腑尚虚,荣卫未和,生于冷热,邪客于阴,阴气虚,卫气独行于阳,不入于阴,故令不得睡也。茯神散用茯神、柏子仁、酸枣仁、黄芪、人参、熟地、远志、五味子治胆虚不得睡,神思不宁。酸枣仁丸用酸枣仁、地榆皮、茯神治胆虚不得睡。鳖甲丸用鳖甲、酸枣仁、羌活、黄芪、牛膝、人参、五味子治胆虚不得睡,

四肢无力。酸枣仁煎用酸枣仁、乳香、蜜、牛黄、糯米、朱砂治胆虚不睡。用人参、茯苓、朱砂治胆虚睡卧不安,心多惊悸。《圣济总录·胆虚不得眠》曰:胆虚不得眠者,胆为中正之官,足少阳其经也。若其经不足,复受风邪则胆寒,故虚烦而寝卧不安也。除引《备急千金要方》温胆汤、千里流水汤治胆寒虚烦不得眠外,尚有五补汤用黄芪、附子、人参、槟榔、白术、百合、酸枣仁、茯苓、麦冬、桂枝补肝去胆寒和气,治肝虚胆寒,夜间少睡,睡即惊觉,心悸神思不安,目昏心躁,肢节痿弱。酸枣仁丸用酸枣仁、人参、白术、茯苓、半夏、干姜、陈皮、榆白皮、旋覆花、前胡、槟榔治胆虚睡卧不安,精神恐怯。五味子汤用五味子、茯苓、人参、川芎、远志、酸枣仁、熟地、麦冬、桑寄生治胆虚冷头痛,心中惊悸,睡卧不安,常如人将捕之,精神不守。酸枣仁丸用酸枣仁、地榆、丹砂、茯神、人参、菖蒲治胆气虚热不睡。山芋丸用山芋、酸枣仁、柏子仁、茯神、山茱萸治胆虚冷,精神不守,寝卧不宁,头目昏眩,恐畏不能独处。人参散用人参、茯苓、丹砂、茯神治胆虚睡卧不安,多惊悸。酸枣仁丸用酸枣仁、地榆、茯神治胆虚不得眠睡。乳香散用乳香、马头脑骨灰、酸枣仁治胆风不得眠睡,精神恍惚。《本草纲目》榆叶消水肿,利小便,下石淋。胆热虚劳不眠用榆叶、酸枣仁等分加蜜为丸,每日服适量。《本经续疏要·不得眠》:酸枣仁,平,主烦心,不得眠。榆叶,平,治不眠。《药性论》细辛,温。《药对》沙参,微寒,《证类》乳香,温。《灵枢·大惑论》曰:卫气常以昼行阳,以夜行阴,行阳则寤,行阴则寐。若其人肠胃大,则卫气行留久,皮肤湿,分肉不解则行迟,留于阴也久,其气不精,则欲瞑,故多卧矣。其人肠胃小,皮肤滑以缓,分肉解利,则卫之留于阳也久,故少瞑焉。据《灵枢·卫气行》,言其行自平旦出于目,行足太阳、手太阳、足少阳、手少阳、足阳明、手阳明,竟而复始,凡行二十五周,遂尽阳分,乃由足少阴注于肾,而心,而肺,而肝,而脾,亦如阳之二十五周,以复出于目,则当其在阳具建瓴之势,行乎所不得行,固无干于好眠、不得眠也。惟入阴则穿贯府藏,经由分肉,宽则远,窄则近,滑则疾,濇则徐,殆止乎所不得不止,好眠、不得眠因此生焉。虽然此其常也,不得为病,无从求治,然病之好眠、不得眠倘不明此,则又无从求治,是故据两病所列首味而言,则好眠是阴滞于阳,不得眠是阴不浃阳矣。治好眠当求其阳出阴中,今反阴滞于阳;治不得眠当求阳交于阴,今反阴不浃阳。是由出入之违常,径道泥泞则行止濡迟,径道清肃则行止速疾,故治好眠以浣濯(茶茗),治不得眠以黏滑(榆叶)。是由汗洁之背,度阴分有阻,阳不得入,则宜去阴中之阻(细辛),阳分自旷阴不得出,则宜促留阴之驾(孔公孽),是由通塞之愆期,准此而会意焉,其他亦可不事缕述矣。独沙参一味,《药对》谓其主不得眠,《证类》又言其主好眠,何也?夫沙参治好眠,以能缓滑皮肤,解利分肉也;其治不得眠,则以能湿润皮肤脂膏分肉也。试参之老人类少眠,以皮肤槁也。凡人茶饮多者,亦少眠,以分肉利也。故沙参之治不得卧,是取其体气之春容丰腴者类多卧,以分肉濇也。劳力者亦多卧,以汗易泄也。故沙参之治好眠,是取其性味之滑泽,至肠胃之宽窄,似无涉于沙参之治矣。然宽者行迟,不可使之滑泽而迅乎!窄者行疾,不可使之充满而迟乎!是皆得以类扩充者也。《神农本草经》羚羊角味咸性寒,主明目,益气起阴,去恶血注下,辟蛊毒恶鬼不祥,安心气,常不厌寐。犀角味苦性寒,主百毒虫注,邪鬼,障气杀钩吻鸩羽蛇毒,除不迷或厌寐。

胸　痹

医案一：邹某，男性，52岁，1999年己卯冬月初诊。起病前3日原有心绞痛加重，舌下含服硝酸甘油未能完全缓解。夜晚不慎受寒后突然长时间持续左侧膻中处憋闷疼痛，痛如刀绞，疼痛窜及肩背、前臂、咽喉等部，烦躁不安，恶心呕吐，出汗恐惧，感觉濒临死亡。血清心肌酶活性增高，心电图示Q波及ST段抬高。入院后经球囊扩张术等治疗病情稍缓，但仍有胸痹不适，呼吸短急，唇口微紫，烦躁出汗等症状。收缩压＜90 mmHg，面色苍白，皮肤湿冷，烦躁不安，心率增快，尿量减少。白细胞数增多，中性粒细胞数增多，嗜酸性粒细胞数减少，血沉加快。舌质不红，舌苔厚白，脉沉弦紧。《金匮要略方论》曰：阳微阴弦即胸痹而痛，所以胸痹心痛者，以其阴弦故也。《诸病源候论》曰：心为诸脏主而藏神，其正经不可伤，伤之而痛为真心痛，朝发夕死，夕发朝死。阳微阴弦，治拟温阳散寒，益气通脉，《金匮要略方论》乌头赤石脂丸合九痛丸加减。药后3日胸痛明显缓解，1周后偶发胸痛，几秒钟便能自行缓解。

川乌9g	草乌9g	附子9g	赤石脂9g
蜀椒9g	狼牙9g	党参9g	吴茱萸6g
干姜9g	炙甘草9g	苏合香丸1粒	

医话一：心痛与真心痛不可不辨。《灵枢·厥病》：真心痛，手足青至节，心痛甚，旦发夕死，夕发旦死。《神农本草经》载黄连味苦性寒，主腹痛。茯苓味甘性平，主心下结痛。五加皮味辛性温，主腹痛。白胶味甘性平，主止痛。阿胶味甘性平，主腰腹痛。海蛤味苦性平，主胸痛。石膏味辛性寒，主腹中坚痛。阳起石味咸性温，主腹痛。芍药味苦性平，主腹痛，止痛。地榆味苦性寒，主止痛。吴茱萸味辛性温，主止痛。白棘味辛性寒，主心腹痛，止痛。牛角䚡主疼痛。蟹味咸性寒，主热结痛。蛴螬味咸性温，主胁下坚满痛。蛇鱼甲味辛性温，主小腹阴中相引痛。大豆黄卷味甘性平，主止痛。虎掌味苦性温，主心痛。桔梗味辛性温，主胸胁痛如刀刺。白蔹味苦性平，主止痛除热。大戟味苦性寒，主急痛。白头翁味苦性温，主止痛。鹿藿味苦性平，主腰腹痛。元代危亦林《世医得效方》用苏合香丸芳香温通治卒暴心痛。冠心苏合丸组成：檀香、青木香、乳香、朱砂、冰片、苏合香。方以桂枝、细辛温散寒邪，通阳止痛；当归、芍药养血活血；芍药、甘草缓急止痛；通草通利血脉；大枣健脾益气。全方共呈温经散寒、活血通痹之效。可加瓜蒌、薤白，通阳开痹。疼痛较著者，可加延胡索、郁金活血理气定痛。若疼痛剧烈，心痛彻背，背痛彻心，痛无休止，伴有身寒肢冷，气短喘息，脉沉紧或沉微者，为阴寒极盛，胸痹心痛重证，治以温阳逐寒止痛，方用乌头赤石脂丸。苏合香丸或冠心苏合香丸，芳香化浊，理气温通开窍，发作时含化可即速止痛。阳虚之人，虚寒内生，同气相召而易感寒邪，而寒邪又可进一步耗伤阳气，故寒凝心脉时临床常伴

阳虚之象,宜配合温补阳气之剂,以温阳散寒,不可一味用辛散寒邪之法,以免耗伤阳气。《医门法律》:九痛丸治九种心痛,以其久着之邪,不同暴病,故药则加峻而汤改为丸,取缓攻不取急荡也。九种心痛,乃久客之剧证,即肾水乘心,脚气攻心之别名也。痛久血瘀,阴邪团结,温散药中,加生狼牙、巴豆、吴茱萸驱之,使从阴窍而出。以其邪据胸中,结成坚垒,非捣其巢,邪终不去耳。《金匮要略直解》:心痛虽分九种,不外积聚、痰饮、结血、虫注、寒冷而成。附子、巴豆,散寒冷而破坚积;狼牙、茱萸,杀虫注而除痰饮;干姜、人参,理中气而和胃脘,相将治九种之心痛;巴豆除邪杀鬼,故治中恶腹胀痛,口不能言,连年积冷,流注心胸痛,冷气上冲,皆宜于辛热,辛热能行血破血,落马坠车,血凝血积者,故并宜之。《中华人民共和国药典》2005 年版苏合香丸由苏合香、安息香、冰片、水牛角浓缩粉、人工麝香、檀香、沉香、丁香、香附、木香、乳香、荜茇、白术、诃子肉、朱砂组成,功能芳香开窍,行气止痛。每丸重 3 g,口服一次 1 丸,一日 1~2 次。

医案二: 符某,男性,53 岁,2015 年夏月初诊。2 个月来劳累后及情绪激动时突发胸痛,左侧胸骨后缘痛如刀绞,持续半小时左右,疼痛牵及肩背,含服三酰甘油片后短暂缓解。心电图示 ST 段压低伴 T 波倒置,心尖部闻及一过性第三心音和第四心音。心绞痛症状逐渐增加,烦躁不安。《素问·藏气法时论》:心病者胸中痛,胁支满,胁下痛,膺背肩胛间痛,两臂内痛。拟《医林改错》血府逐瘀汤加减。

桃仁 10 g	红花 10 g	当归 10 g	生地 10 g
牛膝 10 g	川芎 10 g	桔梗 10 g	赤芍 10 g
枳壳 10 g	柴胡 10 g	炙甘草 10 g	

复诊:药后胸痛缓解未再发作。舌苔白,脉弦紧。《圣济总录》曰:手少阴心之经也,心为阳中之阳,诸阳之所会合。若诸阳气虚,少阴之经气逆,则阳虚而阴厥,致令心痛,是为厥心痛。其治厥心痛有方:高良姜散用高良姜、乌药、京三棱、吴茱萸、丹参、沉香、莎草根、当归、桂枝、桃仁、槟榔、麝香治厥心痛,面色青黑,眼目直视,心腹连季胁引痛满胀。当归散用当归、陈皮、桂枝、枳壳、槟榔、桔梗、赤芍药、木香、人参治厥逆冷气上攻心痛。吴茱萸丸用吴茱萸、桂枝、白术、干姜、青皮、槟榔、木香、干漆、当归、桔梗、附子治厥逆心痛,呕逆气闷绝。草豆蔻汤用草豆蔻、厚朴、桂枝、高良姜、当归治厥逆冷气,上攻心痛,不食。吴茱萸散用吴茱萸、荜茇、胡椒、高良姜、当归、防葵、茯苓、陈皮、槟榔治厥心痛及气膈心痛。麝香汤用麝香、木香、桃仁、吴茱萸、槟榔治厥心痛。遵《圣济总录》胸痹治法,高良姜散加减。上 20 味研末为散,每日 20 g,每日 2 次煎散为汤温服。药后 1 周诸症缓解,随访 1 年未再发作。

高良姜 30 g	丹参 60 g	乌药 30 g	桂枝 30 g
吴茱萸 30 g	沉香 20 g	当归 30 g	桃仁 30 g
莎草根 30 g	枳壳 30 g	槟榔 30 g	厚朴 30 g
京三棱 30 g	附子 30 g	党参 30 g	木香 30 g
草豆蔻 30 g	桔梗 30 g	青皮 30 g	蒲黄 20 g

医话一: 论温阳散寒治胸痹。《肘后备急方》曰:胸痹之病,令人心中坚痞忽痛,肌中苦痹。绞急如刺,不得俯仰,其胸前皮皆痛,不得手犯,胸满短气,咳嗽引痛,烦闷自汗出,或彻引背膂,不即治之,数日

害人。治之用雄黄,巴豆丸如小豆大,服一丸不效稍益之。又方,取枳实捣,宜服方寸匕,日三,夜一服。又方,捣瓜蒌。大者一枚,切薤白半升,以白酒七升,煮取二升,分再服,亦可加半夏四两,汤洗去滑,则用之。又方,橘皮半斤,枳实四枚,生姜半斤,水四升,煮取二升,分再服。又方,枳实、桂等分,捣末,橘皮汤下方寸匕,日三服。仲景方神效。又方,桂、乌喙、干姜各一分,人参、细辛、茱萸各二分,贝母二分,合捣,蜜和丸,如小豆大,一服三丸,日三服之。若已瘥复发者。下韭根五斤,捣,绞取汁,饮之愈。《备急千金要方·胸痹》除引《金匮》瓜蒌汤、枳实薤白桂枝汤、茯苓杏仁甘草汤、橘枳姜汤外,人参汤外,尚有通气汤用半夏、生姜、橘皮、吴茱萸治胸满短气噎塞,细辛散用细辛、甘草、枳实、生姜、瓜蒌实、地黄、白术、桂枝、茯苓治胸痹达背痛短气。蜀椒散用蜀椒、食茱萸、桂枝、桔梗、乌头、豆豉治胸痹达背。前胡汤用前胡、甘草、半夏、芍药、黄芩、当归、人参、桂枝、生姜、大枣、竹叶治胸中逆气,心痛彻背,少气不食。又方:前胡、甘草、半夏、芍药、人参、茯苓、生姜、麦冬、饧、黄芩、当归、桂枝、大枣。熨背散用乌头、细辛、附子、羌活、蜀椒、桂枝、川芎治胸背疼痛而闷。下气汤用杏仁、大腹槟榔治胸腹背闭满上气喘息。槟榔汤用槟榔破胸背恶气声音塞闭。《外台秘要》麝香散用麝香、牛黄、犀角治疗胸痹。

医案三:韩某,男性,68岁,1979年己未夏月初诊。3日前无明显诱因出现心前区胸骨后部持续压榨性疼痛,心痛彻背,背痛彻心,3～5 min后缓解。疼痛放射至左上肢,胸闷气短。过去有类似病史。有时数日一次,有时一日数次,每于寒冷或阴雨天气发作,休息或舌下含服硝酸甘油后胸痛消失。痛有定处,日久不愈,暴怒加重,高血压病史7年,冠心病病史3年,否认糖尿病等病史。舌质暗红瘀斑,脉弦紧。治法:活血化瘀,通脉止痛。《诸病源候论》曰:心痛者,风冷邪气乘于心也。其痛发有死者,有不死者,有久成疹者。心为火,与诸阳会合,而手少阴心之经也。若诸阳气虚,少阴之经气逆,谓之阳虚阴厥,亦令心痛,其痛引喉是也。

全瓜蒌9g	姜夏9g	黄连9g	薤白9g
旋覆花9g	茜草9g	乌药9g	百合9g
紫丹参9g	檀香6g	砂仁6g	青葱6g

复诊:药后胸痛缓解未再发作。《金匮要略方论》曰:胸痹之病,喘息咳唾,胸背痛,短气,寸口脉沉而迟,关上小紧数,瓜蒌薤白白酒汤主之。胸痹不得卧,心痛彻背者,瓜蒌薤白半夏汤主之。胸痹心中痞,留气结在胸,胸满,胁下逆抢心,枳实薤白桂枝汤主之;人参汤亦主之。胸痹,胸中气塞,短气,茯苓杏仁甘草汤主之,橘枳姜汤亦主之。胸痹缓急者,薏苡附子散主之。心中痞,诸逆心悬痛,桂枝生姜枳实汤主之。观其大法,不外展气豁痰,治遵其旨。药后1周诸症缓解,随访1年未再发作。

瓜蒌30g	薤白30g	半夏30g	枳实30g
厚朴30g	桂枝30g	党参30g	干姜30g
白术30g	茯苓30g	杏仁30g	橘皮30g
生姜30g	薏苡仁30g	附子30g	炙甘草30g

医话一:谈结胸证治。柯琴《伤寒来苏集·伤寒附翼》:热入有浅深,结胸分大小。心腹硬痛,或连小腹不可按者,为大结胸,此土燥水坚,故脉亦应其象而沉紧。止在心下,不及胸腹,按之知痛不甚硬者,

为小结胸,是水与热结,凝滞成痰,留于膈上,故脉亦应其象而浮滑也。秽物据清阳之位,法当泻心而涤痰。用黄连除心下之痞实,半夏消心下之痰结,寒温并用,温热之结自平。瓜蒌实色赤形圆,中含津液,法象于心,用以为君,助黄连之苦。且以滋半夏之燥,洵为除烦涤痰、开结宽胸之剂。虽同名陷胸,而与攻利水谷之方悬殊矣。瓜蒌薤白白酒汤用瓜蒌实、薤白、白酒治疗胸痹喘息咳唾;瓜蒌薤白半夏汤用瓜蒌实、薤白、半夏、白酒治疗胸痹不得卧,心痛彻背;枳实薤白桂枝汤用枳实、厚朴、薤白、桂枝、瓜蒌实治疗胸痹心中痞,留气结在胸;人参汤用人参、甘草、干姜、白术治疗胸痹心中痞,留气结在胸;茯苓杏仁甘草汤用茯苓、杏仁、甘草治疗胸痹短气,胸中气塞;橘枳姜汤用橘皮、枳实、生姜治疗胸痹短气,胸中气塞;薏苡附子散用薏苡仁、附子治疗胸痹缓急;桂枝生姜枳实汤用桂枝、生姜、枳实治疗心中痞,诸逆心悬痛;乌头赤石脂丸用蜀椒、乌头、附子、干姜、赤石脂治疗心痛彻背,背痛彻心;九痛丸用附子、生狼牙、巴豆、人参、干姜、吴茱萸治疗九种心痛。陈念祖《时方歌括》用丹参饮活血行气治疗心腹诸痛。

厥　证

医案一：梁某,男性,51岁,1999年己卯冬月初诊。起病急骤,始则持续性右上腹突然剧烈疼痛,寒战高热,体温40℃。恶心呕吐黄疸,烦躁不安,继则四肢逆冷、手足不温,体温下降36℃。血压下降,动脉收缩压80/50 mmHg,神志尚清,烦躁焦虑,神情紧张,面色和皮肤苍白,口唇发绀,肢端湿冷,尿量减少,心率增快,呼吸深而快。白细胞计数明显升高,血胆红素升高,肝功能异常,尿液检查可见尿三胆异常。舌红苔薄微黄,脉微细。《伤寒论》曰:前热者后必厥,厥深者热亦深,厥微者热亦微。脉滑而厥者里有热也,白虎汤主之。邪热越深四肢厥冷越重,阳气被遏,邪气内闭所致。热邪越深伏,则手足厥冷的程度越厉害,叫做热深厥深。厥证的病机主要是气机突然逆乱,升降乖戾,气血阴阳不相顺接。正如《景岳全书·厥逆》所说:厥者尽也,逆者乱也,即气血败乱之谓也。气机逆乱,气上逆而不顺。治遵仲景热深厥深大法,与白虎汤合大柴胡汤加减。

石膏9g	知母9g	人参6g	粳米9g
炙甘草9g	桂枝9g	柴胡9g	当归9g
枳实9g	青皮9g		

复诊:体温37.8℃,四肢微温,腹满腹胀,大便秘结,口干欲饮,舌红苔燥,脉滑实。动脉收缩压94/66 mmHg,《伤寒论》曰:少阴病,得之二三日,口燥咽干者,急下之,宜大承气汤。少阴病,自利清水,色纯青,心下必痛,口干燥者,急下之,宜大承气汤。少阴病,六七日,腹胀不大便者,急下之,宜大承气汤。患者热退,解出较多宿便,腹胀腹痛明显缓解,神志清晰,生命体征平稳。效不更方,续服原方1周,患者精神明显好转,可进食半流质,二便正常。

大黄9g	芒硝9g	枳实9g	厚朴9g
柴胡9g	黄芩9g	人参3g	姜夏9g
芍药9g	木香9g	炙甘草9g	

医案二：杜某,女性,19岁,辛未处暑大学生军训久站1 h后突发短暂性昏仆,后肢体僵硬,胸闷不适,呼吸气粗,四肢逆冷、麻木,伴双手抽搐、口噤握拳,无发热,无恶心呕吐,送至急诊,查血气提示呼吸性碱中毒,血糖正常,头颅CT无异常。舌淡,脉沉细微。先予生脉注射液静滴补气摄津醒神治疗后逐渐清醒,再拟参附汤。

| 红参9g | 附子9g |

复诊:患者在寝室休息期间自觉四肢疼痛不适,乏力感明显,拟《伤寒论》当归四逆汤加味。若其人

内有久寒者,宜当归四逆加吴茱萸生姜汤主之。大汗出,热不去,内拘急,四肢疼,又下利,厥逆而恶寒者,四逆汤主之。大汗,若大下利而厥冷者,四逆汤主之。患者手足厥冷,脉乍紧者,邪结在胸中。心中满而烦,饥不能食者,病在胸中,当须吐之,宜瓜蒂散。伤寒厥而心下悸者,宜先治水,当服茯苓甘草汤,却治其厥;不尔,水渍入胃,必作利也。伤寒六七日,大下后,寸脉沉而迟,手足厥逆,下部脉不至,咽喉不利,唾脓血,泄利不止者,为难治。麻黄升麻汤主之。

当归30 g	桂枝9 g	芍药9 g	细辛6 g
通草9 g	附子9 g	干姜9 g	党参9 g
炙甘草9 g	大枣25枚		

三诊:患者四肢疼痛缓解,觉行走乏力,常有心悸不适。拟《备急千金要方》大补心汤治虚损不足,心气弱悸或时妄语,四肢损变气力,颜色不荣。患者服上方1周后,体力状态明显恢复好转,可正常上学,作息如常。

附子9 g	党参9 g	茯苓9 g	麦冬9 g
生地9 g	桂枝9 g	阿胶9 g	半夏9 g
远志9 g	丹参9 g	玉竹9 g	黄芩6 g
五味子9 g	炙甘草9 g		

医话一:四逆汤治厥证。厥证证临床较为多见。首先急用生脉注射液或参附青注射液静脉推注或滴注,以补气摄津醒神。亦可用四味回阳饮加味,方中用人参大补元气,附子、炮姜温里回阳,甘草调中缓急,共奏补气温阳之效。若汗出多者,加黄芪、白术、煅龙牡,加强益气功效,更能固涩止汗;若心悸不宁者,加远志、柏子仁、酸枣仁等养心安神;若纳谷不香,食欲不振者,加白术、茯苓、陈皮健脾和胃。本证亦有反复发作的倾向,平时可服用香砂六君子丸、归脾丸等药物,健脾和中,益气养血。另可加用甘麦大枣汤养心宁神,甘润缓急。《素问·厥论》说:寒厥之为寒热也,必从五指而上于膝。拟《伤寒论》当归四逆汤加味。《删补名医方论》曰:一人而系一世之安危者,必重其权而专任之;一物而系一人之死生者,当大其服而独用之。故先哲于气几息、血将脱之证,独用人参二两,浓煎顿服,能挽回性命于瞬息之间,非他物所可代也。世之用者,恐或补住邪气,姑少少以试之,或加消耗之味以监制之,其权不重、力不专,人何赖以得生乎?如古方霹雳散、大补丸,皆用一物之长而取效最捷,于独参汤何疑耶!参附汤治阴阳气血暴脱等证。曰:先身而生,谓之先天;后身而生,谓之后天。先天之气在肾,是父母之所赋;后天之气在脾,是水谷之所化。先天之气为气之体,体主静,故子在胞中,赖母息以养生气,则神藏而机静;后天之气为气之用,用主动,故育形之后,资水谷以奉生身,则神发而运动。天人合德,二气互用,故后天之气得先天之气,则生生而不息;先天之气得后天之气,始化化而不穷也。若夫起居不慎则伤肾,肾伤则先天气虚矣。饮食不节则伤脾,脾伤则后天气虚矣。补后天之气无如人参,补先天之气无如附子,此参附汤之所由立也。二脏虚之微甚,参附量为君主。二药相须,用之得当,则能瞬息化气于乌有之乡,顷刻生阳于命门之内,方之最神捷者也。若表虚自汗,以附子易黄芪,名人参黄芪汤,补气兼止汗。失血阴亡,以附子易生地,名人参生地黄汤,固气兼救阴。寒湿厥汗,以人参易白术,名术附汤,除湿兼温里,阳虚厥汗,以人参易黄芪,名芪附汤,补阳兼固表。此皆参附汤之转换变化法也,医者扩而充之,不能尽述其妙。

血　证

　　医案一：赵某，男性，75岁，1998年戊寅白露咯血，一日10余口，伴咳嗽咳痰加重，痰黄脓黏稠，痰量增加，并出现发热38.9℃，盗汗、纳差、有时胸闷，胸部CT提示左肺下叶支气管呈柱状扩张，支气管壁增厚。外周血白细胞$12.5\times10^{9}/L$。舌淡苔黄脉数。肺热咳血，拟泻心汤合十灰散清胃泻火，化瘀止血。复诊：患者服上方1周，咳血量明显减少，每日3~5口，约50 mL/24 h，咳嗽咳痰亦有改善。效不更方，续服1周，未再咳血，热退，咳嗽咳痰明显好转。《十药神书》十灰散由大蓟、小蓟、荷叶、侧柏叶、白茅根、茜根、栀子、大黄、牡丹皮、棕榈皮组成。主治呕血、吐血、咯血、嗽血。张秉成《成方便读》谓此方治一切吐血、咯血不止，先用此遏之。夫吐血、咯血，固有阴虚、阳虚之分，虚火、实火之别，学者固当予为体察。而适遇卒然暴起之证，又不得不用急则治标之法，以遏其势。然血之所以暴涌者，姑无论其属虚属实，莫不皆由气火上升所致。丹溪所谓气有余即是火。即不足之证，亦成上实下虚之势。火者南方之色，凡火之胜者，必以水济之，水之色黑，故此方汇集诸凉血、涩血、散血、行血之晶，各烧灰存性，使之凉者凉，涩者涩，散者散，行者行，各由本质而化为北方之色，即寓以水胜火之意。用童便调服者，取其咸寒下行，降火甚速，血之上逆者，以下为顺耳。

黄芩9 g	黄连6 g	大黄9 g	大蓟9 g
小蓟9 g	侧柏叶9 g	茜草9 g	牡丹皮9 g
栀子9 g	荷叶9 g	白茅根9 g	棕榈皮9 g

　　医话一：十灰散治咯血。咯血是指喉部以下的呼吸器官即气管、支气管或肺组织出血，并经咳嗽动作从口腔排出的过程。咯血不仅可由呼吸系统疾病引起，也可由循环系统疾病、外伤以及其他系统疾病或全身性因素引起。咯血伴有发热，多见于肺结核、肺炎、肺脓肿、肺出血型钩端螺旋体病、流行性出血热、支气管癌等。咯血伴胸痛，常见于大叶性肺炎、肺栓塞、肺结核、支气管癌等；咯血伴呛咳，可见于支气管癌、支原体肺炎等；咯血伴皮肤黏膜出血，可见于血液病如白血病、血小板减少性紫癜、钩端螺旋体病、流行性出血热等；咯血伴黄疸，多见于钩端螺旋体病、大叶性肺炎、肺梗塞等。中国医药学治疗咯血内容丰富，历代皆有名论名方，足资参悟。《删繁方》款冬花散治胸痛唾血气咳：款冬花、紫菀、当归、川芎、生地、干姜、细辛、五味子、杏仁、贝母、桂心、附子、白术、炙甘草。《古今录验》泻肺汤治咳血气急不安卧：川芎、麻黄、细辛、蜀椒、当归。《备急千金要方》百部丸治诸咳不得气息唾血：百部根、升麻、桂心、紫菀、干姜、五味子、炙甘草。《外台秘要》羊肺汤治咳嗽昼夜无闲，息气欲绝，唾血：羊肺、钟乳石、牡蛎、桂心、射干、桃仁、贝母、橘皮、百部根、五味子、生姜、白石英、半夏、款冬花、厚朴、炙甘草。《圣济总录》款冬

花丸治积年咳嗽唾血喘急不得卧：款冬花、紫菀、石斛、细辛、防风、川芎、人参、当归、藁本、炙甘草、蜀椒、白术、天雄、菖蒲、麻黄、半夏、桂枝、独活、芫花、钟乳粉、桃仁。蛤蚧丸治咳嗽唾血及肺痿羸瘦：蛤蚧、人参、芸薹子、桔梗、知母、紫苏茎叶、猪牙皂荚、鳖甲、槟榔、白前、柴胡、防己、杏仁、羚羊角、郁李仁、紫菀、猪苓、甜葶苈。百部丸治咳嗽上喘唾血：百部、款冬花、紫菀、天冬、贝母、桔梗。款冬花汤治咳血：款冬花、皂荚、杏仁、黄明胶、炙甘草、贝母、知母、麻黄。补肺汤治咳逆唾血：款冬花、桂枝、钟乳粉、干姜、白石英、麦冬、五味子、桑根白皮。贯众汤治年深咳嗽唾血：贯众、苏枋木。桑白皮汤治咳嗽唾血：桑根白皮、麦冬、款冬花、贝母、黄明胶、炙甘草。莱菔子煎治咳嗽多痰唾血：莱菔子、桃仁、杏仁、蜜、酥、饧。蛤蚧汤治咳嗽咯血：蛤蚧、知母、贝母、鹿角胶、炙甘草、杏仁、人参、葛根、桑根白皮、枇杷叶。五味子汤治咳嗽唾血连胸膈痛：五味子、生地、桑根白皮、桔梗、紫菀、续断、赤小豆、炙甘草。紫菀汤治咳嗽咯血胸膈满痞：紫菀、款冬花、杏仁、生地、麻黄、炙甘草、秦艽、桑根白皮、黄明胶、马兜铃、糯米。杏仁汤治肺热咳嗽咯血：杏仁、桑根白皮、柴胡、炙甘草、麻黄、桔梗、款冬花、紫菀、半夏、茜根、黄连。

医话二：《十药神书》为中国医药学第一本血证专著。《十药神书》一卷，元代葛可久撰刊于 1348 年。葛可久（1305—1353 年）名干孙，元代平江（今江苏苏州）人。父葛应雷，字震父，堂号恒斋，精研家藏医药方书，乃通医，其处方制剂，每有新意。时中州名医浙江提刑李判官自诊治父疾，复商于应雷，为应雷之精论所惊，乃与之讨论刘守真、张洁古之学，或云刘张之学自此而行于江南。后应雷由平江路医学教授升江浙官医提举，着有《医学会同》二十卷及《经络十二论》。《十药神书》为中国医药学第一本血证专著，治疗方剂奇而不离于正，实用有效，刊本及增补评注本颇多，1949 年后有影印本。目录：十药总论，甲字十灰散，乙字花蕊石散，甲乙二方论，丙字独参汤，丙字人参汤论，丁字保和汤，戊字保真汤，丁戊二汤方论，己字太平丸，己字太平丸论，庚字沉香消化丸，庚字消化丸论，辛字润肺膏，辛字润肺膏论，壬字白凤膏，癸字补髓丹，平胃散方，四君子汤。《十药神书·十药总论》曰：呕血咳嗽者先服十灰散劫住，如不住者须以花蕊石散止之。大抵血热则行，血冷则凝，见黑则止，此定理也。止血之后，用独参汤补之，令其熟睡一觉，不要惊动，醒则病去六七矣。次服保真汤止嗽宁肺，太平丸润肺扶痿，消化丸下痰疏气，保和汤分治血盛、痰盛、喘盛、热盛、风盛、寒盛六事，加味治之，余无加法。又服药法曰：三日前服保真汤，三日后服保和汤，二药相间服之为准，每日仍浓煎薄荷汤灌漱喉中，用太平丸徐徐咽下，次嚼一丸，缓缓化下，至上床时候，如此用之，夜则肺窍开，药必流入肺窍，此诀最为切要。如痰壅，却先用饧糖烊消化丸百丸吞下，又根据前嚼太平丸，令其仰卧而睡，嗽必止矣。如有余嗽，可煮润肺膏服之，复其根本，完其真元，全愈之后，方合十珍丸服之，此谓收功起身药也。前药如神之妙，如神之灵，虽岐扁再世，不过于此。陈修园按：葛仙翁以花蕊石散继于十灰散之后，虽云止血，实欲使瘀血化为黄水而不见血也。然自余思之，吐血既止，而离经之血，蓄而不行，不可不用此散化之。康熙二十六年吴门名医周扬俊序曰：予读此十方，俱出人意表，其间次序缓急，可为千百世法，即不必十方并用，要无能出其范辄用六味地黄增减，冀其收功，皆由《医贯》入手，而未尝从《神书》体会者也。彼谓肾水衰则火炎为患，壮水之主可镇阳光也。孰知人之犯此病者，阴虚固多，而他因得亦复不少。假如从劳力而得者，其伤在足太阴矣；从忧思而得者，其伤在手少阴矣；从嗜饮而得者，其伤在手太阴矣；从愤怒而得者，伤又在足厥阴矣。皆致吐血、咳血、咯血等症，岂一壮水可以胜其任乎？总之，人身之血，附气而行者也。一脏伤则气必不调，而血遂溢于外,故逆则上出,坠则下行,滞则阻痛,寒则凝,热则散,此自然之势也。后之君子于诊视之际,闻问之余,斟酌而得其情否乎? 果能于此着眼,视其病之所伤在何脏? 脉之所伤在何部? 时之所值在何季? 思过半矣。余曾治一咯血之人,平日极劳,每咯紫黑色俱成小块者,然必是饱食则多,少食则少,不食则或少或无。予以韭汁、童便、制大黄治之,二服而安,后以补中益气加血药愈。而知者以为怪妄,予谓极平常。盖实从《神书》究心,而置《医贯》为谈料者也。

医案二:倪某,男性,63 岁,2002 年壬午霜降初诊。间断呕血、黑便,每次 300～400 mL,曾有黑蒙及短暂意识丧失,急查血常规血红蛋白 43 g/L,胃镜提示重度食管静脉曲张,其中 1 条静脉表面见红色血栓;胃底静脉曲张,表面红色,门脉高压性胃病,腹部 CT 提示肝硬化,腹水,门静脉高压。面色不华,神倦懒言,恶寒喜暖,舌淡苔白脉细。呕血,拟《圣济总录》卷 130 花蕊石散化瘀止血、温阳散寒。患者服上方 1 周内,未再次呕血,解黑便 4 次,随访血红蛋白稳定在 70 g/L 左右;效不更方,再服 1 周,未再呕血黑便,好转出院。

花蕊石 30 g	龙骨 9 g	白及 9 g	生大黄 9 g
炒栀子 9 g	黄芩 9 g	黄连 9 g	龙胆草 9 g
海螵蛸 9 g	黄蜀葵花 9 g		

医案三:蔡某,男性,53 岁,2001 年辛巳秋分初诊。夜间出现上腹部疼痛,次日晨解柏油样黑便约 500 mL,面色不华,神倦懒言,查心率 120 次/min,血红蛋白 69 g/L,大便隐血试验强阳性。胃镜提示十二指肠球部溃疡、慢性浅表性胃炎伴糜烂。舌质淡,脉细。便血,拟《金匮要略》黄土汤加减健脾温中,养血止血。患者服上方 1 周内,患者解黑便 2 次,血红蛋白稳定在 65 g/L 左右;效不更方,再服 1 周,患者未再出现黑便,随访血红蛋白 80 g/L,后定期随访胃镜。

炙甘草 9 g	生地 9 g	白术 6 g	附子 9 g
赤石脂 9 g	阿胶 9 g	黄芩 9 g	大黄 6 g
白及 9 g	花蕊石 9 g		

医话一:黄土汤治远血。黄土汤是中国医药学治疗远血的经世名方。《金匮要略·惊悸吐衄下血胸满瘀血病脉证并治》曰:下血,先便后血,此远血也,黄土汤主之(甘草、干地黄、白术、附子、阿胶、黄芩各三两,灶中黄土半斤)。《金匮玉函经二注》曰:欲崇土以求类,莫如黄土。黄者,土之正色,更以火烧之,火乃土之母,其得母燥而不湿,血就温化,则所积者消,所溢者止;阿胶益血,以牛是土畜,亦是取物类;地黄补血,取其象类;甘草、白术养血补胃和平,取其味类;甘草缓附子之热,使不潜上。是方之药,不惟治远血而已,亦可治久吐血,胃虚脉迟细者,增减用之。盖胃之阳不化者,非附子之善走,不能通诸经脉,散血积也;脾之阴不理者,非黄芩之苦,不能坚其阴以固其血之走也;黄芩又制黄土、附子之热,不令其过,故以二药为使。《金匮要略论注》:以附子温肾之阳,又恐过燥,阿胶、地黄壮阴为佐;白术健脾土之气,土得水气则生物,故以黄芩、甘草清热;而以经火之黄土与脾为类者引之入脾,使脾得暖气,如冬时地中之阳气而为发生之本。《金匮要略心典》:黄土温燥入脾,合白术、附子以复健行之气;阿胶、生地

黄、甘草以益脱竭之阴,又虑辛温之品,转为血病之厉,故又以黄芩之苦寒,防其太过,所谓有制之师也。《血证论》:方用灶土、草、术健补脾土,以为摄血之本;气陷则阳陷,故用附子以振其阳;血伤则阴虚火动,故用黄芩以清火;而阿胶、熟地又滋其既虚之血。合计此方,乃滋补气血,而兼用清之品以和之,为下血崩中之总方。《备急千金要方》黄土汤治吐血:伏龙肝二枚,桂心、干姜、当归、芍药、白芷、甘草、阿胶、川芎各一两,生地黄二两,细辛半两,吴茱萸二升,上十二味㕮咀,以酒七升、水三升合煮,取三升半,去滓,纳胶,煮取三升,分三服。《外台秘要》卷三引《深师方》黄土汤:当归、炙甘草、芍药、黄芩、川芎各三两,桂心一两,生地黄一斤,釜月下焦黄土如鸡子大一枚,青竹皮五两,制法上切,以水一斗三升,煮竹皮,减三升,去滓,纳诸药,煮取三升,分四服。

　　医案四:李某,男性,30岁,2013年癸巳处暑初诊。感冒发热经抗感染治疗后好转,随后出现肉眼血尿,排尿灼热感,咽痛口苦,烦热纳差,腰痛不适,大便干结,尿液色赤有泡沫。尿常规红细胞960/μL,尿蛋白定量0.94 g/24 h,肾脏穿刺病理提示系膜增生性IgA肾炎。舌红苔黄微腻,脉弦略数。系膜增生性肾炎-湿热尿血,拟《济生方》小蓟饮子加减清热泻火,凉血止血。

小蓟9 g	生地9 g	当归9 g	蒲黄6 g
栀子9 g	木通6 g	苦参9 g	滑石9 g
芍药9 g	瞿麦9 g	萹蓄9 g	黄芩9 g
白茅根30 g	车前草20 g	生甘草6 g	

　　复诊:患者服用上方1周,肉眼血尿较前好转,主诉头晕耳鸣,神疲,颧红潮热,腰膝酸饮,舌质红,脉细数。系膜增生性肾小球肾炎是根据光镜所见的一种病理形态学诊断的肾炎,以弥漫性肾小球系膜细胞增生及不同程度系膜基质增多为主要特征的肾小球疾病。1977年世界卫生组织正式将其列为原发性肾小球肾炎病理类型。系膜增生性肾炎发病高峰年龄为16~30岁,男性病例略高于女性。多数起病隐匿,常见上呼吸道感染为前驱症状。临床表现多样化,各种原发性肾小球肾炎临床表现均可见于其中。轻者主要表现为无症状性血尿和(或)蛋白尿及慢性肾小球肾炎,重者可表现为肾病综合征。患者中30%~100%的病例有镜下血尿,20%~30%有反复发作的肉眼血尿;蛋白尿从微量到大量或肾病综合征表现者均有,多数患者表现为中等量选择性蛋白尿。系膜增生性肾小球肾炎的临床表现与病理改变有明显关系,如显著弥漫性系膜增生和典型的肾病综合征病例,其发展倾向于持续性蛋白尿和进行性肾功能不全。系膜增生伴局灶节段性硬化者,临床上也易发生肾功能不全。部分系膜增生不明显的患者,其病变进展缓慢预后较好。《太平圣惠方》曰:夫尿血者是膀胱有客热,血渗于脬故也。血得热而妄行,故因热流散,渗于脬内而尿血也。系膜增生性IgA肾炎-肾沥,拟《备急千金要方》肾沥汤加减祛风通络,补肾除痹。患者服用1月后,复查尿常规红细胞70~100/μL,尿蛋白(±),诸症消失。

防风9 g	羌活9 g	桂枝9 g	细辛6 g
生地9 g	芍药9 g	川芎9 g	当归9 g
白蔹9 g	牛膝9 g	秦艽9 g	草薢9 g
石斛9 g	玉竹9 g	雷公藤9 g	黄芪9 g

党参 9 g	茯苓 9 g	白术 9 g	巴戟天 9 g
山茱萸 9 g	肉苁蓉 9 g	续断 9 g	山药 9 g
泽泻 9 g	厚朴 9 g	地骨皮 9 g	黄芩 9 g
桔梗 9 g	菊花 9 g	金蝉花 9 g	川椒 6 g
干姜 6 g	附子 6 g	乌头 6 g	矾石 3 g
远志 9 g	石菖蒲 9 g	五味子 9 g	桑螵蛸 6 g
覆盆子 9 g	炙甘草 6 g		

上 43 味药中药粉碎机粉碎,每次 20 g,每日 2 次,羊肾汤送服。

医话一:肾沥汤治肾性血尿。血尿是尿液中红细胞异常增多。离心沉淀尿中每高倍镜视野≥3 个红细胞,或非离心尿液超过 1 个或 1 h 尿红细胞计数超过 10 万,或 12 h 尿沉渣计数超过 50 万。血尿是常见的泌尿系统症状。原因有泌尿系炎症、结核、结石或肿瘤、外伤、药物等。镜下发现红细胞增多称为镜下血尿,外观呈洗肉水样或含有血凝块称为肉眼血尿。通常每升尿液中有 1 mL 血液时即肉眼可见,尿呈红色或呈洗肉水样。近年来无明显伴随症状的血尿有增多趋势,大多为肾小球性血尿。肾小球性血尿俗称肾性血尿,血尿来源于肾小球,临床上表现为单纯性血尿或血尿伴蛋白尿,多见于原发性肾小球疾病,如 IgA 肾病、系膜增殖性肾炎、局灶性肾小球硬化症、肾囊肿、多囊肾,也可见于继发性肾小球疾病如紫癜性肾炎、狼疮性肾炎。笔者常以肾沥汤治疗肾小球性血尿。肾沥汤或肾沥散功能补肾祛风除痹,但组方不尽相同。①《备急千金要方》卷十九补肾:肾沥汤治虚劳损羸乏,咳逆短气,四肢烦疼,腰背相引痛,耳鸣面黧黯,骨间热,小便赤黄,心悸目眩,诸虚乏:羊肾、桂枝、人参、泽泻、五味子、甘草、防风、川芎、地骨皮、黄芪、当归、茯苓、玄参、芍药、生姜、磁石。林亿等新校正按:《广济》治虚劳百病,无人参、甘草、川芎、当归、芍药、玄参、生姜,有肉苁蓉三两,牛膝、五加皮各二两。胡洽治大虚伤损,梦寤惊悸,上气肩息,肾中风湿,小腹里急引腰脊,四肢常苦寒冷,大小便涩利无常,或赤或白,足微肿,或昏僻善忘者,无泽泻、防风、黄芪、玄参、磁石、骨皮,有黄芩一两,麦冬、地黄、远志各三两,大枣二十枚。崔氏治肾脏虚劳所伤补益者,无川芎、玄参、骨皮、磁石,有黄芩、远志各二两,干地黄三两,麦冬四两,大枣二十枚。治五劳六极八风十二痹,补诸不足者,无泽泻、甘草、防风、芍药、玄参、骨皮、生姜、五味子,有附子、牡丹皮各一两,地黄一两半,牡荆子、石菖蒲、桑螵蛸各二两。《近效方》除风下气,强腰脚,明耳目,除痰饮,理营卫,永不染时疾。诸风者,无当归、芍药、磁石,有独活、牛膝各一两半,麦冬二两,丹参五两,为煮散,分作二十四帖,每帖入生姜一分,杏仁十四枚,水三升煮取一升。②肾沥汤又方:羊肾、大枣、桑皮、五味子、黄芪、肉苁蓉、巴戟天、防风、秦艽、泽泻、人参、桂心、山药、丹参、远志、茯苓、细辛、牛膝、石斛、生姜、杜仲、磁石。③《备急千金要方》卷十九增损肾沥汤治大虚不足,小便数,嘘吸,焦烁燋引饮,膀胱满急,每年三伏中常服三剂,于方中商量用之。羊肾、人参、石斛、麦冬、泽泻、干地黄、瓜蒌根、地骨皮、远志、生姜、甘草、当归、桂枝、五味子、桑白皮(一作桑寄生)、茯苓、大枣。林亿等校正按:《小品方》无石斛、瓜蒌、骨皮、桑皮、茯苓,有川芎、川连、龙骨各二两螵蛸二十枚。又治肾气不足,消渴引饮,小便过多,腰背疼痛者,无石斛、瓜蒌、桑皮、骨皮、甘草,有川芎二两,黄芩、芍药各一两,桑螵蛸二十枚,鸡肶胵黄皮。崔氏治脏损虚劳,李子豫增损者,无石斛、瓜蒌、骨皮、桑皮,有黄芪、黄芩、芍药、防风各二两。

④《备急千金要方》卷十九肾沥散治虚劳百病：羖羊肾、茯苓、五味子、巴戟天、山茱萸、石龙芮、桂枝、牛膝、甘草、防风、干姜、细辛、地黄、人参、钟乳粉、石斛、丹参、肉苁蓉、附子、菟丝子。⑤《备急千金要方》卷19肾沥散治男子五劳七伤，八风十二痹，无有冬夏，悲忧憔悴，凡是病皆须服之：羊肾、厚朴、茯苓、五味子、巴戟天、桂心、石龙芮、山茱萸、细辛、人参、石斛、女菱、牡荆子、芍药、白蔹、干漆、矾石、龙胆、川芎、肉苁蓉、续断、白术、菊花、川椒、远志、黄芪、泽泻、萆薢、黄芩、干姜、附子、防风、菖蒲、牛膝、桔梗、山药、秦艽。⑥肾沥散又方：羊肾、石龙芮、续断、桔梗、干姜、菖蒲、山茱萸、茯苓、厚朴、五味子、巴戟天、桂心、细辛、人参、石斛、女菱、牡荆子、芍药、白蔹、龙胆、川芎、肉苁蓉、川椒、白术、菊花、黄芪、萆薢、附子、天雄、乌头、牛膝、山药、秦艽、石礜、远志、干漆。林亿等校正按：此比前方无泽泻、黄芩、防风，有乌头、天雄，余俱同。⑦《备急千金要方》卷21增损肾沥汤治肾气不足，消渴小便多，腰痛：羊肾、远志、人参、泽泻、桂心、当归、茯苓、龙骨、干地黄、黄芩、甘草、川芎、麦冬、五味子、生姜、大枣。⑧道人深师增损肾沥汤治风虚劳损挟毒，脚弱痛痹或不随，下焦虚冷，胸中微有客热，心虚惊悸不得眠，食少失气味，日夜数过心烦迫不得卧，小便不利，又时复下。湘东王至江州，王在岭南病悉如此极困笃，余作此汤令服，即得力。病似此者，服无不瘥，随宜增损之方。黄芪、甘草、芍药、麦冬、人参、肉苁蓉、干地黄、赤石脂、茯神、地骨皮、当归、远志、磁石、枳实、防风、龙骨、桂心、川芎、生姜、五味子、大枣、白羊肾、半夏。不利下者除龙骨赤石脂，小便涩以赤茯苓代茯神加白术三两，多热加黄芩一两，遗溺加桑螵蛸二十枚。林亿等校正按：胡洽方无黄芪、肉苁蓉、赤石脂、地骨皮、磁石、枳实、防风、龙骨、半夏，有黄芩为十五味。⑨《备急千金要方》卷8肾沥汤治肾寒虚为疠风所伤，语音謇吃，不转偏枯、胻脚偏跛蹇、缓弱不能动，口喎，言音混浊、便利仰人、耳偏聋塞、腰背相引，随病用药，据源增损：羊肾、黄芪、川芎、干地黄、山茱萸、桂心、当归、人参、防风、甘草、五味子、元参、茯苓、芍药、磁石、地骨皮、生姜。⑩《千金翼方》卷15肾沥散治五劳男子百病：羊肾、防风、黄芩、山茱萸、白蔹、厚朴、芍药、山药、麦冬、天雄、炙甘草、独活、菊花、秦艽、细辛、白术、枳实、柏子仁、当归、川芎、菟丝子、肉苁蓉、桂枝、石斛、干姜、人参、钟乳、蜀椒、附子、白石英、乌头、黄芪。⑪《外台秘要》卷17崔氏肾沥汤治肾脏虚劳所伤：羊肾、黄芪、干姜、当归、炙甘草、黄芩、远志、五味子、芍药、泽泻、人参、茯苓、大枣、桂心、防风、麦冬、干地黄。林亿等校正按：李子豫增损。⑫《外台秘要》卷16《删繁方》肾沥汤治骨极虚寒，肾病面肿垢黑，腰脊痛不能久立，屈伸不利，梦寐惊悸，上气，少腹里急痛引腰，腰脊四肢常苦寒冷，大小便或白：羊肾、芍药、麦冬、干地黄、当归、干姜、五味子、大枣，若遗小便加桑螵蛸二十枚。⑬《外台秘要》卷17《小品方》增损肾沥汤治肾气不足，消渴引饮，小便过多，腰背疼痛：猪羊肾并得、远志、麦冬、人参、五味子、泽泻、干地黄、茯苓、桂枝、当归、川芎、黄芩、芍药、生姜、大枣、桑螵蛸、鸡肶胵黄皮。⑭《广济》肾沥汤治虚劳百病：羊肾、茯苓、五味子、肉苁蓉、牛膝、防风、黄芪、泽泻、五加皮、地骨皮、磁石、桂心。⑮《外台秘要》卷17加减肾沥汤治大虚内不足小便数，嘘吸，焦燋引水浆，膀胱引急：猪羊肾并得、远志、麦冬、人参、大枣、川芎、五味子、当归、泽泻、桂心、干姜、干地黄、黄连、桑螵蛸、龙骨、炙甘草。宋代医学巨著《太平圣惠方》《圣济总录》有多首肾沥汤或散。《太平圣惠方》卷7专论肾脏疾患，兹录其要。春季补肾肾沥汤：羊肾、牛膝、人参、五味子、茯苓、附子、熟地、续断、覆盆子、狗脊、防风、磁石。夏季补肾肾沥汤方：羊肾、附子、桂心、茯苓、石南、山茱萸、石斛、人参、杜仲、当归、五味子、熟地、泽泻、肉苁蓉、磁石。秋季补肾肾沥汤：羊肾、黄芪、牛膝、五味子、桂心、茯苓、芍药、人

参、五加皮、炙甘草、当归、磁石。冬季补肾肾沥汤：羊肾、石斛、五味子、黄芪、熟地、人参、桑螵蛸、附子、防风、龙骨、肉苁蓉、磁石、川椒、桂心、炙甘草。补肾肾沥汤治肾脏久虚,体瘦骨疼,腰痛足冷,视听不利,食少无力：羊肾、磁石、肉苁蓉、黄芪、人参、茯苓、川芎、肉桂、菖蒲、当归、熟地、石斛、覆盆子、干姜、附子、五味子。补肾肾沥汤治肾虚劳损,咳逆短气,四肢烦疼,腰背相引痛,面色黧黑,骨间多疼,小便赤黄,耳目不聪,虚乏羸瘦：羊肾、茯苓、泽泻、人参、五味子、川芎、炙甘草、黄芪、当归、杜仲、桂心、石斛、熟地、肉苁蓉、磁石。补肾肾沥汤治肾虚,嘘吸短气,腰背疼痛,体重无力,食少羸瘦：羊肾、黄芪、五味子、沉香、附子、巴戟天、人参、泽泻、石斛、牛膝、杜仲、桂心、石南、丹参、当归、棘刺、茯神、肉苁蓉、磁石。肾沥汤治肾脏风虚耳鸣,四肢羸瘦,小便滑数,夜卧多寒,吃食减少：羊肾、磁石、肉苁蓉、人参、附子、黄芪、熟地、桑螵蛸、桂心、石楠、五味子、龙骨、茯苓。肾沥汤治肾脏风虚两耳常鸣：羊肾、磁石、巴戟天、附子、沉香、石斛、人参、肉桂、茯苓、牛膝、黄芪、五味子、桑螵蛸、泽泻、防风、熟地、山茱萸。肾沥汤治肾脏风虚,两耳常鸣：羊肾、附子、桂心、熟地、人参、山茱萸、磁石、肉苁蓉。肾沥汤治膀胱及肾脏虚冷,小便色白稠浊,日夜数无常,腰胁疼痛：羊肾、肉苁蓉、汉椒。《圣济总录》卷20肾沥汤治肾脏久虚,骨疼腰痛足冷,少食无力：羊肾、磁石、肉苁蓉、黄芪、人参、茯苓、川芎、桂枝、菖蒲、当归、熟地、石斛、覆盆子、干姜、附子、五味子。《圣济总录》卷51肾沥汤治胞痹少腹急痛,小便赤涩：羊肾、桑螵蛸、犀角、麦冬、五加皮、杜仲、木通、桔梗、赤芍。肾沥者,风毒袭于胞中,痹着不通。《圣济总录》卷58肾沥汤治消渴小便白浊如脂：羊肾、黄芪、杜仲、五味子、生姜、生地、人参、大枣、磁石。《圣济总录》卷85肾沥汤治五种腰痛,肾脏虚冷,脚弱不能行步：羊肾、桑根白皮、黄芪、五味子、肉苁蓉、防风、秦艽、泽泻、巴戟天、桂枝、山芋、丹参、茯神、牛膝、石斛、磁石、杜仲、人参。《圣济总录》卷53肾沥汤治胞痹,少腹急痛,小便赤涩：羊肾、桑螵蛸、犀角屑、麦冬、五加皮、杜仲、木通、桔梗、赤芍药。《圣济总录》卷59肾沥汤治脏气不足,内燥发渴：羊肾、生地、泽泻、远志、桂枝、当归、龙骨、炙甘草、五味子、赤茯苓、川芎、人参、黄芩、麦冬。《圣济总录》卷92肾沥汤：治虚劳不足,小便利数,呼吸短气,烦渴引饮,膀胱满急：羊肾、远志、人参、五味子、石斛、泽泻、当归、桂枝、炙甘草、茯苓、桑寄生、麦冬、熟地、瓜蒌根、地骨皮。《遵生八笺》卷4肾沥汤治男子虚羸,五劳七伤,风湿脏虚,耳聋目暗：羊肾、干地黄、黄芪茯苓、五味子、羚羊角、桑螵蛸、地骨皮、桂心、麦冬、磁石。《医略六书》卷30肾沥汤溺沥,脉虚迟：附子、肉桂、萆薢、覆盆子、山药、炙甘草。《医略六书》卷28肾沥汤治孕妇转胞脉沉数：桔梗、桑皮、甘草、黄芩、赤苓、栀子、麦冬、紫菀。肾沥者,风毒瘀热痹阻肾脏也。张璐对此见解深邃。《千金方衍义》曰：肾沥者,肾中气痹,不化水道,滴沥不通,多由醉饱房劳,酒湿流著髓藏,或精泄后风气入犯胞中,遂成肥痹之患,甚则结块阻塞廷孔之端,溺时艰苦万状,或坐火热汤中借暖气以通气化,或蹲踞而溺,松其约束以通其窍,始得涩涩而出,故首取羊肾血肉温补之味,同气相引,引领人参、五味以滋金水之化源,佐以茯苓、泽泻除湿利水,玄参、骨皮化导标热,得防风搜逐内风,得桂心蒸发津气,得磁石镇摄虚阳。一从外泄,一从内散,一从下吸,共襄祛邪匡正之功。犹恐失强之躯不胜利水伤津,即以甘草、黄芪辅佐参、味,保护真元,芎、归、芍药资助姜、桂,护持荣血,以杜虚风复扰之患。妙用全在防风之散,桂心之松,磁石之固,则参、芪、五味、羊肾之属,皆得灵动矣。一本无玄参,有麦冬,乃合生脉以滋肾水之上源,而通气化犹为合宜。又方无芎、归、芍药、玄参、骨皮、甘草六味,多苁蓉、巴戟天、秦艽、山药、丹参、远志、细辛、石斛、牛膝、杜仲、桑皮、大枣十二味,则益精之功胜于和荣。增损肾沥汤较首方亦损，去芎、归、芍药、玄参及防风、磁石六味，增入麦冬、地黄、石斛、远志、瓜蒌根、桑皮、大枣七味，则滋津祛热之用胜于和荣固精。较前脚气门中深师增损肾沥汤，则无泽泻、石斛、瓜蒌根、桑皮四味，而有黄芪、川芎、防风、苁蓉、磁石、枳实、半夏、龙骨、石脂十味，彼志在于杜风逐湿，此志在于清热利水，稍有不同。脚气皆由邪实，以增损肾沥汤一方，乃治脚气之变法。深师因借肾病门中肾沥汤增损，以治湘东王在岭南所患之病。夫所谓肾沥者，风毒袭于胞中，痹著不通，甚则结块阻塞溺孔，艰苦异常。盖尊贵之体无非豢养斫丧太过，痰湿上壅，真元下竭，难与寻常脚气并论，故方下特为表出。乃于肾沥汤本方中损去玄参之侵损虚阳，泽泻之伤犯气化，增入枳实、半夏，推陈致新，石脂、龙骨，专司蛰藏，苁蓉、远志，并寓开合，门冬、地黄、大枣，滋培津血，缘其人宿有罅漏，不胜疏泄，故去彼取此，确有至理存焉。须与二十一卷肾脏门中肾沥汤本方，及十卷贼风门中肾沥汤能看自明。肾沥汤大意总取祛除风毒、填补肾气为务。乃于肾脏门中本方除去泽泻加生地黄以治伤中、逐血痹、填骨髓、长肌肉。山茱萸以治心下邪气，温中逐寒湿痹，殊非专资肾气之谓。脚气门中用龙骨、石脂固蛰封藏；此用地黄、茱萸滋化风毒，宗旨虽同，而支流各异。方有济于心手之妙，须与二十一卷中肾脏门本方参看始详。汤之与散，主治虽有新久之分，其羊肾、五味、参、苓、甘草、防风、桂心、苁蓉、巴戟天、地黄、牛膝、丹参、细辛等味，大都与汤相类。惟石龙芮、钟乳、附子之毒烈，则散峻于汤，非患久痼疾、正气虚惫不轻用，此猛剂也；至于又方不但石龙芮、附子之毒，用用干漆、矾石、白蔹之属，必有干血固结不散，不得不以峻攻为务耳，其第三方中石龙芮、附子、干漆不足以破其结，更加乌头、天雄与白蔹之反激，其力峻矣。安有复用果石之毒劣以鼓其势耶？况锻石之下原有一作矾石之说，信为亥豕之误无疑。夫毒邪痹着于膀胱之内胞，而气化伤残已大不堪，反峻用大毒伤津之药，宁不顾肾气之垂绝乎？当知肾气之伤，皆有毒邪之故，若不乘此背城一决，日以王道为事，引日代毙而已。《千金》诸方，每于死中求活，补中用泻，温补剂中得攻毒开泄，则补而不壅。峻攻药内得温补留连，则威而不猛，目少与频进，曲尽峻药缓之之奥。但今之医与古之医趋舍殊途，即有宿负，不凡卓识不群之士，当此病势濒危，横议杂陈之际，只宜韬光敛迹，缄默自持，总使生机未艾，天命靡常，吾末如之，何也已矣。增损肾沥汤有三：一见脚气，一见肾脏，一见消渴，皆主邪痹胞中阻滞气化，小便滴沥不通。引治消渴，小便多，亦用之者，总取通调气化，使之无过不及之患较肾脏门方，则少石斛、桑皮、栝蒌根，而加黄芩、泽泻。此证小便虽多，必频数涩滞，故取二味为清热利水，向导专类，养肾引入肾脏，与前方用猪肾之意不殊。

医案五：宋某，男性，62岁，2002年壬午清明初诊。感冒后周身出现散在出血点，体倦乏力，面红目赤，口干咽燥，干咳无痰，齿龈渗血，右踝内侧瘀斑，色紫暗。寐差，小便黄，大便干。舌红苔薄黄，脉沉细数。查血常规 PLT 31×10^9/L，诊断特发性血小板减少性紫癜。拟《备急千金要方》岐伯神圣散合野狼毒散加减。患者服药1周后诸症减轻，皮肤无新鲜出血，偶见少量齿龈渗血，仍感乏力倦怠，口干；效不更方，续服原方1月，诸症缓解明显，随访血小板计数 74×10^9/L。后患者间断服用近半年，后随访血小板计数 $100 \times 10^9 \sim 110 \times 10^9$/L。

天雄6g	附子6g	乌头6g	茵芋6g
踯躅6g	细辛3g	白术6g	石南6g

干姜 6 g　　　　蜀椒 6 g　　　　防风 9 g　　　　独活 9 g

石菖蒲 6 g　　　　秦艽 9 g　　　　野狼毒 6 g

医话一：商陆治疗特发性血小板减少性紫癜。特发性血小板减少性紫癜又称免疫性血小板减少性紫癜，是免疫功能异常使血小板破坏增多的临床综合征。诊断主要依据为① 血小板减少；② 骨髓检查；③ 血小板抗体阳性；④ 血小板聚集功能降低；⑤ 血小板寿命缩短；⑥ 出血时间延长，凝血功能正常。治疗首选肾上腺糖皮质激素，或脾切除。大剂量丙种球蛋白，干扰素 α，抗 CD20 单克隆抗体等亦常使用。《中药大辞典》载商陆有效治疗血小板减少性紫癜。取干燥根切成薄片加水煎半小时，浓缩成 100% 的煎剂。首次服 30 mL，以后每日 3 次，每次 10 mL。或成人以 4~8 钱，小儿 2~3 钱为 1 日量，久煎 3~4 h 以减低毒性。用 100% 煎剂治疗 21 例血小板减少性紫癜，除 1 例疗效不显外，其余均在 2~4 日内紫癜逐渐消失，鼻衄、齿龈出血好转，仅少数病例仍偶于四肢出现新的散在性针尖样出血点；有半数病例在服后第 2 周左右血小板计数可恢复到正常范围，其中部分患者表现有波动性，个别亦有不恢复的。9 例患者经骨髓象复查，6 例患者的巨核细胞已出现有血小板形成，表明对骨髓病变有缓解作用。《神农本草经》：商陆味辛性平，主水胀、疝、瘕、痹，熨除痈肿，杀鬼精物。《圣济总录》商陆豆方：生商陆、赤小豆、鲫鱼；《杨氏家藏方》商陆散：商陆根、甘遂末、土狗；《济生方》疏凿饮子：商陆、泽泻、赤小豆、羌活、大腹皮、椒目、木通、秦艽、茯苓皮、槟榔；均以商陆为峻下逐水之品。《本经疏证》：夫大戟、甘遂味苦，商陆味辛，苦者取其降，辛者取其通，降者能行逆折横流之水，通者能行壅淤停蓄之水。仲景独于腰已下有水气用牡蛎泽泻散，是故商陆之功在决壅导塞，不在行水疏利，明乎此，则不与其他行水之物同称混指矣。历代所有本草著作只重商陆峻下逐水之功，忽略商陆治痹之效。笔者常用商陆 30~90 g 治疗特发性血小板减少性紫癜，每获良效，其作用机制尚不明确，可能与除痹功能有关。临床使用大剂量商陆治疗血小板减少性紫癜时并未见其峻下逐水作用。

头 痛

医案一：麻某，女性，28岁。发作性头痛8年，母亲有头痛病史。2001年辛巳雨水初诊。左侧头痛发作频繁，呈阵发性跳痛，严重时伴恶心呕吐，情绪烦躁时加重，服用布洛芬片可缓解。头痛发作时纳差，舌红苔白脉弦紧。偏头痛，拟《此事难知》九味羌活汤加减祛风镇痛。

羌活9g	防风9g	细辛3g	苍术9g
白芷9g	川芎9g	黄芩9g	生地9g
甘草6g			

复诊：前投九味羌活祛风镇痛1周，头痛发作时程度较前未明显减轻，自觉恶风畏寒，痛连项背，改《普济本事方》白芷丸疏风散寒。服上方1周，头痛发作时程度明显减轻，恶风程度明显好转；续服2月，患者偏头痛次数较前明显减少，后长期间断服用，屡试不爽。

白芷9g	石斛9g	干姜9g	细辛3g
厚朴9g	茯苓9g	肉桂9g	防风9g
陈皮9g	白术9g	五味子9g	炙甘草6g

医案二：贾某，女性，22岁，2000年庚辰夏至初诊。每于加班时易出现双侧头部钝痛伴沉重、紧箍感，头痛尚可耐受，无畏光、畏声症状，平素情绪低落，头昏重，肢体困重，胸闷纳呆，小便不利，大便溏，舌淡苔白腻，脉濡。紧张性头痛，拟《阴证略例》神术汤加味祛风胜湿。服用上方1周期间，头痛发作1次，钝痛程度有所减轻；患者续服1月后自觉头痛发作频率明显减少，间断服用半年后类似症状几乎消失。

苍术9g	防风9g	升麻9g	葛根9g
荷叶9g	甘草6g	黄芩9g	羌活9g
川芎9g	当归9g	蔓荆子9g	荆芥9g
姜半夏6g	柴胡6g	天麻6g	细辛3g
独活6g	白芷9g	藁本9g	石膏12g

医案三：管某，男性，27岁。丙子立春起头痛反复发作10年。患者平素工作压力大，长期精神紧张，经常因情绪激动突感左侧眼及眼眶周围发胀，数分钟后迅速发展为剧烈胀痛，并向同侧额颞部和顶枕部扩散，约半小时自行缓解。反复发作，畏光、畏声，疼痛难忍时独居，汗出较多，天气炎热时发作次数

增加。舌淡苔白脉紧。丛集性头痛-头风证,拟《伤寒论》吴茱萸汤温经止痛。患者头痛发作时剧烈程度稍有缓解。患者坚持服用3月,头痛发作次数较前明显减少,后长期服用该方达2年,其间随访剧烈头痛未再发作。

吴茱萸 9 g   生姜 9 g   党参 9 g   大枣 12 枚

医案四: 严某,女性,61岁。己丑小满突然头痛,烦躁不安,恶心呕吐,神志模糊,呼吸气粗,颈项强直,两手掣动,体温39.6℃。急诊头颅CT示蛛网膜下腔出血。大便数日不通,尿色黄赤,舌干少津,边尖红刺,苔滑腻,脉弦数有力。蛛网膜下腔出血-头痛,拟《丹溪心法》酒炒生大黄治头疼如劈,目中溜火。《医学从众录》一味大黄散,丹溪云眩晕不可当者此方主之。大黄酒制三次,为末,茶调下,每服一钱至二三钱。

生大黄 60 g,酒炒 3 次,茶调服。

复诊: 服上方3日头痛明显缓解,解出大量宿便,神志逐渐清晰;患者情绪不佳,自述乏力明显,肢体麻木,言语欠利,加服山东沃华医药脑血疏口服液10 mL,每日3次,服药2周后头痛基本消失,情绪平稳,神志清楚,精神状态明显好转。脑血疏口服液由黄芪、水蛭、石菖蒲、牛膝、牡丹皮、大黄、川芎7味中药制成,具有益气、活血、化瘀的功效。临床试验提示脑血疏口服液可加快血肿吸收、改善神经功能受损和临床综合症状。现代网络药理学研究提示脑血疏口服液治疗脑出血的活性成分共56种,其中黄芪紫檀烷苷、槲皮素、汉黄芩素、川芎嗪、桉脂素等可能是重要物质基础。脑血疏口服液治疗脑出血的机制涉及靶标40个、相关信号通路20条,可能与PI3K-Akt、肿瘤坏死因子、细胞凋亡等信号通路有关,而且ESR1、AKT1、PIK3CA、AKT3、EGFR、PTGS2、MMP2、MMP3等靶点可能在治疗脑出血过程中起着关键性的作用。

医话一: 九味羌活汤治疗偏头痛。① 头痛是临床常见的症状,通常将局限于头颅上半部,包括眉弓、耳轮上缘和枕外隆突连线以上部位的疼痛统称头痛。急性起病的头痛如蛛网膜下腔出血等脑血管疾病、脑膜炎、脑炎等;② 亚急性起病的头痛如颞动脉炎、颅内肿瘤等;慢性起病的头痛如偏头痛、紧张型头痛、丛集性头痛、药物依赖性头痛等。国际头痛协会2004年版"头痛疾患的国际分类"将头痛分为三大类:① 原发性头痛:包括偏头痛、紧张型头痛、丛集性头痛等;② 继发性头痛:包括头颈部外伤、颅颈部血管性因素、颅内非血管性疾病、感染、药物戒断、精神性因素等多种原因所致的头痛;颅神经痛、中枢性和原发性面痛以及其他颜面部结构病变所致头痛及其他类型头痛。偏头痛是临床最常见的原发性头痛类型,以发作性中重度、搏动样头痛为主要表现,头痛多为偏侧,一般持续4~72 h,可伴有恶心、呕吐,光、声刺激或日常活动均可加重头痛,安静环境、休息可缓解头痛。多起病于儿童和青春期,中青年期达发病高峰,女性多见,男女患者比例约为1∶2~3,人群中患病率为5%~10%,常有遗传背景。2004年国际头痛协会偏头痛分型为:① 无先兆偏头痛;② 有先兆偏头痛,包括伴典型先兆的偏头痛性头痛,伴典型先兆的非偏头痛性头痛,典型先兆不伴头痛,家族性偏瘫性偏头痛,散发性偏瘫性偏头痛,基底型偏头痛;③ 常为偏头痛前驱的儿童周期性综合征,包括周期性呕吐,腹型偏头痛,良性儿童期发作性眩晕;④ 视网膜性偏头痛;⑤ 偏头痛并发症,包括慢性偏头痛,偏头痛持续状态,无梗死的持续先兆,偏头痛性梗死,偏头痛诱发的痫样发作;⑥ 很可能的偏头痛,包括很可能的无先兆偏头痛,很可能的有先兆偏头痛,很可能的慢性偏头痛。偏头痛的治疗目的是减轻或终止头痛发作,缓解伴发症状,预防头痛复发。中国医药学治疗头痛有悠久历史,经验丰富。类似病名有头风、首风、脑风、雷头风、头面风等。张仲景吴茱萸汤以吴茱萸、生姜、人参、大枣治厥阴头痛吐涎沫,罗谦甫曰:仲景救阳诸法,于少阴四逆汤必用姜附;通脉四逆汤倍加干姜,其附子生用;附子汤又加生附至二枚。所以然者,或壮微阳使之外达,或招飞阳使之内返,此皆少阴真阳失所,故以回阳为亟也。至其治厥阴,则易以吴茱萸,而并去前汤诸药,独用人参、姜、枣者,盖人身厥阴肝木虽为两阴交尽,而一阳之真气实起其中,此之生气一虚,则三阴浊气直逼中上,不惟本经诸证悉具,将阳明之健运失职,以至少阴之真阳浮露而吐利,厥逆烦躁欲死,食谷欲呕,种种丛生矣。吴茱萸得东方震气,辛苦大热,能达木郁,直入厥阴,降其盛阴之浊气,使阴翳全消,用以为君。人参秉冲和之气,甘温大补,能接天真,挽回性命,升其垂绝之生气,令阳光普照,用以为臣。佐姜、枣和胃而行四末。斯则震坤合德,木土不害,一阳之妙用成,而三焦之间无非生生之气矣。诸证有不退者乎? 盖仲景之法,于少阴则重固元阳,于厥阴则重护生气。学人当深思而得之矣。《医方考·吴茱萸汤》:厥阴者,肝也,寒气内格,故干呕吐沫;厥阴与督脉会于巅,故头痛。吴茱萸辛热而味浓,《经》曰:味为阴,味浓为阴中之阴,故走下焦而温少阴、厥阴;佐以生姜,散其寒也;佐以人参、大枣,补中虚也。《审视瑶函》吴茱萸汤以吴茱萸、半夏、川芎、白芷、人参、茯苓、陈皮、炙甘草治厥阴头痛呕吐涎沫。

笔者常用九味羌活汤治疗偏头痛。九味羌活汤出自王好古《此事难知》:有汗不得服麻黄,无汗不得服桂枝,若瘥服则其变不可胜数。故立此法,使不犯三阳禁忌,解利神方。羌活(治太阳肢节痛君主之药也。非无以为主也,乃拨乱反正之主,故大无不通,小无不入关节痛,非此不治也),防风(治一身尽痛,乃军卒中卑下之职,一听军令而行所使引之而至),苍术(别有雄壮上行之气,能除湿,下安太阴,使邪气不纳传之于足太阴脾),细辛(治足少阴肾苦头痛),川芎(治厥阴头痛在脑),香白芷(治阳明头痛在额),生地黄(治少阴心热在内),黄芩(治太阴肺热在胸),甘草(能缓里急调和诸药),以上九味虽为一方,然亦不可执,执中无权,犹执一也。当视其经络前后左右之不同,从其多少大小轻重之不一,增损用之,其效如神。九味羌活汤不独解利伤寒,治杂病有神效。

眩　晕

医案一：郑某,女性,43 岁。庚寅小暑突发头晕脑转,如坐舟车之中,且头胀重如裹,病卧床上,惟闭眼静养则眩晕稍缓,睁眼即头晕剧烈,周围诸物旋转不定,更不能自行站立行走。伴恶心欲吐,耳鸣重听,胸闷不舒,气短涎多,口黏且淡,胃内不馨。未作治疗。前庭功能减弱,电测听有重震现象。舌淡苔白腻,脉弦滑。美尼尔综合征-风痰证,拟《金匮要略》真武汤合苓桂术甘汤通阳蠲饮。

附子 9 g	茯苓 9 g	白术 9 g	白芍 9 g
生姜 6 g	桂枝 9 g	龙骨 9 g	牡蛎 9 g
天麻 9 g	炙甘草 6 g		

复诊：患者服上方 1 周眩晕发作缓解,稍有恶寒,伴纳差,偶有咳嗽咳白黏痰,拟苓桂术甘汤合外台茯苓饮加减。服上方 1 周,眩晕几乎未再发作,诸症缓解。《医方考》半夏白术天麻汤：半夏 9 g,陈皮 9 g,麦芽 9 g,人参 6 g,白参 9 g,黄芪 9 g,苍术 9 g,天麻 9 g,茯苓 9 g,神曲 9 g,泽泻 9 g,黄柏 3 g,干姜 6 g。痰厥头痛,目眩者,此方主之。痰厥者,湿痰厥逆而上也,痰气逆则上实,故令头痛。目眩者,目前如见黑色也。东垣曰：头痛苦甚,谓之足太阴痰厥,非半夏不能除。眼黑头旋,风虚内作,非天麻不能疗。人参、黄芪之甘温,可以泻火,亦可以补中。苍术、白术之苦甘,可以去湿,亦可以健脾。泽泻、茯苓,能利湿淫之邪。神曲、麦芽,能消水谷之滞。橘皮、干姜,所以开胃调中。而黄柏者,取其苦辛,能疗少火在泉发燥也。

茯苓 9 g	桂枝 9 g	白术 30 g	防风 9 g
泽泻 9 g	党参 9 g	枳实 9 g	橘皮 9 g
生姜 6 g	炙甘草 9 g		

医案二：龚某,女性,46 岁,2009 年己丑春分初诊。晨起床坐起转头时突发强烈眩晕伴恶心呕吐,持续约 30 s 后自行缓解,四肢活动可,无二便失禁。至医院进行听力测试及头颅 MRI 检查排除颅脑相关疾病,Dix - Hallpike 位置试验提示良性位置性眩晕诊断。良性位置性眩晕-《三因极一病证方论》半夏左经汤加减。复诊：患者服用上方 1 周,未再发生类似眩晕,嘱转项等动作时宜慢。

半夏 9 g	葛根 9 g	细辛 3 g	白术 60 g
茯苓 9 g	桂枝 9 g	防风 9 g	干姜 6 g
黄芩 9 g	柴胡 6 g	麦冬 9 g	炙甘草 6 g

　　医案三：朱某，男性，52 岁。高血压病史 20 年。戊子霜降突发头晕伴呕吐，行走不稳，轻度构音障碍，指鼻试验右侧欠佳，闭目难立征阳性。头颅 MRI 提示右侧小脑半球大片急性脑梗死。目赤，口苦，舌红苔黄燥，脉弦数。拟《杂病证治新义》天麻钩藤饮平肝潜阳，滋养肝肾。患者服上方 1 周，行走不稳较前好转，未再恶心呕吐，但头晕缓解不明显。

天麻 9 g	钩藤 9 g	栀子 9 g	石决明 20 g
牛膝 9 g	杜仲 9 g	黄芩 9 g	益母草 9 g
桑寄生 9 g	夜交藤 9 g	茯神 10 g	

　　复诊：患者服上方 1 周，头晕明显减轻，行走稳健，好转出院。《博济方》曰：头风眩晕者，由血气虚，为风邪所乘也，诸阳经脉上走于头面，因运动劳役，阳气发泄，腠理开疏，而受风邪，头风之上头面多汗，恶风，甚则头疼心烦闷，或因新浴发，中外风，亦为此病，久不瘥，眩晕，由风邪流入于脑，脑转而目系急，目系急，故成眩晕也。其脉寸口洪大而长。是也，服大效香砂丸，必愈。

巴豆 3 g	珍珠母 9 g	乳香 6 g	细辛 3 g
当归 9 g	丁香 6 g	肉桂 6 g	龙脑 3 g
槟榔 9 g	炙甘草 6 g		

　　医案四：杨某，女性，78 岁。2011 年辛卯小雪出现头晕，行走时有头重脚轻感，当时未予重视，半年内不适症状反复，行走超过半小时后易加重，出现短暂眩晕，轻度恶心、视物模糊、肢体乏力，休息卧位后能部分好转。平素心烦易怒，对自身病情感焦虑急躁，食欲减退，晨起口气重，失眠，多梦易醒，大便干结，四日一行。至本院完善头颅 MRI 提示轻度脑萎缩，未见后循环供血区梗死病灶。CTA 提示椎-基底动脉粥样硬化及不规则狭窄。舌淡苔白，脉弦细，神经系统体检无阳性体征。慢性脑缺血眩晕-血虚肝旺证，应患者要求中成药治疗的诉求，拟天士力医药养血清脑颗粒 4 g，每日 3 次口服。养血清脑颗粒药物组成：当归、川芎、白芍、熟地、钩藤、鸡血藤、夏枯草、决明子、珍珠母、延胡索、细辛。复诊：患者服养血清脑颗粒 1 周眩晕发作缓解，纳差、乏力、便秘均有改善，效不更方，连续服用 1 月，眩晕发作次数明显减少，诸症缓解，患者对疗效表示非常满意。电话随访，患者每逢发作频繁，自行服用 2 周后均能有效缓解且疗效可维持 4～6 月。养血清脑颗粒是以四物汤为基础加减而成，经过现代制剂工艺精制而成。当归、川芎、鸡血藤等活血化瘀药物配伍钩藤、决明子、珍珠母等平肝潜阳药物，共奏滋阴潜阳、平肝熄风、益气补血之功。笔者于 2002 年开展养血清脑颗粒对慢性脑供血不足大鼠学习记忆及眩晕潜伏期的实验研究，结果发现颈动脉结扎大鼠 8 周，迷宫试验正确率明显低于颈动脉结扎前，提示长期慢性供血不足可引起学习记忆障碍。同时亦表明颈动脉结扎大鼠 8 周眩晕潜伏期明显延长，至颈动脉结扎 16 周眩晕潜伏期较假手术组明显延长，应用养血清脑颗粒可改善慢性脑供血不足大鼠血液循环，改善因慢性脑缺血引起的头晕及记忆障碍等。《临证指南医案·眩晕》：《经》云诸风掉眩，皆属于肝，头为六阳之首，耳目口鼻皆系清空之窍，所患眩晕者，非外来之邪，乃肝胆之风阳上冒耳，甚至有昏厥跌仆之虞。其症有夹痰、夹火、中虚、下虚、治胆、治胃、治肝之分。火盛者，先生用羚羊、山栀、连翘、花粉、玄参、鲜生地、丹皮、桑叶，以清泄上焦窍络之热，此先从胆治也。痰多者必理阳明。消痰如竹沥姜汁、菖蒲橘红、二

陈汤之类。中虚则兼用人参、外台茯苓饮是也。下虚者必从肝治,补肾滋肝,育阴潜阳,镇摄之治是也。至于天麻钩藤菊花之属,皆系熄风之品,可随症加入,此症之原,本之肝风。

医话一:头晕与眩晕不同治各有异。《说文解字》:眩,目无常主也。《释名》:眩,悬也,目视动乱,如悬物摇摇然不定也。《说文解字》:晕,日月气也。《说文解字注》:篆体晖当作晕,《周礼》晕作辉。《释名》曰:晕,卷也,气在外卷结之也,日月皆然。因"晕"模糊不清,引申泛指发光物体周围的模糊部分。眩晕(vertigo)是空间定位障碍的位置性错觉。真性眩晕由眼、本体觉或前庭系统疾病引起,有明显的外物或自身旋转感。周围性眩晕由内耳迷路或前庭部分、前庭神经颅外段病变引,包括急性迷路炎、梅尼埃病等。其特点为:① 眩晕为剧烈旋转性,持续时间短,头位或体位改变可使眩晕加重明显。② 眼震与眩晕发作同时存在,多为水平性或水平加旋转性眼震。通常无垂直性眼震,振幅可以改变,数小时或数日后眼震可减退或消失,向健侧注视时眼震更明显。头位诱发眼震多为疲劳性,温度诱发眼震多见于半规管麻痹。③ 平衡障碍多为旋转性或上下左右摇摆性运动感,站立不稳,自发倾倒,静态直立试验多向眼震慢相方向倾倒。④ 自主神经症状如恶心、呕吐、出汗及面色苍白等。⑤ 常伴耳鸣、听觉障碍而无脑功能损害。中枢性眩晕是前庭神经核、脑干、小脑和大脑颞叶病变引起的眩晕。特点:① 眩晕程度较轻,持续时间长,为旋转性或向一侧运动感,闭目后可减轻,与头部或体位改变无关。② 眼球震颤粗大,可以为单一的垂直眼震和(或)水平旋转型,可以长期存在而强度不变。眼震方向和病灶侧不一致,自发倾倒和静态直立试验倾倒方向不一致。③ 平衡障碍表现为旋转性或向一侧运动感,站立不稳,多数眩晕和平衡障碍程度不一致。④ 自主神经症状不如周围性明显。⑤ 无半规管麻痹、听觉障碍等。⑥ 可伴脑功能损害,如脑神经损害、眼外肌麻痹、面舌瘫、球麻痹、肢体瘫痪、高颅压等。头晕(dizziness)是脑部功能性障碍表现为头昏头胀、头重脚轻、脑内摇晃、眼花等的感觉。头晕可由多种原因引起,最常见于发热性疾病、高血压病、脑动脉硬化、颅脑外伤综合征、神经症等。眩晕实证居多,头晕虚证为主。张仲景真武汤治心下悸,头眩,身瞤动,振振欲擗地;苓桂术甘汤治心下有痰饮,胸胁支满,目眩;实也。《医级》杞菊地黄丸治头晕,视物不清,眼珠涩痛,怕日羞明,迎风流泪;《饲鹤亭集方》杜煎鹿角胶治头晕眼花,崩带遗精;虚也。《医学从众录》:诸风掉眩,皆属于肝。掉,摇也。眩,昏乱旋转也。皆由金衰不能制木,木旺生风,风动火炽。风火皆属阳而主动,相搏则为旋转。《内经》又云上虚则眩,是正气虚而木邪干之也。又云肾虚则头重高摇,髓海不足,则脑转耳鸣,皆言不足为病。仲景论眩以痰饮为先,丹溪宗河间之说,亦谓无痰不眩,无火不晕,皆言有余为病。前圣后贤,何其相反如是。余少读景岳之书,专主补虚一说,遵之不效。再搜古训,然后知景岳于虚实二字,认得死煞,即于风火二字,不能洞悉其所以然也。盖风非外来之风,指厥阴风木而言,与少阳相火同居,厥阴气逆,则风生而火发,故河间以火风立论也。风生必挟木势而克土,土病则聚液而成痰,故仲景以痰饮立论,丹溪以痰火立论也。究之肾为肝母,肾主藏精,精虚则脑海空而头重,故《内经》以肾虚及髓海不足立论也。其言虚者,言其病根,其言实者,言其病象。理本一贯,但河间诸公,一于清火驱风豁痰,犹未知风火痰之所由作也。余惟寸口脉滑,按之益坚者为上实,遵丹溪以酒大黄治之。如寸口脉大,按之即散者为上虚,以一味鹿茸酒治之。寸口脉微者,以补中益气汤,或黄芪白术煎膏入半夏末治之。然欲荣其上,必灌其根,如正元散及六味丸、八味丸,皆峻补肾中水火之妙剂。乙癸同源,治肾即所以治肝,治肝即所以熄风,熄风即所以降火,降火即所以治痰。神而明之，存乎其人，难以笔楮传也。如钩藤、玉竹、菊花、天麻柔润熄风之品，无不可于各方中出入加减，以收捷效也。《秘旨》正元丹治命门火衰，不能生土，吐利厥冷有时，阴火上冲，则头面赤热，眩晕恶心，浊气逆满，则胸胁刺痛，脐腹胀急。人参三两，白术二两，茯苓二两，甘草一两五钱，黄芪一两五钱，山药一两，此方出自虞天益《制药秘旨》，本《千金方》一十三味，却取乌头、姜、桂等辛燥之性，逐味分制四君、黄芪、山药之中。较七珍散但少粟米，而多红枣，虽其力稍逊原方一筹，然雄烈之味既去，则真滓无形，生化有形，允为温补少火之驯剂，而无食气之虞。真《千金》之功臣也。

中 风

医案一：秦某，男性，76岁，2006年丙戌冬月初诊。晨起刷牙时突然跌倒在地，呼之不应，小便失禁，急诊头颅MRI提示左侧大脑半球大面积脑梗死。患者嗜睡，间有烦躁，右侧肢体肌力粗测0级，头颅MRA提示左侧大脑中动脉M1段以及远端分支闭塞。舌质红，舌苔白，脉弦数。秦汉晋唐两宋皆认为中风乃外风直中，治法唯以祛风通络为先务。《素问·风论》云：风中五脏六腑之俞，亦为脏腑之风，各入其门户，所中则为偏风。《金匮要略方论》云：夫风之为病，当半身不遂，或但臂不遂者，中风使然。络脉空虚，贼邪不泻，或左或右，邪气反缓，正气即急，正气引邪，喎僻不遂。邪在于络，肌肤不仁；邪在于经，即重不胜；邪入于府，即不识人；邪入于藏，舌即难言，口吐涎。侯氏黑散治大风，四肢烦重，心中恶寒不足者：菊花、白术、细辛、茯苓、牡蛎、桔梗、防风、人参、矾石、黄芩、当归、干姜、川芎、桂枝；风引汤除热瘫痫：大黄、干姜、龙骨、桂枝、甘草、牡蛎、寒水石、滑石、赤石脂、白石脂、紫石英、石膏。《诸病源候论》云：中风者，风气中于人也。其乡来者人中少死病，不从其乡来者人中多死病。风邪之气若先中于阴，病发于五脏者，其状奄忽不知人，喉里噫噫然有声，舌强不能言。风痱之状，身体无痛，四肢不收，神智不乱，一臂不随者，风痱也。风偏枯者，其状半身不随，肌肉偏枯，小而痛，言不变，智不乱是也。风邪在经络，搏于阳经气行则迟，机关缓纵，故令身体手足不随也。风半身不随者，脾胃气弱，血气偏虚，为风邪所乘故也。偏风者，风邪偏客于身一边也。人体有偏虚者，风邪乘虚而伤之，故为偏风也。其状，或不知痛痒，或缓纵，或痹痛是也。《肘后备急方》治中风方剂有续命汤、陈元狸骨膏，常用药物有独活、桂枝、白蔹、附子、吴茱萸、艾叶、槐皮、枳树皮、空青、蜘蛛子、牡蛎、矾石、灶中黄土、鳖甲、乌头、蒲黄、白术、石膏。《备急千金要方》《千金翼方》《外台秘要》中风门所列小续命汤、大续命汤、小续命汤、西州续命汤、续命汤、大续命散、排风汤、大排风汤、大岩蜜汤、小岩蜜汤、乌头汤、大八风汤、川芎汤、仓公当归汤、川芎汤、防己汤、三黄汤、黄芪汤、白蔹汤、防己汤、羌活饮、猪苓煮散、防风汤等，皆为治疗偏枯、风痱、风懿等中风的主要方剂，常用药物有当归、秦艽、干姜、藁本、麻黄、葛根、前胡、知母、石韦、狗脊、萆薢、杜蘅、白薇、白芷、葈耳、女萎、桔梗、大戟、乌头、乌喙、附子、侧子、天雄、踯躅、茵芋、贯众、白及、蒴藋、况茹、鬼箭、磁石、石膏、天冬、葳蕤、白术、菖蒲、泽泻、山药、菊花、细辛、独活、升麻、薏苡仁、巴戟天、松叶、松节、石南、蜀椒、莽草、防风、王不留行、川芎、黄芪、杜若、辛夷、牡荆子、五加皮、木兰、枸杞、竹叶、厚朴、松实、秦皮、牡丹皮、防己、秦椒、女菀、泽兰、竹沥、山茱萸、吴茱萸、蒺藜子、曾青、礜石、代赭石。《太平圣惠方》《圣济总录》《太平惠民和剂局方》治疗中风常用方剂有：龙脑牛黄丸、牛黄丸、白僵蚕丸、僵蚕丸、涎潮神灵散、救急稀涎散、天麻散、紫金天麻丸、天麻丸、天麻浸酒、赤箭丸、赤箭散、白丸子、夺命散、川芎汤、返魂丹、青金丸、救生散、山栀子丸、金虎丹、金虎丸、防风汤、羌活汤、独活汤、独活酒、透罗丸、阿胶丸、麻黄汤、麻黄丸、马尾散、羚羊角散、金箔丸、附子汤、葛根汤、升麻汤、防风汤、防风丸、天雄散、白圣散、一字散、追风丸、人参丸、圣散子、消风丸、乌蛇丸、天南星丸、黄芩汤、麻黄汤、附子汤、桂心散、玳瑁丸、羚羊角汤、三圣散、雄黄丸、双丸子、如圣煎丸、大圣花蛇牛黄丸、神妙槐胶丸、无比膏、海桐皮丸、妙圣丸、大圣黑神丸、虎骨丸、铁弹丸、黑附子丸、大通丹、威灵仙丸、荆芥散、沉香煎丸、通明赤丸、青金丹、镇心散、追魂散、续命汤、乌灵丸、枳壳散、排风散、天竺黄丸、龙脑丸、乌蛇丸、七宝丸、天南星丸、狐肝丸、追风丸、分涎散、矾蝴蝶散、如圣散、银星丸、急风散、归命丸、丹砂丸、透关丸、紫金丸、大黄丸，等等。常用药物有牛黄、硇砂、丹砂、水银、硫黄、腻粉、龙脑、麝香、金薄、雄黄、天麻、麻黄、川芎、白附子、羌活、独活、防风、蔓荆实、人参、牛膝、升麻、白芷、桂枝、芍药、龙骨、细辛、枳壳、桔梗、葛根、当归、柴胡、杜仲、黄芪、木香、犀角、远志、紫菀、全蝎、乌蛇、肉豆蔻、蝉蜕、厚朴、附子、青葙子、羌活、天竺黄、牛黄、犀角、麝香、天麻、乌蛇、白僵蚕、羚羊角、莎草根，等等。拟《太平惠民和剂局方》小续命汤加减祛风通络清热化痰，醒神开窍。

麻黄 9 g	桂枝 9 g	防风 9 g	防己 9 g
当归 9 g	人参 6 g	石膏 9 g	干姜 6 g
川芎 9 g	杏仁 9 g	秦艽 9 g	炙草 6 g

《太平惠民和剂局方》至宝丹 1 粒。

复诊：《太平惠民和剂局方》至宝丹由犀角、朱砂、雄黄、玳瑁、琥珀、麝香、龙脑、金箔、银箔、牛黄、安息香组成，研为细末，安息香熬膏合丸如弹子大，每服 1 粒。患者鼻饲上方 1 周，半身不遂，口眼歪斜，语言謇涩，肢体麻痹，神思昏乱，头目眩重，记忆力减退，痰涎壅盛，筋脉拘挛，屈伸转侧不便，涕唾不收。拟《太平惠民和剂局方》大通圣白花蛇散加减，联合朗欧医药吡拉西坦注射液 4 g，每日 1 次静滴。患者鼻饲上方 1 周及静滴吡拉西坦后，神志转清，可复述简单词汇，进食高稠食物，右侧上下肢肌力 2 级。续服原方 1 月，并续滴吡拉西坦 1 周，患者可简单对答，记忆力好转，可识人识物，右侧肢体肌力 3 级，可拄拐步行。吡拉西坦属于 γ 氨基丁酸的环形衍生物，促进脑内 ADP 转化为 ATP，促进乙酰胆碱合成并能增强神经兴奋的传导，具有促进脑内代谢作用。可以对抗由物理因素、化学因素所致的脑功能损伤。对缺氧所致的逆行性健忘有改进作用。

白花蛇 30 g	海桐皮 30 g	杜仲 30 g	天麻 30 g
白附子 30 g	郁李仁 30 g	全蝎 30 g	白芷 30 g
威灵仙 30 g	蔓荆子 30 g	当归 30 g	厚朴 20 g
炙甘草 20 g	广木香 30 g	山药 30 g	藁本 30 g
桂枝 20 g	羌活 30 g	草薢 30 g	麻黄 30 g
白芷 30 g	菊花 30 g	牛膝 30 g	

医案二：于某，男性，52 岁。丁亥立冬突发左侧肢体乏力，神志清楚，急诊头颅 MRI 提示右侧基底节急性脑梗死，中枢性面瘫，左侧肢体肌力 2 级伴感觉障碍。既往有房颤病史，未接受抗凝等正规治疗。风中脑络，舌红苔白脉弦。拟《素问病机气宜保命集》大秦艽汤祛风通络。

秦艽 9 g	甘草 9 g	川芎 9 g	当归 9 g
芍药 9 g	细辛 6 g	羌活 9 g	防风 9 g
黄芩 9 g	石膏 9 g	白芷 9 g	白术 9 g
生地 9 g	熟地 9 g	茯苓 9 g	独活 9 g

复诊：患者服上方 1 周后，左侧肢体肌力 3 -，肢体麻木感明显，仍有乏力感，行走不稳，拟徐灵胎《兰台轨范》大活络丹加减。

白花蛇 30 g	天麻 30 g	全蝎 30 g	地龙 30 g
乌梢蛇 30 g	当归 30 g	防风 30 g	僵蚕 30 g
草乌头 30 g	麻黄 30 g	桂枝 30 g	羌活 30 g
炙龟甲 30 g	黄芪 60 g	藿香 30 g	乌药 30 g
天南星 30 g	黄连 30 g	黄芩 30 g	大黄 30 g
骨碎补 30 g	熟地 30 g	附子 30 g	防己 30 g
威灵仙 30 g	牛黄 10 g	血竭 20 g	独活 30 g
何首乌 30 g	木香 30 g	沉香 20 g	丁香 30 g
两头尖 30 g	乳香 30 g	没药 30 g	青皮 30 g
安息香 10 g	细辛 20 g	赤芍 30 g	葛根 30 g
白豆蔻 30 g	香附 30 g	茯苓 30 g	白术 30 g
水牛角 30 g	玄参 30 g	冰片 10 g	党参 30 g
炙甘草 30 g	秦艽 30 g	桑寄生 30 g	石斛 30 g

上 52 味研末为散，每日 30 g，每日两次煎散为汤温服。

三诊：患者服上方 1 周后，左侧肢体肌力 4 -，肢体麻木感稍减轻，可拄拐行走。患者要求调整中药汤剂为中成药治疗，处方广州白云山奇星药业华佗再造丸 4 g，每日 3 次，嘱加强康复锻炼，肌力逐步恢复，2 月后随访肢体肌力 5 -。华佗再造丸是治疗脑中风的复方中药，属国家一级保密处方，由川芎、吴茱萸、冰片、马钱子等组成。现代药理学提示华佗再造丸可减小中风大鼠模型的梗死体积，提高神经功能缺损积分；保护缺血时脑细胞的功能形态和细胞器完整，增加突触的数量。机制研究发现它可减少脑细胞凋亡，抑制毒性兴奋性氨基酸合成，调节脑病变组织和血液中一氧化氮与内皮素的含量，保护脑细胞免受毒性损伤；增加脑组织神经生长因子、成纤维细胞生长因子、脑源神经营养因子等神经营养因子家族物质的合成；促进中风时神经干细胞的增殖、分化和迁移；可选择性阻滞脑细胞及其突触体膜的钙通道，对缺血后脑细胞内钙离子增加有明显的抑制作用；增强局灶性脑缺血预处理诱导的内源性神经干细胞的增殖分化，增加保护因子 SHP70 的表达，减少损伤因子 MMP - 9 的表达，从而减轻脑缺血损伤。

医话一：论祛风药物治疗卒中。《古今录验》续命汤治中风痱，身体不能自收，口不能言，冒昧不知痛处，或拘急，不得转侧。麻黄、桂枝、当归、人参、石膏、干姜、甘草各三两，川芎一两，杏仁四十枚。《备急千金要方》续命汤治风眩发则烦闷无知，口沫出，四体角弓，目反上，口噤不得言方。竹沥一升二合，生地黄汁一升，龙齿、生姜、防风、麻黄各四两，防己三两，石膏七两，桂枝二两，附子三分。《备急千金要方》

西州续命汤治肉极虚热肌痹淫淫如鼠走,身上津液开泄,或痹不仁,四肢急痛方。麻黄、生姜各三两,当归、石膏各二两,川芎、桂心、甘草、黄芩、防风、芍药各一两,杏仁四十枚。《备急千金要方》卷十四续命风引汤:麻黄、川芎、石膏、人参、防风、甘草、桂心、独活、防己、附子、当归、杏仁、干姜。《删补名医方论》续命汤曰:痹病者,营卫气血,不养于内外,故身体不用,机关不利,精神不治。然是证有虚,有实。虚者自饮食房劳七情感之,如《内经》所谓内夺而厥,则为瘖痱之类是也。实者自风寒暑湿感之。虚者不可以实治,治之则愈散其气血。今此方明言中风痱,是属营卫之实邪也,故用续命。续命乃麻黄汤之变者,加干姜以开血受寒邪,石膏以解肌受风邪,当归和血,人参益气,川芎行血散风也。其并治咳逆上气,面浮者,亦以为风寒所致也。张景岳曰:按历代相传。治中风之方。皆以续命等汤为主。考其所自,则始于《金匮要略》附方中有《古今录验》续命汤。然此必宋时校正之所增,而非仲景本方也。此自隋唐以来,则孙氏《千金方》乃有小续命、大续命、西州续命、排风等汤,故后世宗之,无不以此为中风主治矣。夫续命汤以麻黄为君而与姜桂并用,本发散外邪之方。至小续命、大续命、西州续命等汤则复加黄芩以兼桂、附,虽曰相制,而水火冰炭,道本不同。即有神妙,终非余之心服者。其他无论。独怪乎河间东垣丹溪三子者既于中风门皆言此病非风矣。何于本门并首列小续命汤而附以加减之法,又何前后之言不相应耶。《陈素庵妇科补解》卷五大秦艽汤:秦艽、黄芪、肉桂、当归、白术、人参、熟地、川芎、桑寄生、川断、白芍、浮小麦。《嵩崖尊生》卷十四大秦艽汤:防风、知母、生地、柴胡、前胡、秦艽、甘草、人参。《医学正传》:此方用归、芎、芍药、生、熟地黄,以补血养筋,甚得体。既曰外无六经之形证,但当少用羌活、秦艽,引用以利关节。其防风、独活、细辛、白芷、石膏等药,恐太燥而耗血。虽用此,川芎只可六分之一,尤宜加竹沥,姜汁同剂最好,达者详之。《明医指掌》:中风,虚邪也。许学士云:留而不去,其病则实。故用祛风养血之剂。以秦艽为君者,攻一身之风也;以石膏为臣者,去胸中之火也;羌活散太阳百节之风疼;防风为诸风药中之军卒;三阳数变之风邪,责之细辛;三阴内淫之风湿,责之芩、术;去厥阴经之风,则有川芎;去阳明经之风,则有白芷;风热干乎气,清以黄芩;风热干乎血,凉以生地;独活疗风湿在足少阴;甘草缓风邪上逆于肺;用归、芍、熟地者,所以养血于疏风之后,一以济风药之燥,一使手得血而能握,足得血而能步也。《医方论》:此方刘宗厚与喻嘉言俱谓其风药太多,不能养血益筋骨;各执一见。予谓方中四物咸备,不可谓无血药也。若中风初起,表邪重者,用之尚可取效,然石膏、细辛二味必须减去。

痿 病

医案一：刘某,男性,56 岁,1995 年乙亥小寒开始出现两腿软弱无力,肌肉萎软,小暑开始两手亦有肌萎缩现象,鱼际、合谷肌肉萎缩,握手无力,腰酸,行路不稳,蹲后难立,足底麻木,四肢肌肉跳动,口干,小便正常,大便不实,每日 1 次,舌红苔黄腻,脉细数而濡。运动神经元病-痿病,拟《脾胃论》清燥汤清热燥湿,通利筋脉。

黄连 30 g	黄柏 30 g	苍术 30 g	白术 30 g
猪苓 30 g	茯苓 30 g	泽泻 30 g	柴胡 30 g
升麻 30 g	人参 30 g	黄芪 30 g	当归 30 g
麦冬 30 g	生地 30 g	神曲 30 g	橘皮 30 g
炙甘草 30 g	五味子 30 g		

上 18 味研末为散,每日 20 g,煎散为汤温服。

复诊：患者服上方半年,肌肉仍有跳动,下肢行走较前有力,肌肉萎缩似未进展,但时有头晕、耳鸣、腰酸,舌红少苔,脉沉细数。原方易神曲、橘皮为牛膝、肉苁蓉补益肝肾,滋阴清热。患者服上方 1 月,肌肉跳动减少,行走有力,肌肉萎缩进展缓慢,耳鸣腰酸好转。以下 18 味研末为散,每日 20 克,煎散为汤温服。患者长期服用上方,定期随访,生活可自理。

黄连 30 g	黄柏 30 g	苍术 30 g	白术 30 g
猪苓 30 g	茯苓 30 g	泽泻 30 g	柴胡 30 g
升麻 30 g	人参 30 g	黄芪 30 g	当归 30 g
麦冬 30 g	生地 30 g	牛膝 30 g	炙甘草 30 g
肉苁蓉 30 g	五味子 30 g		

医话一：谈清燥汤与清燥救肺汤。《脾胃论》曰：六七月之间,湿令大行,子能令母实而热旺,湿热相合,而刑庚大肠,故寒凉以救之。燥金受湿热之邪,绝寒水生化之源,源绝则肾亏,痿厥之病大作,腰以下痿软瘫,不能动,行走不正,两足欹侧。以清燥汤主之。《医方论》曰：方名清燥汤,而所用之药乃有二术、陈皮、黄柏、神曲等,以此清燥,非抱薪救火乎? 不知此症之要,全在肺金受湿热之邪一语。盖热为积湿所化,湿不去则热不清,徒用清滋,留湿即以留热,故毅然用燥湿之品,使湿去而热亦清,此其所以为清燥乎?《删补名医方论》曰：清暑益气汤与此方均治湿暑之剂。清暑益气汤,治暑盛于湿,暑伤气,所以四肢困倦,精神减少,烦渴身热,自汗脉虚,故以补气为主,清暑为兼,少佐去湿之品,从令气也。此方治

湿盛于暑,湿伤形,所以李杲曰:六七月之间,湿令大行,子能令母实,湿助热旺而刑燥金,绝其寒水生化之源,源绝则肾亏,痿厥之病作矣。故以清暑变为清燥,佐泻热利湿之药,从邪气也。是方即清暑益气汤去葛根者,以无暑外侵之肌热也。加二苓者,专去湿也。加黄连、生地,专泻热也。二苓佐二术,利水燥湿之力倍。连、地佐黄柏,救金生水之功多。中气益,则阴火熄而肺清矣。湿热除,则燥金肃而水生矣。肺清水生,则湿热痿厥之病,未有不愈者也。但此方药味,性偏渗泻,若施之于冬春,水竭髓枯骨痿,或非湿热为病者,反劫津液,其病愈甚,则为谬治矣。《素问》:肺主身之皮毛,心主身之血脉,肝主身之筋膜,脾主身之肌肉,肾主身之骨髓。故肺热叶焦,则皮毛虚弱,急薄,着则生痿躄也。心气热,则下脉厥而上,上则下脉虚,虚则生脉痿,枢析挈,胫纵而不任地也。肝气热,则胆泄口苦,筋膜干,筋膜干则筋急而挛,发为筋痿。脾气热,则胃干而渴,肌肉不仁,发为肉痿。肾气热,则腰脊不举,骨枯而髓减,发为骨痿。肺者脏之长也,为心之盖也,有所失亡,所求不得,则发肺鸣,鸣则肺热叶焦,故曰:五脏因肺热叶焦,发为痿躄,此之谓也。悲哀太甚,则胞络绝,胞络绝,则阳气内动,发则心下崩数溲血也。故本病曰:大经空虚,发为肌痹,传为脉痿。思想无穷,所愿不得,意淫于外,入房太甚,宗筋弛纵,发为筋痿,及为白淫。故下经曰:筋痿者生于肝使内也。有渐于湿,以水为事,若有所留,居处相湿,肌肉濡渍,痹而不仁,发为肉痿。故下经曰:肉痿者,得之湿地也。有所远行劳倦,逢大热而渴,渴则阳气内伐,内伐则热合于肾,肾者水脏也;今水不胜火,则骨枯而髓虚。故足不任身,发为骨痿。骨痿者,生于大热也。肺热者色白而毛败;心热者色赤而络脉溢;肝热者色苍而爪枯;脾热者色黄而肉蠕动;肾热者色黑而齿槁。治痿者独取阳明何也?阳明者五脏六腑之海,主润宗筋,宗筋主束骨而利机关也。冲脉者,经脉之海也,主渗灌溪谷,与阳明合于宗筋,阴阳揔宗筋之会,合于气街,而阳明为之长,皆属于带脉,而络于督脉。故阳明虚,则宗筋纵,带脉不引,故足痿不用也。各补其荥而通其俞,调其虚实,和其逆顺,筋脉骨肉,各以其时受月,则病已矣。

医案二: 张某,男性,42岁,2013年癸巳春月开始出现两腿软弱无力,肌肉萎软,小暑开始两手亦有肌萎缩现象,鱼际、合谷肌肉萎缩,握手无力,腰酸,行路不稳,蹲后难立,足底麻木,四肢肌肉跳动,口干,小便正常,大便不实,每日1次,舌红苔黄腻,脉细数而濡。肌萎缩侧索硬化症-筋极,拟《备急千金要方》耆婆万病丸加减。

牛黄 1 g	麝香 1 g	犀角 1 g	蜈蚣 3 g
茯苓 6 g	干姜 6 g	桂枝 6 g	当归 6 g
川芎 6 g	芍药 6 g	甘遂 2 g	黄芩 6 g
蜀椒 6 g	细辛 3 g	桔梗 6 g	巴豆 3 g
前胡 9 g	紫菀 9 g	蒲黄 9 g	葶苈 9 g
防风 9 g	白参 6 g	朱砂 3 g	雄黄 1 g
黄连 6 g	大戟 6 g	芫花 6 g	桑皮 9 g
全蝎 3 g	禹余粮 9 g		

医话一:论肌肉萎缩与肉极。肌肉萎缩是肌肉纤维变细甚至消失等导致的肌肉体积缩小。肌肉萎

缩多由肌肉本身疾患或神经系统功能障碍所致。肌肉营养状况除肌肉组织本身的病理变化外,更与神经系统有密切关系。脊髓疾病常导致肌肉营养不良而发生肌肉萎缩。肌肉萎缩常见病因有神经源性肌萎缩、肌源性肌萎缩等。前角病变、神经根、神经丛、周围神经等病变引起神经兴奋冲动传导障碍,部分肌纤维废用,导致神经源性肌萎缩。肌源性肌萎缩是由肌肉本身因遗传或感染或其他病变引起的肌肉体积缩小。大腿肌肉萎缩以股四头肌萎缩为主,大部分废用性大腿肌肉萎缩都能恢复。小腿肌肉萎缩是横纹肌营养不良,肌肉体积较正常缩小,肌纤维变细甚至消失。肩胛带肌肉萎缩是进行性四肢近端性肌萎缩的症状和临床表现。肌源性面部肌肉萎缩多见于肩带或面肩肱型肌营养不良症。骨间肌和鱼际肌萎缩通常以手部小肌肉无力和肌肉逐渐萎缩起病,可波及一侧或双侧,或从一侧开始以后再波及对侧。因大小鱼际肌萎缩而手掌平坦,骨间肌等萎缩而呈爪状手。肌萎缩向上扩延,逐渐侵犯前臂、上臂及肩带。肌束颤动常见。肌肉萎缩肌力分级如下。0级:完全瘫痪,不能做任何自由无能无力。Ⅰ级:完全瘫痪,肢体运动时,可见肌肉轻微萎缩,但肌体不能移动。Ⅱ级:肢体能在床上平行移动,但不能抬离床面。Ⅲ级:肢体可以克服地心吸引力,能抬离桌面。Ⅳ级:肢体能做对抗外界阻力的运动。Ⅴ级:肌力正常,行动自如。肉极是肌肉痿弱困怠疾病名称。《黄帝内经》有痿证专论而无肉极阐述,《备急千金要方》有肉极论治而无痿证病名。《云笈七签》卷32曰:五劳则生六极,一曰气极,二曰血极,三曰筋极,四曰骨极,五曰精极,六曰髓极。六极即为七伤。《诸病源候论·虚劳候》:六极者,一曰气极,令人内虚,五脏不足,邪气多,正气少,不欲言。二曰血极,令人无颜色,眉毛堕落,忽忽喜忘。三曰筋极,令人数转筋,十指爪甲皆痛,苦倦不能久立。四曰骨极,令人酸削,齿苦痛,手足烦疼,不可以立,不欲行动。五曰肌极,令人羸瘦无润泽,饮食不生肌肤。六曰精极,令人少气嗡嗡然内虚,五脏气不足,发毛落,悲伤喜忘。《备急千金要方》以六极为气极、脉极、筋极、肉极、骨极、精极。《素问·痿论》指出肺热叶焦发为皮痿,大经空虚发为脉痿,宗筋弛纵发为筋痿,肌肉濡渍发为肉痿,骨枯髓虚发为骨痿。治围着独取阳明,以阳明宗筋主束骨而利机关。《备急千金要方·肉极》:凡肉极者,主脾也。脾应肉,肉与脾合,若脾病则肉变色。肌痹不已,复感于邪,内舍于脾,体痒淫淫如鼠走,其人身上津液脱,腠理开,汗大泄,鼻端色黄是其相也。脾风之状,多汗阴动伤寒,寒则虚,虚则体重怠堕,四肢不欲举,不嗜饮食,食则咳,咳则右胁下痛隐隐引肩背不可以动转,名曰厉风,里虚外实,若阳动伤热,热则实,实则人身上如鼠走,唇口坏,皮肤色变,身体津液脱,腠理开,汗大泄,名曰恶风。扁鹊曰:肉绝不治五日死,使良医妙药终不治也。肌肉萎缩从肉极论治可以拓展诊疗思路,提高临床疗效。《备急千金要方》治疗肉极方剂有解风痹汤:麻黄、防己、枳实、细辛、白术、生姜、附子、甘草、桂心、石膏。西州续命汤:麻黄、生姜、当归、石膏、川芎、桂心、甘草、黄芩、防风、芍药、杏仁。石南散:石南、山药、芍药、天雄、桃花、菊花、黄芪、真珠、山茱萸、石膏、升麻、葳蕤。大黄芪酒:黄芪、桂心、巴戟天、石斛、柏子仁、泽泻、茯苓、干姜、蜀椒、防风、独活、人参、天雄、芍药、附子、乌头、茵芋、半夏、细辛、瓜蒌根、白术、黄芩、山茱萸。《太平圣惠方》治肉极方有薏苡仁散:薏苡仁、石膏、川芎、桂心、羚羊角、赤芍、防风、杏仁、当归、汉防己、炙甘草。独活散:独活、当归、茯苓、干姜、人参、黄芪、防风、桂枝、附子、炙甘草、麻黄、牛膝。防风散:防风、独活、茯苓、人参、干姜、附子、五加皮、炙甘草、当归、桂心、川芎。半夏散:半夏、白术、赤茯苓、人参、附子、陈皮、桂枝、木香、大腹皮、诃黎勒、前胡、炙甘草。茯苓散:茯苓、黄芪、牛膝、附子、人参、芍药、白术、石斛、当归、沉香、桂心、川芎。石斛散：石斛、牛膝、五加皮、白术、山茱萸、天麻、炙甘草、桂枝、附子、薏苡仁、独活、防风。石南散：石南、山药、黄芪、山茱萸、天雄、桃花、独活、薏苡仁、丹参、升麻、炙甘草。人参丸：人参、附子、远志、白术、茯神、桂枝、川椒、细辛、干姜、麦冬、炙甘草。黄芪丸：黄芪、巴戟天、桂心、石斛、泽泻、茯苓、柏子仁、干姜、独活、芍药、山茱萸、天雄、半夏、细辛、白术。《备急千金要方》耆婆万病丸：牛黄、麝香、犀角、朱砂、雄黄、茯苓、干姜、桂心、当归、川芎、芍药、甘遂、黄芩、桑白皮、蜀椒、细辛、桔梗、巴豆、前胡、紫菀、蒲黄、葶苈、防风各一分，黄连、禹余粮、大戟、芫花、芫青六枚，人参、石蜥蜴一寸，蜈蚣三节。治七种痞块，五种癫病，十种疰忤，七种飞尸，十二种蛊毒，五种黄病，十二时疟疾，十种水病，八种大风，十二种瘰痹，并风入头眼暗漠漠，及上气咳嗽，喉中如水鸡声，不得眠卧，饮食不作肌肤，五脏滞气，积聚不消，壅闭不通，心腹胀满，及连胸背鼓气坚结流入四肢，或复叉心膈气满时定时发，十年、二十年不瘥。五种下痢痔虫寸白诸虫，上下冷热，久积痰饮，令人多睡，消瘦无力，荫入骨髓便成滞，患身体气肿，饮食呕逆，腰脚酸痛，四肢沉重，行立不能久，妇人因产冷入子脏，脏中不净，或闭塞不通，胞中瘀血，冷滞出流不尽，时时疼痛为患，或因此断产，并小儿赤白下痢，及胡臭、耳聋、鼻塞等病。此药以三丸为一剂，服药不过三剂，万病悉除，说无穷尽，故称万病丸。上三十一味并令精细，牛黄、麝香、犀角、朱砂、雄黄、禹余粮、巴豆别研，余者合捣，重绢下筛，以白蜜和，更捣三千杵，密封之，破除日，平旦空腹酒服三丸，如梧子大，取微下三升恶水为良。若卒暴病，不拘平旦早晚皆可服，但以吐利为度。若不吐利，更加一丸，或至三丸、五丸，须吐利为度，不得限以丸数。病强药少即不吐利，更非他故。若其发迟以热饮汁投之。若吐利不止即以酢饭两三口止之。服药忌陈臭生冷酢滑粘食，大蒜、猪鸡鱼狗马驴肉、白酒、行房，七日外始得。一日服，二日补之，得食新米，韭菜汁作羹粥，饮食之三四顿大良，亦不得全饱。

医话二：论散剂。笔者在临床上经常使用中药散剂。尤其是疗程长，药味多，剂量大的方剂，使用散剂不仅可以提高疗效，而且可以极大节省药材，减少患者经济负担。中药散剂是药材经粉碎均匀混合制成的干燥粉末状制剂。古代中药散剂用捣罗方法。捣，用棍、杵之类的一端撞击或捶打，如捣蒜、捣米等；罗，本意为捕鸟的网，引申为筛细粉末或过滤流质用的筛子。捣罗为散又称捣筛为散，后世制备中药散剂的工具有药碾子、石磨、杵等。古代中药散剂虽然工艺简单，但是由于缺乏先进科学的粉碎技术，制备散剂费时耗工，因而难以推广。现代中药粉碎机可以很好地克服古代中药散剂制备费时耗工等缺点，特别是家用中药粉碎机使用方便，制备快速，深受患者青睐。《伤寒论》《金匮要略》等均有大量散剂记载。《伤寒论》五苓散：猪苓十八铢，泽泻一两六铢半，茯苓十八铢，桂枝半两，白术十八铢，上五味为末，以白饮和，服方寸匕日三服，多饮暖水，汗出愈。文蛤散：文蛤五两，为散，以沸汤和一钱匕眼，汤用五合。白散：桔梗三分，巴豆一分，贝母三分，上三味为末，内巴豆，更于臼中杵之，以白饮和服。强人半钱，羸者减之。十枣汤：芫花，甘遂，大戟，大枣十枚，上三味等分，各别捣为散；以水一升半先煮大枣肥者十枚，取八合去滓，内药末，强人服一钱匕，羸人服半钱，温服之，平旦服。瓜蒂散：瓜蒂一分，赤小豆一分，上二味各别捣筛，为散已，合治之，取一钱匕。香豉一合，用热汤七合煮作稀糜，去滓，取汁和散，温顿服之。半夏散及汤：半夏，桂枝，炙甘草，以上各等分，以上三味，各别捣筛已，合治之，白饮和，服方寸匕，日三服。若不能散服者，以水一升，煎七沸，内散两方寸匕，更煎三沸，下火令小冷，少少咽之。四逆散：柴胡，枳实，芍药，炙甘草，上四味各十分，捣筛，白饮和，服方寸匕，日三服。桂枝去芍药加蜀漆龙骨牡蛎救逆汤：桂枝三两，炙甘草二两，生姜三两，牡蛎五两，龙骨四两，大枣十二枚，蜀漆三两，上为末，以水一斗二升先煮蜀漆，减二升，内诸药，煮取三升，去滓，温服一升。桂枝甘草龙骨牡蛎汤：桂枝一两，甘草二两，牡蛎二两，龙骨二两，上为末，以水五升，煮取二升半，去滓，温服八合，日三服。抵当汤：水蛭三十个，虻虫三十个，桃仁二十个，大黄三两，上四味为末，以水五升，煮取三升，去滓，温服一升，不下再服。《金匮要略方论》瓜蒌牡蛎散治百合病渴不差者：瓜蒌根、牡蛎等分，为细末，饮服方寸匕，日三服。百合滑石散治百合病变发热者：百合一两、滑石三两，为散，饮服方寸匕，日三服。赤小豆当归散：赤小豆三升，当归三两，杵为散，浆水服方寸匕，日三服。蜀漆散治牝疟：蜀漆、云母、龙骨各等分作为散，未发前以浆水服半钱。侯氏黑散治大风：菊花四十分，细辛、茯苓、牡蛎、人参、矾石、当归、干姜、川芎、桂枝各三分，白术、防风各十分、桔梗八分，黄芩五分，上十四味杵为散，酒服方寸匕，日一服。头风摩散治头风：大附子一枚、盐等分，二味为散，沐了，以方寸匕已摩疾上，令药力行。天雄散：天雄三两、白术八两、桂枝六两、龙骨三两，四味杵为散，酒服半钱匕，日三服，不知，稍增之。文蛤散渴治欲饮水不止者：文蛤五两杵为散，以沸汤五合和服方寸匕。茵陈五苓散治黄疸病：茵陈蒿末十分，五苓散五分，上二物和，先食，饮方寸匕，日三服。猪苓散治呕吐思水：猪苓、茯苓、白术各等分，上三味作为散，饮服方寸匕，日三服。半夏干姜散治干呕，吐逆，吐涎沫：半夏、干姜各等分，二味杵为散，取方寸匕，浆水一升半，煎取七合，顿服之。诃黎勒散治气利：诃黎勒十枚为散，粥饮和，顿服。薏苡附子败酱散治肠痈：薏苡六十分、附子二分、败酱五分，上三味杵末，取方寸匕，以水二升，煎减半，顿服。王不留行散治金疮：王不留行、蒴藋细叶、桑东南根白皮各十分，甘草十八分，川椒三分，黄芩、干姜、芍药、厚朴各二分，上右九味各别杵筛，合治之为散，服方寸匕。排脓散：枳实十六枚、芍药六分、桔梗二分，上三味杵为散，取鸡子黄一枚，以药散与鸡黄相等，揉和令相得饮，和服之，日一服。鸡屎白散治转筋入腹：鸡屎白为散，取方寸匕，以水六合和温服。蜘蛛散治阴狐疝气：蜘蛛十四枚、桂枝半两，二味为散，取八分一匕，饮和服，日再服。当归芍药散治妊娠腹中㽲痛：当归三两、芍药一斤、茯苓四两、白术四两、泽泻半斤、川芎半斤，上六味杵为散，取方寸匕，酒和，日三服。葵子茯苓散治妊娠有水气，小便不利：葵子一斤、茯苓三两，二味杵为散，饮服方寸匕，日三服。当归散妇人妊娠宜常服方：当归、黄芩、芍药、川芎各一斤，白术半斤，上五味杵为散，酒饮服方寸匕，日再服。白术散妊娠养胎方：白术、川芎各四分，蜀椒三分，牡蛎二分，上四味杵为散，酒服一钱匕，日三服，夜一服。枳实芍药散治产后腹痛：枳实、芍药各等分，二味杵为散，服方寸匕，日三服。土瓜根散治经水不利少腹满痛：土瓜根、芍药、桂枝、虫各三两，上四味杵为散，酒服方寸匕，日三服。蛇床子散治转胞：蛇床子仁末之，以白粉少许，和令相得，如枣大，绵裹内之，自然温。

　　唐宋两朝一改秦汉遗风。《太平圣惠方》《太平惠民和剂局方》《圣济总录》数万方剂，丸散或散剂煮汤占其大部。其中极多方名为某某汤，其实仍制散煮汤。兹录《圣济总录》卷二十《诸痹门·风湿痹》所例方剂制备以见斑豹。防己汤：上九味粗捣筛，每服五钱匕，水一盏半煎至八分，去滓温服。海桐皮汤：上一十五味锉如麻豆，每服四钱匕，水一盏煎至七分，去滓温服。白花蛇丸：上一十五味为细末，糯米粥和捣三百杵，丸如小豆大，每服十丸。萆薢丸：上六味为细末，炼蜜丸如梧桐子大，每服三十丸。防己汤：上五味粗捣筛，每服五钱匕，水一盏半煎至一盏，去滓温服。苍耳饮：上一味为末，每服二钱匕，水一盏煎至七分，去滓温服。大黄丸：上二十六味捣罗为末，炼蜜和丸如梧桐子大，每服五丸。乳香丸：上一十味捣罗为末,酒煮面糊和丸,如梧桐子大,每服十丸至十五丸。楮实丸:上六味捣罗为末,炼蜜和丸如梧桐子大,每服三十丸。菖蒲散:上四味细锉,以清酒二斗渍一宿曝干,复纳酒中如此,以酒尽为度,曝干,捣罗为散。每空腹暖酒调一钱匕,日二服。芍药饮:上四味粗捣筛,每服五钱匕,水一盏半煎至八分,去滓温服。防己饮:上五味粗捣筛,每服五钱匕,水一盏半煎至八分,去滓温服。芍药饮:上四味锉如麻豆,每服五钱匕,水一盏半煎至八分,去滓温服。侧子浸酒方:上二十味锉如麻豆大,以生绢囊贮,用清酒三斗浸,初服三合。巨胜浸酒方:上三味锉令匀细,生绢囊贮,以酒二斗浸,每服五合。牛膝大豆浸酒:上三味拌匀,同蒸倾出,绢囊贮,以酒三斗浸经宿,每服三合。治一切风脚膝之疾方:上二味蒸令气溜,毡袋盛之,以足踏践袋上,冷则易之。陈元膏方:上一十五味锉切如豆粒,于净器中煎令小沸,浓绵滤去滓,瓷合盛,搅至凝止,每用涂摩病处。涂摩膏方:上二十一味,以酒渍一宿,以慢火从旦煎至晚,其膏成,以药摩之。煮散为汤是两宋临床医学的重要特征。明朝274年间承袭两宋多散少汤特点,洪武政府撰刊《普济方》61739方可证。清朝276年间政府无大型方书纂刊,《医宗金鉴》有汤有散难分伯仲。《辩证录》汤剂居多,《奇效良方》散剂为主。

中国医药学散剂服用方法很多,煎散为汤最为多用。① 温水送服:如《备急千金要方》水解散,上四味治下筛,患者以生熟汤浴讫,以暖水服方寸匕,日三,覆取汗,或利便瘥。② 酒送服:如《备急千金要方》七子散,上二十四味治下筛,酒服方寸匕,日二,不知,增至二匕,以知为度,禁如药法。《太平惠民和剂局方》大通圣白花蛇散,上等分为末,每服一钱至二钱,温酒调下,荆芥汤亦得,空心服之。③ 茶清调服:如《太平惠民和剂局方》消风散,上为细末,每服二钱,茶清调下,每日三服。④ 沸汤点服:如《太平惠民和剂局方》清神散,上为末,每服二钱,沸汤点服或入茶末点服亦得,食后服。⑤ 粥饮送服:如《圣济总录》治肠痹吴茱萸散,上一十味捣罗为散,每服一钱匕,粥饮调下,食前服。⑥ 煎散为汤:如《太平惠民和剂局方》乌药顺气散,上为细末,每服三钱,水一盏,姜三片,枣一枚,煎至七分,温服。《太平惠民和剂局方》五积散,上为粗末,每服三钱,水一盏半,入生姜三片,煎至一中盏,去滓,稍热服。⑦ 单味中药泡汤送服:如《圣济总录》天麻散,上一十五味捣罗散,每服一钱匕,薄荷酒调下,不拘时。⑧ 每日两三服煮散:如《太平惠民和剂局方》香薷散,上为粗末,每服三钱,水一盏,入酒一分,煎七分,去滓,水中沉冷,连饮二服,立有神效。《太平惠民和剂局方》正气散,上为细末,每服二钱,生姜三片,枣一枚,水一盏,煎至七分,食前稍热服;久患疟疾,日进三服。⑨ 抹用:《金匮要略方论》头风摩散,上二味为散,沐了,以方寸匕已摩疾上,令药力行。⑩ 一服散剂两次煎饮:《备急千金要方》丹参煮散,上十七味治下筛为粗散,以绢袋子盛散二方寸匕,以井花水二升煮,数动袋子,煮取一升,顿服,日再煮。煎散为汤与常规汤剂相比,不仅可以极大节省药材,而且可以减少患者就诊次数,方便病员。如果考虑许多中药不溶于水,可以将散剂制备为100目以下粉末,煎散为汤后连渣一起服用。

医话三:古今度量衡沿革。度量衡是用于计量物体长短、容积、轻重的统称。度量衡的发展大约始于原始社会末期。度:计量长短用的器具,量:测定计算容积的器皿,衡:测量物体轻重的工具。长度单位的名称产生很早。上古时期以人身体的某个部分或某种动作为命名依据的,例如寸、咫、尺、丈、寻、常、仞等都是。尺是长度的基本单位。一尺的长度与一手的长相近,所谓布手知尺。仞是量深度的实用单位,一般认为一仞是八尺。周代以前的长度单位的名称有五度:分、寸、尺、丈、引,都是十进。《孙子算经》曰：蚕所吐丝为忽，十忽为一秒，十秒为一毫，十毫为一厘，十厘为一分。容量计量单位名称最复杂。《左传》《周礼》《仪礼》《尔雅》等经典著作有关于容量单位名称记载有升、斗、斛、豆、区、釜、钟、溢、掬等。周代以前容量单位也是用人的身体计量，以一手所能盛的叫作溢，两手合盛的叫作掬，掬是最初的基本的容量单位。《小尔雅·广量》曰：掬四谓之豆，《左传·昭公三年》曰四升为豆，可见掬即升也。按四进有豆、区、釜，按十进有斗、斛。升或掬是容量的基本单位。《汉书·律历志》对容量单位作了系统整理，命名为龠、合、升、斗、斛五量，一合等于二龠，合以下都是十进。石原本是重量单位，一石为一百二十斤。秦汉时石也作为容量单位，与斛相等。《孙子算经》曰：六粟为一圭，十圭为抄，十抄为撮，十撮为勺，十勺为合。这一计算方法自汉代以后一直都在采用。铢、两、斤、钧、石五者都用作重量的单位。《孙子算经》曰：称之所起，起于黍。十黍为一累，十累为一铢，二十四铢为一两。《说苑·辨物》：十粟重一圭，十圭重一铢。《说文·金部》：锱，六铢也。《淮南子·铨言》高诱注：六两曰锱。《玉篇·金部》：镒，二十两。《集韵·质韵》：二十四两为镒。等等。黍、粟、累、圭等是借用粟黍和圭璧的名称，锱、镒、锾、鈏等是借用钱币的名称。《汉书·律历志》：权者，铢、两、斤、钧、石也，五权之制，以义立之，以物钧之。《隋书·律历志》：十黍为累而五权从此起。十累为一铢，二十四铢为一两，十六两为斤，三十斤为钧，四钧为石，五权谨矣。两以下有钱、分、厘、毫、丝、忽等小单位，南朝陶弘景《名医别录》曰：分剂之名，古与今异。古无分之名，今则以十黍为一铢，六铢为一分，四分成一两。唐代苏敬注云：六铢为一分，即二钱半也。十钱为一两。分、厘、毫、丝、忽等原是小数名称，后从长度借用为重量单位名称，自宋代开始定为钱的十退小单位。宋代权衡的改制废弃了铢、累、黍等名称，其重量单位名称自大到小依次为石、钧、斤、两、钱、分、厘、毫、丝、忽。宋制衡量一直沿用至元明清，很少改易。虽然，宋元明清医方凡言分者，是分厘之分，晋唐时期一分则为两钱半，二者不同。据相关考证，汉代 1 石 = 四钧 = 29 760 g，1 钧 = 三十斤 = 7 440 g，1 斤 = 16 两 = 248 g = 液体 250 mL，1 两 = 24 铢 = 15.625 g，1 圭 = 0.5 g，1 撮 = 2 g，1 方寸匙 = 金石类 2.74 g = 药末约 2 g = 草木类药末约 1 g，半方寸匙 = 一刀圭 = 一钱匙 = 1.5 g，一钱匙 = 1.5~1.8 g，一铢 = 0.65 g，一分 = 3.9~4.2 g。1 斛 = 10 斗 = 20 000 mL，1 斗 = 10 升 = 2 000 mL，1 升 = 10 合 = 200 mL，1 合 = 2 龠 = 20 mL，1 龠 = 5 撮 = 10 mL，1 撮 = 4 圭 = 2 mL，1 圭 = 0.5 mL。梧桐子大 = 黄豆大，蜀椒一升 = 50 g，葶苈子一升 = 60 g，吴茱萸一升 = 50 g，五味子一升 = 50 g，半夏一升 = 130 g，虻虫一升 = 16 g，附子大者 1 枚 = 20~30 g，附子中者 1 枚 = 15 g，乌头 1 枚小者 = 3 g，乌头 1 枚大者 = 5~6 g，杏仁大者 10 枚 = 4 g，栀子 10 枚平均 15 g，瓜蒌大小平均 1 枚 = 46 g，枳实 1 枚约 14.4 g，石膏鸡蛋大 1 枚约 40 g，厚朴 1 尺约 30 g，竹叶一握约 12 g。唐代 1 石 = 1 000 合 = 1 000 两 = 62.5 斤，1 斤 = 16 两，1 两 = 42 克。1 石 = 100 升 = 19 710.54~19 968.75 mL，1 升 = 197.1~199.7 mL。宋代 1 石 = 120 斤，1 斤 = 16 两，1 两 = 10 钱 = 40 g，1 钱 = 10 分 = 4 g，1 分 = 0.4 g。1 石 = 2 斛 = 67 000 g，1 斛 = 5 斗 = 33 500 g，1 斗 = 10 升 = 6 700 g，1 升 = 10 合 = 670 g，1 合 = 67 g。清代 1 石 = 120 斤 = 70 800 g，1 斤 = 16 两 = 590 g，1 两 = 36.9 g，1 钱 = 10 分 = 36.9 g，1 石 = 2 斛 = 100 000 mL，1 斛 = 5 斗 = 50 000 mL，1 斗 = 10 升 = 1 000 mL，1 升 = 10 合 = 1 000 mL，1 合 = 10 mL。清代 1 石 = 120 斤 = 70 800 g，1 斤 = 16 两 = 590 g，1 两 = 36.9 g，1 钱 = 10 分 = 36.9 g。公元前 221 年秦始皇统一了度量衡，东汉初年木杆秤应运而生，唐宋时期计量单位由两、铢、累、黍非十进位制，改为两、钱、分、厘、毫十进位制。公元 1004—1007 年间宋朝主管皇家贡品库藏的官员刘承珪创造发明了我国第一枚戥秤。戥杆重一钱即今 3.125 g,长一尺二寸即今 400 mm,戥铊重八分即今 1.875 g。第一纽起量五分即今 1.562 5 g,末量一钱半即今 4.69 g;第二纽末量一钱即今 3.125 g,第三纽末量五分即今 1.562 5 g。分度值为一厘,即今 31.25 mg。① 古今度量衡对照:由于古代度量衡制度在各个历史时期有所不同,因此唐代以前古方用药的计量单位,与现代相差甚大。及至宋代,遂以两、钱、分、厘、毫之目,积十六两为一斤。元、明、清代,沿用宋制,很少变易。在临床应用时,应当按近代中药学著作,参考近代各家医案所用剂量,并随地区、年龄、体质、气候及病情需要来决定。② 古方中几种特殊计量单位。方寸匕:方寸匕系古代量取药末的器具名,其形状如刀匕,大小为古代一寸正方,故名。《备急千金要方》:方寸匕者,作匕正方一寸抄散,取不落为度。一方寸匕约等于现代的 2.74 mL,盛金石药末约为 2 g,草木药末为 1 g 左右。一铢 = 0.65 g。钱匕:一钱匕约合今五分六厘,约 2 g 多;半钱匕约合今二分八厘,约 1 g 多;钱五匕约为一钱匕的 1/4,约今一分四厘,合 0.6 g。刀圭:一刀圭约等于一方寸匕的 1/10。一字:一字药末,约合一分(草木药末要轻些)。汉以二十四铢为一两,十六两为一斤。枚:为果实计数的单位,随品种不同,亦各有其标准,例如大枣十二枚,则可选较大者为一枚之标准。束:为草木及蔓类植物的标准,以拳尽量握之,切去其两端超出部分称为一束。片:将物切开之意,如生姜一片,约计 0.3 g 为准。另外,有以类比法作药物用量的,如一鸡子黄 = 一弹丸 = 40 桐子 = 80 粒大豆 = 160 粒小豆 = 480 大麻子 = 1 440 小麻子。③ 公制与市制计量单位换算:为了统一我国的计量工作,国务院指示从 1979 年 1 月起,全国中医处方用药计量单位一律采用以"克"为单位的公制。具体规定:中药计量单位的换算,按十两为一斤的市制的一钱等于 5 g;十六两一斤的市制的一钱等于 3 g,尾数不计。

癫　痫

医案一：牛某，男性，29 岁。2000 年庚辰立秋在家看电视时突发四肢抽搐伴口唇发绀，双眼上翻，阵发性喉鸣，口吐白沫，大小便失禁，约 2 min 后症状缓解。醒后疲倦乏力，焦虑恐惧，性情激越，醒后对发作过程不能回忆。舌红苔黄脉弦。2 月前曾因蛛网膜下隙出血治疗好转出院。全身强直-阵挛性发作，拟《普济方》卷 373 大圣夺命金丹清心柔肝镇痫。

乌梢蛇 9 g	全蝎 6 g	蜈蚣 6 g	天南星 6 g
白附子 9 g	钩藤 9 g	防风 9 g	珍珠母 9 g
石菖蒲 9 g	羌活 9 g	茯神 9 g	姜半夏 9 g
川乌头 6 g	远志 9 g	党参 9 g	白僵蚕 9 g
荆芥 9 g	沉香 3 g		

复诊：患者住院病房服上方 1 周期间，类似发作再发一次，醒后自觉疲怠、乏力、夜不能寐，常噩梦惊醒。更方《金匮要略》风引汤清热熄风，镇惊安神。患者情绪明显好转，睡眠改善，癫痫未再发作。出院后长期服用该方及西药，随访两年期间未再次发作。

赤石脂 9 g	白石脂 9 g	紫石英 9 g	寒水石 9 g
石膏 9 g	滑石 9 g	龙骨 9 g	牡蛎 9 g
大黄 6 g	干姜 3 g	桂枝 9 g	甘草 6 g

医话一：大圣夺命金丹治疗癫痫。大圣夺命金丹出自《普济方》卷 373，主治惊风至重者。急慢惊风，癫痫天钓，客忤物忤，中恶及初生脐风撮口，着噤胎惊胎痫，牙关紧急，惊风痰热，搐搦瘈颤，反引窜视，昏闷不醒。但是一切惊风危恶者，紧急之证并皆治之，其效如神。其他惊药功力俱不及此，真起死回生良剂。原方组成及炮制如下：大麻、全蝎、防风、羌活、天南星、白附子、茯神、白僵蚕、川芎、远志、桔梗、石菖蒲、生半夏、人参、白术、茯苓、乌蛇尾各五钱，酸枣仁、荆芥、细辛各五分，大川乌、粉草各三钱，大赤足蜈蚣 1 条，以上除全蝎制、蛇尾制、蜈蚣外制，余药制，同研细为末，入全蝎 3 钱、沉香三钱，如法研细，方入下药：辰砂三钱，龙脑三钱，珍珠三钱，金箔 30 片，银箔 40 片，真琥珀三钱，麝香一钱，雄黄一钱。制法上为细末，姜汁面糊为丸，朱砂为衣。用法用量金钱薄荷汤研化服。惊风牙关不开，搐鼻不嚏，以上药搐鼻，开关。如欲存久，宜安暖处，常加晒焙，免失药味。

医案二：童某，男性，8 岁，平素智力运动正常。2014 年甲午立春首次发病，表现为突发意识障碍，动作突然停止,每次不超过 30 s,每日数十次,对发作过程不能回忆。脑电图见双侧对称同步 3 Hz 节律性棘慢波放电,诊断为全面典型失神发作癫痫。舌红苔白脉弦。全面典型失神发作癫痫-失神心痫证,拟《小儿药证直诀》羌活膏加减清神镇痫。患者服用上方联合丙戊酸 1 周,发作次数减少至每日数次;续方 1 月,发作次数明显减少,后间断服用。

羌活 6 g	川芎 3 g	党参 6 g	赤茯苓 6 g
僵蚕 3 g	天麻 3 g	附子 3 g	白附子 3 g
全蝎 3 g	防风 6 g	麻黄 3 g	金钱白花蛇 3 g
藿香 3 g	木香 3 g	冰片 0.1 g	肉豆蔻 3 g
母丁香 3 g	珍珠母 6 g	牛黄 0.1 g	雄黄 0.1 g

每日 2 次水煎送服牛黄清心丸 1 粒。

医话一:谈小儿癫痫。《小儿药证直诀》羌活膏治脾胃虚,肝气热盛生风,或取转过,或吐泻后为慢惊,亦治伤寒。《太平惠民和剂局方》牛黄清心丸:牛黄、当归、川芎、甘草、山药、黄芩、杏仁、大豆黄卷、大枣、白术、茯苓、桔梗……治诸风缓纵不随,语言謇涩,心怔健忘,恍惚去来,头目眩冒,胸中烦郁,精神昏聩。又治心气不足,神志不定,惊恐怕怖,悲忧惨戚,虚烦少睡,喜怒无时,或发狂颠,神情昏乱。芍药、麦冬、黄芩、当归、防风、白术、柴胡、桔梗、神曲、肉桂、牛黄、山药、甘草,上除枣、杏仁、金箔、二角末及牛黄、麝香、雄黄、龙脑四味外,为细末,入余药和匀,用炼蜜与枣膏为丸,每两作一十丸,用金箔为衣。每服一丸,温水化下,食后服之。小儿惊痫,即酌度多少,以竹叶汤温温化下。用法用量:口服。一次 1 丸,一日 1 次。

医案三:董某,男性,72 岁,2019 年己亥冬至曾无明显诱因突发头晕,数分钟后出现意识模糊,定向力减退,伴胡言乱语,无肢体抽搐、晕厥、发热,持续 15 min 意识转清,但不能回忆发作时情况,急查头颅 CT 未见异常,未予特殊处理。后患者仍反复发作意识模糊,有时伴头晕、眩晕或尿失禁,数分钟至半小时缓解。行视频脑电图检查示:背景脑波正常,清醒及睡眠期均见右颞尖波及尖慢波发放,诊断考虑颞叶癫痫。舌红苔黄脉弦。颞叶癫痫-神蒙心痫证辨识要点:语言障碍部分失语或重复语言;记忆障碍曾相识感或不相识感,或对熟悉事物产生没有体验过的感觉,或对过去经受过的事物的快速回忆;识别障碍包括梦样状态,时间感知的歪曲,不真实感,分离状态;情感障碍在发作中表现为非常愉快或不愉快的感觉,带有自卑或被遗弃感的强烈抑郁;错觉表现在自觉物体的大小、距离、外形发生变化;幻觉即在没有任何外界变化的情况下可有视、听、味、空间感及物体成像等方面的变化。有意识障碍,表现为在感觉、运动等症状的基础上与更为复杂的症状,如意识障碍、精神症状等,这些症状可单独或相继出现,也可扩散形成大发作而终止。高热惊厥史;阳性家族史。颞叶癫痫-神蒙心痫证拟《备急千金要方》卷 14 大镇心散醒窍镇心。研末为散,每日 15 g,每日 2 次,煎散为汤送服大镇心丸 30 粒。患者服用上方联合德巴金治疗 1 周,住院期间未再出现类似症状;嘱患者出院后继续服用上述药物,随访 1 年期间未再发作。《千金方衍义》:镇心汤中防风、当归、麦冬、大豆卷、白蔹、山药、人参、白术、甘草、干姜、茯苓、桔梗,皆薯蓣丸中之药;大黄、桂心、石膏又从风引汤中参入,加入附子一味收敛虚阳,其余石菖蒲、远志、茯神、紫菀、秦艽、泽泻、粳米、大枣,不过通达上下之佐使耳。大镇心散较前镇心汤,但少附子、石菖蒲、紫菀、粳米、大枣而多紫石英、黄芪、芍药、柏子仁、蜀椒。一用附子镇摄虚阳,一用紫石英温暖营血,主治虽异取法则一。

紫石英9g	茯苓9g	防风9g	党参9g
柏子仁9g	泽泻9g	秦艽9g	白术6g
大豆卷9g	山药9g	白蔹9g	黄芪9g
麦冬9g	当归6g	桂心6g	远志6g
大黄6g	石膏9g	桔梗9g	蜀椒3g
芍药9g	干姜6g	细辛3g	甘草6g

医话一:论癫痫证治。《诸病源候论》曰:小儿未发痫欲发之候,或温壮连滞,或摇头弄舌,或睡里惊掣,数啮齿,如此是欲发。痫者,小儿病也。十岁以上为癫,十岁以下为痫。其发之状,或口眼相引,而目睛上摇,或手足掣纵,或背脊强直,或颈项反折,诸方说痫,名证不同,大体其发之源,皆因三种。三种者,风痫、惊痫、食痫是也。风痫者,因衣浓汗出,而风入为之;惊痫者,因惊怖大啼乃发;食痫者,因乳哺不节所成。然小儿气血微弱,易为伤动,因此三种,变作诸痫。凡诸痫正发,手足掣缩,慎勿捉持之,捉则令曲突不随也。凡痫发之状,或口眼相引,或目睛上摇,或手足掣纵,或背脊强直,或头项反折,或屈指如数,皆由以儿当风取凉,乳哺失节之所为也。其痫瘥后而肿满者,是风痫。风痫,因小儿浓衣汗出,因风取凉而得之。初发之状,屈指如数,然后掣缩是也。其痫虽瘥,气血尚虚,而热未尽,在皮肤与气相搏,致令气不宣泄,故停并成肿也。凡痫发之状,口眼相引,或目睛上摇,或手足瘈疭,或脊背强直,或头项反折,皆由以儿当风取凉,乳哺失节之所为也。而痫发瘥后不能语者,是风痫。风痫,因儿衣浓汗出,以儿乘风取凉太过,为风所伤得之。其初发之状,屈指如数,然后发瘈疭是也。心之声为言,开窍于口,其痫发虽止,风冷之气犹滞心之络脉,使心气不和,其声不发,故。惊痫者,起于惊怖大啼,精神伤动,气脉不定,因惊而发作成痫也。初觉儿欲惊,急持抱之,惊自止。故养小儿常慎惊,勿闻大声。每持抱之间,常当安徐,勿令怖。又雷鸣时常塞儿耳,并作余细声以乱之。惊痫当按图灸之,摩膏,不可大下。何者?惊痫心气不定,下之内虚,则甚难治。凡诸痫正发,手足掣缩,慎不可捉持之,捉之则令曲突不随也。风痫候者,由乳养失理,血气不和,风邪所中;或衣浓汗出,腠理开,风因而入。初得之时,先屈指如数,乃发掣缩是也。当与狐心汤。又病先身热,瘈疭惊啼叫唤,而后发痫,脉浮者,为阳痫,内在六腑,外在肌肤,犹易治。病先身冷,不惊瘈,不啼唤,乃成病,发时脉沉者,为阴痫,内在五脏,外在骨髓,极者难治。病发时,身软时醒者,谓之痫,身强直反张如弓,不时醒者,谓之痉。诊其心脉满大,痫瘈筋挛;肝脉小急,亦痫瘈筋挛。尺寸脉俱浮,直上直下,此为督脉,腰背强直,不得俯仰。小儿风痫,三部脉紧急,其痫可治。小儿脉多似雀斗,要以三部脉为主,若紧者,必风痫。凡诸痫发,手足掣缩,慎勿捉持之,捉则令曲突不随也。痫发之状,或口眼相引,或目睛上摇,或手足瘈疭,或背脊强直,或头项反折,或屈指如数,皆由当风取凉,乳哺失节之所为。其瘥之后而更发者,是余势未尽,小儿血气软弱,或因乳食不节,或风冷不调,或更惊动,因而重发。如此者,多成常疹。凡诸痫正发,手足掣缩,慎勿捉持之,捉则令曲突不随也。《备急千金要方·惊痫》曰:少小所以有痫病及痉病者,皆由脏气不平故也。新生即痫者,是其五脏不收敛,血气不聚,五

脉不流,骨怯不成也,多不全育。病先身冷,不惊掣,不啼呼,而病发时,脉沉者,为阴痫,病在五脏,内在骨髓,极难治也。病发身软时醒者,谓之痫也。身强直反张如弓不时醒者,谓之痉也,诸反张,大人脊下容侧手,小儿容三指者,不可复治也。凡脉浮之与沉,以判其病在阴阳表里耳。其浮沉复有大小滑涩虚实迟快诸证,各根据脉形为治。《神农本草经》曰:小儿惊痫有一百二十种,其证候微异于常,便是痫候也。手白肉鱼际脉黑者,是痫候;鱼际脉赤者,热;脉青大者,寒;脉青细为平也。鼻口干燥,大小便不利,是痫候。眼不明上视喜阳,是痫候。耳后完骨上有青络盛,卧不静,是痫候,青脉刺之令血出也。小儿发逆上啼笑面暗,色不变,是痫候。鼻口青时小惊,是痫候。目闭青时小惊,是痫候。身热头常汗出,是痫候。身热吐呗而喘,是痫候。身热目时直视,是痫候。喜欠,目上视,是痫候。身热,目视不精,是痫候。目瞳子卒大黑于常,是痫候。卧惕惕而惊,手足振摇,是痫候。卧梦笑,手足动摇,是痫候。意气下而妄怒,是痫候。咽乳不利,是痫候。身热小便难,是痫候。吐痢不止,厥痛时起,是痫候。弄舌摇头,是痫候。龙胆汤用龙胆、钩藤皮、柴胡、黄芩、桔梗、芍药、茯苓、甘草、蜣螂、大黄主诸惊痫。十岁以下小儿皆服之,小儿龙胆汤第一。大黄汤用大黄、人参、细辛、干姜、当归、甘皮治少小风痫积聚腹痛夭矫二十五痫方。白羊藓汤用白羊藓、蚱蝉、大黄、甘草、钩藤皮、细辛、牛黄、蛇蜕皮治小儿风痫,胸中有痰。增损续命汤用麻黄、甘草、桂枝、川芎、葛根、升麻、当归、独活、人参、黄芩、石膏、杏仁治小儿猝中风恶毒及久风四肢角弓反张不随,并曳僻不能行步。石膏汤用石膏、麻黄、甘草、射干、桂枝、芍药、当归、细辛治小儿中风,恶痹不能语,口眼了戾,四肢不随。大黄、牡蛎、龙骨、瓜蒌根、甘草、桂枝、赤石脂、寒水石治少小中风状如欲绝汤。二物石膏汤用石膏、真珠治少小中风,手足拘急。茵芋丸用茵芋叶、铅丹、秦艽、钩藤皮、石膏、杜蘅、防葵、菖蒲、黄芩、松萝、蜣螂、甘草治少小有风痫疾,至长不除,或遇天阴节变便发动,食饮坚强亦发。百脉挛缩,行步不正,言语不便者,服之永不发。镇心丸用银屑、水银、牛黄、大黄、茯苓、茯神、远志、防己、白蔹、雄黄、人参、芍药、紫石英、真珠、防葵、铁精治小儿惊痫百病镇心气。丹参赤膏用丹参、雷丸、芒硝、戎盐、大黄治少小心腹热除热。五物甘草生摩膏用甘草、防风、白术、桔梗、雷丸治少小中大风,手足惊掣。《外台秘要》五痫煎用钩藤、知母、黄芩、炙甘草、升麻、沙参、寒水石、蚱蝉、蜣螂治疗五脏癫痫:肝痫之为病,面青,目反视,手足摇;心痫之为病,面赤,心下有热,短气息微数;脾痫之为病,面黄,腹大泄痢;肺痫之为病,面目白,口沫出;肾痫之为病,面黑,目正直视不摇如尸状;膈痫之为病,目反,四肢不举;肠痫之为病,不动摇。茵芋丸用茵芋、铅丹、钩藤、杜蘅、防葵、石膏、秦艽、菖蒲、黄芩、松萝、蜣螂、炙甘草治疗六畜痫:马痫之为病,张口摇头,马鸣欲反折;牛痫之为病,目正直视腹胀;羊痫之为病,喜扬目吐舌;猪痫之为病,喜吐沫;犬痫之为病,手足挛;鸡痫之为病,摇头反折,喜惊自摇。《太平圣惠方》《小儿药证直诀》五色丸朱砂、水银、雄黄、铅、珍珠末治五痫,曰:凡治五痫,皆随脏治之,每脏各有一兽并,五色丸治其病也。犬痫:反折,上窜,犬叫,肝也。羊痫:目证,吐舌,羊叫,心也。牛痫:目直视,腹满,牛叫,脾也。鸡痫:惊跳,反折,手纵,鸡叫,肺也。猪痫:如尸,吐沫,猪叫,肾也。泻青丸用当归、龙脑、川芎、栀子、大黄、羌活、防风治肝热搐搦脉洪实。凉惊丸用硼砂、粉霜、郁李仁、轻粉、铁粉、牵牛、腊茶治日午发搐。益黄散用陈皮、丁香、诃子、青皮、炙甘草治日晚发搐。大青膏用天麻、白附子、青黛、蝎尾、乌蛇梢肉、朱砂、天竺黄治热盛生风惊搐。白饼子用滑石、轻粉、半夏、南星、巴豆治痰食积滞惊搐癫痫。利惊丸用青黛、轻粉、牵牛、天竺黄治急惊风。瓜蒌汤用瓜蒌根、白甘遂治慢惊。《太平惠民和剂局方》返魂丹用当归、乌犀、干姜、枳壳、白术、厚朴、桑螵蛸、蚕蛾、羚羊角、半夏、僵蚕、藿香、桂枝、细辛、陈皮、槐胶、乌蛇、沉香、干蝎、独活、天麻、朱砂、石斛、雄黄、肉豆蔻、龙脑、水银、附子、蝉蜕、川芎、乌鸦、腻粉、狐肝、硫黄、金箔诸风癫痫。定命丹用青黛、蟾酥、干蝎、麝香、白附子、天南星治小儿急慢惊风。八珍丹用甘草、天麻、朱砂、天南星、牛黄、腻粉、雄黄、天浆子、银箔治惊风目睛上视。太一银朱丹用黑铅、水银、铁粉、甘草、天南星、朱砂、腻粉治涎盛发痫，手足搐搦，目睛上视。软金丹用使君子、兖墨、青黛、麝香、腻粉、胡黄连、寒食面、天浆子治惊风手足搐搦，目睛上视，项背强硬，牙关紧急。至圣丹用熊胆、芦荟、腻粉、朱砂、麝香、蟾蜍、龙脑、铅霜、雄黄、青黛、胡黄连、白附子、水银治一切惊风天吊，目睛上视，手足搐搦，状候多端。灵砂归命丹用巴豆、牛黄、龙脑、麝香、腻粉、辰砂、金箔治惊痫涎潮搐搦。大天南星丸用龙脑、牛黄、乳香、天南星、人参、天麻、防风、朱砂、全蝎、麝香治急慢惊风，涎潮发搐，目睛上视，口眼相引，牙关紧急，背脊强直，连日不省。虎睛丸用茯神、天麻、腻粉、天竺黄、胡黄连、朱砂、麝香、白附子、天南星、青黛、使君子、天浆子治惊风搐搦，目睛直视。天麻防风丸用僵蚕、全蝎、天麻、防风、人参、朱砂、雄黄、麝香、炙甘草、牛黄治惊风手足抽掣。水银扁丸子用黄明胶、腻粉、全蝎、百草霜、牛黄、铅霜、青黛、巴豆、黑铅、水银、香墨治惊风搐搦，目睛上视。太一丹用天南星、乌蛇、天麻、附子、麻黄、全蝎、白附子、僵蚕、琥珀、辰砂、雄黄、炙甘草治诸风惊痫，潮发搐搦，口眼相引，项背强直。大惊丸用蛇黄、青礞石、朱砂、虾蟆、雄黄、铁粉治惊风诸痫搐搦，目睛直视。睡惊丹用蛇黄、天南星、茯苓、铁粉、使君子、脑子、麝香、银箔、金箔治惊风搐搦。至圣保命丹用全蝎、白附子、天南星、僵蚕、朱砂、麝香治胎惊内吊，目睛上视，手足抽掣，角弓反张。小抱龙丸用天竺黄、雄黄、辰砂、麝香、天南星治惊风潮搐。镇心至宝丹用天南星、白附子、雄黄、全蝎、僵蚕、郁金、龙脑、麝香、辰砂、腻粉、滑石治惊风搐搦，壮热涎多，鱼口鸦声，眼睛直视。蛇头丸用蛇含石、铁腻粉、五灵脂、神砂、全蝎、白附子、郁金、龙脑、麝香、花蛇头治急慢惊风，手足抽掣，眼睛直视，角弓反张，证候危急。辰砂茯神膏用酸枣仁、代赭石、乳香、茯神、朱砂、麝香治急慢惊风，潮涎搐搦，手足抽掣。《神农本草经》石胆味酸性寒，主诸痫痉。防葵味辛性寒，主癫痫惊邪。龙胆味苦性涩，主惊痫。蛇床子味苦性平，主癫痫。发髲味苦性温，主疗小儿痫。龙骨味甘性平，主小儿热气惊痫，龙齿主小儿大人惊痫。麝香味辛性温，主痫痉。牛黄味苦性平，主惊痫。丹雄鸡味甘微温，鸡子主痫痉。石蜜味甘性平，主诸惊痫痉。款冬花味辛性温，主诸惊痫。牡丹皮味苦辛寒，主瘛疭，痉，惊痫。女菀味辛性温，主惊痫。白马茎味咸性平，眼主惊痫。鹿茸味甘性温，主惊痫。露蜂房味苦性平，主惊痫瘛疭。柞蝉味咸性寒，主小儿惊痫。白僵蚕味咸性平，主小儿惊痫。蛞蝓味咸性寒，主惊痫挛缩。铅丹味辛微寒，主惊痫癫疾。蚤休味苦微寒，主惊痫，摇头弄舌。豚卵味苦性温，主惊痫癫疾。马、牛、羊、猪、狗、鸡六畜毛蹄甲味咸性平，主惊痫癫痉。蛇蜕味咸性平，主惊痫蛊疭癫疾。雀瓮味甘性平，主小儿惊痫。蜣螂味咸性寒，主小儿惊痫瘛疭。鼠妇味酸性温，主痫痉。《本经续疏要·癫痫》曰：龙齿、龙角、牛黄、防葵、白薇、牡丹、莨菪子、雷丸、钩藤、僵蚕、蛇床子、蛇蜕、蜣螂、白马目、铅丹、柞蝉、白狗血、豚卵、猪牛犬等齿、熊胆、芦荟、玳瑁、白马悬蹄、淡竹沥、蛇衔、秦白皮、头发、鸡子、狗粪中骨、露蜂房、白鲜皮、雀瓮、甘遂、升麻、大黄、银屑。痫则口眼相引，目睛上摇，手足掣纵之谓。凡卒仆无知，痰涎涌出者，无论掣纵与否，皆谓之痫。观治痫者，每比于惊，可知其气之乱而伏行经隧矣。惊与痫之析者有"二阴急为痫厥，二阳急为惊"之文，其混者有"心脉满大痫瘛筋挛，肝脉小急痫瘛筋挛，肾肝并小弦欲惊"之文。

龙角、牡丹、白薇、钩藤、白僵蚕、白马目、铅丹、玳瑁、白马悬蹄、蛇衔、秦皮、头发、狗粪中骨、鸡子、白鲜皮、雀瓮治惊痫，仅白狗血治癫，亦得全篇十之五，余则均可治癫狂，复可治惊痫者，准是而论，比其兼证，别其寒温，而揣其上下，以定取舍，是用此篇治癫痫之大纲，亦分癫痫之微旨矣。孙真人《千金方》、王太守《外台秘要》于惊痫癫狂，皆加以风字。痫以惊作，惊为风生。风煽火炽，火烁狂发，惊痫癫狂，乌得不加风字。使尽检《千金》《外台》，凡风狂、风惊恐、风邪、五邪风、惊悸风、惊恐、风癫、五癫、风痫、风眩、风旋诸方，合之本篇所用，所未及用者，止十四味，而在附录者止八味，盖已得十分七八矣。苟以意消息之，犹有不能用之物哉！龙齿角摄水火于土而不使相逐，牛黄除蓄热于土而兼清内外，蜣螂纳秽浊于土而扑火之焰，防葵出土最早而得水能沉，无论内伤外感，皆可施用，又何阳化风，风煽阳之别而有所隔碍耶！

医话二：论汤剂。中药汤剂是中药药材饮片加水煎煮后得到的液体制剂。是液体复合分散体系。《苏沈良方·论汤散丸》曰：汤散丸各有所宜。古方用汤最多，用丸散者殊少。煮散古方无用者，惟近世人为之。大体欲达五脏四肢者莫如汤，欲留膈胃中者莫如散，久而后散者莫如丸。又无毒者宜汤，小毒者宜散，大毒者宜用丸。又欲速用汤，稍缓用散，甚缓者用丸，此大概也。近世用汤者全少，应汤者全用煮散。大率汤剂气势完壮，力与丸散倍蓰。煮散，多者一啜，不过三五钱极矣。《圣济总录》：汤法㕮咀，谓锉如麻豆；散法治罗，谓治择捣罗。盖卒病贼邪，须汤以荡涤；久病痼疾，须散以渐渍。近世一切为散，遂忘汤法。今以锉切、㕮咀或粗捣筛之类为汤，捣罗极细者为散。又如丹、丸、膏煎之名，不知异用之实。盖丹者烹炼而成，有一阳在中之义，丸者取其以物收摄而已，膏者谓摩敷之药，煎者取其和熟为服食之剂。今以火炼及色赤者为丹，非炼者为丸，以服食者为煎，涂敷者为膏，审此数者，他可推类而知也。凡煎药当取新水，令极清洁，微火小沸。若利汤欲少水而多取，补汤欲多水而少取，此古法也。其汤剂大小，古今升两不同，当根据世俗现行之法，大约每用药三钱匕，以水一盏煎取七分为率，其余多少增损，当视病之轻重大小。汤剂服用方法：目前临床中药汤剂服用方法大多一剂药分两次服用，这种单一的服用方法不知始于何时？古代中国医药学的中药汤剂服用方法根据病情而有多种多样，《伤寒论》《金匮要略方论》的方剂服用方法多为后世医家遵用。① 每日1次服用，如调胃承气汤：上三味㕮咀，以水三升，煮取一升，去滓，内芒硝更上火微煮，令沸，少少温服。桂枝甘草汤，上二味以水三升，煮取一升，去滓，顿服。② 每日2次服用，如栀子豉汤：上二味以水四升，先煮栀子，得二升半，内豉，煮取一升半，去滓，分为二服。③ 每日3次服用，如茯苓桂枝甘草大枣汤：上四味以甘澜水一斗，先煮茯苓，减二升，内诸药，煮取三升，去滓，温服一升，日三服。茯苓桂枝白术甘草汤服用方法：上四味以水六升，煮取三升，去滓，分温三服。尝考历代中药服用方法，古代汤剂每日三次服用者居多。④ 半日3次服用，如《伤寒论》麻黄连轺赤小豆汤，以上八味以潦水一斗，先煮麻黄，再沸，去上沫，内诸药，煮取三升，分温三服，半日服尽。⑤ 中病即止勿再服，如大青龙汤服用方法：上七味以水九升，先煮麻黄减二升，去上沫，内诸药，煮取三升，去滓，温服一升，取微似汗，汗出多者，温粉扑之。一服汗者，停后服。大承气汤，上四味以水一斗，先煮二物，取五升，去滓，内大黄，煮取二升，去滓，内芒硝，更上微火一两沸，分温再服，得下，余勿服。小承气汤服用方法：以上三味以水四升，煮取一升二合，去滓，分温二服。初服汤，当更衣，不尔者，尽饮之；若更衣者，勿服之。⑥ 每日服用二三剂，如桂枝汤：上五味口㕮咀，以水七升，微火煮取三升，去滓，适寒温,服一升。服已须臾,啜热稀粥一升余,以助药力,温覆令一时许,遍身,微似有汗者益佳,不可令如水流漓,病必不除。若一服汗出病差,停后服,不必尽剂;若不汗,更服,依前法;又不汗,后服小促役其间,半日许,令三服尽;若病重者,一日一夜服,周时观之。服一剂尽,病证犹在者,更作服;若汗不出者,乃服至二三剂。

腹　　痛

医案一：张某，男性，41岁。1999年己卯寒露外感风寒后患胃痛，拘急作痛，得热痛减，遇寒痛增，喜热饮，食欲不振，偶有吞酸嘈杂等症状。舌淡苔薄白，脉弦紧。胃镜病理提示中度萎缩性胃炎，肠化（＋＋）。《诸病源候论》曰：诸脏虚受病，气乘于心者，亦令心痛，则心下急痛，谓之脾心痛也。足太阴为脾之经与胃合。足阳明为胃之经，气虚逆乘心而痛。其状腹胀，归于心而痛甚，谓之胃心痛也。胃痛是由于胃气阻滞，胃络瘀阻，胃失所养，不通则痛导致的以上腹胃脘部发生疼痛为主症的一种脾胃肠病证。胃痛，又称胃脘痛。本病在脾胃肠病证中最为多见，人群中发病率较高，中药治疗效果颇佳。胃痛的部位在上腹部胃脘处，俗称心窝部。其疼痛的性质表现为胀痛、隐痛、刺痛、灼痛、闷痛、绞痛等，常因病因病机的不同而异，其中尤以胀痛、隐痛、刺痛常见。可有压痛，按之其痛或增或减，但无反跳痛。其痛有呈持续性者，也有时作时止者。其痛常因寒暖失宜，饮食失节，情志不舒，劳累等诱因而发作或加重。寒邪客胃，拟《三因极一病证方论》附子理中汤合《良方集腋》良附丸温胃散寒，理气止痛。

附子9g	党参9g	干姜9g	高良姜9g
白术9g	香附9g	吴茱萸6g	炙甘草9g

复诊：《灵枢·邪气脏腑病形》：胃病者，腹胀，胃脘当心而痛，上支两胁，膈咽不通，食饮不下，取之三里也。《三因极一病证方论·九痛叙论》：夫心痛者，以其痛在中脘，故总而言之曰心痛，其实非心痛也。若十二经络外感六淫，则其气闭塞，郁于中焦，气与邪争，发为疼痛，属外所因；若五脏内动，汩以七情，则其气痞结，聚于中脘，气与血搏，发为疼痛，属内所因；饮食劳逸，触忤非类，使脏气不平，痞隔于中，食饮遁疰，变乱肠胃，发为疼痛，属不内外因。患者服药1周胃痛缓解，仍有恶寒乏力症状，改原方合小建中汤。患者服药1周胃痛缓解明显，食欲改善，吞酸等症状消失。

附子9g	党参9g	干姜6g	白术6g
炙甘草9g	桂枝9g	白芍9g	黄芪9g
吴茱萸6g	饴糖30g		

医案二：郑某，女性，34岁，2008年戊子春分初诊。胃脘胀满，攻撑作痛，脘痛连胁，胸闷嗳气，喜长叹息，大便不畅，得嗳气、矢气则舒，遇烦恼郁怒则痛作或痛甚，舌淡苔薄白，脉弦。胃镜提示胆汁反流性胃炎-肝气犯胃。拟《医学统旨》柴胡疏肝散疏肝理气，和胃止痛：柴胡、枳壳、芍药、甘草、川芎、香附、陈皮、川楝子、延胡索，药后仍然胃脘胀满疼痛，适经行乳胀，情绪波动，经色鲜红，时夹紫块，大便秘结。舌

红苔黄,两脉弦数。木火之质复加郁勃,拟遵经旨,木郁达之,火郁发之,《校注妇人良方》柴胡清肝散加味。患者间断服用半年,随访胃镜较前好转。柴胡疏肝散为疏肝理气之要方。方中柴胡、白芍、川芎、香附疏肝解郁,陈皮、枳壳、甘草理气和中,诸药合用共奏疏肝理气,和胃止痛之效。若胀重可加青皮、郁金、木香助理气解郁之功;若痛甚者,可加川楝子、延胡索理气止痛;嗳气频作者,可加半夏、旋覆花,亦可用沉香降气散降气解郁。方中柴胡、当归、白芍、薄荷解郁柔肝止痛,牡丹皮、栀子清肝泄热,白术、茯苓、甘草、生姜和中健胃。左金丸中黄连清泄胃火,吴茱萸辛散肝郁,以补原方之未备。若为火邪已伤胃阴,可加麦冬、石斛。

柴胡9g	黄芩9g	党参9g	栀子9g
川芎9g	连翘9g	桔梗9g	甘草6g
当归9g	白芍9g	知母6g	生地9g
黄连6g	牡丹皮9g	益母草9g	

医案三:严某,女性,25岁。2011年辛卯立冬中上腹阵发性疼痛,得温痛减,遇寒尤甚,恶寒身蜷,手足不温,口淡不渴,小便清长,大便正常,苔薄白,脉沉紧。胃镜病理提示糜烂性胃炎,十二指肠球部溃疡。寒邪内阻拟《宋太平惠民和剂局方》五积散加减。患者服用上方1周后中上腹痛发生频率明显减少,恶寒症状减轻;续服原方1月后诸症基本消失。

白芷9g	川芎9g	茯苓9g	当归9g
肉桂3g	芍药9g	姜半夏9g	陈皮9g
枳壳9g	麻黄6g	苍术9g	干姜6g
桔梗6g	厚朴9g	炙甘草9g	

医案四:黄某,女性,23岁。平素饮食不节,饥饱失常。2016年丙申芒种出现胃脘灼痛,痛势急迫,喜冷恶热,得凉则舒,心烦易怒,泛酸嘈杂,口干口苦,舌红少苔,脉弦数。胃镜病理提示慢性浅表性胃炎。肝阳犯胃,拟《续名医类案》一贯煎合左金丸加减疏肝理气,泄热和中。患者服用上方1周后胃脘灼痛明显好转,情绪平稳;续服原方1月后诸症基本消失。嘱平常生活饮食规律,调畅情志。

北沙参9g	麦冬9g	当归9g	生地9g
川楝子9g	枸杞子9g	白芍9g	炙甘草9g
牡丹皮9g	栀子9g	蒲公英9g	

医话一:魏玉璜与一贯煎。治胃腹疼痛。胃痛又称胃脘痛,是上腹胃脘部近心窝处疼痛为主要临床症状。西医学的急性胃炎、慢性胃炎、消化性溃疡、十二指肠溃疡、功能性消化不良、胃黏膜脱垂等病以上腹部疼痛为主要症状者,属于中国医药学胃痛范畴。魏玉璜之前,中医治疗胃脘痛大多局限于理气或散寒。《景岳全书·心腹痛》:胃脘痛证,多有因食,因寒,因气不顺者,然因食因寒,亦无不皆关于气。盖食停则气滞,寒留则气凝。所以治痛之要,但察其果属实邪,皆当以理气为主。叶天士擅用辛香通络治疗胃脘痛,川楝子、延胡索、香附、乌药、橘红、蒲黄、五灵脂、桃仁、当归、桂枝、牡丹皮、苏木、郁金、蜣

螂、䗪虫、白豆蔻等，驱遣方药，信手拈来。《临证指南医案·胃脘痛》曰：阳明乃十二经脉之长，其作痛之因甚多。胃者汇也，乃冲繁要道，为患最易。虚邪贼邪之乘机窃发，其间消长不一，习俗辛香温燥之治，断不容一例而漫施。然而是病其要何在？所云初病在经，久痛入络。以经主气络主血，则可知其治气治血之当然也。凡气既久阻血亦应病，循行之脉络自痹，而辛香理气、辛柔和血之法实为对待必然之理。清代名医魏玉璜创制一贯煎，补前此胃脘痛治疗之未逮，补偏救弊，功莫大焉。《柳洲医话》：戴人治一将军病心痛，张曰：此非心痛也，乃胃脘当心而痛也。余谓此二语，真为此证点睛。然余更有一转语曰：非胃脘痛也，乃肝木上乘于胃也。世人多用四磨、五香、六郁、逍遥等方，新病亦效，久服则杀人。又用玉桂亦效，以木得桂而枯也。屡发屡服，则肝血燥竭，少壮者多成劳病，衰弱者多发厥而死，不可不知。余自创一方，名一贯煎，用北沙参、麦冬、地黄、当归、枸杞、川楝六味，出入加减投之，应如桴鼓。口苦燥者，加酒连尤捷。可统治胁痛吞酸吐酸疝瘕一切肝病。香附、郁金，为治肝要药。然用之气病则可，用之血病，则与干将莫邪无异也。慎之！二地腻膈之说，不知始自何人，致令数百年来，人皆畏之如虎，俾举世阴虚火盛之病，至死而不敢一尝。凡肝郁病误用热药，皆贻大患。肝木为龙，龙之变化莫测，其于病也亦然。明者遇内伤证，但求得其本，则其标可按籍而稽矣。此天地古今未泄之秘。《内经》微露一言曰：肝为万病之贼六字而止，似圣人亦不欲竟其端委，殆以生杀之柄不可操之人耳。余临证数十年，乃始获之，实千虑之一得也。世之君子，其毋忽诸。王孟英曰：肺主一身之表，肝主一身之里，五气之感，皆从肺入，七情之病，必由肝起，此余夙论如此。魏氏长于内伤，斯言先获我心。盖龙性难驯，变化莫测，独窥经旨，理自不诬。

魏玉璜，名之琇，号柳洲，1722—1772 年浙江杭州人。1770 年乾隆庚寅辑纂《续名医类案》36 卷，另有《柳洲医话》等，均行于世。《续名医类案》是继江瓘《名医类案》之后的一部中医医案巨著，集录清初以前历代名医临证验案 5 800 多则。魏氏草创初稿六十卷，1853 年咸丰癸丑王孟英删定为三十六卷。仁和杭世骏序曰：筼南江氏汇集前哲之案而刊之，吾友魏玉璜氏又从而广之。粗工观之则以为己陈之刍狗，而杭子观之则以为医学之蒙求，何也？玉璜氏能读黄帝、扁鹊之书者也。合土者必有其范，伐柯者必有其则。以是为学医者之范与则而思过半矣，医案云乎哉。王孟英曰：魏柳洲先生辑《续名医类案》六十卷，脱稿未久，先生寻逝。幸已邀录《四库》馆书，不致散佚。重出之案有十多条，且有自注未选入而仍编入者。其脱简舛讹尤难仆数。而附载已案并不注明，直至三十六卷产后颠狂条始标姓字。况卷首无序无目，显为草创之初稿而未经删定之书也。余悉点出并为补目，厘订三十六卷。定州杨素园大令，意欲付梓而为时事所阻，爰附其略于此，以俟大雅教正。1886 年光绪丙戌潘骏猷序曰：乾隆中，浙人魏玉璜以医名，广《名医类案》为《续名医类案》六十卷。江书所漏补载不少，而明以来为尤悉。虽采撷繁富，不免芜杂。而援据既多，变证咸备，堪资考核。条下附注，辩正尤详。实足称黄岐之功臣，青囊之盛业。《四库全书总目提要》谓《续名医类案》采撷既博，变证悉备，实足与江瓘之书互资参考。又所附案语尤多所发明辨博，较诸空谈医理固有实证虚揣之别焉。

1851 年咸丰辛亥王孟英辑录《续名医类案》中魏玉璜所附按语 85 条，附方 29 首，单方 103 条，并附加病案而成《柳洲医话》。足见孟英生平尤服柳洲之学。兹录一斑，以窥全豹。伤寒初愈，脏腑犹多热毒，时师不察，骤投参、芪、术、附温补，其遗患可胜言哉。雄按：《寓意草》伤寒善后法，学人最宜详玩。

龚子才治伤寒谵渴无汗，用大梨一枚，生姜一小块，同捣取汁，入童便一碗，重汤煮熟服。制方甚佳，愈于甘露，且免地黄之腻。雄按：余以梨汁为天生甘露饮，而昔贤已先得我心。喻氏治伤寒以救阴为主一语，为治传经证之秘旨。虚人肝肾之气上浮，宛如痰在膈间，须投峻剂养阴，俾龙雷之火，下归元海。雄按：叶香岩云，龙雷之起总因阳亢，宜滋补真阴。今人反用热药，悖矣。详见《景岳发挥》，医者不可不读也。余常见父母有肝病者，其子女亦多有之，而禀乎母气者尤多。木热则流脂，断无肝火盛而无痰者。雄按：此语未经人道，余每以雪羹、龙荟治痰，殊与魏君暗合。补中益气汤为东垣治内伤外感之第一方。后人读其书者，鲜不奉为金科玉律。然不知近代病患，类多真阴不足。上盛下虚者，十居九焉。即遇内伤外感之证，投之辄增剧，非此方之谬，要知时代禀赋各殊耳。陆丽京曰：阴虚人误服补中益气，往往暴脱，司命者其审诸。雄按：东垣此方谓气虚则下陷，升其清阳，即是益气。然命名欠妥，设当时立此培中举陷复云益气，后人遂以为参、术得升柴。如黄芪得防风而功愈大，既能补脾胃之不足，又可益元气之健行，而忘其为治内伤兼外感之方。凡属虚人，皆宜服饵。再经薛氏之表章，每与肾气丸相辅而行。幸张景岳一灵未泯，虽好温补，独谓此方未可浪用。奈以卢不远之贤亦祖薛氏甚矣，积重之难返也。徐洄溪云：东垣之方，一概以升提中气为主，学人不可误用。然此方之升柴，尚有参、芪、术、草之驾驭，若升麻葛根汤、柴葛解肌汤等方，纯是升提之品，苟不察其人之阴分如何，而一概视为感证之主方，贻祸尚何言哉！叶香岩柴胡劫肝阴，葛根竭胃汁之说，洵见道之言也。火盛而郁者，多畏风畏寒。雄按：人但知伤风畏风，伤寒畏寒，能识此者鲜矣。梅核证由郁怒忧思，七情致伤而成，无非木燥火炎之候。古人多用香燥之剂，岂当时体质浓耶？余治肝肾亏损气喘吸促之证，必重投熟地、人参，无力之家不能服参者，以枣仁、杞子各一两代之，亦应如桴鼓。雄按：枸杞一味，专治短气，其味纯甘，能补精神气血津液诸不足也。凡胁腹结块，隐现不常，痛随止作者，全属肝伤。木反克土，非实气也。时师全以香燥辛热治之，促人年寿。余治此多人，悉以一气汤加川楝、粘仁、蒌仁等，不过三五剂，其病如失。若立斋多用加味逍遥散，鼓峰东庄辈多用滋水生肝饮，皆不及余法之善也。逍遥散亦当灸用，缘柴胡、白术皆非阴虚火盛者所宜也。伤寒疟痢之后患闷结者，皆由攻下表散失宜所致。究其由，则皆血燥为病。至若风秘一证，其病本由燥火生风，医者昧于风字，动用风药，死者已矣。存者幸鉴之。雄按：凡内风为病，不论何证，皆忌风药。医不知风有内外之殊，以致动手便错。凡心腹痛而唇红吐白沫者，或好啖者，多属虫证。阴虚火盛之人，初服桂、附、姜、萸等燥热刚药，始则甚得其力，所谓劫治也。昧不知止，久而决裂，莫可挽回，余目击其毙者，数十人矣。产后恶露不下有二，一则瘀滞宜行，一则血虚宜补。肝火病其状如疟，盖胆为肝府，肝病则胆亦病矣。医学无真知而参末议，最能误人，智者慎之。麻疹之发，本诸肺胃。治之但宜松透，一切风燥寒热之剂，不可入也。余常遇表散过甚，绵延不已者，一以生地、杞子、地骨、麦冬、蒌仁、沙参等味，三四剂必嗽止热退而安。若吕东庄之用桂、附，因其苦寒过剂，故处方如是，非可一切试之也。病危之家，亲宾满座，议论纷纭，徒乱人意，不可不知。余尝诊一儿，见其左掌拳曲，询其由，乃小时患惊搐，为母抱持太急，病愈手遂不能伸舒，若初起即以大剂滋肝肾真阴与之，必能伸舒如故。惜世无知者。肝木为龙，龙之变化莫测，其于病也亦然。明者遇内伤证，但求得其本，则其标可按籍而稽矣。此天地古今未泄之秘。《内经》微露一言曰：肝为万病之贼六字而止。似圣人亦不欲竟其端委，殆以生杀之柄不可操之人耳。余临证数十年，乃始获之，实千虑之一得也。世之君子，其毋忽诸。雄按：肺主一身之表，肝主一身之里，五气之感，皆从肺入，七情之病，必由肝起，此余夙论如此。魏氏长于内伤，斯言先获我心。盖龙性难驯，变化莫测，独窥经旨，理自不诬。

《柳洲医话》附方：血痢久不瘥，乌梅肉、胡黄连、伏龙肝等分为末，茶调下。五色痢久不瘥，大熟瓜蒌一个，存性出火毒，为末作一服，温酒下。传尸劳，宜先服玉枢丹，继以苏合丸，其虫即下。吐血用水澄蚌粉研细，入朱砂少许，米饮调下二钱。牙衄，用苦竹茹四两，醋煮含漱，吐之。筋骨疼如夹板状，痛不可忍者，以驴骡修下蹄甲，砂锅内炒为炭，研细末，酒或白汤下。醋哮，用粉甘草二两，去皮研开，以猪胆六七枚取汁，浸三日，炙干为末，蜜丸，清茶下三四十丸。痰喘久不痊，五味子、白矾等分为末，熟猪肺蘸末细嚼，白汤下。偏头风，南星、半夏、白芷等分为末，生姜、葱白杵烂，和捏为饼，贴太阳上，一夕良已。头疼如劈，目中溜火，酒制大黄为末，茶调服三钱。偏头风，蓖麻仁同乳香、食盐捣贴。烂弦风眼，黄连、淡竹叶各一两，柏树皮干者一两，如半湿者用二两，咀，水二斗，煎五合稍冷，用滴目及洗烂处，日三四。鼻，瓜蒂、细辛等分细研，以棉包豆许塞之，化水而消。或以瓜蒂研末，羊脂和敷亦妙。胃火鼻赤，每晨以盐擦齿，噙水漱口，旋吐掌中，掬以洗鼻，月余而愈。鼻流臭黄水，脑痛如虫啮，用丝瓜藤近根三五尺许，烧存性研细，酒调下。蛀牙疼，川椒为末，巴豆一粒，同研成膏，饭为丸，如绿豆大，以棉裹安蛀孔内立效。咽喉壅塞，吹皂角末于鼻中取嚏，外以李树近根磨水涂喉外。急喉痹，口开不得者，巴豆仁拍碎，棉裹随左右塞鼻中，即吐出恶物，喉宽即拔去之，后鼻中生小疮，亦无害。心腹久痛，栀子炭一两，生姜五片，煎服。鹤膝风、乳香、没药各一钱五分，地骨皮三钱，无名异五钱，麝香一分，各为末，车前草捣汁，入老酒少许，和敷患处。香港脚上攻及一切肿毒流注，以甘遂研细末，水调敷患处，另浓煎甘草汤服之，二物相反，须二人各处买，并不可安放一所，用之立效。风颠神方，乌犀角四两锉末，每用一两，清水十碗，砂锅内煎至一碗，滤净，再加水十碗，熬至二酒杯，另以淡竹叶四两，水六碗，煎二碗去渣，加犀角汁同服，尽四剂即愈。阴毛生虱，生银杏杵烂敷之。中砒毒，白扁豆生研细，新汲水下二三钱。河豚毒，麻油灌之。邪祟，玉枢丹频服之，并以烧烟于卧室，即愈。飞尸，玉枢丹以忍冬藤煎浓汤灌之。走马牙疳，蚕蜕纸烧存性，入麝少许，蜜和敷，加白矾尤妙。小儿好吃粽成积胀痛，白酒曲同黄连末为丸服，或以熬酒调曲末服亦可。又吃鸭蛋不消，用砂仁末钱许，枣汤下。小儿口噤不开，猪乳饮之立效。若月内胎惊，同朱砂、牛乳少许抹口中，甚良。小儿惊风，导赤散煎汤送泻青丸，大妙。小儿噤口痢，干山药半生用，半炒黄色，研细末，米饮下。肿毒初起，用鸡子一枚，以银簪插一孔，用透明雄黄三钱，研极细末入之，仍以簪搅匀，封孔放饭上蒸熟食之，日三枚神效。阴囊溃烂，紫苏末敷之，杉木灰亦可并用。便毒，棉地榆四两，白酒三碗，煎一碗服，即愈。疮，先以淡蔺水洗净干，次用驻车丸研极细，加乳香少许干掺之。又烂捣马齿苋敷之，并疗多年恶疮百方不效者。又松香一两，轻粉三钱，乳香五钱，细茶五钱，共打成膏，先以葱白花椒汤熏洗净，用布摊膏浓贴，用绢缚定，黄水流尽，腐退生肌。耳疔，夏枯草、甘菊、贝母、忍冬、地丁，大剂饮之。髭疔，牙关紧急者，用患者耳垢齿垢，并刮手足指甲屑，和匀如豆大，放茶匙内镫火上炙少顷，取作丸，将银针挑开疔头抹入，外以棉纸一层津湿覆之，立愈。兼治红丝疔。诸癣，先以温浆水洗之，旧帛拭干，用芦荟一两，炙甘草半两，研细和匀敷之。冻疮，黄柏烧存性研，鸡蛋清调涂，破者掺之。坐板疮，松香五钱，雄黄一钱，研细和匀，以棉纸包捻成条，腊月猪油浸透，点火烧着，取滴下油搽之立效，如湿痒者，加苍术末三钱同包。下疳，生槐蕊，开水送三钱，日三服。又小蓟、地骨皮每五两，煎浓汤洗净，再以黄芩、黄柏、宫粉、珍珠、冰片,研末敷之。汤火伤,松树皮阴干研细,入轻粉少许,生油调敷,如敷不住,纱绢缚之。或用地榆末掺。又夏枯草研细,麻油调,浓敷之。犬咬,栀子研末,芦菔汁调敷,犬咬者,服玉真散。

医案五:金某,男性,31 岁。2014 年甲午处暑过食冷饮后呃逆发作,胃脘不适,得温则减,进食减少,口淡不渴,舌苔白,脉迟缓。诊断考虑膈肌痉挛。呃逆是指胃气上逆动膈,以气逆上冲,喉间呃呃连声,声短而频,令人不能自止为主要临床表现的病证。呃逆古称"哕",又称"哕逆"。拟《太平惠民和剂局方》丁香散加味温中散寒,降逆止呃。患者服用上方 3 日,呃逆发作明显减少,配合针刺治疗,1 周诸症消失。

旋覆花 9 g	代赭石 9 g	丁香 6 g	柿蒂 6 g
姜半夏 9 g	紫苏叶 9 g	党参 9 g	黄连 6 g
生姜 6 g	炙甘草 6 g		

医话一:谈旋覆代赭汤治疗呃逆。旋覆代赭石汤治汗、吐、下解之后,心下痞硬,噫气不除。罗谦甫曰:汗、吐、下解后,邪虽去而胃气已亏矣。胃气既亏,三焦因之失职,清无所归而不升,浊无所纳而不降,是以邪气留滞,伏饮为逆,故心下痞硬,噫气不除。方中以人参、甘草养正补虚,姜、枣和脾养胃,所以安定中州者至矣。更以代赭石之重,使之敛浮镇逆,旋覆花之辛,用以宣气涤饮,佐人参以归气于下,佐半夏以蠲饮于上。浊降痞硬可消,清升噫气自除,观仲景治少阴水气上凌,用真武汤镇之;治下焦滑脱不守,用赤石脂禹余粮固之。此胃虚气失升降,复用此法理之,则胸中转否为泰,其为归元固下之法,各极其妙如此。《金匮要略·呕吐哕下利病脉证治》:干呕、哕,若手足厥者,橘皮汤主之。哕逆者,橘皮竹茹汤主之。哕而腹满,视其前后,知何部不利,利之则愈。《景岳全书·呃逆》:哕者呃逆也,非咳逆也,咳逆者咳嗽之甚者也,非呃逆也;干呕者无物之吐即呕也,非哕也;噫者饱食之息即嗳气也,非咳逆也。后人但以此为鉴,则异说之疑可尽释矣。然致呃之由,总由气逆,气逆于下,则直冲于上,无气则无呃,无阳亦无呃,此病呃之源所以必由气也。然病在气分,本非一端,而呃之大要,亦惟三者而已,则一日寒呃,二日热呃,三日虚脱之呃。寒呃可温可散,寒去则气自舒也;热呃可降可清,火静而气自平也;惟虚脱之呃,则诚危殆之证,其或免者亦万幸矣。《证治汇补·呃逆》:火呃,呃声大响,乍发乍止,燥渴便难,脉数有力;寒呃,朝宽暮急,连续不已,手足清冷,脉迟无力;痰呃,呼吸不利,呃有痰声,脉滑有力;虚呃,气木接续,呃气转大,脉虚无力;瘀呃,心胸刺痛,水下即呃,脉芤沉涩。治当降气化痰和胃为主,随其所感而用药。气逆者,疏导之;食停者,消化之;痰滞者,涌吐之;热郁者,清下之;血瘀者,破导之;若吐若下后,服凉药过多者当温补;阴火上冲者当平补;虚而挟热者当凉补。

医话二:孙思邈治腹痛以寒立论。《备急千金要方·心腹痛》曰:寒气卒客于五脏六腑则发卒心痛。心痛甚者,胃心痛也。治寒气卒客于五脏六腑中则发心痛方:大黄、芍药、柴胡、升麻、黄芩、桔梗、朱砂、鬼臼、鬼箭羽、桂枝、朴硝。九痛丸用附子、干姜、吴茱萸、人参、巴豆、生野狼毒治九种心痛。犀角丸用犀角、麝香、雄黄、桔梗、莽草、鬼臼、桂枝、芫花、甘遂、附子、光明砂、贝齿、巴豆、赤足蜈蚣治心腹积年久痛。苦参治暴心痛或如中恶口中涎出不可禁止回回欲吐。桂枝一两治心腹痛,鹤虱为末治虫心痛,服漆一合治虫心痛。五辛汤用细辛、蜀椒、桂枝、干姜、吴茱萸、芍药、防风、苦参、甘草、当归、生地、栀子、乌梅、大枣治心腹冷痛。高良姜汤用高良姜、厚朴、当归、桂枝治卒心腹绞痛如刺。温脾汤治腹痛脐下绞结绕脐不止：甘草、附子、人参、芒硝、当归、干姜、大黄。生姜汤治胸腹中猝痛：生姜、食蜜、醍醐。当归汤用当归、芍药、厚朴、半夏、桂枝、甘草、黄芪、人参、干姜、蜀椒治心腹绞痛诸虚冷气满痛。当归汤用当归、茯苓、黄芪、紫菀、高良姜、干姜、鹿茸、桂枝、肉苁蓉、昆布、橘皮、甘草、乌头、大枣、桃仁、地骨皮、法曲、大麦治虚冷腹痛，不下饮食，食复不消胪胀。当归汤用当归、桂枝、甘草、人参、生姜、半夏、小麦、吴茱萸治寒冷腹中痛。当归汤用当归、桂枝、人参、甘草、吴茱萸、芍药、大黄、茯苓、枳实、干姜治冷气胁下往来冲胸膈，痛引胁背。当归汤用当归、附子、干姜、甘草、柑皮治久寒疾瘤，胸腹中痛，时下痢：当归汤用当归、桂枝、干姜、附子治久寒宿疾，胸腹中痛，短气，时滞下痢。温中当归汤治心腹中痛发作肿聚，往来上下，痛有休止，多热，喜涎出，是蛔虫咬也。增损当归汤用当归、人参、干姜、茯苓、厚朴、木香、桂枝、桔梗、芍药、甘草治温中当归汤不效者。羊肉当归汤用羊肉、当归、干姜、橘皮、黄芪、芍药、川芎、桂枝、独活、防风、吴茱萸、人参、甘草、生地、茯苓、生姜、大枣治腹冷绞痛。考当归治腹痛，《神农本草经》无载。《金匮要略方论》用当归生姜羊肉汤治疗寒疝腹中痛，胁痛里急及产后腹痛。邹润安曰：当归能治血中无形之气，不能治有形之气。故痈肿之已成脓者，癥癖之已成形者古人皆不用，独于胎产诸方用之最多，则以胎元固血分中所钟之阳气也。特既已成形则月事不行，月事不行则气滞于血者非一端矣。检胎产诸方，用当归者六方，其与他物并驾齐驱为领袖者，当归贝母苦参丸、当归散二方。其肩随他物为督率者，芎归胶艾汤、当归芍药散、温经汤三方。其所主证，若气因血滞为胞阻为疗痛，热因血郁为便难。气阻于血而生热，无非血分中无形之蓄聚，是以气行血即安。惟当归生姜羊肉汤之治男子寒疝、腹中痛、胁痛、里急、妇人产后腹中疗痛，全似阴寒结于血分，特疗痛与急痛有别，胁痛里急又与腹痛里急相殊。以是知为气阻血中乃气之虚，非气之实也。《太平圣惠方》治脾脏冷气攻心腹疼痛曰：脏腑气虚脾胃衰弱，阳气不足，阴气有余，邪冷之气内搏于足太阴之经，伏留而不去，脾积冷气乘之于心，正气与邪气交争，上下相击，故令心腹疼痛也。京三棱散用京三棱、白术、桂枝、青皮、木香、川芎、枳壳、槟榔、人参、附子、干姜、炙甘草、当归、厚朴、吴茱萸治脾脏冷气攻心腹疼痛。肉豆蔻散用肉豆蔻、白术、木香、半夏、丁香、青皮、莪术、附子、川芎、炙甘草、当归、桂枝、干姜、厚朴治脾脏冷气时攻心腹疼痛。木香散用木香、桃仁、吴茱萸、青皮、槟榔、桂枝、莪术、当归、干姜治脾脏冷气攻心腹疼痛不可忍。吴茱萸散用吴茱萸、高良姜、桂枝、厚朴、当归、木香治脾脏冷气攻心腹疼痛不可忍。木香散用木香、人参、川芎、青皮、白术、肉桂、附子、当归、厚朴、草豆蔻、高良姜、吴茱萸治脾脏冷气攻心腹疼痛。红豆蔻散用红豆蔻、木香、当归、桂枝、高良姜、川芎、诃黎勒、草豆蔻、附子、陈皮、白术、神曲治脾脏冷气攻心腹疼痛。阿魏丸用阿魏、槟榔、青皮、胡椒、丁香、荜茇、白豆蔻、桂枝、人参、附子、干姜、莪术、诃黎勒、麝香治脾脏久积虚冷气攻心腹胀痛。荜茇丸用荜茇、木香、桂枝、茯苓、槟榔、附子、胡椒、当归、干姜、诃黎勒、人参治脾脏久积冷气攻心腹疼痛。硇砂煎用硇砂、阿魏、神曲、诃黎勒、丁香、荜茇、附子、青皮、白芥子、蘹香子、槟榔治脾脏虚冷心腹有积滞气，发歇疼痛。诃黎勒丸用诃黎勒、人参、桂枝、干姜、茯苓、木香、肉豆蔻、胡椒、京三棱、附子、桔梗、当归、槟榔、陈皮、厚朴治脾脏积冷气攻心腹疼痛。京三棱丸用京三棱、鳖甲、木香、大黄、当归、白术、厚朴、赤芍、干姜、吴茱萸、陈皮、诃黎勒、防葵、桂枝、槟榔、附子治脾脏冷气及夙有积块时攻心腹疼痛。《圣济总录·腹痛》曰：脏腑内虚寒气客之，与正气相击故令痛也。又有冷积不散，乍间乍甚，为久腹痛者，若重遇于寒则致肠鸣下利。盖腹为至阴之所居，又为阴邪客搏故也。人参汤用人参、附子、炙甘草、干姜、大黄、当归治腹痛疝刺，除寒冷温脾。治冷气腹痛，引腰背胁下痛。当归汤用当归、桂枝、干姜、吴茱萸、大黄、人参、炙甘草、芍药。川芎汤用川芎、当归、炙甘草、黄芩、芍药、干姜、桂枝、杏仁治卒寒腹痛拘急。高良姜汤用高良姜、当归、厚朴、桔梗、陈皮、吴茱萸、桃仁、诃黎勒治气攻心胁或冷结腹痛，不下饮食。人参丸用人参、桂枝、茯神、黄芪、木香、牡蛎、远志、炙甘草治腹中冷痛。赤石脂丸用赤石脂、干姜、附子、乌头、人参、桂枝、细辛、真珠治积冷在心腹，腹痛短气，胸背痛，胁卜有冷气，不能食。四物加黄芪芍药汤用黄芪、桂枝、干姜、芍药、炙甘草、当归治寒冷腹痛。吴茱萸汤用吴茱萸、人参、桂枝、半夏、当归、小麦、炙甘草治寒冷腹痛。四物当归汤用当归、桂枝、炙甘草、干姜治寒中腹痛。安息香丸用安息香、补骨脂、阿魏治久冷腹痛不止。

　　医话三：论丸剂。散剂除了可直接作为剂型服用外，还是其他剂型如颗粒剂、胶囊剂、丸剂等制备的中间体。古代丸剂是散剂加蜜或饭糊等粘合辅料制成球形或类球片形制剂。丸剂大小有梧桐子大、粟米大、弹子大不等。《伤寒论》麻子仁丸：麻子仁二升，芍药半斤，枳实半斤，大黄一斤，厚朴一斤，杏仁一斤，上六味为末，炼蜜为丸如桐子大，饮服十丸，日二服，渐加，以知为度。乌梅丸：乌梅三百个，细辛六两，干姜十两，黄连一斤，当归四两，附子六两，蜀椒四两，桂枝六两，人参六两，黄柏六两，上十味异捣筛，合治之，以苦酒渍乌梅一宿，去核，蒸之五升米下，饭熟，捣成泥，和药令相得，内臼中，与蜜，杵二千下，丸如梧桐子大，先食饮服十丸，日三服，稍加至二十丸。理中丸：人参、炙甘草、白术、干姜各三两，捣筛为末，蜜和丸如鸡黄大，以沸汤数合，和一丸，研碎，温服之。日三服，夜二服，腹中未热，益至三四丸，然不及汤。汤法：以四物依两数切，用水八升，煮取三升，去滓，温服一升，日三服。《金匮要略方论》鳖甲煎丸治曰疟母：鳖甲、赤硝各十二分，乌扇、黄芩、鼠妇、干姜、大黄、桂枝、石韦、紫葳、厚朴、阿胶各三分，柴胡六分、蟅虫、芍药、牡丹皮各五分，蜣螂六分，葶苈、半夏、人参各一分，瞿麦、桃仁各二分，蜂巢四分，上二十三味为末，取锻灶下灰一斗，清酒一斛五斗，浸灰，候酒尽一半，着鳖甲于中，煮令泛烂如胶漆，绞取汁，内诸药，煎为丸如梧子大，空心服七丸，日三服。薯蓣丸治虚劳诸不足风气百疾：山药三十分，甘草二十八分，当归、桂枝、干地黄、曲、豆黄卷各十分，川芎、麦冬、芍药、白术、杏仁、防风各六分，人参、阿胶各七分，柴胡、桔梗、茯苓各五分，干姜三分，白蔹二分，大枣百枚为膏，二十一味末之，炼蜜和丸如弹子大，空腹酒服一丸，一百丸为剂。大黄蟅虫丸治五劳虚极羸瘦，干血，肌肤甲错：大黄十分、干漆一两，黄芩二两、甘草三两、芍药四两，干地黄十两，桃仁、杏仁、虻虫、蛴螬各一升，蟅虫半升，水蛭百枚，十二味末之，炼蜜和丸小豆大，酒饮服五丸，日三服。薏苡附子散治胸痹：薏苡仁十五两、大附子十枚，二味杵为散，服方寸匕，日三服。乌头赤石脂丸治心痛彻背，背痛彻心：蜀椒、干姜、赤石脂各一两，乌头一分，附子半两，上五味末之，蜜丸如梧子大，先食服一丸，日三服。九痛丸治九种心痛：附子三两、生狼牙、巴豆、人参、干姜、吴茱萸各一两，上六味末之，炼蜜丸如桐子大，酒下，强人初服三丸，日三服，弱者二丸。赤丸治寒气厥逆：茯苓、半夏各四两，乌头二两，细辛一两，上四味末之，内真朱为色，炼蜜丸如麻子大，先食酒饮下三丸，日再，夜一服，不知，稍增之，以知为度。麻子仁丸治脾约便秘：麻子仁二升，芍药半斤，枳实、大黄各一斤，厚朴一尺，杏仁一升，上六味末之，炼蜜和丸梧桐子大，饮服十丸，日三。己椒苈黄丸治腹满肠间有水气：防己、椒目、葶苈子、大黄各一两，四味末之，蜜丸如梧子大，先食饮服一丸，日三服。瓜蒌瞿麦丸治小便不利：瓜蒌根二两、茯苓、山药各三两，附子一枚，瞿麦一两，上五味末之，炼蜜丸梧子大，饮服三丸，日三服。蒲灰散治小便不利：蒲灰七分、滑石三分，二味杵为散，饮服方寸匕，日三服。滑石白鱼散治小便不利：滑石、乱发、白鱼各二分，三味杵为散，饮服方寸匕，日三服。硝石矾石散：硝石、矾石等分，二味为散，以大麦粥汁和服方寸匕，日三服。半夏麻黄丸治心下悸：半夏、麻黄等分，二味末之，炼蜜和丸小豆大，饮服三丸，日三服。妊娠六月动者，前三月经水利时，胎下血者，后断三月下血也。所以血不止者，其癥不去故也。当下其癥，桂枝茯苓丸：桂枝、茯苓、牡丹皮、桃仁、芍药各等分，上五味末之，炼蜜和丸如兔屎大，每日食前服一丸。干姜人参半夏丸治妊娠呕吐不止：干姜、人参各一两，半夏二两，上三味末之，以生姜汁糊为丸如梧子大，饮服十九，日三服。归母苦参丸治妊娠小便难：当归、贝母、苦参各四两，上三味末之，炼蜜丸如小豆大，饮服三丸，加至十丸。竹皮大丸治妇人乳中虚烦乱呕逆：生竹茹、石膏各二分，桂枝、白薇各一分，甘草七分，上五味末之，枣肉和丸弹子大，以饮服一丸，日三夜二服。矾石丸治妇人干血经水闭不利：矾石三分、杏仁一分，二味末之，炼蜜和丸枣核大，内藏中。肾气丸治转胞不得溺：干地黄八两、山药、山茱萸各四两，泽泻、茯苓、牡丹皮各三两，桂枝、附子各一两，上八味末之，炼蜜和丸如梧子大，酒下十五丸。丸剂服用方法：① 温酒送服，如《备急千金要方》耆婆万病丸，上三十一味并令精细，重绢下筛，以白蜜和合，更捣三千杵，平旦空腹酒服三丸如梧子大。《备急千金要方》牛髓丸，上十九味切捣十四味筛，别研枣膏和散，次纳诸髓蜜和搅令相得，纳铜钵中于釜汤中煎取堪作丸如梧桐子大，酒服三十丸，稍加至四十丸，日再。② 温水送服，《太平圣惠方》七宝镇心丸，上件药捣罗为末，都研令匀，炼蜜和捣三五百杵，丸如梧桐子大，每服不计时候以温水下五丸。③ 清粥送服，如《太平圣惠方》远志丸，上件药捣罗为末，炼蜜和捣一二百杵，丸如梧桐子大，每于食后以清粥饮下三十丸。④ 单味中药如薄荷、荆芥、竹叶、大枣、生姜等泡汤送服，《太平圣惠方》镇心丸，上件药捣罗为末，入研了药都研令匀，炼蜜和捣三二百杵，丸如小豆大，每服不计时候煎竹叶汤下七丸。《太平圣惠方》朱砂丸，上件药捣罗为末，入研了药令匀，炼蜜和捣三二百杵，丸如梧桐子大，每服不计时候以荆芥汤嚼下十丸。⑤ 含化咽津，如《太平圣惠方》玉液丸，上件药捣罗为末，入研了药令匀，炼蜜和丸如弹子大，每服一丸，薄棉裹，含化咽津。《太平圣惠方》五膈丸，上为细末，炼蜜和丸如弹子大，每服一丸，含化咽之。⑥ 嚼服，如《太平惠民和剂局方》牛黄小乌犀丸，上为细末与前膏子一处搜和，丸如鸡头大，每服一丸，细嚼，荆芥茶下，温酒亦得，不计时候。

腹 泻

医案一：洪某,男性,16岁。体型消瘦,平素易感冒。2012年壬辰霜降着凉后出现恶寒发热头痛,肢体酸痛,水样泻,日行5～8次。舌淡苔薄白,脉浮。脾喜燥而恶湿,外来湿邪,最易困阻脾土,以致升降失调,清浊不分,水谷杂下而发生泄泻,故有湿多成五泄之说。寒邪和暑热之邪,虽然除了侵袭皮毛肺卫之外,亦能直接损伤脾胃肠,使其功能障碍,但若引起泄泻,必夹湿邪才能为患,所谓无湿不成泄。《杂病源流犀烛·泄泻源流》曰：湿盛则飧泄,乃独由于湿耳。不知风寒热虚,虽皆能为病,苟脾强无湿,四者均不得而干之,何自成泄？是泄虽有风寒热虚之不同,要未有不源于湿者也。泄泻清稀,甚则如水样,腹痛肠鸣,脘闷食少,苔白腻,脉濡缓。若兼外感风寒,则恶寒发热头痛,肢体酸痛,苔薄白,脉浮。大便次数增多,粪质稀薄,甚至泻出如水样。脘腹不适,腹胀腹痛肠鸣,食少纳呆,小便不利。起病或缓或急,反复发作。外感寒热湿邪,内伤饮食情志,劳倦,脏腑,功能失调等诱或加重。寒湿泄泻,拟《丹溪心法》胃苓汤芳香化湿,解表散寒。患者服用上方1周,恶寒发热明显缓解,水样泻减轻;续服原方1周后诸症消失。

苍术9g	厚朴9g	陈皮9g	茯苓9g
白术9g	桂枝6g	泽泻9g	猪苓9g
葛根9g	防风9g	羌活9g	甘草6g

医案二：戚某,男性,51岁。体型肥胖,喜食油腻,嗜好烟酒。2000年庚辰小满过量饮酒后出现腹痛伴泄泻,日行6～8次,泻而不爽,粪色黄褐,气味臭秽,肛门灼热,舌红腻,脉濡数。饮食过量停滞肠胃,恣食肥甘湿热内生,误食腐馊不洁,湿热之邪伤脾胃肠,运化失职,升降失调,清浊不分,发生泄泻。《景岳全书》云：若饮食失节,起居不时,以致脾胃受伤,则水反为湿,谷反为滞,精华之气不能输化,乃致合污下降而泻痢作矣。湿热泄泻,拟《伤寒论》葛根黄芩黄连汤清肠利湿。药后腹泻次数明显减少,但大便里急后重,大便黏液如冻,困重感好转,《素问病机气宜保命集》芍药汤续服原方1周后诸症消失,嘱患者饮食规律,加强体育锻炼,避免过多油腻食物。

芍药9g	槟榔9g	大黄6g	黄芩6g
黄连6g	当归9g	肉桂6g	木香9g
厚朴9g	防风9g	甘草6g	

医案三：包某,男性,26岁。2003年癸未立夏夜间进食大量烧烤食物后出现腹泻,日行6次,大便

呈黄色糊状,纳少,乏力,身体困重感,舌淡苔白,脉细弱。脾虚泄泻,拟《太平惠民和剂局方》六和汤加减健脾益气,和胃渗湿。患者服用上方1周,腹泻次数明显减少,乏力困重感好转;续服原方1周后诸症消失,嘱患者饮食规律,加强体育锻炼,避免过多油腻食物。

藿香9g	厚朴9g	杏仁6g	砂仁6g
法半夏6g	茯苓9g	木瓜9g	白术9g
扁豆9g	甘草6g	生姜6g	大枣2枚

　　医案四:姜某,女性。24岁。2009年己丑秋分因工作与同事发生争执,情绪激动,难以平复,当晚起出现腹痛伴泄泻5次,呈黄色糊状,泻后痛减。次日工作时再次发生不开心的事情后,腹泻10次,粪检血检未见明显异常。患者腹中雷鸣,嗳气食少,舌淡苔薄脉弦。情志失调烦恼郁怒,肝气不舒,横逆克脾,脾失健运,升降失调;或忧郁思虑,脾气不运,土虚木乘,升降失职;或素体脾虚,逢怒进食,更伤脾土,引起脾失健运,升降失调,清浊不分,而成泄泻。《景岳全书·泄泻》曰:凡遇怒气便作泄泻者,必先以怒时夹食,致伤脾胃,故但有所犯,即随触而发,此肝脾二脏之病也。盖以肝木克土,脾气受伤而然。肝郁泄泻,拟《丹溪心法》痛泻要方加味抑肝扶脾,调中止泻。嘱患者调畅情志,患者服用上方1周,腹痛明显好转,未再出现腹泻,食欲等明显好转。患者每发生上述情况后自行服用该方均能较好缓解。

白芍9g	防风9g	陈皮9g	白术9g
青皮9g	陈皮9g	牡丹皮9g	栀子9g
泽泻9g	浙贝母9g		

　　医话一:胃苓汤治腹泻。腹泻是指排便次数明显超过平日习惯的频率,粪质稀薄,水分增加,或含未消化食物或脓血、黏液。腹泻常伴有排便急迫感、肛门不适、失禁等症状。按病程长短腹泻分急性和慢性两类。急性腹泻发病急剧,病程在2～3周之内。慢性腹泻病程在2个月以上或间歇期在2～4周内的复发性腹泻。水样泻腹痛较轻,粪便不含脓血,不伴里急后重。痢疾样泻腹部绞痛,大便含脓血,伴里急后重。感染性腹泻常伴腹痛、恶心、呕吐及发热。小肠感染常为水样泻,大肠感染常含血性便。急性腹泻实、热、湿居多,慢性腹泻虚、寒、湿为主。《圣济总录·泄痢总论》曰:脾与胃合俱象土,外荣肌肉,腐熟水谷。风寒暑湿袭于外则留连肌腠,传于脾胃;食饮不节害于内则肠胃乃伤,不化糟粕。皆能为病,所得之源不一,故立名多端。久风入中则为飧泄,湿胜则为濡泻,寒中则为洞泄,暑胜则为毒痢。而又或冷,或热,或赤,或白,或色杂,或肠垢,或滞下,或休息,或疳,或蛊之类。种种不同,悉由将摄失宜,饮食不慎,致肠胃不调,邪气交攻。施治之方则有宜调补、宜攻化、宜收敛、宜渗泄,各随所宜以用之。木香散以青木香、黄连、诃黎勒皮、龙骨、厚朴治水泻不止,斗门散以橡斗子、诃黎勒、黄连治暴注水泻日夜无度,肉豆蔻散以肉豆蔻、黄连、诃黎勒、炙甘草、白术、干姜、赤茯苓、厚朴治肠胃受湿濡泻不止,健脾汤以乌头、厚朴、干姜、炙甘草治胃虚泄泻,桂心丸以桂枝、赤茯苓、赤石脂、黄连、麦蘖、陈曲、石斛、干姜、当归、人参、附子、蜀椒、龙骨治脾胃气虚飧泄不止,温中丸以肉豆蔻、硫黄、干姜、附子、龙骨治脾胃虚寒洞泄不止,龙骨散以龙骨、黄连、白矾、阿胶、干姜、白石脂、当归、胡粉、赤石脂、牡蛎、炙甘草、附子治大便青黑状如鹜溏。我常以胃苓汤加减治疗各种腹泻。胃苓汤平胃利湿治疗腹泻。方剂组成:苍术、陈皮、厚

朴、炙甘草、泽泻、猪苓、茯苓、白术、桂枝。胃苓汤又称胃苓散、明代胡嗣廉《加减灵秘十八方》称经验对金饮子、《普济方》称胃苓散、《女科万金方》称术苓汤、《脉因症治》称平胃五苓散、《医学纲目》称对金饮子。《丹溪心法》胃苓汤治夏秋之间脾胃伤冷,水谷不分,泄泻不止。《万氏秘传片玉心书》加草果仁名胃苓丸,分阴阳,调脾胃,退潮热,止吐泄,清便浊,消浮肿、除黄疸。《奇方类编》加人参、黄连、白芍名胃苓丸,治暑泄不服水土。《医方考》曰:胃苓汤治湿盛泄泻也。苍术、厚朴、陈皮、甘草,平胃散也,所以燥湿;白术、茯苓、猪苓、泽泻、桂枝,五苓散也,所以利湿。脾胃强健者宜主此方,怯弱者宜白术茯苓汤。《医方集解》:此足太阴、厥阴药也。白术苦燥湿,甘补脾,温和中;芍药寒泻肝火,酸敛逆气,缓中止痛;防风辛能散肝,香能舒脾,风能胜湿,为理脾引经要药。陈皮辛能利气,炒香尤能燥湿醒脾,使气行则痛止。数者皆以泻木而益土也。《景岳全书·泄泻》:泄泻之病,多见小水不利,水谷分则泻自止,故曰:治泻不利小水,非其治也。《医学入门·泄泻》:凡泻皆兼湿,初宜分理中焦,渗利下焦,久则升提,必滑脱不禁然后用药涩之。其间有风胜兼以解表,寒胜兼以温中,滑脱涩住,虚弱补益,食积消导,湿则淡渗,陷则升举,随证变用,又不拘于次序,与痢大同。且补虚不可纯用甘温,太甘则生湿,清热亦不可太苦,苦则伤脾,每兼淡剂利窍为妙。

医案五: 金某,男性,31 岁。反复发作溃疡性结肠炎病史 7 年。2005 年乙酉大雪出现肚脐以下小腹痛,疼痛呈持续性,每日 4~5 次血性黏液粪便,小腹部发凉,常有里急后重感,偶有恶心。舌红苔白微黄脉沉。完善肠镜:回盲部充血糜烂,直肠乙状结肠水肿、糜烂伴浅溃疡。自行服用美沙拉嗪肠溶片 1 个月,仍有反复大便带黏液脓血。病程中无口腔溃疡、关节疼痛等病史。《圣济总录》曰:风寒湿三气乘虚客于肠间,则邪留而和气闭矣。大小肠气痹,水道不通,故虽多饮而不得溲便;并气于大肠,使糟粕不化,故中气喘争,时发飧泄也。溃疡性结肠炎-湿热肠风,拟《赤水玄珠》连蒲散加减清肠疏风。患者服用上方 1 周,下利伴脓血减轻;续服原方 1 月,腹痛、下利等不适症状均明显好转。

黄连 9 g	蒲黄 9 g	黄芩 9 g	葛根 9 g
当归 9 g	生地 9 g	槐花 9 g	地榆 9 g
芍药 9 g	枳壳 9 g	苍术 9 g	木香 9 g
槟榔 9 g	厚朴 9 g	青皮 9 g	荆芥 9 g
防风 9 g	羌活 9 g	甘草 6 g	

另:锡类散 1 支,每日 1 次保留灌肠。

医话一: 锡类散保留灌肠治疗慢性非特异性溃疡性结肠炎。慢性非特异性溃疡性结肠炎又称溃疡性结肠炎,是原因不明的慢性结肠炎。病变主要限于结肠黏膜且以溃疡为主,多累及直肠和远端结肠。以青壮年最为多见,男性略多于女性。病程漫长,常反复发作。有认为溃疡性结肠炎是一种自身免疫性疾病。1973 年世界卫生组织医学科学国际组织委员会正式命名为慢性非特异性溃疡性结肠炎。临床症状轻重不一,可有缓解与发作相交替,患者可仅有结肠症状,也可伴发全身症状。血性腹泻是溃疡性结肠炎最常见的早期临床表现。初发型症状轻重不一,既往无溃结史,可转变为慢性复发型或慢性持续型。慢性复发型症状较轻,治疗后常有长短不一的缓解期。复发高峰多在春秋季而夏季较少。慢性持续型起病后常持续有轻重不等的腹泻、间断血便、腹痛及全身症状,持续数周至数年,其间可有急性发作。急性暴发型多见于青少年,起病急骤,全身及局部症状均严重,高热、腹泻每日 20～30 次,便血量多,可致贫血、脱水与电解质紊乱、低蛋白血症,衰弱消瘦,并易发生中毒性结肠扩张,肠穿孔及腹膜炎,常需紧急手术,病死率高。病初症状较轻,粪便表面有黏液,以后便次增多,重者每日排便 10～30 次,粪中常混有脓血和黏液,可呈糊状软便。便血是较常见的症状,一般为小量便血,重者可呈大量便血或血水样便。腹痛多局限左下腹或下腹部,轻症者亦可无腹痛,随病情发展腹痛加剧,排便后可缓解。里急后重系由于炎症刺激直肠所致,并常有骶部不适。消化不良时常表现厌食、饱胀、嗳气、上腹不适、恶心、呕吐等。全身表现多见于急性暴发型重症患者,出现发热、水电解质失衡、维生素、蛋白质丢失、贫血、体重下降等。左下腹或全腹压痛,可扪及降结肠特别是乙状结肠呈硬管状,并有压痛,有时腹肌紧张,肛诊可发现肛门括约肌痉挛,指套有黏液或血性黏液分泌物,直肠有触痛。诊断主要依靠纤维结肠镜检,镜检中可看到充血、水肿的黏膜,脆而易出血。西医药物治疗包括氨基水杨酸类如柳氮磺吡啶和美沙拉嗪、糖皮质激素、免疫抑制药等。有报道中药锡类散灌肠有效。《金匮翼》烂喉痧方由其笔友张瑞符传:西牛黄五厘,冰片三厘,真珠三分,人指甲五厘,象牙屑三分,壁钱二十个,青黛六分,共为极细末,吹患处。《中华人民共和国卫生部药品标准》中药成方制剂第二册锡类散药物组成同《金匮翼》。《中华人民共和国卫生部药品标准》中药成方制剂第十二册八味锡类散药物组成:西瓜霜、寒水石、人工牛黄、珍珠、青黛、硼砂、硇砂、冰片。慢性非特异性溃疡性结肠炎宜从肠风或肠痹论治。下血为主者热证居多,治属肠风。腹泻为主者寒证居多,治属肠痹。肠风下血者,大肠久积风冷,毒气留滞,冷热相攻。《外台秘要》结肠丸治热毒泄泻不断,不问久新:苦参、橘皮、独活、阿胶、芍药、干姜、黄柏、鬼臼、炙甘草。《太平圣惠方》卷 60 卷柏散治肠风下血:卷柏、当归、黄芪、白术、枳壳、芍药、干姜、炙甘草、川芎、熟地。牛膝散治肠风下血,风毒疼痛:牛膝、侧柏叶、荆芥穗、棕榈皮、黄牛角。侧柏叶散治大肠风虚积冷下血不止:侧柏叶、棕榈皮、防风、附子、槐花、羌活、当归、白术。肠痹者,风寒湿三气客于肠间,邪留而大小肠气痹。《圣济总录》吴茱萸散治肠痹寒湿内搏,腹满气急,大便飧泄:吴茱萸、肉豆蔻、干姜、炙甘草、陈橘皮、厚朴、高良姜、缩砂仁、陈曲、白术。草豆蔻散治肠虚寒湿内攻腹痛飧泄:草豆蔻、陈橘皮、桂枝、木香、白术、当归、白豆蔻、丁香、肉豆蔻仁、高良姜。赤茯苓丸治肠痹腹满喘争小便不利,大便飧泄:赤茯苓、白术、桂枝、木香、诃黎勒、陈橘皮、厚朴。诃黎勒汤治肠痹飧泄,腹胀气痛,饮食不化:诃黎勒、附子、当归、桔梗、肉豆蔻、木香、吴茱萸、陈橘皮。木香丸治肠痹腹胀疞痛,时复飧泄,食不消化:木香、诃黎勒、白术、桂枝、附子、芜荑、高良姜、肉豆蔻、厚朴、干姜、炙甘草。诃黎勒丸治肠痹飧泄,腹胁胀满:诃黎勒、干姜、当归、黄连、白术、木香、厚朴。木香散治肠痹腹胀飧泄,小便不利:木香、诃黎勒、附子、干姜、厚朴、枳实、赤茯苓、炙甘草、当归。

医话二:论中药配方颗粒。中药配方颗粒是由单味中药饮片按标准技术制备的新型中医临床配方用颗粒。与传统散剂不同,配方颗粒是中药饮片经提取、分离、浓缩、干燥、制粒等工艺制成的颗粒配方用药。它不仅保存了原中药饮片基本性能,而且还具有免煎、优质、服用方便、容易携带、方便保存等优点。中药配方颗粒在美国、欧洲、澳大利亚、韩国、日本、中国台湾地区、中国香港地区等国家和地区发展迅速。服用方法:先用少量温水浸润 1～2 min,然后用适量的开水冲化、搅拌、调匀后密封 2～3 min 待溶解充分后分次服用。目前,1 200 种商品中药材中超过一半的品种已经实现单方颗粒工业化大生产,我国中药配方颗粒产能将大幅度提高。2021 年 1 月 26 日,国家药监局发布《中药配方颗粒质量控制与标准制定技术要求》。基本要求规定,中药配方颗粒是由单味中药饮片经水加热提取、分离、浓缩、干燥、制粒而成的颗粒,应具备汤剂的基本属性,符合颗粒剂通则有关要求,符合品种适用性原则。供中药配方颗粒生产用中药饮片应符合现行版《中国药典》中中药饮片相关要求及炮制通则的规定。应明确中药饮片炮制方法及条件,明确关键生产设备、规模、收率及辅料、包材、包装、贮藏条件等,说明相应的生产过程质量控制方法。中药配方颗粒提取用溶媒为制药用水,不得使用酸碱、有机溶媒。供中药配方颗粒生产用辅料应符合药用要求,并提供相关的证明性文件、来源、质量标准、检验报告书及选用依据。单味中药配方颗粒是单味中药饮片的水提物,为使中药配方颗粒能够承载中药饮片的安全性、有效性,需要以标准汤剂为桥接,该标准汤剂为衡量单味中药配方颗粒是否与其相对应的单味中药饮片临床汤剂基本一致的物质基准。标准汤剂中的标准主要涵盖了投料中药饮片的地道性、提取工艺的统一性及质量控制的严谨性。中药配方颗粒的所有药学研究均须与标准汤剂进行对比。待煎中药饮片应符合现行版《中国药典》规格的相关要求,逢壳必捣,逢籽必破。待煎中药饮片浸泡不少于 30 min,每剂药煎煮 2 次,加水量一般以浸过药面 2～5 cm 为宜,花、草类中药饮片或煎煮时间较长的中药饮片可酌量加水。煎煮时间根据药性及功能主治确定。一般煮沸后再煎煮 30 min,解表类或芳香类药物煮沸后再煎煮 20 min 为宜,质地较硬的中药饮片可适当延长煎煮时间,滋补类中药饮片先用武火煮沸后改用文火慢煎约 60 min。第二煎时间可适当缩短。应趁热进行固液分离,滤材目数应在 100 目以上,煎煮混合液经浓缩制成规定量的浸膏或经适宜的干燥方法制成干燥品。采用液相或气相色谱法,比较主要成分色谱峰的个数,规定其相对保留时间等,用相似度评价软件生成标准汤剂对照特征图谱。为了有效控制中药配方颗粒生产各环节的质量,应分别建立中药材、中药饮片、中间体和成品的标准,实现全过程质量控制。根据中药配方颗粒的特点,应建立与药效相关的活性成分或指标成分的含量测定项,并采用特征图谱或指纹图谱等方法进行整体质量评价,必要时可建立生物活性测定方法。

我们的临床经验大多建立在使用中药汤剂的基础上,缺乏使用中药配方颗粒的临床经验与体会。中药汤剂是将药材饮片加水浸泡煎煮后去渣取汁而得到的液体制剂。传统中药汤剂的加水量、浸泡时间、煎煮时间等都无明确规定。《圣济总录》曰:凡煎药当取新水,令极清洁,微火小沸。若利汤,欲少水而多取;补汤,欲多水而少取,此古法也。其汤剂大小,古今升两不同,当根据世俗现行之法。大约每用药三钱匕,以水一盏煎取七分为率。其余多少增损,当视病之轻重大小。《伤寒论》桂枝汤煎煮方法是经典的汤剂制备方法:桂枝三两,芍药三两,炙甘草二两,生姜三两,大枣十二枚,五味药物㕮咀,以水七升,微火煮取三升,去滓,适寒温,服一升。汉代一两等于 24 铢等于 15.625 g,一枚大枣约重 2 g;汉代一升等于 10 合等于现代 200 mL。㕮咀:用口将药物咬碎。现代中药饮片制作有严格的工艺质量标准,已不需㕮咀。196 g 药用 1 400 mL 水煎煮至 600 mL,每次服 200 mL。药材:水约等于 1∶7.1。此处煎煮时间没有明确规定,仅以水分因煮沸蒸发而减少的数量计算。如果按照桂枝汤经典方法制备,后世某些药味多剂量大的方剂一般家庭的药罐或锅罐无法承载。中药配方颗粒可以很好克服汤剂的这一缺点。随着科学中药的进步,我们使用中药配方颗粒的临床经验将逐渐丰富。

便 秘

医案一：诸某,女性,47 岁。有便秘病史十余年。2006 年丙戌立秋自觉便秘症状加重,不用泻药 1～2 周一行,用泻药 2～3 日一行,粪质干结。伴脘腹胀满、嗳气食少、心烦失眠。舌淡苔黄脉浮。习惯性便秘,拟《伤寒论》麻子仁丸法。下 10 味研末为散,每日 20 g,开水泡服,不去药膜末。药后每一二日大便 1 次,质软易解。

火麻仁 30 g	白芍 30 g	枳实 30 g	大黄 30 g
厚朴 30 g	杏仁 30 g	槟榔 30 g	木香 30 g
郁李仁 30 g	柏子仁 30 g		

医话一：麻子仁丸治疗慢性功能性便秘。慢性功能性便秘是排便次数减少、粪便量减少、粪便干结、排便费力等。超过 6 个月即为慢性便秘。诊断标准：在过去一年里至少 3 个月连续或间断出现以下 2 个或 2 个以上症状。① 少于 1/4 的时间内有排便费力;② 少于 1/4 的时间内有粪便干结;③ 少于 1/4 的时间内有排便不尽感;④ 少于 1/4 的时间内排便时有肛门阻塞感或肛门直肠梗阻;⑤ 少于 1/4 的时间内有排便需用手法协助;⑥ 少于 1/4 的时间内有每周排便少于 3 次;⑦ 无稀便;⑧ 不符合肠易激综合征的诊断标准;⑨ 除外肠道或全身器质性病因以及药物因素所致的便秘。《金匮要略·五脏风冷积聚病脉证并治》：跌阳脉浮而涩,浮则胃气强,涩则小便数,浮涩相搏,大便则坚,其脾为约,麻子仁丸主之。《素问·举痛论》曰：热气留于小肠,肠中痛,瘅热焦渴,则坚干不得出,故痛而闭不通矣。李东垣强调饮食劳逸与便秘的关系,并指出治疗便秘不可妄用泻药,《景岳全书·秘结》曰：阳结证,必因邪火有余,以致津液干燥。下焦阳虚则阳气不行,阳气不行则不能传送,而阴凝于下,此阳虚而阴结也。《金匮翼·便秘》曰：气秘者,气内滞而物不行也。冷秘者,寒冷之气,横于肠胃,凝阴固结,阳气不行,津液不通。《医宗必读·大便不通》：更有老年津液干枯,妇人产后亡血,及发汗利小便,病后血气未复,皆能秘结。《景岳全书·秘结》：秘结证,凡属老人、虚人、阴脏人及产后、病后、多汗后,或小水过多,或亡血失血大吐大下之后,多有病为燥结者,盖此非气血之亏,即津液之耗。凡此之类,皆须详察虚实,不可轻用芒硝、大黄、巴豆、牵牛、芫花、大戟等药,及承气、神芎等剂。虽今日暂得痛快,而重虚其虚,以致根本日竭,则明日之结,必将更甚,愈无可用之药矣。《万病回春·大便闭》：身热烦渴,大便不通者,是热闭也;久病人虚,大便不通者,是虚闭也;因汗出多大便不通者,精液枯竭而闭也;风证大便不通者,是风闭也;老人大便不通者,是血气枯燥而闭也;虚弱并产妇及失血、大便不通者,血虚而闭也;多食辛热之物,大便不通者,实热也。《谢映庐医案·便闭门》：治大便不通,仅用大黄、巴霜之药,奚难之有？但攻

法颇多,古人有通气之法,有逐血之法,有疏风润燥之法,有流行肺气之法,气虚多汗,则有补中益气之法;阴气凝结,则有开冰解冻之法,且有导法、熨法。无往而非通也,岂仅大黄、巴霜哉。《圣济总录·大便秘涩》:大便秘涩,盖非一证,皆营卫不调,阴阳之气相持也。若风气壅滞,肠胃干涩,是谓风秘;胃蕴客热,口糜体黄,是谓热秘;下焦虚冷,窘迫后重,是谓冷秘;或因病后重亡津液,或因老弱血气不足,是谓虚秘。或肾虚小水过多,大肠枯竭,渴而多秘者,亡津液也;或胃实燥结,时作寒热者,中有宿食也。治法虽宜和顺阴阳,然疏风散滞,去热除冷,导引补虚之法,不可偏废,当审其证以治之。木香丸疏风顺气,用木香、槟榔、羌活、桂枝、陈皮、大黄、牵牛子治大肠秘涩。匀气丸用麻仁、人参、诃黎勒皮、枳壳、桂枝、木香、郁李仁、槟榔、大黄治津液燥少,肠胃挟风,大便秘涩,气道不匀。牛黄丸用牛黄、大黄、巴豆治大肠风热秘涩。牵牛散用牵牛子、槟榔治大便涩秘。木香槟榔丸用木香、槟榔、羌活、川芎、桂枝、郁李仁、大黄治胃气虚弱,饮食无味,上隔寒壅冷积症瘕气,食不消化,肺气积聚,心胸痰逆喘急,卒中风毒香港脚,大肠秘涩,奔豚气痛。大豆蘖方用大豆黄卷、酥治诸风湿痹,筋挛膝痛,胃中积热,口疮烦闷,大便秘涩。羚羊角丸用羚羊角、人参、羌活、苦参、防风、玄参、丹参、大黄、大麻仁、栀子、升麻、龙齿、麦冬、茯神、枳壳、黄连、犀角、菊花、天门冬、郁李仁、生地治热毒风、大便秘涩及心风健忘,肝风眼暗。地龙丸用地龙、牵牛子、苦参、乌头治风气壅滞,大肠秘涩。桃花汤用桃花、甘遂、郁李仁、海蛤、枳实、大黄、木香、陈皮治大便秘涩,五脏风壅,膈实不宜。羚羊角饮用羚羊角、人参、赤茯苓、羌活、附子、栀子、牡丹皮、黄芩、麦冬、蔷薇根皮、大黄、防己、胡黄连、炙甘草治健忘多惊,大便难,口中生疮。承气泻胃厚朴汤用厚朴、大黄、枳壳、炙甘草治胃实腹胀,水谷不消,溺黄体热,鼻塞衄血,口喎唇紧,关格不通大便苦难。麻仁丸用大麻仁、大黄、厚朴、枳壳治大便秘难。鸡肶骨丸用鸡肶骨、大黄、大麻仁治反胃大便难,肌肤干瘦。升麻汤用升麻、大黄、前胡、栀子治强壮人,热毒流入肠胃,骨节疼痛,腹中烦满,大便秘涩。京三棱丸用京三棱、木香、当归、桂枝、肉苁蓉、牛膝、羌活、川芎、赤芍、防风、枳壳、白术、槟榔、大黄、郁李仁治痃癖注气刺痛,大便秘涩。麻仁丸用大麻仁、大黄、槟榔、桂枝、羌活、菟丝子、山茱萸、山芋、枳壳、车前子、防风、郁李仁、木香治三焦不和,脏腑虚结,胸膈痞闷,大便秘涩。凌霄花根丸用凌霄花根、乌药、人参、皂荚子治大肠虚冷风秘。威灵仙丸用单味威灵仙治大肠冷秘。牵牛子丸用牵牛子、槟榔、木香治气胀满,大便秘涩,腹肋刺痛。炒桃仁法用桃仁、吴茱萸、盐治里急后重,大便不快。附子散用单味附子治大便冷秘。葱胶汤用阿胶、葱治年老虚弱,大便秘滞。大腹汤用连皮大腹、木瓜、葱白治老人虚秘。平胃煮散加青橘皮方用厚朴、苍术、陈皮、青皮、炙甘草治病后重亡津液及老人津液不足,大便秘涩。涤中丸用大黄、葶苈、杏仁、芒硝治宿食不消,大便难。大黄丸用大黄、赤芍、厚朴、枳实、大麻仁治脾胃不和,内有虫滞,大便秘难。槟榔丸用槟榔、羌活、郁李仁、木香、大黄、牵牛子、青皮、大麻仁治大肠秘涩,冷热相攻,寒热如疟。戟香散用大戟、木香、干姜、陈皮、牵牛子、大黄、羌活、川芎、陈曲、诃黎勒皮、桂枝治大肠风秘,结涩不通。大麻仁丸用大麻仁、川芎、附子、大黄、甜消治大肠风壅,秘涩不通。三仁丸用松子仁、柏子仁、大麻子仁治大肠有热,津液竭燥,里急后重,大便秘涩。《圣济总录·大便不通》:大肠者,传导之官,变化出焉,由营卫津液,有以滋利也。若邪热相搏,津液枯燥,致糟粕内结而不得行,故肠胃痞塞而大便不通,令人腰痛腹满,不能饮食,经所谓热结下焦则便难。然又有病后气血不足,内亡津液,或年高气涩,冷热相搏者,亦致大便难,治宜详之。枳壳汤用枳壳、炙甘草、大腹皮、百合、牵牛子、赤茯苓、赤芍、桑白皮、郁李仁治大肠壅结不通,腹胁胀满膨闷,不下食。麦门冬汤用麦冬、赤茯苓、炙甘草、黄芩、大黄、赤芍治虚热痰实,三焦痞结,烦闷壮热,大便不通。宣气木香饮用木香、桂枝、昆布、槟榔、大黄、半夏、川芎、炙甘草、诃黎勒治膈气痰涎,食不消化,大便不通,腹中雷鸣。黑神丸用巴豆、硫黄、干姜、皂荚治大肠秘涩不通、风结。牵牛子丸用牵牛子、甘遂、木香、京三棱、陈皮、诃黎勒治大便不通,消除痞气。麻仁丸用大麻仁、大黄、葛根、桑白皮、芒硝治大便不通。芍药丸用赤芍、黄芩、大黄、杏仁、芒硝治大便不通,小腹胀满。半夏丸用半夏、牵牛子、青皮、木通治大便不通,疏风转气下痰。大黄汤用大黄、黄芩、栀子、炙甘草治卒大便不通或大肠热结风秘。甘遂散用甘遂、木香治大便不通。雄黄丸用雄黄、郁金末、巴豆、生面治风热气壅,大便不通。槟榔散用槟榔、朴硝、大黄、青皮治风热大便不通。荆芥散用荆芥穗、大黄治大便不通。商陆煮豆用商陆、大戟、黑豆治大便不通。滑石散用滑石、手足指甲治大便不通,腹胀气急妨闷。粉糖丸用腻粉、砂糖治大肠壅结不通。葵酥汤用冬葵子、牛酥治大肠闭涩,大便不通。巴豆丸用单味巴豆十枚治大便不通。蒴藋根汁方用单味蒴藋根烂捣治下部闭塞,大便不通。摩脐方用杏仁、葱白、盐治大便不通腹胀。治营卫痞涩,蕴热不散,腹中烦满,大便不通,大黄汤:大黄、栀子、升麻、前胡;皂荚散:猪牙皂荚、蒺藜子;麻仁大黄丸:火麻仁、大黄;威灵仙丸:威灵仙、大黄、牵牛子、独活。《神农本草经》:消石味苦性寒,主胃张闭,涤去蓄结饮食,推陈致新。芡实味甘性寒,主利大小便。百合味甘性平,主利大小便。紫参味苦性寒,主利大小便。防己味辛性平,主利大小便。大黄味苦性寒,主荡涤肠胃,推陈致新。甘遂味苦性寒,主利水谷道。荛花味苦性寒,主荡涤肠胃中留癖饮食。巴豆味辛性温,主荡练五藏六府,开通闭塞,利水谷道。

黄　疸

医案一：葛某，男性，22岁。2017年丁酉霜降突发身目黄染，头身困重，不思饮食，皮肤瘙痒，发热，口腔体温38℃，舌红苔黄腻，脉浮弦或弦数。腹部CT提示肝内胆管扩张，胰头占位，MT可能大。总胆红素/结合胆红素358/279 μmol/L。《伤寒论》曰：阳明病，发热，汗出者，此为热越，不能发黄也。但头汗出，身无汗，齐颈而还，小便不利，渴引水浆者，此为瘀热在里，身必发黄，茵陈蒿汤主之。伤寒七八日，身黄如橘子色，小便不利，腹微满者，茵陈蒿汤主之。《金匮要略·黄疸病脉证并治》：黄家所得，从湿得之。阳黄湿热兼表证，拟《外台秘要》卷四《近效方》茵陈汤加减清热化湿，佐以解表。患者行PTCD引流，配合服用上方1周后，胆红素下降至199/153 μmol/L；续服原方1个月，患者一般情况好转，行胰腺占位穿刺病理考虑导管腺癌，择期行手术治疗。

茵陈15 g	黄芩6 g	栀子9 g	龙胆草6 g
柴胡15 g	升麻9 g	大黄6 g	金钱草15 g
枳实6 g	卷柏9 g	垂盆草15 g	

医话一：茵陈蒿汤是治疗湿热黄疸第一方。张仲景茵陈蒿汤是湿热黄疸第一方，历代黄疸诸方皆师此法。柯琴曰：太阳、阳明俱有发黄证，但头汗出而身无汗，则热不外越。小便不利，则热不下泄，故瘀热在里。然里有不同，肌肉是太阳之里，当汗而发之，故用麻黄连翘赤小豆汤为凉散法。心胸是太阳阳明之里，当寒以胜之，用栀子柏皮汤，乃清火法。肠胃是阳明之里，当泻之于内，故立本方，是逐秽法。茵陈禀北方之气，经冬不凋，傲霜凌雪，偏受大寒之气，故能除热邪留结，率栀子以通水源，大黄以调胃实，令一身内外瘀热，悉从小便而出，腹满自减，肠胃无伤，乃合引而竭之之法，此阳明利水之圣剂也。又曰：仲景治阳明渴饮有四法。本太阳转属者，五苓散微发汗以散水气；大烦燥渴小便自利者，白虎加参清火而生津；脉浮发热小便不利者，猪苓汤滋阴而利水；小便不利腹满者，茵陈蒿汤以泄满，令黄从小便出，病情治法，胸有成竹矣。每思仲景利小便必用气化之品，通大便必用承气之品。故小便不利者，必加茯苓，甚者兼用猪苓，因二苓为气化之品，而小便由于气化也。兹小便不利，不用二苓者何？本论云：阳明病，汗出多而渴者，不可与猪苓汤，以汗多胃中燥，猪苓汤复利小便故也。斯知阳明病汗出多而渴者，不可用，则汗不出而渴者，津液先虚，更不可用明矣。此以推陈致新之茵陈，佐以屈曲下行之栀子，不用枳、朴以承气，与芒硝之峻利，则大黄但可以润胃燥，而大便之不遽行可知。故必一宿而腹始减，黄从小便去而不由大肠去，仲景立法神奇，匪夷所思耳。《外台秘要》治疗黄疸诸方悉师仲景此法。良验茵陈汤治发黄，身面眼悉黄如金色，小便浓如煮黄柏汁者：茵陈、栀子、大黄、黄芩、升麻、龙胆草、枳实、柴胡。

崔氏茵陈汤治黄胆，身体面目尽黄：茵陈蒿、栀子、大黄、黄连、黄芩、人参、炙甘草。《删繁》茵陈汤治黄胆通身并黄：茵陈、黄芩、大黄、柴胡、升麻、龙胆草。《小品》三物茵陈蒿汤治黄胆身目皆黄，皮肤曲尘出：茵陈蒿、栀子、石膏。《广济》茵陈丸治黄胆遍身面悉黄，小便如浓栀子汁：茵陈、黄芩、枳实、大黄。《必效》茵陈汤及丸治一切黄疸，蒋九处得之，其父远使得黄，服此极效：茵陈、大黄、黄芩、栀子。医话：论湿热与黄疸。《金匮要略方论·黄疸病脉证并治》曰：黄家所得，从湿得之；诸病黄家，但利其小便。茵陈汤用茵陈蒿、栀子、大黄治疗谷疸，硝矾散用硝石、矾石治疗女劳疸，栀子大黄汤用栀子、大黄、枳实、豆豉治疗酒黄疸，猪膏发煎用猪膏、乱发使病从小便出，茵陈五苓散用茵陈蒿、五苓散治疗黄疸病，大黄硝石汤用大黄、黄柏、硝石、栀子治疗黄疸腹满。《本经续疏要》：小柴胡汤、小半夏汤、小建中汤、瓜蒂散、五苓散、桂枝加黄芪汤、猪膏发煎，皆治他证为本，黄疸为标，他证愈，黄自不能不愈也。大黄消石汤、栀子大黄汤、消石矾石散、栀子檗皮汤、麻黄连轺赤小豆汤，则黄疸为本矣。惟茵陈蒿汤乃为黄疸正剂，知茵陈蒿汤为黄疸正剂，则身黄如橘子色，小便不利，腹微满为黄疸主候。发热，不恶寒，但头汗出，余无汗，齐颈而还，渴饮水浆，小便不利，为黄疸正因矣。篇中义旨，亦明明推茵陈蒿汤为督率，核以《伤寒》《金匮》所隶治黄诸方，无非由此。《神农本草经》治疗黄疸药物有：白术，味苦性温，主疸。白英味甘性寒，主八疸。茜根味苦性寒，主黄疸。茵陈味苦性平，主热结黄疸。蘗木味苦性寒，主结热黄疸。苦参味苦性寒，主黄疸。黄芩味苦性平，主诸热黄疸。紫草味苦性寒，主邪气五疸。白鲜皮味苦性寒，主黄疸。柳华味苦性寒，主风水黄疸。《本经续疏要》：至于篇中白鲜、秦艽、瓜蒌根、黄芩，仲景虽未尝用治黄，而葛氏《肘后》、孙氏《千金》、王氏《外台》诸方多用之，揣其意旨亦非贸贸然徒用之而已也，盖于此有以窥黄证之微焉。

医案二：施某，女性，89岁。胆囊、胆管结石病史多年。1997年丁丑春分身目突发黄染，右胁剧痛且放射至肩背，发热伴寒战，进食后呕吐，血检白细胞 20.1×10^9/L，腹部 CT 提示急性胆囊炎，胆囊增大，见结石。舌红苔黄而干，脉弦滑数。因患者慢阻肺病史较严重，无法耐受内镜腹腔镜手术，选择保守治疗。黄疸-胆腑郁热，拟《太平惠民和剂局方》大柴胡汤清热化湿，疏肝利胆。服上方1周，联合抗感染治疗，发热及胁痛缓解；续服原方1月，炎症指标明显好转，黄疸指标下降，患者可进食流质，间断服用该方半年，未再发作。方中柴胡、黄芩、半夏、生姜和解少阳，和胃降逆；大黄、枳实通腑泻热，利胆退黄；白芍和脾敛阴，柔肝利胆；大枣养胃。胁痛重者，可加郁金、枳壳、木香；黄疸重者，可加金钱草、厚朴、茵陈、栀子；壮热者，可加金银花、蒲公英、虎杖；呃逆恶心者，加炒莱菔子。

柴胡 15 g	黄芩 9 g	姜半夏 9 g	党参 9 g
茵陈 15 g	虎杖 9 g	金钱草 15 g	赤芍 15 g
枳实 9 g	栀子 9 g	木香 9 g	

医案三：章某，男性，51岁。2014年甲午小满突发身目黄染，胁胀痛，脘腹胀满，纳差，精神萎靡，尿赤便秘。自服三金片、藿香正气片等药物治疗，症状呈进行性加重。无呕吐、腹泻，无发热，无意识改变，遂至我院就诊，查血 TB315 μmol/L，DB272 μmol/L，ALT1746 IU/L，AST1654 IU/L，戊肝病毒抗体

IgG(＋)，戊肝病毒抗体 IgM(＋)，自身免疫性抗体、血铜、铜蓝蛋白均为阴性，腹部 CT 检查：胆囊结石，肝囊肿，双肾小结石。舌质红绛，苔黄褐干燥，脉弦大。《诸病源候论·黄病诸候》：脾胃有热，谷气郁蒸，因为热毒所加，故卒然发黄，心满气喘，命在顷刻，故云急黄也。有得病即身体面目发黄者，有初不知是黄，死后乃身面黄者，其候得病但发热心战者，是急黄也。疫毒发黄，《圣济总录·急黄》犀角汤清热解毒，凉血开窍。患者服用上方1周后腹胀缓解。续服原方1月后，黄疸明显好转，可正常进食，精神状态如常，复查总胆红素恢复至正常水平。

水牛角 30 g	茵陈 15 g	升麻 9 g	炒栀子 9 g
羚羊角 6 g	黄芩 9 g	大黄 9 g	生地黄 15 g
大青叶 15 g	赤芍 9 g	牡丹皮 9 g	牛黄 1 粒

医话一：犀角汤治肝功能衰竭。急性肝功能衰竭是骤然起病的大量肝细胞坏死及严重肝功能损害。临床特点：① 黄疸；② 肝功能衰竭；③ 出血；④ 神经精神症状。慢性肝衰竭是肝硬化基础上的慢性肝功能失代偿性衰退。临床特点：① 腹水；② 门静脉高压；③ 凝血功能障碍；④ 肝性脑病。急性肝功能衰竭最常见的病因是各型病毒性肝炎，其中乙型肝炎病毒是最主要因素。急性肝功能衰竭宜从急黄论治。急黄病皆由湿热疫毒燔灼营血所致。临床证见发热烦渴，全身发黄，吐衄便血，肌衄尿赤，神昏谵语等。《圣济总录·急黄》犀角汤：犀角屑、茵陈蒿、栀子、升麻、黄芩、大黄、朴硝、炙甘草。上八味粗捣筛，每服五钱匕，水一盏半入竹叶三七片，同煎至一盏，去滓食后温服。笔者常以此方加减治疗急性肝功能衰竭。《太平圣惠方》卷18解毒犀角散治热病毒气外攻，皮肤斑出，狂乱躁热：犀角屑、黄芩、栀子、大青叶、牛黄、马牙消、天竹黄、赤茯苓、麦冬、黄连、麝香、甘草。《圣济总录》卷27犀角汤治伤寒热毒内盛，身发赤斑：犀角、麻黄、石膏、栀子、黄连。《圣济总录》卷28犀角汤治伤寒恍惚狂走，眼见神鬼：犀角屑、茵陈蒿、茯神、芍药、麦冬、生地黄、栀子。《圣济总录》卷60犀角汤治女劳疸：犀角、龙胆、升麻、炙甘草、麦冬。以上四方可相互参阅。无犀角以水牛角 30 g 先煎代水。

臌 胀

医案一：方某，男性，56岁。确诊结肠腺癌伴肝转移3月，目前靶向治疗联合姑息化疗。2018年戊戌雨水化疗结束后3日出现周身困重，畏寒肢肿，腹胀，得热则舒，下肢微肿，大便溏薄，小便短少。舌苔白腻水滑，脉弦迟。寒湿困脾臌胀，《备急千金要方》温脾汤加减温中健脾，行气利水。患者服上方1周，周身困重感减轻，腹胀好转，小便量较前增加；续服1月后，患者精神状态可，得以继续化疗治疗。温脾汤主治锢冷在肠胃间，泄泻腹痛，宜先取去，然后调治，不可谓虚以养病也。喻昌曰：许叔微制此方，深合仲景以温药下之法，其大黄止用四钱，更为有见。夫锢冷在肠胃而泄泻矣，即温药中宁敢用大黄之猛重困之乎？减五之一，乃知许叔微之得于仲景深也。仲景云：病患旧微溏者，栀子汤不可与服。又云：太阴病，脉弱便利，设当行大黄、芍药者，宜减之，以其人胃气弱易动故也，即是观之，肠胃锢冷之泄泻，而可恣用大黄耶？不用则温药恐不能制，而洞下之势或至转增。裁酌用之，真足法矣。

附子9g	干姜9g	厚朴9g	炙甘草6g
桂枝9g	大黄6g	党参9g	

医案二：俞某，男性，71岁。确诊胃腺癌伴腹腔转移2月。庚寅清明腹胀明显，拒按，烦热口苦，渴不欲饮，小便赤涩，大便秘结。腹部CT提示胃癌腹膜转移，腹水，肠腔积气。舌边尖红，苔黄腻或灰黑而润，脉弦数。湿热蕴结臌胀，中满分消丸合茵陈蒿汤、舟车丸清热利湿，攻下逐水。

苍术9g	白术9g	陈皮9g	厚朴9g
枳实9g	砂仁6g	木香9g	香附9g
猪苓9g	泽泻9g	茯苓9g	大腹皮9g
生姜6g	灯心草3g	舟车丸每用5g	

复诊：患者服用上方1周后腹胀稍缓解，排气较前增多；续服原方，加用华蟾素2粒，每日3次口服。1月后排气排便明显增多，腹胀缓解，可进食半流质。患者肿瘤晚期，总体预后差。华蟾素片或胶囊主要成分是干蟾皮，多项Meta分析提示在提高肿瘤客观缓解率（ORR）、降低恶心呕吐反应、白细胞毒性及血小板毒性的发生率、提高$CD4^+$水平等作用。华蟾素联合化疗治疗胃癌均优于单纯化疗。体外实验发现华蟾素能使人胃癌MGC-803细胞出现凋亡特征，细胞被阻滞于S期，细胞的增殖分裂被抑制，CCNB1和CCND1基因表达量降低。

医话一：谈腹腔积液与臌胀。腹水一般指腹腔积液，正常状态下，人体腹腔内有少量液体一般少于

200 mL,对肠道蠕动起润滑作用。任何病理状态下导致腹腔内液体量增加,超过200 mL时称为腹腔积液。腹腔积液仅是一种病征,产生腹腔积液的病因很多,比较常见的有心血管病、肝脏病、腹膜病、肾脏病、营养障碍病、恶性肿瘤腹腔转移、卵巢肿瘤、结缔组织疾病等。腹腔积液是多种疾病的表现,根据其性状、特点,通常分为漏出性、渗出性和血性3大类。① 漏出性腹腔积液,常见原因有肝源性、心源性、静脉阻塞性、肾源性、营养缺乏性、乳糜性等。② 渗出性腹腔积液,常见原因有自发性细菌性腹膜炎,继发性腹膜炎包括癌性腹腔积液,结核性腹膜炎,胰源性、胆汁性、乳糜性真菌性腹膜炎等。③ 血性腹腔积液,常见原因有急性门静脉血栓形成、肝细胞癌结节破裂、肝外伤性破裂、肝动脉瘤破裂、宫外孕等。肝硬化腹水是由于肝细胞变性、坏死、再生,促使纤维组织增生和瘢痕收缩,致使肝脏质地变硬形成肝硬化,引起门静脉高压、肝功能损害,导致腹水生成。腹水的形成机制为钠、水过量潴留,门静脉高压及血浆胶体渗透压降低是主要原因。其他如前列腺素、心房激肽释放酶-激肽系统活性降低、雌激素灭活减少等因素亦可导致肾血流量减少、排钠和尿量减少,促使腹水形成。张路玉曰:东垣分消汤、丸,一主温中散滞,一主清热利水,原其立方之旨,总不出《内经》平治权衡、去菀陈莝、开鬼门、洁净府等法。其汤方主中满寒胀,乃下焦阴气逆满,抑遏中焦阳气,有似乎阴之象,故药中虽用乌头之辛热,宣布五阳,为辟除阴邪之向导,即用连、柏之苦寒以降泄之。苟非风水肤胀,脉浮,证起于表者,孰敢轻用开鬼门之法,以鼓动其阴霾四塞乎。丸方主中满热胀,用黄芩之轻扬以降肺热,则用猪苓、泽泻以利导之。故专以洁净府为务。无事开鬼门、宣布五阳等法也。茵陈蒿汤中,茵陈清热利湿,栀子清利三焦湿热,大黄泄降肠中瘀热。攻下逐水用舟车丸,方中甘遂、大戟、芫花攻逐腹水;大黄、黑丑荡涤泻下,使水从二便分消;青皮、陈皮、槟榔、木香理气利湿;方中轻粉一味走而不守,逐水通便。中满鼓胀,拟《万病回春》分消汤加减。《万病回春》:腹胀者,肚腹胀起、中空似鼓是也。上锉一剂,生姜一片,灯草一团,水煎服。气急加沉香;肿胀加萝卜子;胁痛面黑是气鼓,加青皮去白术;胁满小肠胀痛、身上有血丝缕是血鼓,加当归、芍药、红花、牡丹皮,去白术、茯苓;嗳气作酸、饱闷腹胀是食鼓,加山楂、神曲、麦芽、萝卜子,去白术、茯苓;恶寒手足厥冷、泻去清水是水鼓,加官桂;胸腹胀满有块如鼓者,是痞散成鼓,加山楂、神曲、半夏、青皮、归尾、玄胡、鳖甲,去白术、茯苓、猪苓、泽泻。《古今医统》卷43引《太平圣惠方》舟车丸:《医学纲目》别名舟车神佑丸。甘遂、大戟、芫花各30 g,大黄60 g,木香、槟榔、青皮、陈皮各15 g,牵牛120 g,轻粉3 g,上药为末,水糊丸如梧桐子大。功能峻下逐水。治水湿内停,气血壅滞,不得宣通,水肿水胀,二便秘塞,脉沉实有力。现用于肝硬化腹水或其他疾病引起的腹水见上述症状者。《丹溪心法》卷一舟车丸:大黄60 g,甘遂、大戟、芫花、青皮、陈皮各30 g,牵牛120 g,木香15 g,上药为末,水丸如梧桐子大。《医方论》舟车丸:黑牵牛四两,大黄二两,甘遂、大戟、芫花、青皮、橘红各一两,木香五钱,轻粉一钱。水丸。仲景十枣汤,已极峻厉,此更厉而加厉,纵形气俱实,岂能堪此。予谓此等症全是阴结,非阳不通,宜用附桂兼疏肝逐水之剂。此等方法万不可用。《冯氏锦囊秘录》舟车丸去一切水湿痰饮如神。甘遂、芫花、大戟各一两,大黄二两,黑牵牛四两,青皮、陈皮、木香、槟榔各五钱,轻粉一钱,为细末,水丸,椒目大,空心服五丸,日三服。痞闷者,多服反烦满,宜初服五丸,每服加五丸,快利为度。戴人每令病者先服百余粒,继以浚川等药投之,五更当下,种种病出,轻者一二度,重者五六度,方愈。药虽峻急,为效极神。弱者当根据河间渐次进,实者根据戴治之。《删补名医方论》舟车丸又名净腑丸,治水肿水胀,形气俱实。黑牵牛四两,大黄二两,甘遂一两,大戟一两,芫花一两,青皮一两,橘红一两,木香五钱,槟榔五钱,轻粉一钱,右为末,水丸,每服五分,五更白滚水下,大便痢三次为度。若一二次不通痢,次日仍服。或六分七分,渐加至一钱,若服后大便痢四、五次,或形气不支,则减其服,三分二分俱可或隔一、二、三日服一次,以愈为度。甚者忌盐酱百日。葶苈大枣汤,苏葶定喘丸,舟车神佑丸,三方皆治肿胀之剂。然葶苈大枣汤,治水停胸中,肺满喘急不得卧,皮肤浮肿,中满不急者,故独用葶苈之苦,先泻肺中之水气,佐大枣恐苦甚伤胃也。苏葶定喘丸,即前方加苏子以降气,气降则水降,气降则输水之上源,水降则开水之下流也。舟车神佑丸,治水停诸里,上攻喘咳难卧,下蓄小便不利,外薄作肿,中停胀急者,故备举甘遂、大戟、芫花、牵牛、大黄,直攻水之巢穴,使从大、小二便而出,佐青皮、陈皮、木香以行气,便气行则水行,肿胀两消,其尤峻厉之处,又在稍加轻粉,使诸攻水行气之药,迅烈莫当,无微不入,无穷不达。用之若当,功效神奇,百发百中。然非形实或邪盛者,不可轻试,苟徒利其有却病之能,消而旋肿,用者慎之!

医案三: 陆某,男,61岁。慢性乙型肝炎,肝硬化代偿病史20年。2007年丁亥白露出现腹部胀满,小便欠利,足背水肿,纳差,呼吸困难,大便三日一行,质硬。诊断乙肝肝硬化失代偿期。舌质紫暗或边有瘀斑,脉细涩。肝脾血瘀,拟仲景下瘀血汤加味活血化瘀,行气利水。患者服上方1周,尿量较前增加,腹胀轻度缓解,腹围未明显减小;续方1月后,患者尿量明显增多,腹胀缓解,胸闷症状好转,大便一日一行。

大黄9g	桃仁9g	䗪虫9g	甘遂3g
阿胶9g	水蛭6g	虻虫6g	桃仁9g
桂枝9g	炙甘草9g		

医话一: 水肿与臌胀病名不同,治各有异。《金匮要略方论》:产妇腹痛,法当以枳实芍药散,假令不愈者,此为腹中有干血着脐下,宜下瘀血汤主之;亦主经水不利。下瘀血汤方:大黄二两,桃仁二十枚,䗪虫二十枚,右三味末之,炼蜜和为四丸,以酒一升,煎一丸,取八合,顿服之,新血下如豚肝。妇人少腹满如敦状,小便微难而不渴,生后者,此为水与血俱结在血室也,大黄甘遂汤主之。大黄甘遂汤方:大黄四两,甘遂二两,阿胶二两,上三味,以水三升,煮取一升,顿服之,其血当下。妇人经水不利下,抵当汤主之。抵当汤方:水蛭三十个,虻虫三十个,桃仁二十个,大黄三两,上四味为末,以水五升,煮取三升,去滓,温服一升。妇人经水闭不利,藏坚癖不止,中有干血,下白物,矾石丸主之。《寓意草》:遍身头面俱肿尚易治,若只单单腹胀则为难治。《素问·腹中论》:有病心腹满,旦食则不能暮食,名为鼓胀。治之以鸡矢醴,一剂知,二剂已。此饮食不节,故时有病也。虽然其病且已,时故当病,气聚于腹也。《灵枢·水胀》:腹胀,身皆大,大与肤胀等也,色苍黄,腹筋起,此其候也。《金匮要略·水气病脉证并治》谓:肝水者其腹大,不能自转侧,胁下腹痛。脾水者其腹大,四肢苦重,津液不生,但苦少气,小便难;肾水者其腹大,脐肿腰痛,不得溺,阴下湿如牛鼻上汗,其足逆冷,面反瘦。《肘后备急方·治卒大腹水病方》:水病之初,先目上肿起如老蚕。不即治,须臾身体稍肿,肚尽胀,按之随手起,则病已成。此皆从虚损大病或下痢后,妇人产后,饮水不即消,三焦受病,小便不利,乃相结渐渐生聚,遂流诸经络故也。若唯腹大,下之不去,便针脐下二寸,入数分,令水出,孔合,须腹减乃止。雄黄六分,麝香三分,甘遂、芫花、人参各

二分,捣蜜和丸服如豆大二丸。若唯腹大动摇水声,皮肤黑,名曰水虫,巴豆九十枚去皮心,杏仁六十枚去皮尖,并熬令黄,捣和之。服如小豆大一枚,以水下为度。《太平圣惠方·心腹鼓胀》曰:心腹鼓胀由阴气内积伏留在脏,故令心腹鼓胀。所列治心腹鼓胀5方如下:木通散(木通、赤茯苓、玄参、桑根白皮、白薇、泽泻、人参、郁李仁、泽漆),桃仁散(桃仁、桑根白皮、赤茯苓、槟榔、陈橘、苏叶),郁李仁丸(郁李仁、杏仁、牵牛子、甘遂、防葵、葶苈子、桑根白皮、槟榔、陈皮、泽泻、赤茯苓、泽漆),芫花丸(芫花、大黄、甜葶苈、甘遂、黄芩、白术),鳖甲丸(鳖甲、赤芍药、人参、枳壳、槟榔、诃黎勒、大黄、桂枝、陈皮)。《圣济总录·鼓胀》治臌胀有柴胡汤用柴胡、鳖甲、郁李仁、芍药、大黄、桃仁、诃黎勒、桂枝治鼓胀坚块。牡丹汤用牡丹皮、桃仁、槟榔、桑根白皮、鳖甲、大黄、厚朴、郁李仁、枳壳治鼓胀。白术汤用白术、木香、陈皮、芍药、桑根白皮、木通、牵牛子治鼓胀不能食。海蛤丸用海蛤、木香、桂枝、防己、诃黎勒皮、厚朴、槟榔、旋覆花、鳖甲、郁李仁治鼓胀。紫葛粉丸用紫葛粉、赤芍药、桔梗、紫菀、木香、诃黎勒皮、郁李仁、大黄、牵牛子治癥瘕腹胀满,硬如石,腹上青脉浮起。桔梗汤用桔梗、防葵、大黄、桃仁治鼓胀。茯苓汤用赤茯苓、木通、芍药、吴茱萸、郁李仁、槟榔、紫菀治鼓胀不食。治疗思路较秦汉晋唐有较大突破。

《备急千金要方》芫花散治一切风冷痰饮癥癖痃疟,万医所不治者皆治之。一名登仙酒,一各三建散。芫花、桔梗、紫菀、大戟、王不留行、乌头、附子、天雄、白术、五加皮、荛花、野狼毒、莽草、栾荆,瓜蒌根、蹢躅、麻黄、白芷、荆芥、茵芋各十分,车前子、石斛、人参、石南、石长生各七分,蛇床子、草薢、牛膝、狗脊、菟丝子、肉苁蓉、秦艽各五分,藜芦、山药、薏苡仁、巴戟天、细辛、当归、川芎、干地黄、食茱萸、杜仲、厚朴、黄芪、山茱萸、干姜、芍药、桂心、黄芩、吴茱萸、防己、远志、蜀椒、独活、五味子、牡丹皮、橘皮、通草、柴胡、柏子仁、藁本、菖蒲、茯苓、续断各二分,上六十四味不治不择,不炙不熬,但振去尘土,捣以粗罗下之,即与人服。药散三两,细曲末二升,糯米三升,真酒五升,先以三大斗水煮米作粥,须极熟。冬月扬去火气,春月稍凉,夏月扬绝火气令极冷,秋稍温。次下曲末,搦使和柔相得,重下药末,搦使突突然好熟,乃下真酒重搦使散,盛不津器中,以净杖搅散,经宿即饮,直以布盖,不须密封。凡服药平旦空心服之,以知为度。微觉发动流入四肢,头面习习然为定。勿更加之,如法服之。常常内消,非理加增,必大吐利,服散者,细下筛服一方寸匕,和水酒浆饮,无知稍增,以知为度,服丸者,细下筛,蜜丸如梧子,每服七丸,但此药或丸或散皆可,惟不得作汤。若欲得补不令吐泻,但取内消,大益胜于五石,兼治诸病功效一等,然作酒服佳于丸散,美而易服,流行迅疾,若有患人抱病多时,积癥宿食大块,久气癥瘕积聚,一切痼结者,即须一两度增,令吐下泄去恶物尽后,少服内消便为补益。凡服药慎勿早食,早食触药必当大吐、吐亦无损,须臾还定。但令人咽喉痛,三两日后始瘥,服者宜知之。平旦服药至午时待药势定,宜先食冷饭菹饮冷浆水,及午后药势一定,任意热食无忌。若药势未定,不得强起行,行即晕闷旋倒,眼花暗然迷绝,此是逐风所致,不须疑怪。风尽之后,纵令多服更佳,不然闷时但坐但卧须臾醒,然不异于常。若其定后,任意所之若必便旋,当策杖如厕,少觉烦乱即须坐定,坐定即醒,醒乃可行。病在膈上,久冷痰癖,积聚癥结,疝瘕,宿食坚块,咳逆上气等一切痼结重病,终日吐唾,逆气上冲胸喉,此皆胃口积冷所致,三焦肠间宿冷以成诸疾。如此例便当吐却此等恶物,轻者一度下,转药令吐却。若重者三五度下之令尽,其吐状法,初吐冷气沫,次吐酢水,须臾吐黄汁大浓,甚苦似牛涎。病若更多者,当吐出紫痰,似紫草汁,非常齿龋,有此者例入死道,不久定死。若有疰者吐血,陈久黑血,新者鲜血,吐罢永瘥不发。下此吐药,当吐时大闷，须臾自定，即不虚悗，得冷冻饮料食已，耳不虚聋，手足不痹。若胃口有前件等病势久成者，正当吐时，有一块物塞胸喉，吐复不出，咽复不入，当有异种大闷，更加一二合药酒，重投药下，少时即当吐出块物如拳大，真似䐃鸡子黄着地，以刀斫碎，重者十块，轻者三五枚。凡人有上件等病，若服药时不吐却者，当时虽得渐损，一二年后还发，为此故须下吐药。欲服取吐者，当以春三月服之，春宜吐故也。凡膈上冷，小腹满，肠鸣，膀胱有气冷，利多者，须加利药于此酒内服之便去恶物。利法，出泔淀如清水、如黄汁、如青泥，轻者一两度下利药，得利以尽病源，重者五度下利药，令使频，得大利以尽病根。利法，旦起服药，比至晡时可得两三行，即断后服。凡长病患，瘦弱虚损，老人贵人，此等人但令少服，积日渐渐加增，令多内消瘥。除久病不加吐利也。药若伤多，吐利困极不止者，水服生大豆末方寸匕，即定，及蓝叶、乌豆叶嚼以咽之，登时即定。此据大困时用之，小困时不须也。凡在世人有虚损阳衰，消瘦骨立者服之非常补益。旬月之间肌肤充悦，颜色光泽，髓溢精满，少壮一等，凡众万病皆除之。治一切风病疠节风，二十两和酒五斗，贼风、热风、大风，上同。偏风痕瘦、风瘫缓风，十二两和酒三斗。此七种并带热，须加冷药押使常数便利。贼风掣疭，八两和酒二斗；湿风周痹，八两和酒二斗。腰脚挛痛，十二两和酒三斗；筋节挛急，八两和酒二斗；重病后汗不流，初觉三服，一服一盏，年久服一升；食热食如锥刀刺者，八两和酒二斗；口㖞面戾一眼不合者，初得，四两和酒一斗，年久，十二两和酒三斗。头面风似虫行，又似毛发在面上者，八两和酒二斗。起即头旋良久始定者，四两和酒一斗。心闷呕逆，项强者，风在心脏，欲风欲雨，便即先发者，八两和酒二斗。因疮得风口强脊脉急者，五服即定，一服一盏。治一切冷病积冷癥瘦者，四两和酒一斗，强者六两和酒一斗半；痰饮疝瘕，六两和酒一斗半；宿食呕吐，四两和酒一斗；癥瘕肠鸣，噫，八两和酒二斗；癥痔块坚，冷嗽上气，二十两和酒五斗；奔豚冷气，六两和酒一斗半；噎及冷痢六两和酒一斗半；九痉，八两和酒二斗；冷痢，六两和酒一斗半；久劳，八两和酒二斗；卒中恶注忤，心腹胀，气急欲死者，三服定，一服一盏；大吐出鲜血，瘴气，三服定，一服一盏；蛊毒，五服定，一服一盏；温疟、痎疟，五服定，一服一盏。治妇人诸风、诸病等，并依前件。带下，十二两和酒三斗；崩中，六两和酒一斗半；月闭不通及冷病不产，六两和酒一斗半；断绪不产，八两和酒二斗；月水前后不调，乍多乍少，亦令人绝产，四两和酒一斗；产后风冷，不产，六两和酒二斗；若重者八两和酒二斗，甚者十六两和酒三斗；大重者子宫下垂，十六两和酒四斗。论曰：远览前古莫睹此方。有高人李孝隆者，自云隋初受之于定州山僧惠通道人，此后用之大有效验，秘而不传。但得其药，其方不可得而闻。始吾得之于静智道人，将三纪于兹矣。时俗名医未之许也，然比行之极有神验。其用药殊不伦次，将服节度大不近人情，至于救急其验特异，方知神物效灵不拘常制，至理关感，智不能知，亦犹龙吟云起，虎啸风生，此其不知所以然而然，虽圣人莫之辨也。故述之篇末以贻后世好学君子详之，非止救物兼深，亦庶几于博见也矣。

医话二：癥瘕速攻必作胀。《神农本草经》禹余粮味甘性寒，主癥瘕。太乙余粮味甘性平，主癥瘕。卷柏味辛性温，主癥瘕。蒺藜子味苦性温，破癥结积聚。天名精味甘性寒，主血瘕欲死。丹参味苦性寒，破癥除瘕。橘柚味辛性温，主胸中瘕热逆气。龙骨味甘性平，主癥瘕坚结。龟甲味咸性平，主破癥瘕。阳起石味咸性温，主癥瘕结气。殷孽味辛性温，主癥瘕结气。苦参味苦性寒，主癥瘕积聚。海藻味苦性寒，主癥瘕坚气。桑根白皮味甘性寒，桑耳黑者主癥瘕积聚。紫葳味酸性寒，主癥瘕。鳖甲味咸性平，主心腹癥瘕坚积。乌贼鱼骨味咸性温，主癥瘕。蛇鱼甲味辛性温，主心腹癥瘕。蜚虻味苦性寒，主坚痞癥瘕。蜚廉味咸性寒，主血瘀癥坚。䗪虫味咸性寒，主血积癥瘕。白垩味苦性温，主女子寒热癥瘕。附子味辛性温，主癥坚积聚。鸢尾味苦性平，主癥瘕积聚。大黄味苦性寒，主癥瘕积聚。亭历味辛性寒，主癥瘕积聚。蜀漆味辛性平，主腹中癥坚痞结。甘遂味苦性寒，主癥坚积聚。荛花味苦性寒，主积聚癥瘕。白头翁味苦性温，主癥瘕积聚。夏枯草味苦性寒，破癥散瘿。巴豆味辛性温，主癥瘕结聚。虾蟆味辛性寒，主癥坚。水蛭味咸性平，破血瘕积聚。马陆味辛性温，主腹中大坚癥，破积聚。地胆味辛性寒，破癥瘕。鼠妇味酸性温，主血症。桃核仁味苦性平，主血闭瘕邪。《诸病源候论·癥瘕诸候》阐述癥候、癥瘕候、暴癥候、鳖癥候、虱癥候、米癥候、食癥候、发癥候、瘕病候、鳖瘕候、鱼瘕候、蛇瘕候、肉瘕候、酒瘕候、谷瘕候等15种癥瘕的临床表现及其病因病机。《备急千金要方·坚癥积聚》有五石乌头丸（钟乳、紫石英、硫黄、赤石脂、矾石、枳实、甘草、白术、紫菀、山茱萸、防风、白薇、桔梗、天雄、皂荚、细辛、肉苁蓉、人参、附子、藜芦、干姜、吴茱萸、蜀椒、桂枝、麦冬、乌头、厚朴、远志、茯苓、当归、枣膏、生地）治癥瘕积聚。蜥蜴丸（蜥蜴、蜈蚣、地胆、䗪虫、杏仁、蜣螂、虻虫、朴硝、泽漆、桃奴、犀角、鬼督邮、桑赤鸡、芍药、虎骨、甘草、巴豆、款冬花、甘遂、干姜）治癥坚水肿。野葛膏（野葛、当归、附子、雄黄、细辛、乌头、巴豆、蜀椒）治暴癥。硝石大丸（硝石、大黄、人参、甘草）治十二癥瘕。大黄汤（大黄、芒硝、乌贼骨、皂荚、茯苓、甘草）治蛇癥（《外台秘要》亦同）。蒴藋根白皮一握治鳖癥腹坚硬肿起大如盘，鸡屎一升令黄治鳖癥在心下坚强。故败篦子一枚、故败梳一枚治虱癥（《外台秘要》亦同）。鸡屎一升、白米五合治米癥（《外台秘要》亦同）。空腹饮白马尿三升治肉癥思肉不已。《外台秘要》射罔、蜀椒治疗症病；蟹爪丸（蟹爪、附子、麝香、半夏、生姜、鳖甲、防葵、郁李仁）治疗鳖癥。狗粪五升烧灰末之治疗食癥。用大黄、干姜、附子、人参、侧子、桂枝、贝母、白术、细辛、䗪虫治疗鳖瘕。《太平圣惠方》治癥病方有：乌头丸、硇砂丸、朱砂丸、大黄丸、京三棱丸、五灵脂丸、巴豆丸等9方，以硇砂丸（硇砂、硫黄、木香、槟榔、大黄、牵牛子、吴茱萸、京三棱、当归、肉桂、青皮、鳖甲）为代表，重在活血消癥。治久积癥癖方有桃仁散、蓬莪术散、京三棱丸、麝香丸、大黄丸、附子丸、巴豆丸等10方，以蓬莪术散（蓬莪术、鳖甲、赤芍药、槟榔、肉桂、枳壳、当归、干姜、京三棱、大黄、木香、柴胡）为代表，重在导滞消癥。治暴癥方有：蜥蜴丸、巴豆丸等7方，以蜥蜴丸（蜥蜴、蜈蚣、鬼臼、汉防己、当归、大黄、芒硝、赤芍、炙甘草）为代表，重在解毒消癥。治疗癥瘕方有：京三棱散、川芎散、大黄丸、木香丸、鳖甲丸、防葵丸、神效大通丸、硇砂丸等10方，以大黄丸（大黄、天雄、雄黄、麝香、朱砂、胡椒、巴豆、京三棱、槟榔、当归、桂枝、木香、犀角屑、干姜）为代表，重在解毒活血。《圣济总录》治疗癥病有当归煮散、京三棱汤、鳖甲丸、木香丸、槟榔汤、柴胡汤、防葵丸、夹食丸、鳖甲丸、粉砂饼、保命丸、五食丸、半夏礞石丸、木香扁丸、大戟丸、没药丸、续随子丸、干漆丸等18方，以干漆丸（干漆、五灵脂、皂荚、薷香子、木香、槟榔、桂枝、附子、青皮、陈皮、白牵牛、大黄、蓬莪术、京三棱、芫花）为代表方剂，旨在活血理气，逐瘀消癥。治疗瘕病有防己散、槟榔汤、防己汤、防葵丸、川芎散、羌活丸、紫葛丸、木通汤、干柿丸、木香汤、木香煎丸等11方，以木香煎丸（木香、巴豆、大黄、京三棱、干漆、青皮、蓬莪术、附子、桂枝、干姜、墨、硇砂）为代表方剂，旨在温阳理气，逐瘀散瘕。《太平惠民和剂局方》以温白丸（川乌、柴胡、桔梗、吴茱萸、菖蒲、紫菀、黄连、干姜、肉桂、茯苓、蜀椒、人参、厚朴、皂荚、巴豆）治心腹积聚，久癥癖块大如杯碗。酒癥丸（雄黄、巴豆、全蝎）治酒癥。金露丸（生地、贝母、紫菀、柴胡、干姜、桂枝、人参、防风、枳壳、蜀椒、桔梗、吴茱萸、炙甘草、川芎、菖蒲、茯苓、厚朴、鳖甲、甘松、草乌、黄连、巴豆）治疗腹内积聚癥块，久患大如杯。盐煎散(草果仁、缩砂仁、槟榔、厚朴、肉豆蔻、羌活、苍术、陈皮、荜澄茄、枳壳、高良姜、茯苓、麦芽、茴香、川芎、炙甘草)治妇人血气刺痛,血积血瘕。蓬煎丸(猪胰、京三棱、蓬莪术)治疗食癥酒癖,血瘕气块。异香散(石莲肉、蓬莪术、京三棱、益智仁、炙甘草、青皮、陈皮、厚朴)破癥瘕结聚。蟠葱散(延胡索、苍术、炙甘草、茯苓、蓬术、三棱、青皮、丁皮、砂仁、槟榔、肉桂、干姜)治妇人血气攻刺,癥瘕块硬。《医宗金鉴》于积聚门论治癥瘕。谓积聚、癥瘕、肠覃、石瘕、痃癖之疾皆得之于喜怒不节,饮食过饱,肠胃填满,汁液外溢,外寒与内脏气血食物凝结。积聚宜攻。然胃强能食始可用攻,若攻虚人须兼补药,或一攻三补,或五补一攻。攻邪而不伤正,养正而不助邪,则邪正相安也。攻积聚癥瘕宜用温白丸,即万病紫菀丸,方倍川乌。攻血积血瘕宜用桃仁煎,即桃仁、大黄各一两,虻虫炒五钱,朴硝一两,共为末,先以醇醋一斤,用砂器慢火煎至多半钟,下末药搅良久,为小丸,前一日不吃晚饭,五更初,温酒送一钱,取下恶物如豆汁鸡肝。未下次日再服,见鲜血止药。如无虻虫,以䗪虫代之,然不如虻虫为愈也。

水　肿

　　医案一: 史某,男,13岁。2011年辛卯大暑汗出后,复经暴雨侵袭,出现恶寒、发热、头痛、咳嗽、咽痛,2日后出现头面及四肢浮肿伴腰痛。血检 ASO 阳性,尿检蛋白(＋),白细胞(＋)。诊断急性肾小球肾炎。舌淡苔薄白,脉浮紧。《素问·汤液醪醴论》:平治于权衡,去苑陈莝,微动四极,温衣,缪刺其处,以复其形,开鬼门,洁净府,精以时服,五阳已布,疏涤五脏,故精自生,形自盛,骨肉相保,巨气乃平。《金匮要略·水气病脉证并治》:风水,其脉自浮,外证骨节疼痛恶风。阳水风水泛滥症状:浮肿起于眼睑,继则四肢及全身皆肿,甚者眼睑浮肿,眼合不能开,来势迅速,多有恶寒发热,肢节酸痛,小便短少等症。偏于风热者,伴咽喉红肿疼痛,口渴,舌质红,脉浮滑数。偏于风寒者,兼恶寒无汗,头痛鼻塞,咳喘,舌苔薄白,脉浮滑或浮紧。如浮肿较甚,此型亦可见沉脉。阳水风水泛滥,拟陈修园消水圣愈汤加减疏风清热,宣肺行水。患者服上方1周,咽痛腰痛好转,面部浮肿消退;效不更方,续服原方1月,诸症基本消失,尿检蛋白(－)。

天雄6g	桂枝9g	细辛3g	麻黄9g
生姜6g	知母6g	炙甘草6g	防己9g
大枣2枚			

　　医话一: 消水圣愈汤乃治水肿第一方。陈修园《时方妙用》曰:然必两手脉浮而迟。足跗阳脉浮而数。诊法丝毫不错。一服即验。五服全愈。否则不可轻用此秘方也。大道无私。方不宜秘。然黄帝有兰台之藏,长桑有一恐轻试之误,一恐泄天地之机也。余出此方,以俟一隅之反,非谓一方可以治百病也。天雄补上焦之阳而下行入肾,犹天造下济而光明。而又恐下济之气潜而不返,故取细辛之一茎直上者以举之。牡桂暖下焦之水而上通于心,犹地轴之上出而旋运。而又恐其上出施之用,若潜而不返则气不外濡而络脉虚,故用姜枣甘草化气生液,以补络脉。若止而不上则气聚为火而小便难,故以知母滋阴化阳以通小便。且知母治肿出之《神农本草经》,而《金匮》治历节风脚肿如脱与麻黄附子并用,可以此例而明也。此方即仲景桂甘姜枣麻辛附子汤加知母一味,主治迥殊,可知经方之变化如龙也。野老某,年八旬有奇,传予奇方。用生金樱根,去粗皮一两半,吴风草三钱,香菌极小团结者七枚,水煎服一服,小便即通而肿愈。余细绎此方极妙,麻黄大发汗,而根又能止汗,橘肉生痰壅气,而皮又能化痰顺气蚕因风而致僵,反能驱风如神,此大开大阖之道。金樱子之大涩小便,即可悟其根之大通小便矣。吴风草原名鹿衔草,能除湿热,故素问与泽泻白术同用,以治酒风,更妙。是小香菌一味,此物本湿热所化,用之于除湿祛热坠中,同气相感,引药力至于病所,而诸药之性一发,则湿热无余地以自藏,俱从小便而下矣。此必

异人所授遗下,所谓礼失而求诸野也,惜余未试。

医案二: 周某,男性,31 岁。慢性肾炎病史 3 年,丁酉冬至起血压偏高,面浮身肿,腰以下为甚,按之凹陷不起,心悸,气促,腰部冷痛酸重,尿量减少,四肢厥冷,怯寒神疲,面色灰滞,尿蛋白(＋＋＋)。舌质淡胖,苔白,脉沉细或沉迟无力。肾阳衰微,《伤寒论》真武汤温肾助阳,化气行水。

茯苓 9 g	芍药 9 g	生姜 6 g	附子 9 g
白术 9 g	泽泻 9 g	商陆 9 g	羌活 9 g
椒目 9 g	秦艽 9 g	槟榔 9 g	大腹皮 15 g

复诊: 患者服上方 1 周,下肢水肿稍缓解,主诉纳差便溏,仍有恶寒肢冷。舌质淡,苔白腻,脉沉缓。改严用和《济生方》实脾饮。患者服上方 2 周,食欲改善明显,恶寒好转,肢体浮肿较前减退,效不更方。同时加用金水宝片 4 粒,每日 3 次口服,续服 3 个月,患者血压控制良好,水肿基本消退。金水宝片主要成分是发酵虫草菌粉,具有抗炎、止咳、祛痰、镇静、促性腺作用,达到补益肺肾、秘精益气的功效。动物实验研究提示其可增加肾脏肌酐清除率,改善肾小管变性和炎症浸润,降低肾脏 TNF－α、ROS 含量以及 Caspase 3 活性,减少肾脏中 p－p38、t－p38 的蛋白表达,显著增大 Bcl－2/Bax 比值,抑制细胞凋亡,进而起到对肾损伤的防治作用。

白术 9 g	茯苓 9 g	炙甘草 6 g	大腹子 9 g
厚朴 9 g	木香 9 g	木瓜 9 g	草果 6 g
附子 9 g	干姜 6 g		

医话一: 论实脾饮。实脾饮治身重懒食,肢体浮肿,口中不渴,二便不实。《删补名医方论》:三焦者决渎之官,水道出焉。若水饮阻于内,风寒束于外则三焦之气化不行,上焦之如雾,中焦之如沤,同为下焦之如渎也。以致水气外泛,皮肤作肿,内停腹里作胀,上攻喘咳呕逆,下蓄小便不利,种种诸证,而治法总不外乎表里也。小青龙汤、真武汤、越婢汤、五苓散、疏凿饮子五方,皆治有水气兼表里证之药也。小青龙汤治表里寒实,中有水气。真武汤治里有虚寒,中兼水气。二证俱内不作胀,外不作肿,故一以麻、桂辈散寒以行水;一以姜、附辈温寒以制水也。越婢汤治表里实热,中有水气,五苓散治表里虚热,中有水气。故一以麻黄、石膏,散肤之水,清肌之热,以消肿也;一以桂、苓、术、泽,解肌表热,利所停水,以止吐也。疏凿饮子治表里俱实,不偏寒热而水湿过盛,遍身水肿喘胀便秘者。故以商陆为君,专行诸水。佐羌活、秦艽、腹皮、苓皮、姜皮,行在表之水,从皮肤而散;佐槟榔、赤豆、椒目、泽泻、木通,行在里之水,从二便而出。上下、内外,分消其势,亦犹神禹疏凿江河之意也。至于越婢汤加半夏者,因喘气上逆,用之降逆也,加附子者,因汗出恶风,散表固阳也。小青龙汤加石膏者,因喘而烦躁,用之兼清胃热也。五苓散以术、桂易滑石、阿胶,名猪苓汤,专清阴兼治水也。真武汤,去生姜加人参,名附子汤,专温阳不治水也。由此可知仲景用方,于群温剂中,加以大寒之品;大寒剂中,加以辛热之品。去桂枝加滑石,则不走外;去生姜加人参,则不治水。其转换变化,神妙如此,拘拘之士,不足语也。《删补名医方论》:脾胃虚则土不能制水,水妄行肌表,故身重浮肿。用白术、甘草、生姜、大枣,以实脾胃之虚也。脾胃寒则中寒不能化水,水停肠胃,故懒食不渴,二便不实。用姜、附、草果,以温脾胃之寒。更佐大腹、茯苓、厚朴、木

香、木瓜者,以导水利气。盖气者水之母也,土得水之防也,气行则水行,土实则水治,故名曰实脾也。然此方导水利气之力有余,阴水寒胜而气不虚者,固所宜也,若气少声微,则必以理中汤加附子,数倍茯苓以君之,温补元气以行水,为万当也。按:苓桂术甘汤、实脾饮、肾气丸,皆治阳虚水气之证。苓桂术甘汤,治上焦阳虚不能输布,水留于上,心下逆满,气上冲胸故用苓、桂、术、甘之品,扶阳通气输水道也。实脾饮,治中焦阳虚不能蒸化,水渍于中,外泛作肿,二便通利,故用姜、附、苓、术之剂,培土温中,胜寒湿也。肾气丸,治下焦阳虚,不能行水,小便不利,肢体浮肿。喘急腹胀,故用桂、附、地、苓之辈,温而补之,以行水也。《素问·水热穴论》:勇而劳甚则肾污出,肾汗出逢于风,内不得入于藏府,外不得越于皮肤,客于玄府,行于皮里,传为胕肿,本之于肾,名曰风水。《金匮要略·水气病脉证并治》:皮水,其脉亦浮,外证胕肿,按之没指,不恶风,其腹如鼓,不渴,当发其汗。《丹溪心法·水肿》:水肿因脾虚不能制水,水渍妄行,当以参术补脾,使脾气得实,则自健运,自能升降,运动其枢机,则水自行。《景岳全书·肿胀》:水肿证以精血皆化为水,多属虚败,治宜温脾补肾,此正法也。温补即所以化气,气化而痊愈者,愈出自然;消伐所以逐邪,逐邪而暂愈者,愈出勉强。此其一为真愈,一为假愈,亦岂有假愈而果愈者哉!《医门法律·水肿》:经谓二阳结谓之消,三阴结谓之水。三阴者,手足太阴脾肺二脏也。胃为水谷之海,水病莫不本之于胃,经乃以之属脾肺者何耶?使足太阴脾,足以转输水精于上,手太阴肺足以通调水道于下,海不扬波矣。惟脾肺二脏之气,结而不行,后乃胃中之水日蓄,浸灌表里,无所不到也;是则脾肺之权,可不伸耶。然其权尤重于肾。肾者,胃之关也。肾司开阖,肾气从阳则开,阳太盛则关门大开,水直下而为消;肾气从阴则阖,阴太盛则关门常阖,水不通而为肿。经又以肾本肺标,相输俱受为言,然则水病,以脾肺肾为三纲矣。

医话二:论水肿证治。组织间隙过量的体液潴留称为水肿。通常指皮肤及皮下组织液体潴留,体腔内体液增多则称积液。根据分布范围,水肿可表现为局部性或全身性,全身性水肿时往往同时有浆膜腔积液,如腹水、胸腔积液和心包腔积液。全身性水肿主要有心源性水肿、肾源性水肿、肝源性水肿、营养不良性水肿、黏液性水肿、特发性水肿、药源性水肿、老年性水肿等。根据水肿的程度可分为轻、中、重度水肿,轻度水肿仅见于眼睑、眶下软组织,胫骨前、踝部的皮下组织,指压后可见组织轻度凹陷,体重可增加5%左右。中度:全身疏松组织均有可见性水肿,指压后可出现明显的或较深的组织凹陷,平复缓慢。重度:全身组织严重水肿,身体低垂部皮肤紧张发亮,甚至可有液体渗出,有时可伴有胸腔、腹腔、鞘膜腔积液。引起体液平衡失调的原因:血浆胶体渗透压降低;毛细血管内流体静力压升高;毛细血管壁通透性增高;淋巴液回流受阻。血浆胶体渗透压降低见于蛋白质吸收不良或营养不良及伴有大量蛋白尿的肾脏疾患等。当血浆白蛋白量降到 25 g/L 或总蛋白量降到 50 g/L 时,就可出现水肿,为全身性。毛细血管内流体静力压升高见于各种原因引起的静脉阻塞或静脉回流障碍。局部静脉回流受阻引起相应部位的组织水肿或积水,如肝硬变引起胃肠壁水肿的和腹水,心力衰竭时的腔静脉回流障碍则引起全身性水肿。毛细血管壁通透性增高见于血管活性物质如组胺、激肽、细菌毒素、缺氧等可增加毛细血管壁的通透性而引起水肿。炎性病灶的水肿即主要由于毛细血管壁的通透性增高,血管神经性水肿和变态反应引起的水肿亦属此机制。此类水肿通常发生于血管壁受损的局部。淋巴回流受阻见于乳腺癌根治术后,由于腋窝淋巴结切除后的局部淋巴液循环破坏,可发生患侧上肢水肿;丝虫病时下肢和阴囊由于淋巴管被虫体阻塞,常发生下肢和阴囊水肿。此外淋巴管广泛性的癌细胞栓塞可引起局部水肿。肾素-血管紧张素-醛固酮系统辅助水钠潴留见于心力衰竭时心搏出量减少,肾灌注血量不足,刺激肾近球感受器,使肾素分泌增多,肾素使血管紧张素原变为有活性的血管紧张素Ⅰ,再经转换酶的作用将血管紧张素Ⅰ变为血管紧张素Ⅱ,后者作用于肾上腺皮质球状带细胞,使之分泌醛固酮,从而促进肾远曲小管的钠重吸收,招致钠潴留,引起血液晶体渗透压增高,后者刺激血管壁渗透压感受器,使垂体后叶分泌抗利尿激素,从而加强肾远曲小管的水重吸收。水的潴留助长了心源性水肿的形成。肝硬变时的水肿和腹水,也有醛固酮的作用参与,这是由于肝细胞对醛固酮的灭活作用减退,同时,在腹水形成之后,由于循环血量减少,又引起醛固酮分泌增多。肾病综合征因白蛋白大量流失,血浆蛋白量低落,发生水肿,体液自血管内向血管外逸出,循环血量下降,又激发肾素-血管紧张素-醛固酮系统的活性。《素问·水热穴论》解释少阴肾何以主水:肾者至阴也,至阴者盛水也。肺者太阴也,少阴者冬脉也,故其本在肾,其末在肺,皆积水也。肾者胃之关也。关门不利,故聚水而从其类也。肾者牝藏也,地气上者属于肾,而生水液也。至阴勇而劳甚则肾汗出,肾汗出逢于风,内不得入于脏腑,外不得越于皮肤,客于玄府,行于皮里。《素问·至真要大论》:诸湿肿满,皆属于脾。《素问·汤液醪醴论》曰:平治于权衡,去宛陈莝,微动四极,温衣缪刺其处,以复其形。开鬼门,洁净府,精以时服;五阳已布,疏涤五脏,故精自生,形自盛,骨肉相保,巨气乃平。《金匮要略·水气病脉证并治》:诸有水者,腰以下肿当利小便;腰以上肿当发汗乃愈。《备急千金要方·水肿》治疗水肿主要方剂有9个:中军候黑丸(芫花、巴豆、杏仁、桂枝、桔梗),徐王煮散(防己、羌活、人参、丹参、牛膝、牛角䚡、升麻、防风、秦艽、谷皮、紫菀、杏仁、生姜屑、附子、石斛、橘皮、桑白皮、白术、泽泻、茯苓、猪苓、黄连、郁李仁),褚澄汉防己煮散(汉防己、泽漆叶、石韦、泽泻、白术、丹参、赤茯苓、橘皮、桑白皮、通草、郁李仁、生姜),泽漆汤(泽漆根、鲤鱼、生姜、赤小豆、茯苓、人参、甘草、麦冬),猪苓散(猪苓、葶苈子、人参、玄参、五味子、防风、泽泻、桂枝、野狼毒、椒目、白术、干姜、大戟、甘草、肉苁蓉、女曲、赤小豆),麻黄煎(麻黄、茯苓、泽泻、防风、泽漆、白术、杏仁、大戟、黄芪、猪苓、独活、大豆、清酒),大豆散(大豆、杏仁、麻黄、木防己、防风、猪苓、泽泻、黄芪、乌头、半夏、生姜、茯苓、白术、甘遂、甘草、清酒),麻子汤(麻子、赤小豆、商陆、防风、附子),麝香散(麝香、雄黄、芫花、甘遂)。《太平圣惠方》治水肿责之虚劳。脾虚则土不能克制于水,肾虚则水气流溢散于皮肤,故令身体浮肿。郁李仁散用郁李仁、大黄、柴胡、泽泻、赤芍、猪苓、杏仁、桑白皮、鳖甲、赤茯苓、桔梗、麻黄治虚劳通体洪满。汉防己散用汉防己、猪苓、海蛤、陈皮、木香、白术、桑白皮、赤茯苓、槟榔、苏叶、木通治虚劳四肢浮肿。细辛散用细辛、枳壳、汉防己、桂枝、黄芪、白术、赤茯苓、赤芍、当归治虚劳心胸壅闷喘促,四肢肿。木香散用木香、五加皮、松节、桑根白皮、薏苡仁、槟榔、桃仁、陈皮、郁李仁治虚劳损,四肢浮肿。麻仁散用大麻仁、商陆、防风、附子、陈皮、防己治虚劳四肢浮肿。前胡丸用前胡、旋覆花、人参、槟榔、木香、陈皮、郁李仁治虚劳四肢浮肿。陈橘皮丸用陈皮、紫苏子、郁李仁、甘遂、汉防己、桑白皮、甜葶苈、赤茯苓、木通治虚劳心胸壅闷喘促,大小便不利,四肢浮肿。《圣济总录·水肿门》分述水肿统论、水肿、十水、涌水、风水、石水、大腹水肿、水肿咳逆上气、水气遍身肿满、水肿胸满气急、水蛊、膜外气等,较前此医学有很大发展。曰水肿不可治者有五:唇黑伤肝一也,缺盆平伤心二也,脐出伤脾三也,足下平满伤肾四也,背平伤肺五也。盖脾肾气虚,三焦闭塞,至阴之气内蓄巨阳之气,不得宣通,如是则水道不利,饮湿攻脾,散于肌肉,而为水肿之病矣。代表方剂有 10 个：防己饮（防己、大戟、木香、赤茯苓、海蛤、犀角、胡黄连、白术、诃黎勒、防风、木通、桑白皮、紫苏、陈皮、牵牛子、葶苈、郁李仁、槟榔、大黄）治水病不限年月深浅，洪肿大喘，几不能度日。补气丸（防己、犀角、葶苈、牵牛子、赤茯苓、诃黎勒、海蛤、川芎、生地、大黄、木通、桑根白皮、陈皮、大戟、防风、郁李仁、木香）治水气服前药瘥后。炮肾散（巴戟天、甘遂、槟榔、木香、苦葶苈、大麦、芫花、陈皮、腻粉、沉香、泽泻）治水气肿满。夺命丸（大戟、甘遂、苦葶苈、泽泻）治水气肿满。槟榔散（槟榔、郁李仁、芫花、甘遂、续随子、木通、海蛤、陈皮、商陆）治水气肿满。大黄汤（大黄、桂枝、炙甘草、人参、细辛、桑根白皮）治水肿。芫花汤（芫花、大黄、甘遂、炙甘草、大戟）治水肿及肢满澼饮。鳖甲汤（鳖甲、人参、柴胡、当归、枳壳、炙甘草、桃仁、槟榔）治水气面目浮肿。商陆丸（商陆、芒硝、甘遂、大黄、芫花、荛花、麝香、猪苓）治水肿利小便。款气丸（丁香、木香、沉香、檀香、桂枝、肉豆蔻、槟榔、荜澄茄、大戟、甘遂、木通、续随子、海蛤、郁李仁、瞿麦、甜葶苈、桑白皮、牵牛子、腻粉、巴豆）治通身肿喘。此外，尚有大海藻汤（海藻、芫花、猪苓、连翘、泽漆、郁李仁、陈皮、桑白皮、白蒺藜、藁本、昆布、大戟、防己、葶苈、朴硝、甘遂、杏仁、槟榔）治十种水病。旋覆花丸（旋覆花、桂枝、枳实、人参、干姜、芍药、白术、赤茯苓、野狼毒、乌头、礜石、细辛、大黄、黄芩、葶苈、厚朴、吴茱萸、芫花、陈皮、甘遂）治涌水腹中动摇作水声。麻黄石膏汤（麻黄、石膏、炙甘草、白术、附子）治风水遍身肿。桑白皮汤（桑白皮、射干、赤茯苓、黄芩、白术、泽漆、防己、泽泻）治膀胱石水四肢瘦。白前汤（白前、紫菀、半夏、生泽漆根、桂枝、人参、白术、干姜、赤茯苓、吴茱萸、杏仁、葶苈、瓜蒌实）治通身肿满咳逆上气。防己丸（防己、白前、五味子、紫菀、桑白皮、马兜铃、麻黄、桔梗、柴胡、大腹皮、赤茯苓、陈皮、杏仁、炙甘草）治水气肿满喘急。无比丸（京三棱、牵牛子、胆矾、槟榔、芫花、腻粉、续随子、硇砂、木香、铁粉、大枣）治水蛊通身肿满。防己汤（防己、大戟、木香、赤茯苓、海蛤、犀角屑、胡椒、白术、葶苈子、防风、木通、桑白皮、紫苏、陈皮、牵牛子、诃黎勒、郁李仁、槟榔）治水湿散溢于肌肤之间，气攻于腹膜外之膜外气。

医话三：论附子、天雄、乌头、侧子、乌喙同与异。《神农本草经》：附子味辛性温，主风寒咳逆邪气，温中，金创，破癥坚积聚，血瘕，寒温，踒躄拘挛，脚痛，不能行步。天雄味辛性温，主大风，寒湿痹，历节痛，拘挛缓急，破积聚邪气，金疮，强筋骨，轻身健行。乌头味辛性温，主中风，恶风，洗洗出汗，除寒湿痹，咳逆上气，破积聚寒热。《雷公炮炙论》有侧子，只是附子旁有小颗附子如枣核者是。宜生用，治风疹神妙也。《吴普本草》谓侧子八月采，阴干，是附子角之大者。陶弘景谓侧子即附子边角之大者脱取之，昔时不用。凡此三建俗中乃是同根，而《本经》分生三处，当各有所宜故也，今则无别矣。《唐本草》谓侧子只是乌头下共附子、天雄同生小者，侧子与附子皆非正生，谓从乌头傍出也。以小者为侧子，大者为附子，今称附子角为侧子，理必不然。《名医别录》有乌喙味辛性温，主治风湿，丈夫肾湿，阴囊痒，寒热历节，掣引腰痛不能行，痛肿脓结。长三寸以上为天雄。《博物志》曰：乌头、附子、天雄，一物也。《广雅》曰：一年为侧子，二年为乌喙，三年为附子，四年为乌头，五年为天雄。其效皆同，而后世辨别之不可从矣。《本草思辨录》：邹氏论附子、天雄、乌头之性用颇精。为节其说曰：乌头老阴之生育已竟者也，天雄孤阳之不能生育者也，附子即乌头天雄之种，含阴包阳者也。老阴生育已竟者，其中空，以气为用。孤阳不能生育者，其中实，以精为用。气主发散，精主敛藏。发散者能外达腠理，敛藏者能内入筋骨。附子则兼备二气，内充实，外强健，且其物不假系属，以气相贯而生，故上下表里无乎不到。惟其中蓄二物之精，斯能兼擅二物之长,其用较二物为广尔。《本经》附子主风寒咳逆邪气,后世缘此多以为治风之药,其实经文深奥,义别有在也。夫风有伤与中之分,伤者伤于营卫,中者中于经络脏腑。伤营卫者,寒郁于表而易化热,宜麻桂决不宜附子。中经络脏腑者,寒根于里而阳本虚,用麻桂又贵用附子。附子非风药,而本经之主风寒,盖指中风之风寒言,非指伤风之风寒言也。《外台》谓中风多从热起,故中风有寒亦有热。风引汤治热之方也,热不用附子,固不待言。小续命汤治寒之方也,若附子即以驱风,何以附子外不少风药。其有附子无风药,如近效术附汤治风虚者有之,未闻能散外入之邪风也。邹氏谓附子之治风寒,是阳气不荣,风寒侵侮,阳振而风寒自退。似非不知附子治风寒之理者。乃又谓仲圣用生附子之方,皆兼有表证,而其所引白通汤附子汤,则并无未解之表邪。夫白通所以用葱白者,因少阴下利一往不返,失地道上行之德,葱白能入少阴而升之,非以表汗。附子汤证,是少阴受寒,而阳气不能四周。表何尝有风,脉沉固不当汗,且其方伍以参术之补,苓芍之降,又岂足胜解表之任。至仲圣附子生用,非属汗后,即是下利脉沉,汗后宜补表阳,下利脉沉宜挽其气,生用自胜熟用,或难予曰:恶风加附子,越婢汤非明证乎?何说之偾也! 曰:大青龙汗出恶风者不可服,越婢汤加附子,则证为汗出恶风,若附子又从而汗之,独不畏厥逆筋惕肉耶,盖加附子正以其汗出。赵氏云:恶风者阳虚,故加附子以入阳。然则舍附子则有亡阳之祸,岂果为驱风哉。用附子于中风风寒,原可不过分,故三生饮无风药,以阳气一充而邪即自消也。若他风寒证,则定须分治。邹氏亦颇以附子与表药对举,暗中逗出,足见附子外尚有表药,其所引桂枝加附子汤等八方皆是也。惟其中桂枝附子、白术附子、甘草附子,则为治风湿之方;桂甘姜枣麻辛附子,则为治气分之方。夫风为阳邪,附子阳药,以其人阳虚而寒重,非扶阳则风不能以徒驱,故扶阳与驱风并行。寒为阴邪,湿亦为阴邪,风湿之风,与伤风之风,亦致不同,非阳虚不尔,故亦需附子。气分者,水寒之气,结于心下,证由少阴阳虚而来。故麻辛附子,温少阴而发汗;桂甘姜枣,化上焦之阳而开结,此从表解。枳术汤则从中泄,病同而治不同。水饮所作四字,赵氏本上下条皆有之,极是。又麻黄附子汤,以麻黄发表而少阴脉沉用之,正赖有附子温少阴也,否则脉沉无发汗之理矣。附子为温少阴专药,凡少阴病之宜温者,固取效甚捷。然如理中汤治腹满,黄土汤治下血,附子泻心汤治心痞,甚至薏苡附子败酱散治肠痈,如此之类,亦无往不利。惟其挟纯阳之性,奋至大之力,而阴寒遇之辄解,无他道也。天雄,仲圣惟天雄散一方,附于桂枝加龙骨牡蛎汤后,不言所主何病。按此与上节离合之间,必有窜乱,今细绎其文,自夫失精家至为清谷亡血失精,当是以天雄散主之,下以桂枝加龙骨牡蛎汤主之,正为合宜。何以言之?两方于失精家原可通用。但脉为极虚芤迟,证见清谷亡血失精,则已肾损及脾,不补脾则生精之源绝。故白术用至八两,少腹弦急、阴头寒、目眩、发落,种种肾病,自非他补肾药所能胜任,故选用精气充实不外泄之天雄,而以天雄名方。至其佐使之桂枝龙骨,尤微妙难言。桂枝汤桂枝只三两,而此乃倍之,欲其于太阳之经府俱到以化气。其证阴既下泄,阳自上浮,而脾肾咸虚之阳,不当潜以咸寒之牡蛎;得龙骨,则引火归土而亦不损其阳。且桂枝辅天雄则入肾释阴,辅白术则入脾温土;龙骨辅天雄则固肾涩精,辅白术则固脾祛湿。以天雄散隶于是证,义实至精至确。若脉得诸芤动微紧,虽天雄散亦可服,要不如桂枝加龙骨牡蛎汤为尤中窾。盖脉芤动为阳,微紧为阴,阴阳气争则表里失和。治之以此汤,桂枝生姜甘枣为阳,芍药为阴;龙骨为阳,牡蛎为阴;于祛邪涩精之中,有表里相得阴阳互维之妙。此二方是于小建中汤肾气丸外,又别出良法者。就天雄乌头治风,亦惟阳虚而挟寒挟湿者宜之。以其中空以气为用,开发腠理,过于附子。故古方中风证用乌头,较多于附子;抉壅通痹,亦过于附子。故仲圣治历节不可屈伸疼痛,及逆冷手足不仁身疼痛灸刺诸药不能治,皆用乌头不用附子。乌头与附子,同为少阴药,而补益以附子为优,发散以乌头为胜。故肾气丸有附子无乌头,大乌头煎有乌头无附子。因乌头气散不收,故不解表之方,皆去滓纳蜜更煮以节其性。仲圣之用乌头附子,可谓各极其妙矣。乃乌头赤石脂丸更二物并用,以治心痛彻背背痛彻心,取其母子相感以除内外之邪,此岂寻常思议所及哉。《医学衷中参西录》亦有附子、乌头、天雄解。附子味辛性大热,为补助元阳之主药。其力能升能降,能内达能外散,凡凝寒锢冷之结于脏腑、着于筋骨、痹于经络血脉者,皆能开之,通之。而温通之中,又大具收敛之力,故治汗多亡阳(凉亡阳者,宜附子与萸肉、人参并用;热亡阴者,宜生地与萸肉、人参并用),肠冷泄泻,下焦阳虚阴走,精寒自遗,论者谓善补命门相火,而服之能使心脉跳动加速,是于君相二火皆能大有补益也。种附子于地,其当年旁生者为附子,其原种之附子则成乌头矣。乌头之热力减于附子,而宣通之力较优,故《金匮》治历节风有乌头汤;治心痛彻背、背痛彻心有乌头赤石脂丸,治寒疝有乌头煎、乌头桂枝汤等方。若种后不旁生附子,惟原种之本长大,若蒜之独头无瓣者,名谓天雄,为其力不旁溢,故其温补力更大而独能称雄也。今药局中所鬻之乌附子,其片大而且圆者即是天雄,而其黑色较寻常附子稍重,盖因其力大而色亦稍变也。附子、乌头、天雄,皆反半夏。一少妇上焦满闷烦躁,不能饮食,绕脐板硬,月信两月未见。其脉左右皆弦细。仲景谓双弦者寒,偏弦者饮,脉象如此,其为上有寒饮、下有寒积无疑。其烦躁者腹中寒气充溢,迫其元阳浮越也。投以理饮汤,去桂枝加附子三钱,方中芍药改用五钱,一剂满闷烦躁皆见愈。又服一剂能进饮食,且觉腹中凉甚,遂去芍药将附子改用五钱,后来又将干姜减半,附子加至八钱,服逾十剂,大便日行四五次,所下者多白色冷积,汤药仍日进一剂,如此五日冷积泻尽,大便自止。再诊其脉,见有滑象,尺部较甚,疑其有妊,俾停药勿服,后至期果生子。附子原有殒胎之说,此证服附子甚多而胎固安然无恙,有故无殒亦无殒也。

淋　证

医案一：唐某，男性，28岁，2002年壬午芒种初诊。自觉恶寒发热，排尿不适，尿频，尿急，尿道灼热刺痛，尿检白细胞（＋＋＋＋），诊断为急性泌尿系感染。舌红苔黄腻，脉滑数。《丹溪心法》：淋有五，皆属乎热。《景岳全书》淋之初病则无不由乎热剧。凡热者宜清，涩者宜利，下陷者宜升提，虚者宜补，阳气不固者温补命门。《诸病源候论·淋病诸候》：诸淋者，由肾虚而膀胱热故也。热淋，《太平惠民和剂局方》八正散加减。

车前子9g	瞿麦9g	萹蓄9g	滑石9g
炒栀子9g	木通6g	大黄6g	甘草6g

复诊：患者服上方1周，尿道灼痛感减轻，尿检白细胞（＋＋），患者自觉头重如裹，纳差，舌苔厚腻，改用《丹台玉案》除湿汤加减。服上方1周后，诸症明显缓解，复查尿检白细胞（－）；续服2周，诸症消失。八正散主治大人、小儿心经邪热，一切蕴毒，咽干口燥，大渴引饮，心忡面热，烦躁不宁，目赤睛疼，唇焦鼻衄，口舌生疮，咽喉肿痛。又治小便赤涩，或癃闭不通，及热淋、血淋，并宜服之。《医略六书·杂病证治》：热结膀胱，不能化气而水积下焦，故小腹硬满，小便不通焉。大黄下郁热而膀胱之气自化，滑石清六腑而水道闭塞自通，瞿麦清热利水道，木通降火利小水，萹蓄泻膀胱积水，山栀清三焦郁火，车前子清热以通关窍，生草梢泻火以达茎中，使热结顿化，则膀胱肃清而小便自利，小腹硬满自除矣。此泻热通闭之剂，为热结溺闭亨专方。

茯苓9g	泽泻9g	茵陈9g	猪苓9g
黄芩9g	黄连6g	知母6g	白术6g
防己6g	陈皮6g	青皮6g	甘草3g

医案二：费某，男性，76岁。反复右肾结石并膀胱结石史20年。曾接受多次碎石治疗。2004年甲申小雪再次出现腰腹绞痛难忍，痛引少腹，尿中时夹砂石，小便艰涩，偶有尿血。患者面色少华，精神委顿，少气乏力，舌红少苔，脉细数。患者因近期血压控制欠佳，惧怕再次碎石手术。石淋，《普济方》卷214海金沙散加减清热利尿，通淋排石。

海金沙15g	泽泻9g	滑石9g	猪苓9g
赤茯苓15g	石韦9g	桂枝6g	白术6g
芍药9g	大黄9g		

复诊：患者服上方 1 周,尿中每日见有少量砂石排出,疼痛缓解明显,小便灼热感加重,尿检提示白细胞(＋＋＋＋),《医宗金鉴》卷 46 加味五淋散加减。服上方 1 周,患者小便疼痛及灼热感明显减轻。出院后嘱患者继续服用上方加减,随访 1 年未再有类似症状发作。

炒栀子 9 g	赤苓 9 g	当归 6 g	白芍 6 g
车前子 9 g	黄芩 9 g	甘草 6 g	生地 9 g
泽泻 9 g	滑石 6 g		

医案三：蔡某,女性,35 岁,1999 年己卯小雪初诊。广泛腹腔结核可累及腹腔腹膜后淋巴道逆流至泌尿道淋巴管中,引起乳糜尿,并往往同时合并肾结核。而腹腔结核和肾结核常常由肺淋巴结结核继发而来。间歇性乳糜尿病史 8 年,一般病情稳定,近一周因劳累而发,小溲混浊色如米泔,偶伴血尿,腰酸乏力。舌红,苔黄腻,脉濡数。膏淋,《医学心悟》萆薢分清饮清热利湿,分清泄浊。中国古代许多医书中就有乳糜尿的详细记载,并称其为"膏淋"。中医按照其病因,进行正本清源的辨证论治。

萆薢 9 g	黄柏 6 g	石菖蒲 9 g	茯苓 9 g
白术 9 g	莲心 6 g	车前子 9 g	丹参 9 g

复诊：患者服上方 1 周,尿色渐清,但血尿及小便灼热感未明显缓解。换用《济生方》葵子汤 1 周,尿色转清,乏力症状明显好转,灼热感明显减轻。嘱续服 1 月,诸症缓解。

冬葵子 9 g	赤苓 9 g	猪苓 9 g	枳实 6 g
车前子 9 g	瞿麦 9 g	萹蓄 9 g	黄芩 6 g
滑石 6 g	炙甘草 6 g		

医话一：论尿路感染与淋证。尿道感染是由细菌、病毒、真菌或多种寄生虫引起的尿路感染。感染途径有上行感染、血行感染、淋巴道感染和直接感染四种方式。下尿路感染以起病急骤,尿频,尿急,尿痛,或有黏液性分泌物等为主要临床表现,检查尿液有脓细胞、少量红细胞。庆大霉素、诺氟沙星等抗生素为有效治疗。中医称尿路感染为淋证。《诸病源候论》：诸淋者,由肾虚膀胱热故也。膀胱与肾为表里,俱主水。水入小肠,下于胞,行于阴,为溲便也。肾气通于阴,阴,津液下流之道也。若饮食不节,喜怒不时,虚实不调,则腑脏不和,致肾虚而膀胱热也。膀胱,津液之府,热则津液内溢而流于睾,水道不通,水不上不下,停积于胞,肾虚则小便数,膀胱热则水下涩。数而且涩,则淋沥不宣,故谓之为淋。其状,小便出少起数,小腹弦急,痛引于齐。又有石淋、劳淋、血淋、气淋、膏淋。诸淋形证,各随名具说于后章,而以一方治之者,故谓之诸淋也。

石淋者,淋而出石也。肾主水,水结则化为石,故肾客沙石。肾虚为热所乘,热则成淋。其病之状,小便则茎里痛,尿不能卒出,痛引少腹,膀胱里急,沙石从小便道出。甚者塞痛,令闷绝。气淋者,肾虚膀胱热,气胀所为也。膀胱与肾为表里,膀胱热,热气流入于胞,热则生实,令胞纳气胀,则小腹满,肾虚不能制其小便,故成淋。其状：膀胱小腹皆满,尿涩,常有余沥是也。亦曰气癃。诊其少阴脉数者,男子则气淋。膏淋者,淋而有肥,状似膏,故谓之膏淋,亦曰肉淋。此肾虚不能制于肥液,故与小便俱出也。

劳淋者,谓劳伤肾气,而生热成淋也。肾气通于阴。其状：尿留茎内,数起不出,引小腹痛,小便不利,劳倦即发也。热淋者,三焦有热,气搏于肾,流入于胞而成淋也。其状:小便赤涩。亦有宿病淋,今得热而发者,其热甚则变尿血。亦有小便后如似小豆羹汁状者,蓄作有时也。血淋者,是热淋之甚者,则尿血,谓之血淋。心主血,血之行身,通遍经络,循环腑脏。其热甚者,血则散失其常经,溢渗入胞,而成血淋也。寒淋者,其病状,先寒战,然后尿是也。由肾气虚弱,下焦受于冷气,入胞与正气交争,寒气胜则战寒而成淋,正气胜则战寒解,故得小便也。《伤寒论》:淋家不可发汗。《神农本草经》:石胆味酸性寒,主石淋;木香味辛性温,主淋露;蒲黄味甘性平,主膀胱寒热,利小便。天名精味甘寒,主利小便。地肤子味苦性寒,主膀胱热,利小便。石龙刍味苦性微寒,主小便不利,淋闭。茯苓味甘性平,主利小便。榆皮味甘性平,主大小便不通,利水道。发髲味苦性温,主五癃,关格不通,利小便水道。桑螵蛸味咸性平,主通五淋,利小便水道。冬葵子味甘性寒,主五癃,利小便。苋实味甘性寒,主利大小便。长石味辛性寒,主利小便。芍药味苦性平,主利小便。秦艽味苦性平,主下水利小便。百合味甘性平,主利大小便。淫羊藿味辛性寒,主茎中痛,利小便。茅根味甘性寒,主利小便。紫草味苦性寒,主通水道。酸酱味酸性平,主利水道。紫参味苦辛性寒,主利大小便。石韦味苦性平,主五癃闭不通,利小便水道。防己味辛性平,主利大小便。石蚕味咸性寒,主破石淋。衣鱼味咸性温,主小便不利。《金匮要略·消渴小便不利淋病脉证并治》:淋之为病,小便如粟状,小腹弦急,痛引脐中。淋家不可发汗,发汗则必便血。孙思邈治淋证补仲景之未逮:地肤子汤治下焦结热,小便赤黄不利,数起出少,茎痛或血出,有此诸淋,悉治之立验方。地肤子、知母、黄芩、猪苓、瞿麦、枳实、升麻、通草、冬葵子、海藻。治百种淋,寒淋、热淋、劳淋,小便涩,胞中满,腹急痛方:通草、石韦、甘草、王不留行、冬葵子、滑石、瞿麦、白术、芍药。石韦散治血淋:石韦、当归、蒲黄、芍药。常用药物有:地肤子、石韦、滑石、茅根、石首鱼头石、鲤鱼齿、通草、贝子、车前子、车前草、瞿麦、冬葵子、当归、芍药、蒲黄、桑白皮、郁李仁、紫菀、泽泻、王不留行、甘遂、鸡苏、竹叶、小蓟根等。《外台秘要》治疗淋证有名称方剂如下:葵子散:冬葵子、滑石、石南叶、地榆、石韦、通草。地肤汤:地肤草、知母、猪苓、瞿麦、黄芩、升麻、通草、海藻、冬葵子、枳实。崔氏疗淋散:石韦、大虫魄、滑石、当归、芍药、黄芩、冬葵子、瞿麦、乱发、茯苓。瞿麦散:瞿麦、石韦、滑石、车前子、葵子。滑石汤:滑石、榆白皮、石韦、地麦草、冬葵子。滑石散:滑石、石韦、当归、通草、地胆、钟乳、车前子、瞿麦、蛇床子、细辛、蜂房。鸡苏饮子:鸡苏、竹叶、石膏、生地、蜀葵子。滑石散:滑石、瓜蒌、石韦。榆皮汤:瞿麦、防葵、榆白皮、冬葵子、滑石、黄芩、炙甘草。延命散:滑石、礜石、石膏、车前子、露蜂房、贝子、柏子仁、鱼齿、鸡矢白、苦瓠中穰、特牛阴头毛、芒硝、白鸡肶胫里黄皮、妇人阴上毛。延命散:滑石、牛角、芒硝、瞿麦、车前子、露蜂房、贝子、柏子仁、鱼齿、鸡矢白、苦瓠子、牛阴头毛、妇人阴上毛。石韦散:石韦、滑石。石韦散:通草、石韦、王不留行、滑石、炙甘草、当归、白术、瞿麦、芍药、冬葵子。大虫魄五味散:大虫魄、石韦、瞿麦穗、冬葵子、茯苓。《圣济总录》曰:膀胱者州都之官,津液藏焉,气化则能出矣。位处下焦,与肾为表里,分别清浊,主出而不内。若腑脏气虚,寒热不调,使气不化而水道不宣,故为淋闭之病矣。诸淋之证,大体缘肾气虚,膀胱有热,唯冷淋为异。善治此者,当熟察之。其治卒淋、冷淋、热淋、气淋、血淋、膏淋、石淋、劳淋等共有99方剂。各淋证代表方剂如下:地肤饮:地肤子、知母、猪苓、瞿麦、黄芩、升麻、木通、冬葵子、海藻。肉苁蓉丸:肉苁蓉、熟地、山芋、石斛、牛膝、桂枝、黄芪、附子、黄连、炙甘草、细辛、槟榔。瞿麦汤:瞿麦穗、白茅根、冬瓜子、冬葵子、木通、黄芩、竹叶、滑石。木通汤:木通、木香、细辛、草豆蔻、人参、赤茯苓、肉豆蔻、桃仁。羚羊角饮：羚羊角屑、栀子、冬葵子、青葙子、红蓝花、麦冬、大青、大黄。沉香丸：沉香、肉苁蓉、黄芪、瞿麦穗、磁石、滑石。乳香丸：乳香、斑蝥、海金沙、硇砂、麝香、鲮鲤甲、葵菜子。地黄丸：生地、黄芪、防风、远志、瓜蒌子、茯神、黄芩、鹿茸、人参、石韦、当归、赤芍、炙甘草、蒲黄、戎盐、车前子、滑石。《本经续疏要·小便淋》：琥珀通五淋，蜥蜴主五癃邪结，破石淋，利小便水道。林石暖主石淋。车前子主淋，主气癃，利水道小便。贝齿主五癃，利水道。淋家不可发汗，发汗必便血，何也？请即篇中所列衣鱼、乱发论之，夫血水同源，并藉心火蒸化，其精者行于阴分为血，粗者行于阳分为溺，汗亦心之所布，而征之肾者也，故曰肾主五液，入心为汗，今心以强迫之剂，必欲作汗而征诸肾，肾方困于膀胱之吸而不能驱，其何能更输将不爽，于是心暴敛于下，膀胱不胜诛求，致所聚之热，所蓄之溺，并蒸迫化血下行矣。乱发之用，能使水火合德而化气，故血源浚而水自通，水道利而血自止；衣鱼之用，能化水湿于木气闭塞中，使从窍穴而达，故去疝瘕，即以通水道，利水道即以消疝瘕，淋家缘发汗而溺血，惟以是耳。自其疲罢而言，谓之癃；自其艰阻而言，谓之淋。癃，罢病也。淋，懔也，小便难，懔懔然也。癃之虚者，溺多、汗多、泣多、唾多，气出而不反，其实者，溺秘、汗秘、目干、舌干，气结而不解，此其所以然，既见于疏证石韦下矣，而《病源》复列五淋之目，曰热，曰冷，曰气，曰沙，曰劳，病则似不相兼，治则多容相济者，盖癃之虚近于淋之劳与热，淋之沙与冷又近于癃之实，且两端皆有因气成病者，则本篇之并列五癃、五淋非迭出亦非混淆矣。况言治癃之下不言治淋，言治淋之下不言治癃耶！惟曰利小便，曰利水道，曰利小便水道，曰逐曰下，则不得不缕析而罄其义焉。夫小便者，水道之委；水道者，小便之源。宜利小便者，必源清而委不顺；宜利水道者，必委道而源不继。利小便水道，则通彻源委之谓也，又何难竟其义哉！下，降也。调，降之也。逐，从也。驰，逐也。流，荡也。以是论之，下者因其不顺，胁之使顺也。逐者，因其无力，助之推送也。然则曰通曰利，又何以别之？夫通者，对不通而言，利者能通而不能便利如指也。是以篇中凡言下言通者，其物多有力而迅，言利言逐者，其物多宛转而和，以此权衡药之缓急，即以此科度病之虚实，则为癃为淋之差别自明，而三焦、膀胱之通塞顺逆自见矣。

癃　闭

医案一：卓某,女,70岁。糖尿病病史30年,1999年己卯夏至患尿频尿急,1周后小便不能自行排出。入院考虑糖尿病伴自主神经病变,尿潴留,尿路感染。给予控制血糖、抗感染、膀胱区理疗等,仍无法拔尿管。患者面色㿠白,畏寒肢冷,腰膝酸软。舌淡,苔薄白,脉沉细而弱。肾阳衰惫,《金匮要略》大黄甘遂汤合《兰室秘藏》通关丸温补肾阳,化气利尿。肉桂3 g、知母9 g、黄柏6 g、大黄15 g、甘遂3 g、阿胶9 g,每日1剂。复诊:患者服上方1周,畏寒乏力好转,尝试夹管训练。《圣济总录》通关瞿麦丸捣为粗末,每日30 g,煎散为汤温服。1周后顺利拔出导尿管,出院后间断服用原方并定期随访,未再发生尿潴留。

瞿麦9 g	芍药9 g	大黄9 g	当归9 g
石韦9 g	火麻仁9 g	栀子9 g	木通6 g
冬葵子9 g	榆白皮9 g	炙甘草6 g	

医话一：滋肾通关丸治疗癃闭。尿潴留是膀胱内充满尿液而不能正常排出。按其病史特点分急性尿潴留和慢性尿潴留两类。急性尿潴留起病急骤,膀胱内突然充满尿液不能排出,患者十分痛苦。慢性尿潴留起病缓慢,病程较长,下腹部触及充满尿液的膀胱但患者不能排空膀胱。炎症、异物、结石、肿瘤、损伤、狭窄以及先天性尿道畸形等种器质性病变导致尿道病变尿道或膀胱出口机械性梗阻。膀胱颈挛缩、纤维化、肿瘤、急性前列腺炎或脓肿、前列腺增生、前列腺肿瘤等导致膀胱颈梗阻性病变。中枢和周围神经系统病变如脊髓或马尾损伤、肿瘤,盆腔手术损伤支配膀胱的神经以及糖尿病等排尿动力障碍的动力性梗阻造成神经性膀胱功能障碍。阿托品、普鲁本辛、东莨菪碱、安坦等松弛平滑肌的药物偶尔可引起尿潴留。中医称尿潴留为癃闭,又称小便不通或尿闭。轻者涓滴不利为癃,重者点滴皆无为闭。滋肾通关丸加减用于尿潴留每获良效。滋肾通关丸又名滋肾丸或通关丸,首见于李东垣《兰室秘藏》。《兰室秘藏·小便淋闭》曰:通关丸一名滋肾丸,治不渴而小便闭。黄柏、知母各一两,肉桂五分,研为细末,熟水为丸如梧桐子大,每服一百丸,空心白汤下,顿足,令药易下故也。如小便利,前阴如刀刺痛,当有恶物下为验。《医方考》论滋肾丸曰:肾火起于涌泉之下者,此方主之。热自足心直冲股内而入腹者,谓之肾火起于涌泉之下。知柏苦寒水之类也,故能滋益肾水;肉桂辛热火之属也,故能假之反佐。此《易》所谓水流湿火就燥也。《删补名医方论》引东垣言:小便者,足太阳膀胱所主,生于肺金。肺中伏热,水不能生,是绝小便之源也;渴而小便不通者,肺气不得降是也。故用清燥金之正化气薄淡渗之药,泻火而清肺,滋水之化源也。若热在下焦而不渴,是绝其流而尿不泄也。须用气味俱浓,阴中之阴药治之。《素

问》云无阳则阴无以生,无阴则阳无以化。又云膀胱者州都之官,津液藏焉,气化则能出矣。无液癃秘,是无阴则阳元以化也。须用知、柏大苦寒之剂,桂一钱为引,服之须臾,前阴若刀刺火烧,尿如涌泉而愈。此证一在上焦气分而渴,一在下焦血分而不渴。两者之殊,至易辨耳。柯韵伯曰:水为肾之体,火为肾之用。人知肾中有水,始能制火,不知肾中有火,始能致水耳。盖天一生水,一者阳气也即火也,气为水母,阳为阴根,必火有所归,斯水有所主。故反佐以桂之甘温,引知柏入肾而奏其效。此相须之殷,亦相制之理也。陈修园《时方歌括》曰:溺窍一名气门,以溺由气化而出也。气者阳也,阳得阴则化,若热结下焦,上无口渴之症,以此丸清下焦之热则小便如涌矣。然又有巧法焉。譬之滴水之器,闭其上窍则下窍不通,去其上窍之闭则水自流矣。用补中益气汤或吐法甚妙。又于利水药中入麻黄之猛,能通阳气于至阴之地,配杏仁之降,俾肺气下达州都,此从高原以导之,其应如响。虚人以人参、麻黄各一两水煎服亦妙。夏月以苏叶、防风、杏仁各三钱水煎温服,覆取微似汗亦妙。罗东逸曰此丸为肾家水竭火炎而设。夫水竭则肾涸,肾涸则下泉不钟而阳盛于上,斯症生。此时以六味补水,水不能遽生也;以生脉保金,金不免犹燥也。惟急用黄柏之苦以坚肾则能伏龙家之沸火,是谓浚其源而安其流。继用知母之清以凉肺则能全破伤之燥金,是谓沛之两而腾之露。然恐水火之不相入而相射也,故益以肉桂之反佐为用,兼以导龙归海,于是坎盈窜而流渐长矣,此滋肾之旨也。《医方论》通关丸:坎之为象,一阳居二阴之中,故真阳奠安而不妄动。肾水大亏,不能制火,飞龙上亢,故喘急而小便秘。此方用知、柏以象二阴,用肉桂以象一阳,仍取坎卦之义,以通生化之原。意义极精,非寻常导龙归海法也。《目经大成》通关丸:肾火起于涌泉者,主此方。热自足心直冲股内,而入少腹,便秘不渴,阴汗遗精,均谓火起涌泉。知柏苦寒,水之流也,用以折其过逆。肉桂辛温,火之亚也,假以暂为反佐。然虽对症,必脉形两实,素无损伤,方许议治。诗曰:黄柏通秦关,肉桂来交趾,知母蜜丸吞,涌泉火不起。《冯氏锦囊秘录》滋肾丸曰:知母、黄柏气味俱阴,以其同肾气,故能补而泻下焦火也。桂与火邪同体,故曰寒因热用。中医治疗癃闭有丰富临床经验。《神农本草经》:防葵味辛性寒,主膀胱热结,溺不下。车前子味甘寒无毒,主利水道小便。黑芝味咸性,主癃,利水道。瞿麦味苦性寒,主关格,诸癃结,小便不通。燕屎味辛性平,主破五癃,利小便。郁李仁味酸性平,主大腹水肿,面目四肢浮肿,利小便水道。石蚕味咸性寒,主五癃。鼠妇味酸性温,主气癃不得小便。石龙子味咸性寒,主五癃破石淋。《圣济总录》责小便难于虚劳肾气不化:肾气化则二阴通,肾气虚则气不传化,虚劳之人,肾气不足,气既不化,则膀胱不利,而水道不宣,故小便难也。榆白皮汤治虚劳肾热,小便难,色如栀子汁:榆白皮、滑石、黄芩、瞿麦穗、木通、石韦。大黄汤治虚劳肾经有热,膀胱不通:大黄、黄芩、栀子、炙甘草、芒硝。羚羊角饮治肾气不足,客热内乘,小便难:羚羊角、赤茯苓、木通、桑根白皮、生干地黄。八味肾气丸治虚劳腰痛,少腹拘急,小便不利:熟干地黄、山芋、山茱萸、泽泻、赤茯苓、牡丹皮。巨胜汤治虚劳,补不足,宽中止痛,益气利小便:巨胜、炙甘草、麦冬、芍药。八灵散治虚劳,补不足,利小便:赤茯苓、天冬、石菖蒲、椒红、泽泻、桂枝、冬葵子、白芥子。《续名医类案》载朱丹溪治一人,因服分利之药太过,遂致秘塞,点滴不出,谓其胃气陷于下焦,用补中益气汤一服而通。凡医之治是症者,未有不用泄利之剂,谁能顾其肾气之虚哉? 盛用敬治文学姚汝明内伤新愈,又病食伤。他医皆用下药,病益甚,小便闭,中满,腹坚如石。盛诊之曰:此不可用分理药也。宜以参芪运其气,升柴提其气,气升则水自下矣。加以益肾之剂,数服霍然。钟大延治徐大理病小便秘,肿胀,面赤发喘。众医皆从热症治,愈甚。大延诊之曰:是无火也。急煮附子汤,一服而愈。竹镇有人病溺不下,求于乩仙,判云:牛膝、车前子,三钱共五钱,同锉为粗末,服之果愈。龚子才治一人,小便不通,服凉药过多,胀满几死,以附子理中汤加琥珀末,调服立通。一人小便不通,已经七八日,遍身手足肿满,诸药罔效。以紫苏煎汤入大盆内,令病患坐上熏蒸,冷则添滚汤,外用盐炒热,熨脐上及遍身肿处,良久便通肿消而愈。李士材治王郡守,痰火喘盛,咳正甚时,忽然小便不通,自服车前、木通、茯苓、泽泻等药,小腹胀闷,点滴不出。李曰:右寸数大,是金燥不能生水之故,惟用紫菀五钱,麦冬三钱,五味十粒,人参二钱,一剂而小便涌出如泉。若淡渗之药愈多,则反致燥急之苦,不可不察也。其兄念山以谪官郁怒之余,又当盛夏,小便不通,气高而喘。以自知医,服胃苓汤四帖,不效。士材曰:六脉见结,此气滞也。但用枳壳八钱,生姜五片,急火煎服,一剂稍通,四剂霍然矣。俞孝廉修府志劳神,忽然如丧神守,小便不通。李诊之曰:寸微而尺鼓,是水涸而神伤也。用地黄、知母各二钱,人参、丹参各三钱,茯苓一钱五分,黄柏一钱,二剂减,十剂乃全安。冯楚瞻治王氏女,年十三,小便不通,甚危。初二三岁时,乳母恐其溺床,切戒之,由是窘寐刻刻在心。数年以来,日中七八次,夜中七八次,习以为常,渐有淋状,近来益甚。或以导赤利水之剂投之,初服稍应,久则增剧,点滴不通。脉之,六部洪数,久按无神,知为过于矜持,勉强忍小便,心肾久虚,又服利水之剂,真阴益槁,脏涸津枯,气何能化?以八味汤加五味、麦冬,取秋降白露生之意也。每剂纳熟地二两,连进两服,使重浊以滋之,为小便张本。再以其渣探吐之,上窍既开,下气自通,数服而愈。一月后症复发,其家照前方令服,亦令探吐,不惟不效,反胀闷难堪。曰:前者气伤未甚,故以滋腴之药济之足矣。今当盛夏,气伤已甚,虽有滋水良药,若无中气营运,岂能济乎?今六脉洪大而空,中枯已极,二剂滋润,断不可少。然必继以助中气之药,则中焦气得升降,前药始能营运。令连服加减八味汤二剂,果胀闷益甚。乃以人参一两,附子三钱,浓煎温服,自胸次以至小腹漉漉有声,小便行数次而愈。张隐庵治一书吏患癃闭,诸治无效,以补中益气汤投之,一剂而愈。或问曰:此症人皆以通利治之不效,今以升提治而效,其故何也?曰:君不见夫水注子乎?闭其上而倒悬之,点滴不能下矣,去其上之闭,而水自通流,非其验耶?薛立斋治一妇人,患小便淋沥不通,面青胁胀,诸药不应。此肝经滞而血伤,用山栀、川芎,煎服而愈。一妇人小便不利,小腹并水道秘闷,或时腹胁胀痛。此肝火,用加味逍遥散加龙胆草,四剂稍愈。乃去胆草,佐以八珍散加炒黑山栀,兼服而愈。一妇人,小便自遗,有时不利,日晡益甚。薛立斋治曰:此肝热阴挺不能约制,用六味丸料加白术酒炒黑,黄柏七分,知母五分,数剂诸症悉愈。一老妇患前症,恶寒体倦,四肢逆冷。薛以为阳气虚寒,用补中益气加附子三剂不应,遂以参附汤四剂稍应,仍以前药而安。附子计用四枚,人参斤许。小便不通,由于气闭。若用泽泻、木通、车前、茯苓之类,反不效。宜用归身一两,川芎五钱,柴胡二钱五分,升麻二钱五分,一服即通。年老人可以加参。汪讱庵曰:家母舅童时病溺塞,服通淋药罔效。老医黄五聚视之曰:此乃外皮窍小,故溺时艰难,非淋症也。以牛骨为楔,塞于皮端,窍渐展开,不药而愈。使重服通利药,得不更变他症乎?乃知医理非一端也。一人燥热伤下焦,至小便不利,当养阴,当归、地黄、知母、黄柏、牛膝、茯苓、生甘草、白术、陈皮之类。吴孚先治曹庶常,小便不通,多服分利之药,遗尿一夜不止,既而仍复秘塞,点滴不行。此利药太过,肾气亏极,急用补中益气汤,送肾气丸,遂瘥。黄履素曰:予家有仆妇,患小便不通之症,时师药以丸节汤,腹渐满而终不通,几殆矣。有草泽医人,以白萝卜子炒香,白汤吞下数钱,小便立通。此予亲见之者。孙文垣治倪二南内人，小水不禁，一日二十余。脉之，右寸洪而有力，左寸虚，右尺沉微，此心肾不交也。以当归、远志之类，五日而安。后凡遇辛苦则发，以此服之立效。

医案二：贺某，男，72岁。慢性肾炎病史20余年，慢性肾功能衰竭2年。2003年癸未立冬出现头晕头痛，晨起恶心，畏寒，乏力，精神委顿，便溏日行3次，小便量少混浊。尿蛋白(＋＋＋)，肾小球滤过率35 mL/(min·1.73 m²)。舌淡苔白滑，脉沉细。关格是指由于脾肾阴阳衰惫，气化不利，湿浊毒邪犯胃而致的以小便不通与呕吐并见为临床特征的一种危重病证。关格，拟《备急千金要方》温脾汤合《圣济总录》卷92大黄汤加减温补脾肾，化湿降浊。复诊：服上方2周，患者头晕头痛及恶心感缓解，乏力好转，尿量较前增加；效不更方，续服1月，患者诸症好转，可正常进食，生活可基本自理。

大黄9 g	附子9 g	干姜9 g	当归9 g
红参6 g	桂枝9 g	芒硝6 g	大戟9 g
茯苓9 g	甘遂3 g	黄芩9 g	芫花9 g
莞花9 g	吴茱萸6 g	生姜9 g	大枣12枚

医话一：论温脾汤治疗关格。肾衰竭是肾功能部分或全部丧失的病理状态。急性肾衰竭病情进展快速，常因肾脏血流供应不足或肾脏梗阻或受毒物伤害等引起。慢性肾衰竭是缓慢进行性肾功能损害最后导致尿毒症和肾功能完全丧失，引起一系列临床症状和生化内分泌等代谢紊乱组成的临床综合征。少尿期是肾功能衰竭最危重阶段。少尿即每日尿量少于400 mL或无尿即每日尿量少于100 mL，比重尿降低，尿钠升高，血尿、蛋白尿、管型尿等。严重患者可出现水中毒、高钾血症、代谢性酸中毒及氮质血症等，危及患者生命。慢性肾衰竭终末期即尿毒症。此时肾脏的废物排泄功能、酸碱平衡功能、内分泌功能基本丧失，关格多见于尿毒症。关格是小便不通与呕吐并见的临床危重病证。小便之不通谓之关，呕吐时作谓之格。《证治汇补》：既关且格，必小便不通，旦夕之间，陡增呕恶，此因浊邪壅塞三焦，正气不得升降，所以关应下而小便闭，格应上而生呕吐，阴阳闭绝，一日即死，最为危候。《诸病源候论》曰：小便不通由膀胱与肾俱有热故也。肾主水，膀胱为津液之腑，此二经为表里；而水行于小肠，入胞者为小便。肾与膀胱既热，热入于胞，热气大盛，故结涩，令小便不通，小腹胀满气急。甚者，水气上逆，令心急腹满，乃至于死。小便难者，此是肾与膀胱热故也。此二经为表里，俱主水，水行于小肠，入胞为小便。热气在于脏腑，水气则涩，其热势微，故但小便难。王好古《此事难知》精辟阐述关格病理机制：关则不便。阳极自天而降是行阴道，乃西方之气膏粱之物下泄是也。极则阴道不行反闭于下，故不得小便，是天之气不得下通也。逆而上行反行阳道，故血脉凝滞而不通，则人迎之脉大四倍于气口，此浊气反行清道也，故曰关。格则吐逆。阴极自地而升是行阳道，乃东方之气金石之变上壅是也。极则阳道不行反闭于上，故令人吐逆，是地之气不能上行也。逆而下降反行阴道，故气填塞而不入，则气口之脉大四倍于人迎，此清气反行浊道也，故曰格。大黄是治疗关格的有效药物。《神农本草经》曰：大黄味苦性寒，下瘀血，血闭寒热，破癥瘕积聚，留饮宿食，荡涤肠胃，推新致新，通利水谷，调中化食，安和五脏。《本经逢原》大黄一名将军，苦寒无毒。若峻用攻下生用，邪气在上必用酒浸上引而驱热下行，破瘀血韭汁制。虚劳吐血内有瘀积，韭汁拌炒黑用之；大肠风秘燥结，皂荚、绿矾酒制。又尿桶中浸过能散瘀血兼行渗道，

妊娠产后慎勿轻用。实热内结势不可缓，酒蒸用之。大黄气味俱浓，沉降纯阴，乃脾胃大肠肝与三焦血分之药。凡病在五经血分者宜之。若在气分者用之，是诛伐无过矣。其功专于行瘀血，导血闭，通积滞，破癥瘕，消实热，泻痞满，润燥结，敷肿毒，总赖推陈致新之功。《本经》与元素皆谓去留饮宿食者，以宿食留滞中宫，久而发热，故用苦寒化热，宿食亦乘势而下。后世不察，以为大黄概能消食，谬矣。盖胃性喜温恶湿，温之则宿食融化，寒之则坚滞不消，以其能荡涤肠胃，食积得以推荡，然后谷气通利，中气调畅，饮食输化，五脏安和矣。若食在上脘，虽经发热，只须枳实、黄连以消痞热，宿食自通。若误用大黄推荡不下，反致结滞不消，为害不浅。如泻心汤治心气不足，吐血衄血者，乃包络肝脾之邪火有余也，虽曰泻心，实泻四经血中伏火也。仲景治心下痞满，按之濡者，用大黄黄连泻心汤，此亦泻脾胃之湿热，非泻心也。若心下痞而复恶寒汗出者，其人阳气本虚，加附子以温散之。病发于阴，而反下之，因作痞乃痰实与邪气乘虚结于心下，故曰泻心，实泻脾也。病发于阳而反下之，则成结胸，以阳邪陷入阴分而结于膈上。仲景大陷胸汤丸，皆用大黄、芒硝以泻血分之邪，而降其浊气也。若结胸在气分，则用小陷胸汤。痞满在气分，则用半夏泻心汤矣。若病本阳邪或兼停食而攻发太过，正气消乏，实结不解，拟欲攻之，而正气不能行其药力，则加人参于桃核承气汤中，以助硝黄之势。如陶氏黄龙汤之制，乃先辈之成则也。盖大黄、芒硝泻肠胃之燥热，牵牛、甘遂泻肠胃之湿热，巴豆、硫黄泻肠胃之寒结。各有定例。至于老人血枯便秘、气虚便难，脾虚腹胀少食，妇人血枯经闭，阴虚寒热，脾气痞积，肾虚动气，及阴疽色白不起等证，不可妄用，以取虚虚之祸。《药鉴》：大黄气寒味苦，气味俱浓，无毒，沉也，阴中阴也。属水与火，入手足阳明经，酒浸入太阳，酒洗入阳明。通闭结灵丹，驱邪实效方。与桃仁同用，则导瘀血。与枳壳同用，则除积气。入痰火药，更能滚痰。入消食药，即能推陈。生用则通肠胃壅结热，熟用则治诸毒疮疡，久不收口。盖以诸毒疮疡，皆属心火，大黄熟用，则能泻心火，且宣气消肿，而除结热之在上者。其性沉而不浮，其用走而不守，有推陈致新之功，有斩关夺将之能，故名之曰将军。仲景用之以心气不足而吐衄者，名泻心汤，正是因肾经不足，而本经之阳，亢甚无辅，以至血妄行飞越，故用大黄泄去亢甚之火，使之和平，则血归经，而自安矣。夫心之阴气不足，非一日矣，肺与肝俱各受火邪而病作，故芩救肺、连救肝，肺者阴之主，肝者心之母，血之舍也，肝肺之火既退，宜其阴血自复矣。衍义不明说，而曰邪热因不足而客之，何以明仲景之意，开后人之盲也。大都寒能冷肠胃，苦能泄实热，必须肠胃有实邪者，方可用之。《本草求真》：大黄大苦大寒，性沉不降，用走不守，专入阳明胃府大肠，大泻阳邪内结，宿食不消。三承气汤皆有大黄，仲景治伤寒邪由太阳而入阳明之府者则用调胃承气，取其内有甘草之缓，不令有伤胃府之意也。治邪由阳明之经直入阳明之府者则用大承气，取其中有枳实之急，得以破气气之壅也。治邪由少阳之经而入阳明之府者则用小承气，取其中无芒硝之咸，致令泄下以伤其胃也。故凡伤寒邪入胃府而见日晡潮热，谵语斑狂，便秘硬痛手不可近，乃瘟热瘴疟，下痢赤白，腹痛里急，黄胆水肿，积聚留饮宿食，心腹痞满，二便不通与热结血分，一切癥瘕血燥，血秘实热等症，用此皆能推陈致新，定乱致治。故昔人云有将军之号。然苦则伤气，寒则伤胃，下则亡阴，故必邪热实结，宿食不下，用之得宜。大黄病在五经血分者宜用之。若在气分用之是谓诛伐无过。泻心汤有大黄治心气不足吐血衄血者，乃真心之气不足而心包肝脾胃之邪火有余也，虽曰泻心实泻四经血中之伏火也。又仲景治心下痞满按之软者用大黄黄连泻心汤主之，此亦泻脾胃之湿热非泻心也。病发于阴而反下之则作痞满，乃寒伤营血，邪气乘虚结于上焦，胃之上脘在于心,故曰泻心实泻脾也。《素问》云:太阴所致为痞满;又曰浊气在上则生膜胀是也。病发于阳而反下之则成结胸,乃热邪陷入血分,亦在上脘分野,仲景大陷胸汤丸皆用大黄,亦泻脾胃血分之邪而降其浊气也。若结胸在气分则只用小陷胸汤,痞满在气分则用半夏泻心汤足矣。或曰:心气不足而吐衄何以不用补心而反泻心? 先辈立药治病原有成则,如大黄芒硝则泻肠胃之燥热,牵牛甘遂则泻肠胃之湿热,巴豆硫黄则泻胃之寒结也。虽其所通则一而性实有不同,当为分视。

临床常用温脾汤加减治疗尿毒症,此方妙在大黄配伍附子,意宗仲景大黄附子汤及附子泻心汤。《金匮要略》大黄附子汤治胁下偏痛,发热,其脉紧弦,此寒也,以温药下之:大黄、附子、细辛。张璐曰:大黄附子汤为寒热互结,刚柔并济之和剂。近世但知寒下一途,绝不知有温下一法。盖暴感之热结而以寒下,久积之寒结亦可寒下乎? 大黄附子汤用细辛佐附子,以攻胁下寒结,即兼大黄之寒以导之。寒热合用,温攻兼施,此圣法昭然,不可思议者也。《温病条辨》曰:附子温里通阳,细辛暖水脏而散寒湿之邪;肝胆无出路,故用大黄,借胃腑以为出路也。大黄之苦合附子、细辛之辛,苦与辛合,能降能通,通则不痛也。《伤寒论》附子泻心汤治阳虚于外,热结于胃。心下痞满,而复恶寒、汗出者:大黄 12 g,黄连 6 g,黄芩 6 g,附子 10 g。丹波元坚:大黄附子相合成剂,性味融和,自为温利之用。如附子泻心汤,则其证表寒里热,故别煮附子而功则各奏。故同是附子大黄并用,而立方之趣,回乎不均。盖温利之剂实以桂枝加大黄汤及此汤为祖。而温脾等诸汤皆莫不胚胎于此二方矣。《备急千金要方》温脾汤有三方,卷15 温脾汤原治下久赤白连年不止及霍乱,脾胃冷实不消:大黄四两,附子一枚,人参、甘草、干姜各二两。须大转泻者当用此方,神效。又方温脾汤治积久冷热赤白痢:大黄、桂心各三两,附子、干姜、人参各一两。卷 13 温脾汤原治腹痛脐下绞结绕脐不止:甘草、附子、人参、芒硝各一两,当归、干姜各三两,大黄五两。《千金方衍义》曰:温脾汤非人参、甘草不能胜大黄荡涤之威,非干姜、附子不能资人参雄健之力。此以干姜、人参、甘草佐大黄、附子散肠胃之积热也。脐下腹中乃少阴部分,故其治不离通脉四逆汤为主。然结痛不止,又须附子泻心汤以芩连易芒硝而峻攻之。加当归、人参以助血气辟阴邪。阴邪散则阳和布土,高暖泽君泽,施泻心非在芩连温脾,专赖硝黄能达斯意,则《千金》以是方归之心脏有着落矣。《普济本事方》温脾汤治痼冷在肠胃间,连年腹痛泄泻,休作无时,服诸热药不效,宜先取去,然后调治易瘥,不可畏虚以养病也:大黄、附子、厚朴、干姜、甘草、桂心。《删补名医方论》温脾汤引喻昌言:许叔微制此方,深合仲景以温药下之之法,其大黄止用四钱,更为有见。夫锢冷在肠胃而泄泻矣,即温药中宁敢用大黄之猛重困之乎? 减五之一,乃知许叔微之得于仲景深也。仲景云病患旧微溏者,栀子汤不可与服。又云太阴病,脉弱便利,设当行大黄、芍药者,宜减之,以其人胃气弱易动故也,即是观之,肠胃锢冷之泄泻,而可恣用大黄耶? 不用则温药恐不能制,而洞下之势或至转增。裁酌用之,真足法矣。《退思集类方歌注》温脾汤以干姜、桂、附为君,复入承气汤法,其大黄止用四钱,更为有见。盖不用则温药必不能下,而久留之积非攻不去;多用则温药恐不能制,而洞泄之势,或至转增。裁酌用之,真足为法矣。畏虚养病,为千古之通弊。叔微此语,顶门一针,医当猛省。盖《本事方》治冷积泄泻,故大黄宜少用;此治滞下赤白,是其始原由于热积,故重用大黄,因痢久脾胃虚寒,而积仍未去,故加参、甘、姜、附,温补中宫。同一大黄,而佐使君臣不同,则治证亦因之而异,后人乌得以古方轻于加减也。古方中多硝、黄、芩、连与姜、茱、桂、附寒热并用者,亦有参、术、硝、黄补泻兼施者,亦有大黄、麻黄汗下同行者,今人罕识其旨,姑录数方于上,以见治疗之妙,不一端也。《圣济总录》认为大小便不通为关格,必以大黄等泻下药物为主配伍他药通腑运枢。大小便不通者,阴阳关格及三焦约之病也。阴阳和平,三焦升降,则水谷糟粕以时传导,今阴阳偏盛,气痞于中,则营卫因之以不行,故气结于腹内,胀满不通,而大小肠俱闭塞也。大黄散治关格不通妨闷,大小便秘涩:大黄、桂枝、冬瓜子、滑石、朴硝、生铁铫子。黄芩汤治大小便不通:黄芩、赤芍药、白茅根、大黄、瞿麦穗。芒硝汤治关格不通,脬肠妨闷,大小便不通:芒硝、冬葵子、滑石。茱萸汤治腹胁胀满,关格,大小便不通:吴茱萸、大黄、当归、桂枝、赤芍药、甘草、干姜。滑石汤治大小便不通:滑石、白茅根、车前子、天冬、冬瓜瓤、莨菪子。车前子汤治大小便俱不通:车前子、木通、黄芩、郁李仁。治大小便俱不通榆白皮汤:榆白皮、炙甘草、滑石、桂枝。芍药汤治大小便不通:赤芍药、桑根白皮、瞿麦穗、大黄、榆白皮、防葵、麻子仁。木通汤治大小便不通:木通、大黄、滑石、麻子仁。冬葵根汁方治大小便不通:生冬葵根、生姜。甘遂散治气痞,心腹胀,喘促,大小便不利:甘遂、牵牛子、续随子、大戟、葶苈子。牵牛子丸治下焦结热,肠胃燥涩,大小便不利:黑牵牛、青橘皮、陈橘皮、桑根白皮、芍药、瓜蒌根、木通。木香饮治下焦热,大小便不通,气胀满闷:木香、黄芩、木通、陈橘皮、冬葵子、瞿麦穗。茯苓丸治大小便不通:赤茯苓、芍药、当归、枳壳、白术、人参、大麻仁。芫花丸治大小便不利:芫花、滑石、大黄。大黄汤治中焦热实闭塞,关格不通,吐逆喘急:大黄、前胡、半夏、人参、黄芩。蒸下部治大小便不通,腹胁坚胀:莲叶、葱、皂荚、生姜。上四味,以浆水一斗二升,煮十余沸,并滓分两度用,旋旋盛入小口瓷缸中,坐缸口上,熏蒸冷则易之,未通即倾药于桶斛中,添热水,坐蘸下部即通。此外,单味药物治疗关格有紫金沙散治大小便不通:紫金沙。土马鬃汤治大小便不通:土马鬃。猪脂酒治大小便不通:猪脂。冬葵子汤治大小便不通:冬葵子。发灰散治大小便不通:乱发。

　　喻嘉言有关格专论,尝谓云岐子关格九方譬如航海万里,得一声气相通之侣。① 柏子仁汤:人参、半夏、茯苓、陈皮、柏子仁、炙甘草、麝香。② 人参散:人参、麝香、片脑。③ 既济丸:熟附子、人参、麝香。④ 槟榔益气汤:槟榔、人参、白术、当归、黄芪、陈皮、升麻、甘草、柴胡、枳壳、生姜。⑤ 木通二陈汤:木通、陈皮、茯苓、半夏、甘草、枳壳。⑥ 导气清利汤:猪苓、泽泻、白术、人参、藿香、柏子仁、半夏、陈皮、甘草、木通、栀子、茯苓、槟榔、枳壳、大黄、厚朴、麝香、黑牵牛。⑦ 加味麻仁丸:大黄、芍药、厚朴、当归、杏仁、麻仁、槟榔、木香、枳壳。⑧ 皂角散:大皂角。⑨ 大承气汤:大黄、芒硝、枳实、厚朴。喻嘉言虽然推荐云岐子关格九方,其实并不赞同大黄等通利之品治疗关格,九死一生之证不可以霸术劫夺阴阳。凡治关格病,不知批郄导窍,但冀止呕利溲,亟治其标,伎穷力竭,无益反损,医之罪也。凡治关格病,不参诊人迎趺阳太冲三脉,独持寸口,已属疏略。若并寸口阴阳之辨懵然,医之罪也。凡治关格病,不辨脉之阳虚阳实阴虚阴实,而进退其治,盲人适路,不辨东西,医之罪也。凡治关格病,不崇王道,辄操霸术,逞己之能,促人之死,医之罪也。嘉言极力主张不问其关于何而开,格于何而通,一惟求之于中,握枢而运,以渐透于上下,俟其趺阳脉不伏不涩,荣气前通,乃加意于荣;卫气前通,乃加意于卫;因其势而利导之,庶不与药扞格耳。治吐逆之格,由中而渐透于上;治不泄之关,由中而渐透于下;治格而且关,由中而渐透于上下。因而指出方中小疵是杂用二陈、五苓、枳壳、厚朴、槟榔、木香,方中大疵是杂用片脑、麝香、附子、皂角、牵牛、大黄、朴硝。嘉言认为死里求生之治,须得死里求生之人。故制进退黄连汤方:黄连、干姜、人参、桂枝、半夏、大枣;资液救焚汤:生地、麦冬、人参、炙甘草、阿胶、胡麻仁、柏子仁、五味子、紫石英、寒水石、滑石、生犀汁、生姜汁。自诩两方为治关格之榜样。《医门法律》进退黄连汤方论曰：黄连汤者，仲景治伤寒之方也。伤寒胸中有热，胃中有邪气，腹中痛欲呕吐者，黄连汤主之。以其胃中有邪气，阻遏阴阳升降之机，而不交于中土，于是阴不得升，而独治于下，为下寒。腹中痛，阳不得降，而独治于上，为胸中热、欲呕吐，与此汤以升降阴阳固然矣。而湿家下之，舌上如胎者，丹田有热，胸中有寒，亦用此方何耶？后人牵强作解，不得制方之旨，又安能取裁其方耶？盖伤寒分表里中三治，表里之邪俱盛，则从中而和之，故有小柴胡汤之和法，于人参、甘草、半夏、生姜、大枣助胃之中，但加柴胡一味透表，黄芩一味透里，尚恐圭角少露，有碍于和，于是去滓复煎，漫无异同。饮入胃中，听胃气之升者，带柴胡出表；胃气之降者，带黄芩入里，一和而表里之邪尽服。其有未尽者，加工治之，不相格矣。至于丹田胸中之邪，则在于上下，而不为表里，即变柴胡汤为黄连汤，和其上下，以桂枝易柴胡，以黄连易黄芩，以干姜代生姜。饮入胃中，亦听胃气之上下敷布，故不问上热下寒，上寒下热，皆可治之也。夫表里之邪，则用柴胡、黄芩；上下之邪，则用桂枝、黄连；表里之邪，则用生姜之辛以散之；上下之邪，则用干姜之辣以开之，仲景圣法灼然矣。昌欲进退其上下之法，操何术以进退之耶？前论中求之于中，握枢而运，以渐透于上下。俟其荣气前通，卫气前通，而为进退也。然而难言之矣，格则吐逆，进而用此方为宜。盖太阳主开，太阳不开，则胸间窒塞，食不得入，入亦复出，以桂枝为太阳经药，和荣卫而行阳道，故能开之也。至于五志厥阳之火上入，桂枝又不可用矣，用之则以火济火，头有汗而阳脱矣，其关则不得小便。退之之法，从胃气以透入阴分，桂枝亦在所不取，但胃之关门一开，少阴主阖，少阴之气不上，胃之关必不开矣，昌意中尤谓少阴之脉沉而滞，与趺阳之脉伏而涩，均足虑也。《内经》常两言之：曰肾气独沉，曰肾气不衡。夫真气之在肾中，犹权衡也，有权有衡，则关门时开时阖；有权无衡，则关门有阖无开矣。小溲亦何从而出耶？是则肾气丸，要亦退之之中所有事矣，肾气交于胃，则关门开；交于心，则厥阳之火随之下伏，有不得不用之时矣。进退一方，于中次第若此，夫岂中人所能辨哉？喻嘉言学富五车，造诣深厚，而于关格之论，窃以为智者一虑，不值师法。

消　渴

　　医案一：窦某，男性，35岁，2018年戊戌惊蛰初诊。烦渴、多饮、多尿，每日饮水量约为8 000 mL，每日尿量约为6 000 mL，全身乏力明显，形体消瘦，大便干燥。尿浓缩功能减低，尿比重1.009，尿渗透压285mOsm/L；抗SSA（＋）、抗核抗体（＋），禁水-加压素试验符合肾性尿崩症表现，考虑原发性干燥综合征，肾性尿崩症-消渴。舌红苔黄，脉滑实有力。拟《伤寒直格》桂苓甘露饮加减。

石膏9 g	滑石9 g	寒水石9 g	桂枝6 g
茯苓9 g	白术6 g	猪苓6 g	泽泻6 g
瓜蒌根9 g	炙甘草6 g		

　　复诊：患者服上方2周，联合雷公藤多苷片、枸橼酸钾颗粒，多饮、多尿症状明显缓解，血钾恢复正常。

　　医话一：桂苓甘露饮治疗尿崩症-消渴。尿崩症是肾小管重吸收水的功能障碍的一组临床综合征。下丘脑-神经垂体病变引起精氨酸加压素不同程度的缺乏者称中枢性尿崩症，肾脏对AVP敏感性缺陷者称肾性尿崩症。临床特点为多尿、烦渴、低比重尿或低渗尿。尿崩症常见于青壮年，男女之比为2∶1，遗传性肾性尿崩症多见于儿童。中枢性尿崩症诊断要点：① 尿量多，每日可达8～10 L或以上；② 低渗尿，尿渗透压低于血浆渗透压，一般低于20 mOsm/L；尿比重低，多在1.005以下；③ 饮水不足时常有高钠血症伴高尿酸血症；④ 应用兴奋AVP释放的刺激试验不能使尿量减少，不能使尿比重和尿渗透压显著增高；⑤ 应用AVP治疗有明显的效果，尿量减少，尿比重和尿渗透压升高。部分性中枢性尿崩症诊断要点：① 至少2次禁饮后，尿比重达1.012～1.016；② 禁水后尿渗透压达到峰值时的尿渗透压/血渗透压比值大于1，但小于1.5；③ 对加压素试验敏感。肾性尿崩症诊断要点：① 有家族史或患者母亲怀孕时羊水过多史，或可引起继发性肾性尿崩症的原发性疾病史；② 多出生后既有症状，婴儿期有尿布更换频繁，多饮、发育缓慢或不明原因发热，儿童和成年期有多尿、口渴、多饮等症状；③ 尿浓缩功能减低，每日尿量明显增加，比重＜1.010，尿渗透压低，多低于300 mOsm/L；④ 禁水-加压素试验一般无尿量减少、尿比重和尿渗透压升高，尿渗透压/血渗透压比值＜1。继发性肾性尿崩症除了尿浓缩功能减退外，其他肾功能亦有损害。氢氯噻嗪可使尿崩症患者尿量减少一半，其作用机制可能是由于尿中排钠增加，肾近曲小管重吸收增加，远曲小管原尿减少。受此启发，笔者常用桂苓甘露饮治疗尿崩症-消渴。刘河间《黄帝素问药证宣明论方》撰刊于1172年南宋乾道壬辰、金大定十二年。《黄帝素问药证宣明论方》卷6伤寒门载：桂苓甘露散又名桂苓白术散，治伤寒中暑，冒风饮食，中外一切所伤，传授湿热内甚，头痛口干，吐泻烦渴，不利间小便赤涩，大便急痛，湿热霍乱吐下，腹满痛闷及小儿吐泻惊风：桂枝、茯苓、白术、猪苓、泽泻、石膏、寒水石、滑石、炙甘草。张元素《医学启源》约撰刊于1186年南宋淳熙己亥，金大定二十六年。《医学启源》六气方治门治暑热载有白虎汤、桂苓甘露饮、桂苓白术散、益元散、竹叶石膏汤、化痰玉壶丸、四君子汤、白术散、小柴胡汤、升麻葛根汤10方。张元素将桂苓甘露散一名分为两方，桂苓甘露饮流湿润燥，宣通气液，治饮水不消，呕吐泻利，流湿润燥，宣通气液，水肿腹胀，泄泻不能止者。兼治霍乱吐泻，下利赤白，烦渴，解暑毒大有神效，兼利小水。桂枝、茯苓、白术、猪苓、泽泻、寒水石、滑石、炙甘草。桂苓白术散治冒暑，饮食所伤转甚，湿热内甚，霍乱吐泻，转筋急痛，腹满痞闷，小儿吐泻惊风：桂枝、茯苓、白术、泽泻、寒水石、滑石、石膏、炙甘草、葛根、木香、藿香、人参。张元素再传弟子罗天益《卫生宝鉴》错将桂苓甘露饮（桂枝、茯苓、白术、猪苓、泽泻、石膏、寒水石、滑石、炙甘草）名为桂苓白术散，而将张元素桂苓白术散（桂枝、茯苓、白术、泽泻、寒水石、滑石、石膏、木香、藿香、人参、葛根、炙甘草）名为桂苓甘露饮。又金元四大家之一张子和《儒门事亲》暑门亦将张元素桂苓白术散名为桂苓甘露饮，但用药分量与元素不同。《医方考》曰：三石所以清六腑之热，五苓所以利三焦之湿。河间此方，诚治湿热之简捷者。张子和加人参、甘草，因其脉虚；干葛之加，解其暑渴；木香之加，化其湿气。王晋三《绛雪园古方选注》曰：暑在于消湿去热，故用五苓去湿，三石解热。湿热既去，一若新秋甘露降而暑气潜消矣。子和亦有桂苓甘露饮，本方加人参、木香，再加干葛、藿香，虽兼补虚散邪，然湿家忌汗，不若河间之专也。

医案二：唐某，男性，56岁。糖尿病史8年，体型肥胖，平素服用二甲双胍、阿卡波糖片等药物。2008年戊子小暑起出现疲劳乏力明显，空腹血糖控制欠佳，在12～16 mmol/L之间，餐后血糖在16～18 mmol/L之间。舌红苔腻脉细。糖尿病-湿热蕴结，《太平圣惠方》卷38黄连散加减。常规剂量研末为散，每次五钱，每日2次煎散为汤温服。

黄连9 g	黄芩9 g	防风9 g	独活9 g
石膏15 g	知母9 g	麦冬9 g	葛根9 g
苦参9 g	生地9 g	瓜蒌根9 g	甘草6 g

复诊：患者服上方1周，空腹血糖控制在10～12 mmol/L，餐后血糖12～15 mmol/L，患者述住院期间严重失眠，性情急躁。三黄丸合增损肾沥汤加减。常规剂量研末为散，每次五钱，每日2次煎散为汤温服。

黄芩9 g	大黄6 g	黄连9 g	远志9 g
党参9 g	泽泻9 g	桂枝9 g	当归9 g
茯苓9 g	龙骨9 g	生地9 g	川芎9 g
麦冬9 g	五味子9 g		

三诊：患者服上方1周，失眠明显好转，情绪渐平稳，空腹血糖控制在7～8 mmol/L，餐后血糖9～11 mmol/L。出院后因工作经常出差外出，服用汤剂不便，予调整为威海华洋药业渴乐宁胶囊4粒，每日3次，长期口服，门诊随访血糖控制良好。药中黄芪益气；太子参治脾虚、胃阴不足；炙黄精滋养脾阴，

固摄脾精;生地黄、天花粉滋阴清热,养血生津,临床研究提示其不仅能有效降低2型糖尿病患者的血糖,而且通过改善高凝状态而可能有益于血管并发症的防治。

医话一:黄连治疗糖尿病-消渴。糖尿病是高血糖为特征的代谢性疾病。胰岛素分泌缺陷或生物作用受损或两者兼有引起高血糖。严重高血糖时临床典型表现为多饮、多尿、多食和消瘦的三多一少症状,多见于1型糖尿病。发生酮症或酮症酸中毒时三多一少症状更为明显。疲乏无力及肥胖多见于2型糖尿病,若得不到及时诊断治疗体重会逐渐下降。长期高血糖导致各种组织特别是眼、肾、心脏、血管、神经的慢性损害、功能障碍。糖尿病三多一少中医称为消渴。《诸病源候论》阐述高粱肥美湿热伤津是消渴的核心病机。曰:消渴者渴不止小便多是也。由少服五石诸丸散,积经年岁,石势结于肾中,使人下焦虚热。及至年衰,血气减少,不复能制于石。石势独盛则肾为之燥,故引水而不小便也。其病变多发痈疽,此坐热气,留于经络不引,血气壅涩,故成痈脓。有病口甘者,名为何,何以得之。此五气之溢也,名曰脾瘅。夫五味入于口,藏于胃,脾为之行其精气。溢在脾,令人口甘,此肥美之所发也。此人必数食甘美而多肥,肥者令人内热,甘者令人中满,故其气上溢,转为消渴。孙思邈亦持此论:凡积久饮酒,未有不成消渴。酒性酷热物无以加,脯炙盐咸,酒客耽嗜,不离其口,三觞之后制不由己,饮啖无度,咀嚼鲊酱不择酸咸,积年长夜,酣兴不解,遂使三焦猛热,五脏干燥,木石犹且焦枯,在人何能不渴。脾瘅即口中发甜,是消渴病的前期症状。《素问·奇病论》:有病口甘者,此五气之溢也,名曰脾瘅。夫五味入口,藏于胃,脾为之行其精气,津液在脾,故令人口甘也。治之以兰,除陈气也。《圣济总录·消渴统论》曰:消瘅者膏粱之疾也。肥美之过积为脾瘅,瘅病既成,乃为消中,皆单阳无阴,邪热偏胜故也。养生之士,全真炼气,济其水火,底于适平,若乃以欲竭其精,以耗散其真,所受乎天一者,既已微矣,复饫肥甘,或醉醇醴,贪饵金石以补益,引温热以自救,使热气熏蒸,虚阳暴悍,肾水燥涸,无以上润于心肺,故内外消铄,饮食不能滋荣,原其本则一。《太平圣惠方》亦阐述了热气留滞精液枯竭及三消理论,曰:三消者本起肾虚或食肥美之所发也。耽嗜酒肉荤辛,热面炙爆,荒淫色欲,不能将理,致使津液耗竭,元气衰虚,热毒积聚于心肺,腥膻并伤于胃腑。脾中受热小脏干枯,四体羸,精神恍惚,口苦舌干,日加燥渴。一则饮水多而小便少者,消渴也;二则吃食多而饮水少,小便少而赤黄者消中也;三则饮水随饮便下,小便味甘而白浊,腰腿消瘦者消肾也。斯皆五脏精液枯竭,经络血涩,荣卫不行,热气留滞,遂成斯疾也。由此可见,湿热是消渴之本,津伤是消渴之标。黄连是治疗消渴的有效药物。《神农本草经》:黄连味苦性寒。主热气,目痛,眦伤,泣出,明目,肠澼,腹痛,下利,妇人阴中肿痛。《近效方》黄连十两,冬瓜一枚治消渴能饮水,小便甜,有如脂麸片。《名医别录》:黄连主五脏冷热,久下泄澼脓血,止消渴,大惊,除水利骨,调胃厚肠,益胆,疗口疮。《中国药典》:黄连配伍天花粉、知母、生地等用于胃火炽盛中消证。《中华本草》:黄连水煎剂1.0～10.0 g/kg灌胃,可降低正常小鼠的血糖水平;小檗碱50 mg/kg灌胃,给药1～7日,可降低正常小鼠、四氧嘧啶糖尿病小鼠及自发性糖尿病小鼠的血糖水平,对抗腹腔注射葡萄糖、肾上腺素引起的血糖升高。小檗碱50 mg/kg灌胃,对小鼠不影响胰岛素的分泌,也不影响肝细胞胰岛素受体的数目与亲和力,小檗碱的作用可能力受体后效应,小檗碱可以对抗注射葡萄糖引起的血糖升高,可以抑制以丙氨酸为底物的糖原异生,以及小檗碱的降血糖作用与血乳酸的升高密切相关,因而小檗碱可能通过抑制糖原异生或促进糖酵解而产生降血糖作用的。《神农本草经》治疗消渴药物有白石英味甘性温,主消渴;白英味甘性寒,主消渴;丹雄鸡味甘性温,尿白主消渴;葛根味甘性平,主消渴;瓜蒌根味苦性寒,主消渴;知母味苦性寒,主消渴。自唐代始,历代大多以黄连等苦寒燥湿配伍养阴生津治疗消渴。《备急千金要方》《千金翼方》治疗消渴方剂有治消渴肠胃热实方、茯神汤、猪肚丸、浮萍丸、黄连丸、瓜蒌粉治大渴秘方、枸杞汤、铅丹散、茯神丸、酸枣丸、猪肾荠苨汤、增损肾沥汤、补养地黄丸、九房散、黄芪汤、棘刺丸、骨填煎、茯神煮散、枸杞汤、三黄丸、阿胶汤、葵根汤、茯苓汤、桑根汤、猪肚丸、葛根丸、大黄丸、酥蜜煎、羊髓煎、茯苓煎、防己散、铅丹散、瓜蒌散等75方。以黄连或黄芩为主配伍其他药物的消渴方剂有:消渴方除肠胃热实:黄连、黄芩、龙胆草、麦冬、石膏、葳蕤、人参、升麻、茯苓、枳实。猪肚丸治消渴:猪肚、黄连、粱米、瓜蒌根、茯神、知母、麦冬。黄连丸治消渴:黄连、生地黄。枸杞汤治渴而利者:枸杞枝叶、黄连、瓜蒌根、甘草、石膏。茯神丸治肾消渴:茯神、黄连、黄芪、人参、麦冬、甘草、知母、瓜蒌根、菟丝子、肉苁蓉、干地黄、石膏。猪肾荠苨汤制肾中石热:猪肾、大豆、荠苨、黄芩、瓜蒌根、人参、石膏、茯神、磁石、知母、葛根、甘草。增损肾沥汤:羊肾、黄芩、远志、人参、泽泻、桂枝、当归、茯苓、龙骨、生地、甘草、川芎、麦冬、五味子、生姜、大枣。地黄丸除热止渴利:生地黄汁、黄连、生瓜蒌根汁、生羊脂、白蜜。九房散治消渴小便多:黄连、菟丝子、蒲黄、肉苁蓉、硝石。黄芪汤治消中小便数:黄芪、黄芩、桂心、芍药、当归、甘草、生姜、干地黄、麦冬、大枣。茯神煮散消渴:茯神、黄连、肉苁蓉、葳蕤、生石斛、瓜蒌根、丹参、甘草、五味子、知母、当归、人参、小麦。巴郡太守奏三黄丸治消渴不生肌肉:春三月黄芩四两、大黄三两、黄连四两;夏三月黄芩六两、大黄一两、黄连七两;秋三月黄芩六两、大黄二两、黄连三两;冬三月黄芩三两、大黄五两、黄连二两。防己散:木防己、黄连、瓜蒌、铅丹。栝蒌散:栝蒌、黄连、枸杞根、赤石脂、茯苓、天冬、牛膝、生地、桂枝、菊花、麦冬、菖蒲、云母粉、泽泻、卷柏、山茱萸、远志、五加皮、杜仲、瞿麦、续断、石斛、柏子仁、石韦、忍冬、菟丝子、车前子、蛇床子、巴戟天、钟乳石、山药、炙甘草。消渴方:生瓜蒌、黄连。治渴利方:豆豉、黄连。孙思邈治疗消渴用药特点:① 常用《神农本草经》用于消渴的瓜蒌根、知母、葛根三味药物。② 黄连、黄芩、大黄、龙胆草等苦寒燥湿是治疗消渴达药。③ 常配伍应用清热生津药物如生地、麦冬、石膏、石斛、葳蕤等。《太平圣惠方》治疗消渴方剂有麦门冬散治消渴:麦冬、白茅根、瓜蒌根、芦根、石膏、炙甘草;黄丹散治消渴:黄丹、瓜蒌根、胡粉、炙甘草、泽泻、石膏、赤石脂、贝母;赤茯苓煎治消渴心神烦躁:赤茯苓、白蜜、淡竹沥、生地黄汁;黄连散治消渴:黄连、生地黄汁、生瓜蒌汁、牛乳;黄连丸治消渴体瘦:黄连、黄芪、栀子、苦参、人参、葳蕤、知母、麦冬、瓜蒌根、地骨皮、赤茯苓、生地、铁粉、炙甘草;铁粉丸治消渴困笃:铁粉、鸡腱胵、瓜蒌根、土瓜根、苦参、黄连、麦冬、牡蛎、桑螵蛸、金箔、银箔;瓜蒌根丸治消渴燥闷:瓜蒌根、麦冬、炙甘草、黄连、赤石脂、泽泻、石膏。《圣济总录·消渴》所载方剂有硝石散、桃红散、香墨散、沃焦散、葛根丸、菝葜饮、神应散、银宝丸、殊胜散、瓜蒌根丸、生津丸、莎草根散、楮叶丸、楮叶散、澄水饮、亥骨饮、竹龙散、八味丸、金英丸、冬瓜饮、瓜蒌饮、人参煎、铅霜丸、竹叶汤、梅苏丸、治消渴方、牛膝丸、铅黄散、甘露散、姜鱼丸、水骨丸、人参汤、桑白皮汤、膍胵散、麦门冬丸、黄连牛乳丸、黄芪丸、竹叶汤、铅丹散、黄连丸、备急方等44首,用药思路一如《备急千金要方》。银宝丸(水银、瓜蒌根、苦参、牡蛎、知母、密陀僧、铅丹)、瓜蒌根丸(瓜蒌根、黄连、知母、麦冬)、金英丸(铅丹、麦冬、牡蛎、知母、黄连、瓜蒌根、苦参、金薄、银薄、生瓜蒌根)、梅苏丸(白梅肉、紫苏叶、乌梅肉、人参、麦冬、百药煎、炙甘草、诃黎勒)、人参汤(人参、桑白皮、麦冬、知母、枇杷叶、黄连、葛根、茯苓、地骨皮、淡竹根)、黄连牛乳丸(黄连、麦冬、牛乳、地黄汁、葛汁)、黄芪丸(黄芪、鹿茸、牡蛎、土瓜根、黄连、茯苓、人参)、麦门冬丸(麦冬、升麻、黄连、黄柏、黄芩、生地、人参、苦参、瓜蒌根)、黄连丸(黄连、苦参、麝香)等10张方剂为代表。明代医学代表巨著《普济方》收载《备急千金要方》《太平圣惠方》《圣济总录》大量治疗消渴方剂,一证之下备列诸方,使学者依类推求,于异同出入之间得以窥见古人之用意,因而折衷参伍,不至为成法所拘。其中有消渴第一方:黄连、大黄、当归、芍药、炙甘草、麻黄、荆芥穗、白术、罗参、茯苓、五味子、天花粉。第二方:黄连、大冬瓜、麦冬、天花粉。第三方:黄连、苦参、白扁豆、辰砂、牡蛎、铁铧粉、知母、天花粉、芦荟、人参、瓜蒌根、茯苓、五味子、黄芪。第四方:黄连、青黛、人参、龙脑、五味子、瓜蒌根、铅白霜、天花粉。皆以黄连为主药治疗消渴。当然,黄连除了治疗消渴有效,还能治疗痢疾、心悸、失眠等疾病,此谓一药多能。吉益东洞《药征》对此有精辟解释:天命之谓性。性唯一也,其能亦唯一也,谓之良能。然其有多能者,性之所枝而岐也,非性之本也,谓之赢能。人之眩赢能而谓性多能者多矣。余尝读本草,举其主治甚多。夫主治也者性之能也,一物一性,岂有此多能哉!今近取譬于人之多能乎?夫人之性也,有任焉者,有清焉者,有和焉者,有直焉者,虽圣人不可移易也。而有多能焉,有无能焉,多能非求于天性之外而成焉,无能非求于天性之中而无焉。人其性而用之则多能也,是善于用其性者也,非由天性而多能也。故天性任焉者用而多能,则尽其性之任而已,任之外无有其能也。清则清,和则和,直则直,从性之一而贯之,不可移易也。亦有学而修之,以成其多能者,若天性然,然非去性而然,亦与性成者也。此所以论于人之道而非所以论于草根木皮也。夫善于用人性之能者若彼,而况于草根木皮乎?性之外无有多能,而一草何多能之有?夫黄连之苦治心烦也,是性之为能也,张仲景用焉。而治心下痞呕吐,下利之证也,是性之所枝而岐也。由是观之,黄连之能多乎哉不多也。

　　张子和《儒门事亲》有刘河间先生三消论,辑要参阅。三消渴者,皆由久嗜咸物,恣食炙爆,饮酒过度;亦有年少服金石丸热,结于胸中,下焦虚热,血气不能制石热,燥甚于胃,故渴而引饮。若饮水多而小便多者,名曰消渴;若饮食多而不甚饥,小便数而渐瘦者,名曰消中;若渴而饮水不绝,腿消瘦而小便有脂液者,名曰肾消。如此三消者,其燥热一也,但有微甚耳。余闻世之方,多一方而通治三消渴者,以其善消水谷而喜渴也。然叔世论消渴者多不知本。其言消渴者,上实热而下虚冷。上热故烦渴多饮,下寒故小便多出。本因下部肾水虚,而不能制其上焦心火,故上实热而下虚冷。又曰:水数一,为物之本,五行之先。故肾水者,人之本,命之元,不可使之衰弱。根本不坚,则枝叶不茂;元气不固,则形体不荣。消渴病者,下部肾水极冷,若更服寒药,则元气转虚,而下部肾水转衰,则上焦心火亢甚而难治也。但以暖药补养元气,若下部肾水得实而胜退上焦火,则自然渴止,小便如常而病愈也。若此之言,正与仲景相反。所以巧言似是,于理实违者也。非徒今日之误,误已久哉!又如蒋氏《药证病原》中,论消渴、消中、消肾病曰:三焦五脏俱虚热,惟有膀胱冷似冰。又曰:腰肾虚冷日增重。又曰:膀胱肾脏冷如泉。始言三焦五脏俱虚热,惟有膀胱冷似冰,复言五脏亦冷,且肾脏水冷言为虚,其余热者,又皆言其虚。夫阴阳兴衰,安有此理?且其言自不相副,其失犹小,至于寒热差殊,用药相反,过莫大焉!或又谓:肾与膀胱属水,虚则不能制火。虚既不能制火,故小便多者远矣。彼谓水气实者,必能制火,虚者不能制火。故阳实阴虚,而热燥其液,小便淋而常少;阴实阳虚,不能制水,小便利而常多。岂知消渴小便多者,非谓此也。何哉?盖燥热太甚,而三焦肠胃之腠理,怫郁结滞,致密壅塞,而水液不能渗泄浸润于外,荣养百骸。故肠胃之外燥热太甚,虽复多饮于中,终不能浸润于外,故渴不止。小便多出者,如其多饮,不能渗泄于肠胃之外,故数溲也。故余尽言《原病式》曰:皮肤之汗孔者,谓泄汗之孔窍也。一名气门者,谓泄气之门户也。一名腠理者,谓气液之隧道纹理也。一名鬼门者,谓幽冥之门也。一名玄府者,谓玄微之府也。然玄府者,无物不有。人之脏腑皮毛,肌肉筋膜,骨髓至于万物,悉皆有之,乃出入升降,道路门户也。故《经》曰:出入废则神机化灭,升降立孤危。故非出入,则无以生长壮老已;非升降,则无以生长化收藏。是知出入升降,无器不有。故知人之眼、耳、鼻、舌、身、意、神、识,能为用者,皆有升降出入之通利也。有所闭塞,则不能用也。若目无所见,耳无所闻,鼻不闻香,舌不知味,筋痿骨痹,爪退齿腐,毛发堕落,皮肤不仁,肠胃不能渗泄者,悉有热气怫郁,玄府闭塞,而致津液血脉,荣卫清气,不能升降出入故也。各随郁结微甚,而有病之大小焉。病在表则怫郁,腠理闭密,阳气不能散越,故燥而无汗,而气液不能出矣。叔世不知其然,故见消渴数溲,妄言为下部寒尔。岂知肠胃燥热怫郁使之然也?予之所以举此,世为消渴之证,乃肠胃之外燥热,痞闭其渗泄之道路,水虽入肠胃之内,不能渗泄于外,故小便数出而复渴。此数句,足以尽其理也。试。有言心肺气厥而渴者;有言肝痹而渴者;有言脾热而渴者;有言肾热而渴者;有言胃与大肠热结而渴者;有言脾痹而渴者;有言小肠瘅热而渴者;有因病疟而渴者;有因肥甘石药而渴者;有因醉饱入房而渴者;有因远行劳倦遇大热而渴者;有因伤害胃干而渴者;有因肾热而渴者;有因病风而渴者。虽五脏之部分不同,而病之所遇各异,其归燥热一也。谓心肺气厥而渴者,《厥论》曰:心移热于肺,传为膈消。注曰:心热入肺,久而传化,内为膈热饮也。所谓肝痹而渴者,《痹论》曰:肝痹者,夜卧则惊,多饮,数小便。如脾热而渴者,《痿论》曰:脾气热则胃干而渴,肌肉不仁,发为肉痿。所谓肾热而渴者,《刺热论》曰:肾热病者,络于肺,系舌本,故口燥舌干而渴。叔世惟言肾虚不能制心火,为上实热而下虚冷,以热补肾水,欲令胜退心火者,未明阴阳虚实之道也。夫肾水属阴而本寒,虚则为热;心火属阳而本热,虚则为寒。若肾水阴虚,则心火阳实,是谓阳实阴虚,而上下俱热明矣。故《气厥论》曰:肾气衰,阳气独胜。《宣明五气论》曰:肾恶燥,由燥肾枯水润。《藏气法时论》曰:急食辛以润之。夫寒物属阴,能养水而泻心;热物属阳,能养火而耗水。今肾水既不胜心火,则上下俱热,奈何以热药养肾水?欲令胜心火,岂不谬哉?又如胃与大肠热结而渴者,《阴阳别论》:二阳结为之消。注曰:阳结,胃及大肠俱热结也。肠胃藏热,善消水谷。又《气厥论》曰大肠移热于胃,善食而瘦。《脉要精微论》曰瘅成为消中,善食而瘦。如脾痹而渴者,多者,止是三焦燥热怫郁,而气衰也明矣。岂可以燥热毒药,助其强阳,以伐衰阴乎?此真实实虚虚之罪也!夫消渴者,多变聋、盲、疮、癣、痤、痱之类,皆肠胃燥热怫郁,水液不能浸润于周身故也;或热甚而膀胱怫郁,不能渗泄,水液妄行而面上肿也。如小肠瘅热而渴者,《举痛论》曰热气留于小肠,肠中痛,瘅热焦渴,则便坚不得出矣。热渗津液而小便坚矣。如言病疟而渴者,《疟论》曰阳实则外热,阴虚则内热,内外皆热,则喘而渴,故欲饮冷也。然阳实阴虚而为病热,法当用寒药养阴泻阳,是谓泻实补衰之道也。如因肥甘石药而渴者,《奇病论》曰:有口甘者,病名为何?岐伯曰:此五气之所溢也,病名脾瘅。瘅为热也,脾热则四脏不禀,故五气上溢也。先因脾热,故曰脾瘅。又《经》曰五味入口,藏于胃,脾为之行其精气,津液在脾,故令人口甘也。此肥美之所发也。此人必数食甘美而多肥也。肥者令人内热,甘者令人中满,故其气上溢,转而为消渴。《通评虚实论》曰消瘅仆击,偏枯痿厥,气满发逆,肥贵之人,膏粱之疾也。或言人惟胃气为本。脾胃合为表里,脾胃中州,当受温补以调饮食。今消渴者,脾胃极虚,益宜温补。若服寒药,耗损脾胃,本气虚乏而难治也。此言乃不明阴阳寒热虚实补泻之道,故妄言而无畏也。岂知《腹中论》云:热中消中不可服芳草石药。石药发癫,芳草发狂。多饮数溲谓之热中;多食数溲,谓之消中;多喜曰癫,多怒曰狂。芳,美味也。石,谓英乳。乃发热之药也。《内经》又曰热中消中,皆富贵人也。今禁膏粱,是不合其心;禁芳草石药,是病不愈,愿闻其说。岐伯曰:芳草之味美,石药之气悍,二者之气,急疾坚劲,故非缓心和人,不可服此二者。夫热气悍,药气亦然。所谓饮一溲二者,当肺气从水而出也,其水谷之海竭矣。凡见消渴,便用热药,误人多矣。故《内经》应言:渴者皆如是。岂不昭晰欤?然而犹有惑者,诸气过极反胜也者,是以人多误也。如阳极反似阴者是也。若不明标本,认似为是,始终乖矣。故凡见下部觉冷,两膝如冰,此皆心火不降,状类寒水,宜加寒药,下之三五次,则火降水升,寒化自退。然而举世皆同执迷,至如《易》《素》二书,弃如朽坏,良可悲夫!故处其方,必明病之标本,达药之所能,通气之所宜,而无加害者,可以制其方也已。所谓标本者,先病而为本,后病而为标,此为病之本末也。标本相传,先当救其急也。又云六气为本,三阴三阳为标。盖为病,脏病最急也。又云六气为胃之本。假若胃热者,胃为标,热为本也。处其方者,当除胃中之热,是治其本也。故六气乃以甚者为邪,衰者为正,法当泻甚补衰,以平为期。养正除邪,乃天之道也,为政之理,补贱之义也。大凡治病,明知标本,按法治之,何必谋于众?《阴阳别论》曰谨熟阴阳,无与众谋。《标本病传论》曰知标知本,万举万当;不知标本,是谓妄行。《至真要大论》曰知标知本用之不殆,明知逆顺正行无问。不知是者不足以言诊,适足以乱经。故《大要》曰:粗工嘻嘻,以为可知,言热未已,寒病复起,同气异形,迷诊乱经,此之谓也。夫标本之道,要而博,小而大,可以言一而知百。言标与本,易而弗损。察本与标,气可令调。明知胜复,为万民式,天之道毕矣。《天元纪大论》曰:至数极而道不惑。可谓明矣。所谓药之巧能者,温凉不同,寒热相反,燥湿本异云云,前已言之矣。斯言气也,至于味之巧能,如酸能收,甘能缓,辛能散,苦能坚,咸能软,酸属木也。燥金主于散落而木反之,土湿主于缓而水胜之,故能然也。若能燥湿而坚火者,苦也。《易》曰:燥万物者莫燥乎火。凡物燥则坚也。甘能缓苦急而散结。甘者土也,燥能急结,故缓则急散也。辛能散抑、散结、润燥。辛者金也,金主散落,金生水故也。况抑结散,则气液宣行而津液生也。《藏气法时论》曰:肾苦燥,急食辛以润之。开腠理,致津液,通气也。咸能软坚。咸者水也,水润而柔,故胜火之坚矣。此五脏之味也。其为五味之本也淡也。淡,胃土之味也。胃土者地也,地为万物之本,胃为一身之本。《天元纪大论》曰:在地为化,化生五味。故五味之本淡也。以配胃土,淡能渗泄利窍。夫燥能急结,而甘能缓之;淡为刚土,极能润燥,缓其急结,令气通行,而致津液渗泄也。故消渴之人,其药与食,皆宜淡剂。《至真要大论》曰:辛甘发散为阳,酸苦涌泄为阴;咸味涌泄为阴,淡味渗泄为阳。六者,或散,或收,或缓,或急,或燥,或润,或坚,或软,所以利而行之,调其气也。《本草》云:药有三品。上品为君,主养命,小毒,以应天;中品为臣,主养性,常毒,以应人;下品为佐使,主治病,大毒,以应地。不在三品者,气毒之物也。凡此君臣佐使者,所以明药之善恶也。处方之道,主治病者为君,佐君者为臣,应臣之用者为佐使。适其病之所根,有君、臣、佐、使、奇、偶、小、大之制;明其岁政君臣脉位,而有逆、顺、反、正、主疗之方,随病所宜以施用。其治法多端,温者清之,清者温之,结者散之,散者收之,微者逆而制之,甚者从而去之,燥者润之,湿者燥之,坚者软之,软者坚之,急者缓之,客者除之,留者却之,劳者温之,逸者行之,惊者平之,衰者补之,甚者泻之,吐之下之,摩之益之,薄之劫之,开之发之,灸之制之,适足为用，各安其气，必清必净，而病气衰去，脏腑和平，归其所宗，此治之大体也。阴阳加，气之所衰，不可以为功也。今集诸经验方附于篇末。

① 神白散：滑石六两，甘草一两。② 猪肚丸：猪肚一枚，黄连五两，瓜蒌四两，麦冬四两，知母四两。③葛根丸：葛根三两，瓜蒌三两，铅丹二两，附子一两。④ 胡粉散：铅丹、胡粉各半两，瓜蒌一两半，炙甘草二两半，泽泻、石膏。⑤ 三黄丸：黄芩、大黄、黄连。⑥ 人参白术散：人参、白术、当归、芍药、大黄、栀子、泽泻、连翘、瓜蒌根、葛根、茯苓、官桂、木香、藿香、寒水石、甘草、石膏、滑石、盆硝。⑦ 人参散：石膏、寒水石、滑石、甘草、人参。⑧ 久亭寺僧悟大师传经验方：水银、锡、牡蛎、密陀僧、知母、紫花苦参。

三消之论，刘河间之所作也。因麻征君寓汴梁，暇日访先生后裔或举教医学人，即其人矣。征君亲诣其家，求先生平昔所着遗书。乃出《三消论》《气宜》《病机》三书未传于世者。文多不全，止取《三消论》，于卷首增写六位藏象二图，其余未遑润色，即付友人穆子昭。子昭乃河间门人，穆大黄之后也，时觅官于京师，方且告困，征君欲因是而惠之。由是余从子昭授得一本。后置兵火，遂失其传。偶于乡人霍司承君祥处，复见其文。然传写甚误，但根据仿而录之，以待后之学人，详为刊正云。时甲辰年冬至日，锦溪野老，书续方柏亭东，久亭寺僧，悟大师传经验方。此论中有神白散、猪肚丸、葛根丸、胡粉散、三黄丸、人参白术散、人参散、久亭寺僧悟大师传经验方等8首方剂治疗消渴。神白散即刘河间《素问·宣明论方》之益元散，药物组成：滑石、甘草。猪肚丸药物组成即《备急千金要方》猪肚丸减粱米、茯神。三黄丸药物组成同《备急千金要方》，葛根丸药物组成同《千金翼方》。胡粉散药物组成：铅丹、胡粉、瓜蒌、炙甘草、泽泻、石膏。此方源自《千金翼方》治疗大渴百方疗之不瘥方去赤石脂、白石脂。人参白术散药物组成：人参、白术、当归、芍药、大黄、栀子、泽泻、连翘、瓜蒌根、葛根、茯苓、肉桂、木香、藿香、寒水石、甘草、石膏、滑石、盆硝。人参散药物组成治疗消渴津耗：石膏、寒水石、滑石、甘草、人参。此两方皆有石膏、寒水石、滑石三味药物，考刘河间《宣明论方》卷六有桂苓甘露散，别名桂苓甘露饮，主治伤寒中暑，湿热内甚，头痛，口干烦渴，小便赤涩，大便急痛，霍乱吐下，腹满痛闷。药物组成：石膏、寒水石、滑石、茯苓、白术、泽泻、桂枝、猪苓、炙甘草。张元素《医学启源·暑热》有桂苓甘露饮流湿润燥，宣通气液，治暑热烦渴饮水不消，药物组成：桂枝、茯苓、白术、猪苓、泽泻、寒水石、滑石、炙甘草。桂苓白术散治冒暑湿热内甚，药物组成：寒水石、滑石、石膏、桂枝、茯苓、白术、泽泻、炙甘草、木香、藿香、人参、葛根。张子和《儒门事亲》桂苓甘露散药物组成：石膏、寒水石、滑石、桂枝、茯苓、白术、泽泻、甘草、人参、葛根、藿香、木香。据此，《三消论》之人参白术散，人参散两方抑或河间所制。刘河间为金元四大家之首，学术影响巨大。《三消论》广征博引，漫无边际，所制神白散、人参白术散、人参散与晋唐北宋消渴治法相去甚远，不足师法。

噎 膈

医案一:魏某,男性,73 岁,1985 年乙丑立冬初诊。吞咽有梗阻感,胸背部疼痛,口干咽燥,大便艰涩,舌质红,苔薄腻,脉弦滑。胃镜及病理提示颈段食管鳞癌。食管癌是食管上皮组织恶性肿瘤。早期临床主要症状有:① 咽下哽噎感;② 胸骨后和剑突下疼痛;中期主要临床表现进行性吞咽困难。晚期临床主要症状有咽下困难进行性加重,不能咽下固体食物发展至液体食物亦不能咽下;食物反流,声音嘶哑。中医称食管癌为噎膈。噎即梗塞,膈即格拒。《诸病源候论》曰:噎候阴阳不和则三焦隔绝,三焦隔绝则津液不利,故令气塞不调理也,是以成噎。此由忧恚所致,忧恚则气结,气结则不宣流,使噎。噎者,噎塞不通也。夫五噎一曰气噎,二曰忧噎,三曰食噎,四曰劳噎,五曰思噎。虽有五名,皆由阴阳不和,三焦隔绝,津液不行,忧恚嗔怒所生。噎者,噎塞不通也。阴阳不和,脏气不理,寒气填于胸膈,故气噎塞不通,而谓之气噎。令人喘悸,胸背痛也。脏气冷而不理,津液涩少而不能传行饮食,故饮食入则噎塞不通,故谓之食噎。胸内痛,不得喘息,食不下,是故噎也。《临证指南医案》责其病机为阳气结于上,阴液衰于下,阳结而阴枯,阳不转旋上结,阴枯于下便难,痰气凝遏阻阳,脘窄不能纳物。枯槁殆尽,难任燥药通关。上焦之气不化,津液不注于下。气滞痰聚日拥。清阳莫展。脘管窄隘。不能食物。噎膈渐至矣。必使腑通浊泄。法当苦以降之,辛以通之,佐以利痰清膈,莫以豆蔻沉香劫津可也。食管癌-痰气交阻,《医学心悟》启膈散加减。复诊:服药 1 个月配合放化疗治疗,患者吞咽梗阻感明显缓解,可逐渐进食半流质;续服原方 2 月,患者体重较治疗前增加 3 kg,诸症缓解。

| 北沙参 9 g | 丹参 9 g | 茯苓 9 g | 贝母 9 g |
| 砂仁壳 9 g | 郁金 9 g | 荷叶蒂 2 个 | 杵头糠 6 g |

医案二:陶某,男性,78 岁,2005 年乙酉秋分初诊。吞咽有梗阻感,胸膈疼痛,滴水难进,面色晦暗,肌肤枯燥,形体消瘦,大便坚如羊屎。胃镜及病理提示胸上段食管鳞癌,CT 提示两肺转移,经多学科讨论行姑息化疗治疗。舌质紫暗,或舌红少津,脉细涩。《经》云三阳结谓之膈,一阳发病其传为膈。仲景云朝食暮吐,暮食朝吐,宿谷不化,名曰胃反。邹滋九:丹溪谓噎膈反胃名虽不同病出一体。饮食之际气忽阻塞,饮食原可下咽,如有物梗塞之状者,名曰噎。心下格拒,饥不能食,或食到喉间不能下咽者,名曰膈。食下良久复出或隔宿吐出者,名曰反胃。阳气内结,阴血内枯而成。治宜调养心脾,以舒结气;填精益血,以滋枯燥。夫反胃乃胃中无阳,不能容受食物;命门火衰,不能熏蒸脾土,以致饮食入胃,不能运化。而为朝食暮吐,暮食朝吐。治宜益火之源,以消阴翳,补土通阳以温脾胃。故先生于噎膈反胃,各为

立法以治之。其阳结于上,阴亏于下,而为噎膈者,用通阳开痞,通补胃腑。以及进退黄连、附子泻心诸法。上热下寒为治,其肝阴胃汁枯槁,及烦劳阳亢,肺胃津液枯而成噎膈者,用酸甘济阴,及润燥清燥为主。其液亏气滞,及阳衰血瘀而成噎膈者,用理气逐瘀,兼通血络为主。其胃阳虚而为噎膈反胃,及忧郁痰阻而成者,用通补胃腑,辛热开浊,以及苦降辛通,佐以利痰清膈为主。其肝郁气逆而为噎膈者,两通厥阴阳明为治。其酒热郁伤肺胃,气不降而为噎膈者,用轻剂清降,及苦辛寒开肺为主。而先生于噎膈反胃治法,可谓无遗蕴矣。姚亦陶曰:是证每因血枯气衰致此,凡香燥消涩之药久在禁内。或郁闷于气分而推扬谷气,或劳伤于血分而宣通瘀浊。总以调化机关,和润血脉为主。阳气结于上,阴液衰于下二语实为证之确切论也。徐灵胎评曰:噎膈之症必有瘀血顽痰逆气阻膈胃气。其已成者百无一治,其未成者用消瘀去痰降气之药或可望其通利。若用人参,虽或一时精气稍旺而病根益深,永无愈期矣。瘀血内结症瘕,拟《脾胃论》通幽汤合《医学入门》丁香透膈散。服上方1个月配合化疗治疗,患者吞咽梗阻感部分缓解,可进食流质,未再呕吐;续服原方2个月,患者可逐渐进食半流质,贫血貌改善,嘱其长期服用。

桃仁9g	红花9g	生地9g	熟地9g
当归9g	升麻9g	丁香9g	木香9g
麦芽9g	青皮9g	沉香6g	藿香6g
陈皮6g	厚朴9g	草果6g	神曲6g
半夏9g	人参9g	茯苓9g	砂仁6g
香附9g	白术9g	肉豆蔻6g	白豆蔻6g
炙甘草9g			

医话一:论噎膈。风、痨、臌、膈是中医学四大难治之证,膈居其一。葛洪《肘后备急方》治噎膈仅两方,一为蜜,一为老牛涎沫。引《广五行记》云,永徽中,绛州僧病噎不下食。告弟子,吾死之后,便可开吾胸喉,视有何物,言终而卒。弟子依言而开视胸中,得一物,形似鱼。《备急千金要方》噎塞第六方三十五首。五噎丸治胸中久寒呕逆逆气,饮食不下,结气不消:干姜、川椒、食茱萸、桂心、人参、细辛、白术、茯苓、附子、橘皮。治五种之气皆令人噎方:人参、半夏、桂心、防风、小草、附子、细辛、甘草、紫菀、干姜、食茱萸、芍药、乌头、枳实。竹皮汤治噎声不出:竹皮、细辛、甘草、生姜、通草、人参、茯苓、桂心、麻黄、五味子。干姜汤治饮食辄噎:干姜、石膏、人参、桂心、瓜蒌根、甘草、半夏、小麦、吴茱萸、赤小豆。通气汤治胸满气噎:半夏、生姜、桂心、大枣。羚羊角汤治气噎不通不得食:羚羊角、通草、橘皮、吴茱萸、厚朴、干姜、乌头。《外台秘要》载五膈方八首。五膈要丸:麦冬、蜀椒、远志、附子、干姜、人参、桂心、细辛、炙甘草。张文仲五膈丸:吴茱萸、曲、杏仁、干姜、蜀椒、豆豉。《延年秘录》九物五膈丸药物组成同五膈要丸。《古今录验》大五膈丸:细辛、桂心、黄芩、食茱萸、厚朴、杏仁、干姜、川椒、远志、小草、芍药、附子、当归、黄连。又五膈丸:人参、附子、远志、桂心、细辛、干姜、蜀椒。又疗五膈方:蜀椒、干姜、桂心、芍药、半夏、细辛、茯苓、前胡。又疗胸痛达背,膈中烦满,结气忧愁,饮食不下方:制半夏、炙甘草、远志、干姜、桂心、细辛、蜀椒、附子。《经心录》五膈丸:干姜、麦冬、附子、细辛、蜀椒、远志、炙甘草、人参、食茱萸、桂心。气噎方六首。《广济》通气汤:半夏、生姜、橘皮、桂心。《深师》通气汤:半夏、生姜、桂心、大枣。《集验》

气噎煎：蜜、酥、姜汁各一升。又通气噎汤：半夏、桂心、生姜、羚羊角。《救急》气噎方：半夏、柴胡、生姜、羚羊角、犀角、桔梗、昆布、通草、炙甘草。《古今录验》羚羊角汤药物组成同《备急千金要方》。由此可见，晋唐时期治疗噎膈总以辛温开结为法，以五噎丸为代表方剂，常用药物有半夏、细辛、桂心、食茱萸、厚朴、干姜、川椒、芍药、附子、当归、羚羊角、昆布、黄芩、黄连等。《太平圣惠方》论噎膈有五膈气论、治五膈气诸方、治膈气咽喉噎塞诸方、治膈气妨闷诸方、治膈气呕逆不下食诸方、治膈气痰结诸方、治五膈气呕吐酸水诸方、治气膈心腹痞满诸方、治膈气宿食不消诸方、治膈气心胸中痛诸方、治五噎诸方、治噎不下食烦闷诸方、治气噎诸方、治食噎诸方、治醋咽诸方等 15 门，共计 155 方。内容较晋唐大为丰富，用药思路亦大为开阔，特别是广泛应用清热解毒与活血化瘀药物。治膈气咽喉噎塞有羚羊角散：羚羊角屑、柴胡、赤芍药、诃黎勒皮、桑根白皮、半夏、大腹皮、枳实、大黄。射干散：射干、半夏、炙甘草、诃黎勒皮、木通、枳实、桂枝、鸡舌香、紫苏子。人参散：人参、炙甘草、射干、陈橘皮、羚羊角屑、桂枝、诃黎勒皮、乌梅。赤茯苓散：赤茯苓、桑根白皮、枳实、陈橘皮、人参、木箱、炙甘草、射干、大腹皮。陈橘皮散：陈橘皮、槟榔、桔梗、木通、赤茯苓、百合、羚羊角屑、马蔺子、紫菀、射干、枳壳、炙甘草。柴胡散：柴胡、桔梗、槟榔、半夏、诃黎勒、赤茯苓、陈橘皮、桂枝。昆布丸：昆布、羚羊角屑、陈橘皮、赤茯苓、木香、射干、旋覆花、前胡、升麻、郁李仁、桔梗、紫菀。治膈气食饮不下方：半夏、干姜、昆布。又方：碓觜上细糠蜜丸如弹子大。治膈气呕逆不下食有草豆蔻散：草豆蔻、人参、陈橘皮、白术、桂心、木通、槟榔、鸡舌香、赤茯苓、半夏。半夏散：半夏、人参、赤茯苓、陈橘皮、射干、桂心、草豆蔻、旋覆花、枳实。白术散：白术、人参、干姜、炙甘草、吴茱萸、五味子、曲末、麦蘖、桂枝。诃黎勒散：诃黎勒皮、赤茯苓、木香、白术、桂心、赤茯苓、大腹皮、木通、草豆蔻、陈橘皮。厚朴散：厚朴、人参、白术、吴茱萸、木通、桂心、赤茯苓、陈橘皮、炙甘草。治膈气呕逆不下食方：诃黎勒皮、人参、青橘皮、厚朴、白术、枳壳。丁香散：丁香、青橘皮、茯苓、人参、枇杷叶、桂枝、半夏。人参散：人参、厚朴、陈橘皮、白术、沉香、紫苏茎叶。吴茱萸散：吴茱萸、当归、人参、青橘皮、荜茇、高良姜、槟榔、胡椒。陈橘皮散：陈橘皮、粟米、甘草、诃黎勒皮、丁香。木香丸：木香、人参、赤茯苓、炙甘草、汉椒、桂枝、细辛、赤芍、陈橘皮、大黄、附子、干姜、郁李仁、厚朴、诃黎勒皮。枳壳丸：枳壳、木香、草豆蔻、赤茯苓、当归、桂枝、莳萝、荜茇、人参、胡椒、白术、诃黎勒皮、桔梗、干姜、槟榔、炙甘草。治膈气呕逆不能下食方：桑叶末、半夏。治五噎方有人参散：人参、半夏、桂心、干姜、白术、草豆蔻、炙甘草、陈橘皮、枇杷叶、荜茇、大腹皮、丁香、诃黎勒皮、厚朴。半夏散：半夏、槟榔、前胡、枳壳、吴茱萸、人参、炙甘草、桔梗、桂枝。木香散：木香、人参、赤茯苓、神曲、桃仁、麦蘖、肉豆蔻、炙甘草。人参丸：人参、半夏、桂心、防葵、小草、附子、细辛、炙甘草、食茱萸、紫菀、干姜、赤芍、枳实、川乌头、诃黎勒皮。食茱萸丸：食茱萸、干姜、川椒、桂心、人参、细辛、赤茯苓、白术、附子、陈橘皮。干姜丸：干姜、川椒、食茱萸、羚羊角屑、射干、细辛、白术、赤茯苓、附子、陈橘皮、白黎勒皮。昆布丸：昆布、羚羊角屑、柴胡、麦冬、杏仁、天冬、木通、槟榔、郁李仁、大黄、射干、朴硝、桂枝、百合、紫苏子、陈橘皮。治五噎心胸咽喉迫塞痰毒壅滞：硫黄、阿魏、密陀僧、安息香、砒霜、朱砂、乳香、麝香。治五噎立效方：枇杷叶、陈橘皮、生姜。又方：半夏、芦根、甜葶苈。又方：杏仁、桂心。治五噎吐逆不下食方：芦根。治五噎痰逆食少方：半夏。《圣济总录》治膈气咽喉噎塞槟榔汤：槟榔、诃黎勒皮、荜澄茄、赤茯苓、人参、青橘皮、炙甘草、沉香、麦蘖、厚朴、京三棱、白术。干咽妙功丸：硼砂、丹砂、硇砂、巴豆霜、桂末、益智仁。人参汤：人参、赤茯苓、白术、桂枝、诃黎勒皮、京三棱、陈橘皮、枳壳、炙甘草、槟榔、木香、草豆蔻。大腹汤：大腹皮、槟榔、木通、防己、青橘皮、紫苏茎叶、桑根白皮、炙甘草、枳壳、草豆蔻、丁香皮、大黄、木香。万灵木香丸：木香、附子、槟榔、缩砂仁、干姜、桂枝、陈橘、肉豆蔻、藿香子。丁香丸：丁香、木香、槟榔、青橘皮、京三棱、芫花、五灵脂、香墨。人参丸：人参、厚朴、枇杷叶、槟榔、半夏。安息香煎丸：安息香、木香、沉香、诃黎勒皮、桂枝、茯苓、肉豆蔻、缩砂仁、芍药、荜澄茄、藿香子、益智子、五味子、白豆蔻、川芎、当归、丁香皮、蓬莪术、京三棱、莎草根、槟榔、硇砂、阿魏。导气散：虎头王字骨、荜茇、人参、厚朴、羚羊角屑。京三棱丸：京三棱、诃黎勒、木瓜、鳖甲、玳瑁、桃仁、枳实、干姜、白术、昆布、赤茯苓、木香。通气汤：半夏、生姜、陈橘皮、桂枝。撞气丸：雌黄、附子、丹砂、木香、寒水石、人中白、麝香。附子丸：附子、丁香。昆布丸：昆布、春杵头细糠。《圣济总录》治膈气呕逆不下食有沉香煎丸：沉香、丁香、阿魏、木香、胡椒、没药、丹砂、高良姜、缩砂仁、槟榔、硇砂、吴茱萸、巴豆、青橘皮、硫黄。丁香丸：丁香、木瓜、木香、肉豆蔻、槟榔、半夏、青橘皮。无比丸：干姜、附子、泽泻、桂枝、巴豆。槟榔散：槟榔、京三棱、蓬莪术、炙甘草、藿香子、益智子、青橘皮、干姜。木香丸：木香、莎草根、京三棱、白术、沉香、硇砂、好茶末、益智子、桂枝、丁香、乌梅肉、巴豆、肉豆蔻。腊茶丸：腊茶末、丁香、槟榔、青橘皮、木香、缩砂仁、巴豆、乌梅肉。化气丸：木香、槟榔、硇砂、大黄、丹砂。分气丸：白术、木香、蓬莪术、干姜、陈橘皮、桂枝、炙甘草、缩砂仁、藿香子、干木瓜、益智子、胡椒、阿魏。安息香丸：安息香、赤茯苓、桂枝、槟榔、白术、炙甘草、诃黎勒皮、厚朴、陈橘皮、干姜。沉香煮散：沉香、藿香子、青橘皮、胡椒、荜澄茄、川楝实、陈橘皮。木香散：木香、丁香、槟榔、诃黎勒皮、桂枝、苑香、枳壳、大黄、干木瓜。参苓丸：人参、赤茯苓、干姜、桂枝、炙甘草、细辛、芍药、枳壳、槟榔、诃黎勒皮。气宝丸：藿香子、陈橘皮、槟榔、木香、黑牵牛。五膈丸：药物组成同《备急千金要方》。晋唐两宋治疗噎膈达药为半夏、诃黎勒皮、羚羊角屑；解毒药物有雄黄、雌黄、硫黄、砒霜、硇砂、丹砂、密陀僧；理气开郁药物有木香、丁香、沉香、安息香、麝香、藿香子、槟榔、厚朴、枳实、青橘皮、陈橘皮；活血化瘀药物有三棱、莪术、乳香、没药、当归、赤芍、川芎、阿魏；骏下通利药物有大黄、巴豆、芫花、黑牵牛；温中散寒药物有附子、乌头、干姜、吴茱萸、肉豆蔻、荜澄茄、荜茇、桂枝、高良姜、蜀椒；软坚散结药物有鳖甲、昆布。

《神农本草经》：半夏味辛性平。主伤寒，寒热，心下坚，下气，喉咽肿痛，头眩胸张，咳逆肠鸣，止汗。噎膈晚期多见进行性吞咽困难。《金匮要略方论》曰：诸呕吐谷不得下者，小半夏汤主之（半夏、生姜），胃反呕吐者大半夏汤主之（半夏、人参、白蜜），腹中寒气雷鸣切痛，胸胁逆满呕吐，附子粳米汤主之（附子、半夏、甘草、大枣、粳米）。邹润安《本经疏证》曰：半夏味辛气平，体滑性燥。故其为用，辛取其开结，平取其止逆，滑取其入阴，燥取其助阳，而生于阳长之会，成于阴生之交。故其为功，能使人身正气自阳入阴，能不使人身邪气自阳入阴。半夏则止呕专剂也。但使阴不拒阳，阳能入阴，阴阳既通，皆可立已。是故半夏非能散也，阴不格阳，阳和而气布矣。半夏非能降也，阳能入阴，阴和而饮不停矣。同以姜夏二味成方，或为小半夏汤，或为半夏干姜散，或为生姜半夏汤，此姜夏之殊性可测识，姜夏之功能可循按也。夫姜夏同以味辛为用，姜之性主于横散，夏之性主于降逆。呕也，哕也，喘也，莫非上逆之病。现代研究提示半夏有抗肿瘤作用。半夏治疗食道癌、胃癌、舌癌、皮肤癌和恶性淋巴癌取得较好疗效的报道。半夏提取物对 HeLa 细胞、小白鼠实验肿瘤 180、HCA 实体瘤、鳞状上皮型子宫颈癌移植于小白鼠者均有一定的抑制作用。半夏总生物碱对慢性髓性白血病细胞 K562 有抑制作用，能损伤悬浮生长的 K562 细胞形态,抑制其增殖。半夏中提取的多糖具有较强的网状内皮系统激活活性,能增强网状内皮系统吞噬功能和分泌作用,抑制肿瘤的发生和增殖。甲醇提取的半夏多糖组分具有多形核白细胞诱导能力。半夏可能通过活化多形核白细胞导致肿瘤破坏。诃黎勒《神农本草经》无载,南北朝雷敩《雷公炮炙论》曾谓凡使勿用毗黎勒、罨黎勒、榔精勒、杂路勒。若诃黎,文只有六路,或多或少,并是杂路勒。毗黎勒,个个毗;杂路勒皆圆露文;或八路至十三路,号曰榔精勒,多涩不入用。唐代甄权《药性论》谓诃黎勒通利津液,主破胸膈结气,止水道,黑髭发。唐朝政府颁行的《新修本草》谓诃黎勒主冷气心腹胀满,下宿物。在唐末五代时期李珣的《海药本草》谓诃黎勒主五膈气结,心腹虚痛,赤白诸痢及呕吐咳嗽,并宜使皮,其主嗽。肉炙治眼涩痛。日华子《日华子本草》谓诃黎勒消痰下气治五膈气,除烦,治水,调中,止泻痢,霍乱,奔豚肾气,肺气喘急,消食开胃,肠风泻血,崩中带下。宋代苏颂《本草图经》谓诃黎勒主痢,长服诃黎勒、陈橘皮、厚朴各三大两,捣筛蜜丸大如梧子,每服二十丸至三十丸。援引《传信方》唐代刘禹锡曾苦赤白下,诸药服遍不瘥,令狐将军用诃黎勒三枚,上好者两枚炮取皮,一枚生取皮,同末之,以沸浆水一两合服之。空水痢加一钱匕甘草末,微有脓血加二匕,若血多加三匕,皆效。此后本草著作如《本草衍义》《本草纲目》《本经逢原》《长沙药解》《得配本草》等皆知诃黎勒主痢而忘其五膈气结之治。《中华本草》记载诃黎勒具有抗肿瘤作用:经诃子水煎液处理的小鼠恶性肿瘤(腹水癌、梭形细胞肉瘤)细胞接种于小鼠体内,将失其生活能力。分别接种于艾氏腹水癌。中国小鼠腹水肉瘤、梭形细胞肉瘤之小鼠,经口服诃子煎液后,其所产之腹水或肿瘤之重量,均较对照组为少。诃子对小鼠艾氏腹水癌,中国小鼠腹水肉瘤,梭形细胞肉瘤的生长,具有抑制作用。从干果中用80%乙醇提得的诃子素,对平滑肌有罂粟碱样的解痉作用;除鞣质外还含有致泻成分,故与大黄相似,先致泻而后收敛。含诃子的中药复方曾报告有某些抗癌效果。《神农本草经》载羚羊角味咸性寒,主明目,益气起阴,去恶血注下,辟蛊毒恶鬼不祥,安心气,常不厌寐。《本草纲目》曰:血者肝之藏也,发病则瘀滞下注,疝痛毒痢,疮肿瘰疬,产后血气,而羚角能散之。明代陈嘉谟《本草蒙筌》谓羚羊角去恶血注下,治食噎不通。《本草崇原》曰:肝气不能上升,则恶血下注。羚羊角禀木气而助肝,故去恶血注下。《本草拾遗》谓:羚羊角主心胸间恶气毒,瘰疬。《本草从新》曰:肝主血散血,故治瘀滞恶血,血痢肿毒。相火寄于肝胆,在志为怒,下气降火,故治伤寒伏热,烦满气逆,食噎不通。羚之性灵而精在角,故又辟邪而解诸毒。《千金方衍义》谓羚羊伐肝散邪,故取治噎塞,以其性专通达,善去胃中痰湿逆满之气也。《药性赋》开篇首句曰:犀角解乎心热;羚羊清乎肺肝。今人但知羚羊角平肝清肺,已忘其活血治噎良功。张锡纯《医学衷中参西录》有羚羊角解:羚羊角性近于平不过微凉。最能清大热,兼能解热中之大毒。且既善清里,又善透表,能引脏腑间之热毒达于肌肤而外出,疹之未出,或已出而速回者,皆可以此表之,为托表麻疹之妙药。即表之不出而毒气内陷者,服之亦可内消。又善入肝经以治肝火炽盛,至生眼疾,及患吐衄者之妙药。所最异者性善退热却不甚凉,虽过用之不致令人寒胃作泄泻,与他凉药不同。此乃具有特殊之良能,非可以寻常药饵之凉热相权衡也。或单用之,或杂他药中用,均有显效。所示十余则羚羊角验案,皆麻疹、疔毒、白痧、惊厥、高热、眼疾、喉证、吐衄等而未涉噎膈,殊觉憾甚。

　　赵献可《医贯》有噎膈专论。噎膈、翻胃、关格三者名各不同,病原迥异,治宜区别,不可不辨也。噎膈者饥欲得食,但噎塞迎逆于咽喉胸膈之间,在胃口之上,未曾入胃即带痰涎而出。若一入胃下无不消化,不复出矣。唯男子年高者有之,少无噎膈。翻胃者饮食倍常,尽入于胃矣,但朝食暮吐,暮食朝吐,或一两时而吐,或积至一日一夜,腹中胀闷不可忍而复吐,原物酸臭不化,此已入胃而反出,故曰翻胃。男女老少皆有之。关格者粒米不欲食,渴喜茶水饮之,少顷即吐出,复求饮复吐。饮之以药,热药入口即出,冷药过时而出,大小便秘,名曰关格。关者下不得出也,格者上不得入也,唯女人多有此证。论噎膈,丹溪谓得之七情六淫,遂有火热炎上之化,多升少降,津液不布,积而为痰为饮,被劫时暂得快,不久复作,前药再行,积成其热,血液衰耗,胃脘干槁,其槁在上,近咽之下,水饮可行,食物难进,食亦不多,名之曰噎。其槁在下,与胃为近,食虽可入,难尽入胃,良久复出,名之曰膈,亦曰反胃。大便秘少,若羊矢然,必外避六淫,内节七情,饮食自养,滋血生津,以润肠胃,则金无畏火之炎,肾有生水之渐,气清血和则脾气运健而食消传化矣。丹溪之论甚妙。但噎膈翻胃分别欠明。余独喜其火热炎上之化,肾有生水之渐二句深中病源。惜其见尤未真,以润血为主而不直探乎肾中先天之原,故其立方以四物中牛羊乳之类加之竹沥、韭汁化痰化瘀,皆治标而不治本也。岂知《内经》原无多语,唯曰三阳结谓之膈。三阳者大肠、小肠、膀胱也,结谓结热也。大肠主津,小肠主液,大肠热结则津涸,小肠热结则液燥;膀胱为州都之官津液藏焉,膀胱热结则津液竭。然而三阳何以致结热,皆肾之病也。盖肾主五液又肾主大小便,肾与膀胱为一脏一腑,肾水既干,阳火偏盛,熬煎津液,三阳热结则前后闭涩,下既不通,必反于上,直犯清道,上冲吸门喉咽,所以噎食不下也。何为水饮可入,食物难下?盖食入于阴,长气于阳,反引动胃口之火,故难入;水者阴类也,同气相投,故可入口。吐白沫者,所饮之水沸而上腾也。粪如羊矢者,食入者少渣滓消尽,肠亦干小而不宽大也。此证多是男子年高五十以外得之,又必其人不绝色欲,潜问其由,又讳疾忌医,曰近来心事不美多有郁气而然。予意郁固有之,或以郁故而为消愁解闷之事不能无也。此十有八九,亦不必深辨。但老人天真已绝,只有孤阳,只以养阴为主。王太仆云食入即出是无水也,食久反出是无火也。无水者壮水之主,无火者益火之源。褚侍中云,上病疗下,直须以六味地黄丸料大剂煎饮,久服可挽于十中之一二。又须绝嗜欲,远房帏,薄滋味可也。若曰温胃,胃本不寒;若曰补胃,胃本不虚;若曰开郁,香燥之品适以助火。局方发挥已有明训,河间刘氏下以承气,咸寒损胃,津液愈竭,无如补阴,焰光自灭,世俗不明,余特详揭。论反胃,《金匮要略》云:趺阳脉浮而涩,浮则为虚,涩则为伤脾,脾伤则不磨。朝食暮吐,暮食朝吐,宿食不化,名曰反胃。予阅函史列传,有一医案云,病反胃者,每食至明日清晨皆出不化,医以暖胃药投之罔效,脉甚微而弱。有国工视之,揆诸医所用药,元远于病而不效。心歉然未有以悟也。读东垣书,谓吐有三证:气积寒也,上焦吐者从气,中焦吐者从积,下焦从寒。今脉沉而迟,朝食暮吐,暮食朝吐,小便利大便秘,此下焦吐也,法当通其闭温其寒。乃遂跃然,专治下焦散其寒,徐以中焦药和之而愈。观此可见下焦吐者乃命门火衰,釜底无薪,不能蒸腐胃中水谷,腹中胀满不得不吐也。王太仆所谓食久反出是无火也是矣。须用益火之原,先以八味地黄丸补命门火以扶脾土之母,徐以附子理中汤理中焦,万举万全,不知出此而徒以山楂、神曲平胃化食,适以速其亡也。论关格者,忽然而来乃暴病也,大小便秘,渴饮水浆,少顷则吐,又饮又吐,唇燥眼珠微红,面赤或不赤,甚者或心痛或不痛。自病起粒米不思,滴水不得下胃,饮一杯吐出怀半,数日后脉亦沉伏。此寒从少阴肾经而入,阴盛于下逼阳于上,谓之格阳之证,名曰关格。关格者不得尽其命而死矣。须以仲景白通汤,用《内经》寒因热用之法。《经》曰:若调寒热之逆,冷热必行,则热物冷服,下咽之后,冷性既除,热性始发,由是病气随愈,呕哕皆除。情且不违而致大益，此和人尿、猪胆汁咸苦寒之物于白通汤中，要其气相从，可以去拒格之寒也。服药后脉渐出者生，脉乍出者死。陶节庵杀车槌中有回阳反本汤极妙，愈后须以八味丸常服，不再发。又有一种肝火之证，亦呕而不入，但所呕者酸水或苦水或青蓝水，惟大小便不秘，亦能作心痛，此是火郁木郁之证。木郁则达之，火郁则发之，须用茱连浓煎细细呷之，再服逍遥散而愈，愈后须以六味丸调理。此论说理透彻，用药则南辕北辙，未得噎膈要领。

瘿　瘤

医案一：闵某，女性，23 岁，2002 年壬午立春初诊。颈下生核如红枣大小，推之则移，触之不痛。患者平素喜太息，闷闷不乐，不思饮食，胸胁时有窜痛，彩超提示肿块 3 cm×2 cm，质地较硬，表面光滑，边缘清晰，可随吞咽动作而上下移动，诊为甲状腺腺瘤，舌淡苔薄白，脉弦。《寿世保元·瘿瘤》：瘿瘤者多因气血所伤而作斯疾也。大抵人之气血循环无滞，瘿瘤之患，如调摄失宜，血凝结皮肉之中，忽然肿起，状如梅子，久则滋长。《疡医大全》谓消瘰丸奇效，治愈者不可胜计。又谓四海舒郁丸治肝脾气郁，致患气瘿，结喉之间，气结如胞，随喜怒消长，甚则妨碍饮食。甲状腺瘤-瘿瘤，拟《疡医大全》消瘰丸合四海舒郁丸加减。复诊：服药 2 周后，肿块变软；续服原方 1 月后复查彩超提示肿块缩小，约 1.5 cm×1.5 cm。坚持服药 3 月后肿块基本消失，定期复查彩超未见新发肿物。

夏枯草 9 g	玄参 9 g	牡蛎 9 g	贝母 9 g
海蛤粉 6 g	昆布 9 g	海带 9 g	海藻 9 g
海螵蛸 9 g	陈皮 9 g	青木香 9 g	黄药子 6 g

医案二：严某，男性，78 岁，2015 年乙未年小满患颈部肿块伴淋巴结肿大，外院超声造影提示甲状腺癌伴颈部淋巴结转移，患者平素嗜烟酒，体型肥胖，有高血压、慢阻肺等病史。纳差，舌淡苔白腻，脉弦。《诸病源候论·瘿候》：瘿者由忧恚气结所生，亦曰饮沙水，沙随气人于脉，搏颈下而成之。初作与樱核相似，而当颈下也，皮宽不急，垂捶捶然是也。恚气结成瘿者，但垂核捶捶无脉也。饮沙水成瘿者，有核痛痛无根，浮动在皮中。《证治准绳·疡医·瘿瘤》藻药散治气瘿：海藻一两，黄药子二两；黄药酒治忽生瘿疾及一二年者。甲状腺结节-瘿瘤，《外科正宗》海藻玉壶汤加减。复诊：服药 2 周后，纳差、乏力改善；续服原方 3 月后复查彩超提示肿块未进展。坚持服药 2 年，随访肿块基本稳定，定期复查未见其他处转移，生活质量可。

玄参 9 g	牡蛎 9 g	贝母 9 g	海藻 9 g
昆布 9 g	陈皮 9 g	半夏 9 g	青皮 6 g
当归 9 g	川芎 9 g	连翘 9 g	甘草 6 g

医话一：论瘿瘤。瘿，《说文解字》：颈瘤（瘤）也。《说文解字注》：瘿，颈瘤也。瘤，肿也。此以颈瘤与颈肿别言者，颈瘤则如囊者也，颈肿则谓暂时肿胀之疾，故异其辞。《释名》曰：瘿，婴也，婴在颐缨理之中也。青徐谓之脰。《博物志》曰：山居多瘿，饮水之不流者也。凡楠树树根赘肬甚大，析之，中有山

川花木之文,可为器械,《吴都赋》所谓楠瘤之木。三国张昭作楠瘤枕赋,今人谓之瘿木是也。瘿木俗作影木,楠瘤俗本作楠楣,皆误字耳。《康熙字典》曰:瘿,婴也,在颈婴喉也。《嵇康养生论》云颈处险而瘿。《方书》瘿有五,肉色不变为肉瘿,筋脉现露为筋瘿,筋脉交络为血瘿,忧恼消长为气瘿,坚硬不移为石瘿。《玉篇》:瘿,颈肿也《汉语大字典》:瘿,囊状肿瘤,多生于颈部,包括甲状腺肿大等。瘤,《说文解字》未收录瘤字而有瘤字,曰:瘤,肿也。《正字通》:瘤,俗瘤字。《说文解字注》:瘤,肿也。《释名》曰:瘤,流也,流聚而生肿也。《通俗文》:肉凸曰瘤。《声类》:瘤,息肉也。《三苍》:瘤,小肿也。《诸病源候论》谓留结不散谓之为瘤。瘤者,皮肉中忽肿起,初如梅李大,渐长大,不痛不痒,又不结强。血瘿可破之,肉瘿可割之,气瘿可具针之。

中国医药学称甲状腺肿瘤为瘿瘤。甲状腺肿瘤是头颈部常见肿瘤,女性多见。症状为颈前正中肿块,随吞咽活动,部分患者还有声音嘶哑和吞咽困难、呼吸困难。甲状腺肿瘤有良性和恶性。甲状腺腺瘤是最常见的甲状腺良性肿瘤,病理学分为滤泡型腺瘤和乳头型腺瘤两种。腺瘤周围常有完整包膜。甲状腺腺瘤起病隐匿,以颈部包块为主诉,多无症状,查体发现颈前区结节,多为单发,呈圆形或椭圆形,常局限于一侧腺体,质地中等,表面光滑,无压痛,随吞咽上下移动。如伴有囊性变或出血则结节大多因张力高而质硬,可有压痛。彩色多普勒血流显像显示包块边界清楚,血供不丰富,可有囊性变。甲状腺腺瘤有引起甲亢和恶变可能。结节性甲状腺肿的原因可能是由饮食中缺碘或甲状腺激素合成的酶缺乏所致。大多数呈多结节性,少数为单个结节。大部分结节为胶性,其中有因发生出血、坏死而形成囊肿;久病者部分区域内可有较多纤维化或钙化,甚至骨化。甲状腺出血往往有骤发疼痛史,腺内有囊肿样肿块;有胶性结节者,质地较硬;有钙化或骨化者,质地坚硬。一般可保守治疗,但结节因较大而产生压迫症状。甲状舌管囊肿是与甲状腺发育相关的先天性畸形。表现为在颈前区中线、舌骨下方有直径 1~2 cm 的圆形肿块。境界清除,表面光滑,有囊性感,并能随吞咽或伸、缩舌而上下移动。亚急性甲状腺炎又称巨细胞性甲状腺炎。结节大小视病变范围而定,质地常较硬。常继发于上呼吸道感染,有典型的病史,包括起病较急,有发热、咽痛及显著甲状腺区疼痛和压痛等表现,疼痛常波及患侧耳、颞枕部。常有体温升高、血沉增快。急性期,甲状腺摄碘 131 率降低,多呈冷结节。血清 T3 和 T4 升高,基础代谢率略增高,这种分离现象有助于诊断。轻者用阿司匹林等非甾体抗炎药即可,较重者常用泼尼松及甲状腺干制剂治疗。甲状腺恶性肿瘤最常见的是甲状腺癌,极少数可有恶性淋巴瘤及转移瘤。除髓样癌外,绝大部分甲状腺癌起源于滤泡上皮细胞。甲状腺癌的发病率与地区、种族、性别有一定关系。甲状腺恶性肿瘤的发病机制尚不明确。病理分类:乳头状癌分化好,生长缓慢,恶性程度低。滤泡状癌发展较快,属中度恶性,且有侵犯血管倾向。未分化癌发展迅速,高度恶性,预后差,平均存活 3~6 个月,一年存活率仅 5%~10%。髓样癌发生于滤泡旁细胞,分泌降钙素。细胞排列呈巢状或束状,无乳头或滤泡结构,其间质内有淀粉样沉着,呈未分化状。恶性程度中等,可有颈淋巴结转移和血运转移。乳头状癌和滤泡状癌的初期多无明显症状,前者有时可因颈淋巴结肿大而就医。随着病情进展,肿块逐渐增大,质硬,吞咽时肿块移动度减低。未分化癌上述症状发展迅速,并侵犯周围组织。晚期可产生声音嘶哑、呼吸困难、吞咽困难。颈交感神经节受压,可产生 Horner 综合征。颈丛浅支受侵犯时,患者可有耳、枕、肩等处的疼痛。

《备急千金要方》治疗瘿瘤有 11 方,其中有方剂名称者 3 方。① 五瘿丸:鹿靥以佳酒浸令没,炙干纳酒中,更炙令香,含咽汁,味尽更易,尽十具愈。② 陷肿散治二三十年瘿瘤及骨瘤、石瘤、肉瘤、脂瘤、脓瘤、血瘤或息肉大如杯杆升斗,十年不瘥,致有漏溃,令人骨消肉尽,或坚或软或溃,令人惊悸,寤寐不安,身体蜷缩,愈而复发。海螵蛸、石硫黄、钟乳、紫石英、白石英、丹参、琥珀、附子、胡燕屎、大黄、干姜。③ 治瘿瘤方:昆布、桂心、逆流水柳须、海藻、干姜、羊靥。无方剂名称者 8 方。① 矾石、川芎、当归、大黄、黄连、黄芩、白蔹、芍药、吴茱萸。② 海藻、海蛤、龙胆草、通草、昆布、礜石、松萝、麦曲、半夏。此方《外台秘要》名为《千金》疗石瘿方,《圣济总录》名为海藻散。③ 小麦面、海藻、特生礜石。④ 昆布、松萝、海藻、海蛤、桂心、通草、白蔹,此方《外台秘要》名范汪五瘿方,《圣济总录》名为昆布散。⑤ 海藻、海蛤、昆布、半夏、细辛、土瓜根、松萝、通草、白蔹、龙胆,此方《外台秘要》名《千金翼》五瘿方。⑥ 昆布二两。⑦ 海藻、小麦曲。⑧ 菖蒲、海蛤、白蔹、续断、海藻、松萝、桂心、蜀椒、倒挂草、半夏、神曲。《千金翼方》治瘿瘤有方 9 首。① 治五瘿方,药物组成同《备急千金要方》。② 小麦面、特生礜石、海藻。③ 昆布、海蛤、松萝、海藻、白蔹、通草、桂心。④ 小麦、昆布、海藻。⑤ 昆布、海藻、海蛤、半夏、细辛、土瓜、松萝、通草、白蔹、龙胆草。⑥ 昆布。⑦ 海藻、小麦面。⑧ 陷脉散:药物组成同《备急千金要方》。⑨ 治瘿方:菖蒲、海蛤、白蔹、续断、海藻、松萝、桂心、蜀椒、羊靥、神曲、半夏、倒挂草。《外台秘要》有治疗瘿病方 18 首,气瘿方 11 首,五瘿方 8 首,瘤方 8 首,白瘤及二三十年瘤方 3 首,合计 48 首。其中单味药物有:① 柳根;② 秫米;③ 小麦;④ 鼠粘草根;⑤ 羊靥;⑥ 鹿靥;⑦ 海藻;⑧ 昆布。两味药物配伍的有:① 海藻、清酒;② 昆布配海藻;③ 小麦配苦酒;④ 海藻配小麦面;⑤ 白矾、硫黄。三味药物配伍的有:① 昆布、松萝、海藻;② 槟榔、海藻、昆布;③ 小麦面、特生礜石、海藻。其余 33 首如下。深师疗瘿方:桂心、昆布、海藻、炙甘草、白面、龙胆草、海蛤、土瓜根。上十一味。又方:海藻、龙胆草、昆布、土瓜根、半夏、小麦面。《小品》:瘿病者,始作与瘿核相似,其瘿病喜当颈下,当中央不偏两边也,乃不急然,则是瘿也,中国人息气结瘿者,但垂腮无核也,长安及襄阳蛮人。其饮沙水喜瘿,有核瘰瘰,耳无根,浮动在皮中,其地妇人患之。肾气实,沙石性合于肾,则令肾实,故病瘿也,北方妇人饮沙水者,产乳其于难,非针不出,是以比家有不救者,良由此也。崔氏海藻散:海藻、贝母、土瓜根、小麦曲。疗瘿司农扬丞服效第一方:昆布、海藻、松萝、干姜、桂心、通草。鼠粘草根、《古今录验》疗气瘿方:问荆、羖羊靥、白蔹、椒目、炙甘草、小麦曲末。疗瘿海藻散:海藻、昆布、海蛤、通草、菘萝、干姜、桂心。广济疗气瘿气,胸膈满塞,咽喉项颈渐粗。昆布丸:昆布、通草、羊靥、海蛤、马尾海藻。昆布丸:昆布、干姜、犀角、吴茱萸、人参、马尾海藻、葶苈子、杏仁。疗气妨塞方:昆布、菘萝、通草、柳根须。疗瘿细气方:昆布、马尾海藻、杏仁、通草、麦冬、连翘、干姜、橘皮、茯苓、松萝。深师苏子膏:猪脂、苏子、桂心、大黄、当归、干姜、橘皮、蜀椒。又方:昆布、海藻、龙胆草、马刀、海蛤、大黄、熏黄。《必效》主气瘿方:白头翁、昆布、海藻、通草、玄参、连翘、桂心、白蔹。《古今录验》小麦汤:小麦、昆布、厚朴、橘皮、附子、海藻、生姜、半夏、白前、杏仁。深师五瘿丸:药物组成同《备急千金要方》。范汪疗五瘿方:药物组成同《备急千金要方》。《千金》疗石瘿、劳瘿、泥瘿、忧瘿、气瘿方:药物组成同《备急千金要方》。又方:菖蒲、海蛤、白蔹、续断、海藻、松萝、桂心、蜀椒、半夏、神曲、羊靥、到桂草。《千金翼》五瘿方:药物组成同《备急千金要方》。《深师》疗瘤脂、细瘤方:吴茱萸、矾石、川芎、当归、大黄、黄连、芍药、白蔹、黄芩。生肉膏:当归、附子、甘草、白芷、川芎、薤白、生地黄。《千金翼》疗瘤病方：獐鹿二种肉,割如浓脯,火炙令热,拓掩,可四炙四易,痛脓便愈,不除更炙新肉用之良。千金陷肿散：药物组成同《备急千金要方》。晋唐时期治疗瘿病常用药物有：海藻、昆布、龙胆草、海蛤、土瓜根、半夏、贝母、土瓜根、鼠粘草根、问荆、羯羊靥、白蔹、羊靥。

《太平圣惠方》木通散治颈卒生结囊欲成瘿：木通、海藻、昆布、松萝、桂枝、蛤蚧、白蔹、琥珀;海藻散治咽喉气壅闷渐结成瘿：海藻、贝母、土瓜根、小麦面;昆布丸治瘿气初结：昆布、诃黎勒皮、槟榔、松萝、干姜、桂枝、海藻、木通。又方：昆布、海藻、诃黎勒皮、枳壳。又方：琥珀、大黄、昆布。又方：槟榔、海藻、昆布。又方：小麦、昆布。昆布散(昆布、海藻、松萝、细辛、半夏、海蛤、白蔹、炙甘草、土瓜根、龙胆草、槟榔)治瘿气结肿。治瘿气结硬肿大,诸药无效,服之百日必得痊瘥方(黄牛食系、海藻、昆布、僵蚕)。治瘿肿结渐大方(海藻、海带、海蛤、昆布、木香、金箔、猪靥、羊靥)。治瘿气神验方(琥珀、昆布、海螵蛸、桔梗、赤小豆、小麦)。又方：小麦、海藻、昆布。治瘿气结肿方(昆布、茵芋、马芹子、芜荑仁、蒟酱)。治瘿气结肿(海藻、昆布、木通、连翘、杏仁、麦冬、赤茯苓、人参、陈皮、牛蒡子、羊靥)。治瘿气经久不消神效方(海带、海藻、昆布)。松萝丸(松萝、昆布、木通、柳根须)治瘿气结核肿硬。又方：海藻、小麦面。又方：昆布。治瘿气咽喉噎塞妨闷浸酒方：海藻。治瘿气令内消方：黄牛食系。又方：鹿靥以酒浸良久炙令干。半夏散治瘿气咽喉肿塞(半夏、射干、牛蒡子、杏仁、羚羊角屑、木通、桔梗、昆布、槟榔、枳壳、赤茯苓、炙甘草)。又方：琥珀、皂荚子仁、牛蒡子。治瘿气胸膈壅塞咽喉渐粗方：商陆、昆布、射干、木通、海藻、羚羊角屑、杏仁、牛蒡子。治瘿气咽喉肿塞妨闷方：木通、昆布、干姜、甜葶苈、羚羊角屑、人参、海藻、射干、槟榔。又方：半夏、海藻、龙胆、昆布、土瓜根、射干、小麦。又方：羚羊角屑、昆布、桂枝、大黄、木通。治瘿气胸中满闷咽喉肿塞方：昆布、大黄、木通、海藻、射干、枳壳、杏仁、牛蒡子、海蛤。治瘿气咽喉肿塞方：松萝、昆布、海藻、羚羊角屑、木通、柳树根须、槟榔。《圣济总录》白前汤用白前、昆布、厚朴、陈皮、附子、海藻、半夏、杏仁、炙甘草、小麦治疗气瘿初作。海藻散用海藻、龙胆草、海蛤、木通、昆布、礜石、松萝、小麦面、半夏治疗气瘿初作。昆布散用昆布、海藻、松萝、海蛤、木通、白蔹、桂枝治疗气瘿初结。二靥散用猪靥、羊靥、海藻、海带、丁香、木香、琥珀、麝香、真珠治疗气瘿。羊靥丸用羊靥、人参、昆布、木通、海藻、海蛤、杏仁、恶实治咽喉气闷项颈渐粗。通气丸用木通、海藻、海蛤、昆布、羊靥治疗咽喉噎塞渐成瘿气。昆布丸用昆布、杏仁、犀角、吴茱萸、海藻、人参、干姜、葶苈子治疗咽喉噎闷成瘿。海藻丸用海藻、槟榔、昆布、诃黎勒皮、文蛤、半夏、生姜、小麦、海蛤治疗咽喉气噎塞气瘿。紫苏膏用紫苏子、桂枝、大黄、当归、干姜、陈皮、蜀椒、猪脂治疗咽喉噎塞气瘿。海藻酒用海藻一味治疗瘿气初结渐渐肿大。琥珀丸用琥珀、大黄、昆布三味治疗瘿气咽喉渐粗。羚羊角丸用羚羊角屑、昆布、桂枝、木通、大黄治疗瘿气咽喉渐粗。又方：羊靥、大枣。桂心散用桂心、昆布、海藻、炙甘草、白面、龙胆、海蛤、王瓜根、半夏、吴茱萸、牡蛎治疗瘿气咽喉噎塞。连翘散用连翘、木通、干姜、半夏、羊靥、昆布、杏仁、车前子治疗瘿病咽喉噎塞。诃黎勒丸用诃黎勒、槟榔、海藻、枳壳、茯苓、干姜、熊胆、桂枝、昆布治疗年深瘿气噎塞。蛤蚧丸用蛤蚧、琥珀、真珠末、海藻、肉豆蔻、大黄、昆布治疗瘿气肿塞。麦门冬丸用麦冬、昆布、黄芪、大黄、陈皮、杏仁、炙甘草治疗瘿肿闷。通气丸用木通、射干、杏仁、恶实、昆布、诃黎勒、海藻、黄芪、茯苓治疗瘿气咽喉肿塞。茯苓汤用茯苓、人参、海藻、海蛤、半夏、炙甘草、菴䕡子治疗瘿气咽喉肿塞。海藻散用海藻、龙胆、昆布、王瓜根、半夏、小麦面治疗瘿病咽喉肿塞。槟榔丸用槟榔、海藻、昆布治疗瘿病咽喉肿塞。海藻汤用海藻、小麦面、特生誉石治疗五瘿。海藻散用海藻、海蛤、昆布、半夏、细辛、王瓜根、松萝、木通、白蔹、龙胆草治疗五瘿。昆布散用昆布、木通、白蔹、海蛤、松萝、桂枝、海藻治疗五瘿。海藻丸用海藻、干姜、昆布、桂枝、逆流水柳须、羊恹治疗诸瘿瘤。又方：菖蒲、海蛤、白蔹、续断、海藻、松萝、桂枝、蜀椒、倒挂草、神曲、齐州半夏、羊靥。治气瘿方：羊靥。五瘿丸：鹿靥。治五瘿昆布方：昆布。海藻散用海藻、昆布、海蛤、木通、桂枝、茯苓、羊靥治瘿瘤。海蛤散用海蛤、人参、海藻、茯苓、半夏治瘿瘤。陷脉散用海螵蛸、琥珀、石硫黄、白石脂、紫石英、钟乳、丹参、大黄、干姜、附子治疗积年瘿瘤、骨瘤、石瘤、肉瘤、脓瘤、血瘤。茯苓丸用茯苓、半夏、生姜、昆布、海藻、桂枝、陈皮治疗气结喉中蓄聚不散成瘿。杏仁丸用杏仁、连翘、海藻、昆布、木香、蔓荆实、羊靥、诃黎勒、槟榔、陈皮治气结颈项蓄聚不散成瘿。

海藻、昆布、松萝、海蛤、白蔹、鹿靥、羊靥为治疗瘿瘤达药。《神农本草经》：海藻味苦性寒，主瘿瘤气，颈下核，破散结气，痈肿，癥瘕，坚气，腹中上下鸣，下水十二肿。《名医别录》：疗皮间积聚，暴癀，留气，热结，利小便。《药性论》：治气痰结满，疗疝气下坠，疼痛核肿，去腹中雷鸣，幽幽作声。孟诜：主起男子阴气，常食之，消男子癀疾。《本草蒙筌》：治项间瘰疬，消颈下瘿囊，利水道，通癃闭成淋，泻水气，除胀满作肿。张元素：海藻，治瘿瘤马刀诸疮坚而不溃者。《内经》云，咸能软坚。营气不从，外为浮肿，随各引经之药治之，无肿不消，亦泄水气。《本草纲目》：海藻咸能润下，寒能泄热引水，故能消瘿瘤、结核、阴溃之坚聚而除浮肿、脚气、留饮、痰气之湿热，使邪气自小便出也。东垣李氏治瘰疬马刀散肿溃坚汤，海藻、甘草两用之，盖以坚积之病，非平和之药所能取捷，必令反夺，以成其功也。《本草崇原》：海藻，其味苦咸，其性寒洁，故主治经脉外内之坚结。瘿瘤结气，颈下硬核痛痈肿，乃经脉不和而病结于外也。癥瘕坚气，腹中上下雷鸣，乃经脉不和而病结于内也。《本草新编》：海藻，专能消坚硬之病，盖咸能软坚也，然而单用此一味，正未能取效，随所生之病，加入引经之品，则无坚不散矣。予游燕赵，遇中表之子，谈及伊母生瘿，求于余，余用海藻五钱，茯苓五钱，半夏一钱，白术五钱，甘草一钱，陈皮五分，白芥子二钱，桔梗一钱，水煎服，四剂而瘿减半，再服四剂而瘿尽消，海藻治瘿之验如此，其他攻坚，不因此而可信乎。《本草便读》：海藻，咸寒润下之品，软坚行水，是其本功，故一切瘰疬瘿瘤顽痰胶结之证，皆可用之。然咸走血，多食咸则血脉凝涩，生气日削，致成废疾不起者多矣。张寿颐：海藻，咸苦而寒，故能软坚散结。瘿瘤结核，皆肝胆火炎、灼痰凝络所致，寒能清热，固其专长，而阴寒凝聚之结核，非其治矣。痈肿癥瘕，多由血热淤滞而生；腹鸣水肿，更多湿热停顿之侯，凡此诸症之属于阳实有余者，固可治之，而正气不及，清阳不运诸症，不可概施。《别录》特提结热二字，最当注意，非谓阳虚血瘀之癥瘕痈肿，及寒水泛溢等病，皆可以此统同论治也。十二水肿，盖以十二经而言，诸经积水，固皆有湿热不利之一侯，此类寒滑泄水之药，固可用之。又甄权谓治心下满，疝气下坠疼痛，卵肿；李珣《海药本草》以治奔豚气，脚气，水气浮肿，皆当以热壅有余一面而言，正与肾水泛滥之奔豚，及寒水凌心、寒疝结痛诸症，两得其反，此皆读古人书者，不可不辨之门径，非谓凡此诸病，不问虚实寒热，皆以此物一例通用也。《本草求真》：海藻能治项颈一切瘰疬、癥瘕、疝癀及痰饮香港脚水肿等症。其故奚似？盖缘苦能泄结，寒能除热，咸能软坚。凡其水因热成而致隧道闭塞，小便不通，硬结不解者，用此坚软结泄，邪退热解，使热尽从小便而出，而病自无不愈也。丹溪治瘿气初起用海藻一两，黄连二两为末，时时舐咽，先断一切浓味。至有病非实结最不宜用。非独海藻为然，即凡海中诸药无不如是。海带有似海藻而粗，柔韧而长，主治无异。昆布亦同海藻海带,俱性带滑且雄。凡瘿坚如石者非此不除。《中华本草》认为海藻对甲状腺的作用机制同昆布,与其所含碘或碘化物有关。海藻抗肿瘤作用实验研究提示:18～22 g 小鼠接种 S180 细胞,次日给药组腹腔注射 200 mg/kg 褐藻酸钠,对照组用等量生理盐水,连续给药 9 天处死动物。结果表明:对照组平均瘤重 1.807±0.117 g,给药组为 1.151±0.140 g,抑制率为 36.30％,$P<0.001$。海藻中多糖 B 和多糖 C 抗肿瘤试验结果亦表明:SFPPR 对小鼠 S180 和 EAC 的抑瘤率分别为 48.8％和 38.5％;SFPPRR 抑瘤率分别为 28.8％和 12％。《外科正宗》海藻玉壶汤治瘿瘤初起,或肿或硬,或赤或不赤,但未破者:海藻、昆布、海带、连翘、贝母、陈皮、青皮、川芎、当归、半夏、甘草节、独活。《证治准绳·疡医》海藻连翘汤主治诸般结核,瘰疬、马刀、瘿瘤、痰核:海藻、连翘、昆布、夏枯草、三棱、莪术、天南星、半夏、黄芩、黄连、牛蒡子、柴胡、僵蚕、羌活、防风、桔梗、川芎、升麻、茯苓、陈皮。《医学入门》海藻散坚丸主治瘿气、瘰疬、马刀坚硬:海藻、昆布、龙胆草、蛤粉、通草、贝母、枯矾、松萝、麦曲、半夏。

昆布味咸性寒,《本草经集注》主治十二种水肿,瘿瘤聚结气,瘘疮。绳把索之如卷麻,作黄黑色,柔韧可食。今青苔、紫菜皆似纶,此昆布亦似组,恐即是也。凡海中菜皆治瘿瘤结气,青苔、紫菜辈亦然。《本草图经》昆布功用乃与海藻相近也。凡海中菜,皆疗瘿瘤结气,青苔紫菜辈亦然。《本草易读》昆布治水肿瘿瘤,阴癀膈噎,功同海藻。《药笼小品》昆布用同海藻而性雄,除顽痰积聚,治瘿瘤阴癀。《医学入门》昆布咸酸性冷寒,能消水肿利漩难,瘿瘤结硬真良剂,阴癀煮汁咽之安。主十二水肿,利水道,散瘿瘤聚结气,疮瘘坚硬者最妙,咸能软坚故也。项下结囊,和海藻等分蜜丸含咽。卵肿者,单煮汁渭之。《小儿卫生总微》昆布丸治小儿项瘿:昆布、海藻、龙胆草、槟榔、甜葶苈、牵牛子。《幼幼新书》昆布散主治童男童女风土瘿气及因气结所成者:昆布、莪术、川芎、槟榔、茴香、海藻、三棱、炙甘草、木香、丁香、青橘皮。《济生方》昆布丸主治一切瘿瘤,不问久新:昆布、海藻、小麦。《证治准绳·疡医》昆布散主治瘿瘤:昆布、海藻、海粉、防风、荆芥、黄连、羌活、升麻、连翘、青皮、胆南星、贝母、牛蒡子、夏枯草、沉香、香附子、抚芎、黄芩。《医心方》主治瘿瘤诸瘘。昆布丸:昆布、海藻、小麦、海蛤、松萝、连翘、白头翁。《洞天奥旨》昆花汤主治项下肿核又名疬串:昆布、海藻、夏枯草、山慈菇、金银花、连翘、浙贝母、玄参、牛蒡子、橘红、川芎、当归、香附、白芷、甘草。《顾氏医经读本》昆布散主治马刀,项侧胀硬,形如长蛤,其核坚硬者:昆布、香附、夏枯草、川贝母、玄参、牡蛎、半夏、白芥子、忍冬藤、甘草。《古今医统》昆布散主治瘿气,胸膈壅塞,颈项渐粗:商陆、昆布、射干、羚羊角、木通、海藻、杏仁、牛蒡子。《中药大辞典》认为昆布所含的碘或碘化物对甲状腺产生作用。昆布可用来纠正由缺碘而引起的甲状腺功能不足,同时也可以暂时抑制甲状腺功能亢进的新陈代谢率而减轻症状。碘化物进入组织及血液后,尚能促进病理产物如炎症渗出物的吸收。并能使病态的组织崩溃和溶解,故对活动性肺结核一般不用。昆布中所含之碘,较单纯的碘、碘化钾吸收慢,体内保留时间长,排出也慢。

靥,姿也,酒窝。《广韵》:面上靥子,《集韵》:颊辅也。《玉篇》:靥辅在颊前则好。靥作为中药,则是指动物的甲状腺。羊靥味甘淡性温无毒,《本草纲目》主治气瘿。时珍曰:古方治瘿多用猪、羊靥,亦述类之义,故王荆公《瘿诗》有内疗烦羊靥之句。刘纯《杂病治例》用羊靥、猪靥各二枚,昆布钱,牛蒡子四钱,为末捣二靥和丸弹子大,每服一丸,含化咽汁,治项下气瘿。《中华本草》药理作用羊甲状腺可用于制取甲状腺激素和降钙素,其药理作用参见猪靥条。猪靥功效同羊靥,《圣济总录》猪靥散治气瘤瘿:獖猪靥二七枚炙,半夏二十二枚,人参一两,上三味,捣罗为散,每服温酒调一钱匕。《医林集要》开结散治瘿气:猪靥四十九枚,沉香二钱,真朱砂四十九粒,橘红四钱,共为末,临卧冷酒徐徐服二钱。《中华本草》载猪靥用于制取甲状腺粉,其中主要有效成分为甲状腺素和三碘甲状腺原氨酸。1 g甲状腺粉相当1 mg甲状腺素,可使基础代谢率提高2.8%,给大鼠或家兔大量甲状腺素,可使胰腺蛋白质释放和胰液分泌增加,进食量、饮水量和粪便量均明显多于对照组。从猪甲状腺中尚可制取降钙素,有降低血中钙和磷的作用。降钙素抑制破骨细胞使骨骼中释放的钙减少。甲状腺激素加强降钙素的降血钙作用。甲状腺激素增强大鼠网状内皮细胞吞噬功能,增强小鼠抗体生成能力、淋巴细胞转化能力、迟发性超敏反应和巨噬细胞吞噬功能。每日每千克体重1.2 mg甲状腺素片治疗S180小鼠肉瘤瘤株腹水型肝癌,增强荷瘤小鼠免疫功能。鹿靥、牛靥功效同羊靥、猪靥。

宋代陈自明《外科精要》及李迅《集验背疽方》无瘿瘤论述,明代陈实功《外科正宗》有瘿瘤论:夫人生瘿瘤之症,非阴阳正气结肿,乃五脏瘀血、浊气、痰滞而成。瘿者阳也,色红而高突,或蒂小而下垂;瘤者阴也,色白而漫肿,亦无痒痛,人所不觉,薛立斋分别甚详。肝统筋,怒动肝火,血燥筋挛曰筋瘤。心主血,暴急太甚,火旺逼血沸腾,复被外邪所搏而肿曰血瘤。脾主肌肉,郁结伤脾,肌肉消薄,土气不行,逆于肉里而为肿曰肉瘤。肺主气,劳伤元气,腠理不密,外寒搏而为肿曰气瘤。肾主骨,恣欲伤肾,肾火郁遏,骨无荣养而为肿曰骨瘤。予曰:筋瘤者,坚而色紫,垒垒青筋,盘曲甚者,结若蚯蚓;治当清肝解郁,养血舒筋,清肝芦荟丸是也。血瘤者,微紫微红,软硬间杂,皮肤隐隐,缠若红丝,擦破血流,禁之不住;治当养血凉血,抑火滋阴,安敛心神,调和血脉,芩连二母丸是也。肉瘤者,软若绵,硬似馒,皮色不变,不紧不宽,终年只似复肝然;治当理脾宽中,疏通戊土,开郁行痰,调理饮食,加味归脾丸是也。气瘤者,软而不坚,皮色如故,或消或长,无热无寒;治当清肺气,调经脉,理劳伤,和荣卫,通气散坚丸是也。骨瘤者,形色紫黑,坚硬如石,疙瘩高起,推之不移,昂昂坚贴于骨;治当补肾气,养血行瘀,散肿破坚,利窍调元,肾气丸是也。此瘤之五名,治瘤之五法,惟在此也。又观立斋云:筋骨呈露曰筋瘿,赤脉交结曰血瘿,皮色不变曰肉瘿,随忧喜消长曰气瘿,坚硬不可移曰石瘿,此瘿之五名也。通治瘿瘤初起,元气实者,海藻玉壶汤、六军丸;久而元气虚者,琥珀黑龙丹、十全流气饮,选服此药,自然缩小消磨;切不可轻用针刀,掘破出血不止,多致立危;久则脓血崩溃,渗漏不已,终致伤人。清肝芦荟丸治恼怒伤肝,致肝气郁结为瘤,其坚硬色紫,垒垒青筋,结若蚯蚓,遇喜则安,遇怒则痛:川芎、当归、白芍、生地、青皮、芦荟、昆布、海粉、甘草节、牙皂、黄连。芩连二母丸治心火妄动,逼血沸腾,外受寒凉,结为血瘤;其患微紫微红,软硬间杂,皮肤隐隐,缠如红丝,皮破血流,禁之不住:黄连、黄芩、知母、贝母、川芎、当归、白芍、生地、熟地、蒲黄、羚羊角、甘草、地骨皮。顺气归脾丸治思虑伤脾,致脾气郁结乃生肉瘤,软如绵,肿似馒,脾气虚弱,日久渐大,或微疼或不疼:陈皮、贝母、香附、乌药、当归、白术、茯神、黄芪、酸枣仁、远志、人参、木香、炙甘草。通气散坚丸治忧郁伤肺,致气浊而不清,聚结为瘤,色白不赤,软而不坚,由阴阳失度,随喜怒消长:陈皮、半夏、茯苓、甘草、石菖蒲、枳实、人参、胆南星、天花粉、桔梗、川芎、当归、贝母、香附、海藻、黄芩。调元肾气丸治房欲劳伤,忧恐损肾,致肾气弱而骨无荣养,遂生骨瘤。其患坚硬如石,形色或紫或不紫,推之不移,坚贴于骨,形体日渐衰瘦,气血不荣,皮肤枯槁;甚者寒热交作,饮食无味,举动艰辛,脚膝无力:生地、山茱萸、山药、牡丹皮、茯苓、人参、当归、泽泻、麦冬、龙骨、地骨皮、木香、砂仁、黄柏、知母。海藻玉壶汤治瘿瘤初起,或肿或硬,或赤不赤,但未破者:海藻、贝母、陈皮、昆布、青皮、川芎、当归、半夏、连翘、甘草节、独活、海带。活血散瘿汤治瘿瘤已成,日久渐大,无痛无痒,气血虚弱:白芍、当归、陈皮、川芎、半夏、熟地、人参、茯苓、牡丹皮、红花、昆布、木香、甘草节、青皮、肉桂。六军丸治瘿瘤已成未溃不论年月新久:蜈蚣、蝉蜕、全蝎、姜蚕、夜明砂、穿山甲。枯瘤方治瘤初起成形未破者及根蒂小而不散:白砒、硇砂、黄丹、轻粉、雄黄、乳香、没药、硼砂、斑蝥、田螺。秘传敛瘤膏治瘿瘤枯药落后,用此搽贴,自然生肌完口:血竭、轻粉、龙骨、海螵蛸、象皮、乳香、鸡蛋。琥珀黑龙丹治五瘿六瘤,不论新久,但未穿破者:琥珀、血竭、京墨、五灵脂、海带、海藻、南星、木香、麝香。十全流气饮治忧郁伤肝,思虑伤脾,致脾气不行,逆于肉里,乃生气瘿、肉瘤,皮色不变,日久渐大:陈皮、赤茯苓、乌药、川芎、当归、白芍、香附、青皮、甘草、木香。

明代赵宜真《外科集验方》有瘿瘤论:夫瘿瘤者,皆因气血凝滞,结而成之。瘿则忧恚所生,多着于肩项,皮宽不急,捶捶而垂是也。瘤则随气留住,初作梅李之状,皮嫩而光,渐如杯卵是也。瘿有五种,其肉色不变者,谓之肉瘿;其筋脉现露者,谓之筋瘿;赤脉交络者,名血瘿;若随忧恼而消长者,名气瘿;若坚硬而不可移者,名石瘿。瘤亦有六种,一曰骨瘤,二曰脂瘤,三曰肉瘤,四曰脓瘤,五曰血瘤,六曰石瘤。瘿瘤二者虽无痛痒,最不可决破,恐脓血崩溃,渗漏无已,必致杀。其间肉瘤不可攻疗。若夫脂瘤气瘿之类,则当用海藻、昆布软坚之药治之,如东垣散肿溃坚汤,亦可多服,庶得消散矣。海藻丸治瘿瘤通用:海藻、川芎、当归、肉桂、白芷、细辛、藿香、白蔹、昆布、明矾、松萝、海蛤。守瘿丸治瘿瘤结硬:通草、杏仁、牛蒡子、昆布、射干、诃黎勒、海藻。木通散治项下卒生结囊欲成瘿:木通、松萝、桂心、蛤蚧、白蔹、琥珀、海藻、昆布。五瘿丸:菖蒲、海蛤、白蔹、续断、海藻、松萝、桂心、倒挂草、蜀椒、半夏、神曲、羊靥。白头翁丸治气瘿气瘤:白头翁、昆布、通草、海藻、连翘、玄参、桂心、白蔹。南星膏治皮肤头面上疣瘤,大者如拳,小者如栗,或软或硬,不痒不痛:生大南星一枚膏。系瘤法兼去鼠奶痔,真奇药也:芫花根净洗带湿捣取汁。用线一条浸半日或一宿,以线系瘤,经宿即落。如未落,再换线,不过两次自落。后以龙骨诃子末敷,疮口即合。系鼠奶痔根据上法,屡用之效。如无根,只用花泡浓水浸线。昆布散治瘿气结肿,胸膈不利宜服:昆布、海藻、松萝、半夏、细辛、海蛤、白蔹、炙甘草、龙胆草、土瓜根、槟榔。治小瘤方:先用甘草煎膏,笔蘸妆瘤傍四围,干而复妆,凡三次,后以大戟、芫花、甘遂等分为细末,米醋调,别笔妆敷其中,不得近着甘草处。次日缩小,又以甘草膏妆小晕三次,中间仍用大戟芫花甘遂如前,自然焦缩。散肿溃坚汤治瘿瘤结核通用:柴胡、升麻、龙胆草、黄芩、甘草、桔梗、昆布、当归尾、白芍、黄柏、葛根、黄连、三棱、木香、瓜蒌根。

痹 病

医案一：颜某，女性，55 岁，体弱瘦小，气血不充，2001 年辛巳霜降患寒痹，风湿乘虚袭入经隧，关节强直麻痹。皮肉消脱，肌肤少泽，肘腕胫膝手足关节硬肿突起。遇冷痛甚，得热则减，痛处多固定，类风湿因子阳性。苔薄白，脉弦紧。《灵枢·贼风》：此皆尝有所伤于湿气，藏于血脉之中，分肉之间，久留而不去。若有所堕坠，恶血在内而不去，卒然喜怒不节，饮食不适，寒温不时，腠理闭而不通。其开而遇风寒，则血气凝结，与故邪相袭，则为寒痹。类风湿关节炎，拟《金匮要略》乌头汤合桂枝芍药知母汤加减通阳行痹，祛风逐湿。复诊：一周小效，效不更方，二周后痹痛显著缓解，四周已愈其半，两月痊愈。

麻黄 9 g	芍药 9 g	黄芪 15 g	川乌 9 g
炙甘草 9 g	桂枝 9 g	白术 15 g	芍药 9 g
附子 9 g	生姜 6 g	知母 12 g	防风 9 g

医话一：论桂枝芍药知母汤。《金匮要略·中风历节病脉证并治》云：味酸则伤筋，筋伤则缓，名曰泄；咸则伤骨，骨伤则痿，名曰枯。枯泄相搏，名曰断泄。荣气不通，卫不独行，荣卫俱微，三焦无所御，四属断绝，身体羸瘦，独足肿大，黄汗出，胫冷。假令发热，便为历节也。诸肢节疼痛，身体魁羸，脚肿如脱，头眩短气，温温欲吐，桂枝芍药知母汤主之。桂枝四两，芍药三两，甘草二两，麻黄二两，生姜五两，白术五两，知母四两，防风四两，附子二枚，以水七升，煮取二升，温服七合，日三服。病历节不可屈伸，疼痛，乌头汤主之。乌头汤方治脚气疼痛，不可屈伸。麻黄、芍药、黄芪、炙甘草各三两，川乌五枚，咬咀四味，以水三升，煮取一升，去滓，内蜜煎中，更煎之，服七合。不知，尽服之。《退思集类方歌注》：此桂枝汤合术附汤，去大枣，加麻黄、防风、知母。湿热外伤肢节痛，上冲心胃呕眩攘。香港脚冲心为恶候，汉时已有此方详。旭高按：此与香港脚冲心之候颇同。诸家谓唐以前无香港脚，勿致思尔。《金匮要略·中风历节病脉证并治》云：诸肢节疼痛，身体魁羸，脚肿如脱。后人不知"脱"字之音义，遂置此条于不论，故此方从未有诠释之者。抑知"脱"字北音读作"腿"字，试一提出，则形瘦、头眩、短气，岂非多因脚肿之所致耶？脚肿至如腿，则病非一日矣。揆其致病之由，《金匮》于此方左右，论列数条：一则由汗出入水，热为寒郁；一则由风血相搏，血为风动；一则由饮酒汗出当风，风湿相合；更推及筋骨并伤，营卫俱微，身体羸瘦，独足肿大一条；而殿之曰："假令发热，便为历节。"则知风、寒、湿三气，无不因虚阻袭筋骨，而历节、香港脚，总由风、寒、湿三气而成，为同源异流之证，但以独足肿为香港脚，诸节痛为历节焉耳。是方用麻、防、姜、桂，宣发卫阳，通经络以驱外入之风寒；附子、白术，暖补下焦，壮筋骨而祛在里之寒湿。然三气杂合于筋骨血脉之中，久必郁蒸而化热，而欲束筋利骨者，必须滋养阳明，故又用芍、甘、知母，和阳明之血，

以致太阴之液,斯宗筋润、机关利,而香港脚历节可平,平则眩呕悉已矣此为湿热外伤肢节,而复上冲心胃之治法也。《金匮玉函经二注》:桂枝治风,麻黄治寒,白术治湿,防风佐桂,附子佐麻黄、白术。其芍药、生姜、甘草亦和发其营卫,如桂枝汤例也。知母治脚肿,引诸药祛邪益气力;附子行药势,为开痹大剂。然分两多而水少,恐分其服而非一剂也。

医案二:童某,女性,45岁,2000庚辰年小满淋雨后身觉不适,一周后全身关节游走性疼痛,恶风寒,得温则舒,行动欠利,腰膝酸软,乏力倦怠。血清抗链球菌溶血素O达500 IU/mL,舌淡苔薄白,脉弦紧。《素问·痹论》:风寒湿三气杂至合而为痹。《中藏经·论痹》:痹者闭也,五脏六腑感于邪气,乱于真气,闭而不仁,故曰痹也。《三因极一病证方论·痹叙论》:风胜为行痹,寒胜为痛痹,湿胜为着痹。三气袭人经络,人于经脉、皮肉、肌肤,不已则人五脏。大抵痹之为病,寒多则痛,风多则行,湿多则着。在骨则重而不举,在脉则血凝不流,在筋则屈而不伸,在肉则不仁,在皮则寒,逢寒则急,逢热则纵。行痹症状:肢体关节、肌肉酸痛,上下左右关节游走不定,但以上肢为多见,以寒痛为多,亦可轻微热痛,或见恶风寒,舌苔薄白或薄腻,脉多浮或浮紧。治法:祛风通络,散寒除湿。《备急千金要方》独活寄生汤加减。复诊:服药2周,关节游走性疼痛明显好转;再服一月,诸症皆平,患者恢复日常工作。

独活9g	桑寄生9g	杜仲9g	乌梢蛇6g
细辛3g	秦艽9g	茯苓9g	青风藤9g
桂枝9g	乌头6g	防风9g	牛膝9g
川芎9g	党参9g	当归9g	芍药9g
地黄9g	炙甘草6g		

医话一:论独活寄生汤。《备急千金要方》卷8:治腰背痛,独活寄生汤。夫腰背痛者,皆犹肾气虚弱,卧冷湿地当风所得也,不时速治,喜流入脚膝,为偏枯冷痹缓弱疼重,或腰痛挛脚重痹,宜急服此方。吴崑《医方考》卷5:肾气虚弱,肝脾之气袭之,令人腰膝作痛,屈伸不便,冷痹无力者,此方主之。肾,水脏也,虚则肝脾之气凑之,故令腰膝实而作痛。屈伸不便者,筋骨俱病也。《灵枢经》曰能屈而不能伸者,病在筋;能伸而不能屈者,病在骨。故知屈伸不便,为筋骨俱病也。冷痹者,阴邪实也;无力者,气血虚也。是方也,独活、寄生、细辛、秦艽、防风、桂心,辛温之品也,可以升举肝脾之气,肝脾之气升,则腰膝弗痛矣;当归、熟地、白芍、川芎、杜仲、牛膝者,养阴之品也,可以滋补肝肾之阴,肝肾之阴补,则足得血而能步矣;人参、茯苓、炙甘草,益气之品也,可以长养诸脏之阳,诸脏之阳生,则冷痹去而有力矣。《太平惠民和剂局方》独活寄生汤最能除风消血。《肘后方》有附子一枚,无寄生、人参、甘草、当归。近人将治历节风并香港脚流注,甚有效。《医方论》独活寄生汤:独活,取其独立不摇,不须根据傍;寄生取其附木而生,大得根据傍。二者相济,又能利筋节而祛风。再兼平补营卫,疏通寒湿,用意颇为周到。《目经大成》独活寄生汤:独活、桑寄生、当归、地黄、杜仲、续断、牛膝、黄芪、人参、白术、鹿茸、虎骨、羊膏、秦艽、防风、细辛、川芎、茯苓、甘草、肉桂。肝肾虚极,风寒湿三气内攻,腰膝痛楚,手足冷痹,此方主之。肝筋肾骨,屈伸之专任也。今而虚极,故三气凑之,腰膝手足,痛痹不便。上方独活、细辛、秦艽、防风,疏风药也,偕寄生、续断兼养气而能祛湿。杜仲、牛膝、虎骨、鹿茸,强健药也,入十全大补兼益精而能御寒。凡

气凝滞,肢体不仁及口眼相邀,并宜准此。诗曰:秦仲独活桑寄生,细餐桂术草芎苓,无防虎鹿人牛扰,当续仙缩地能。《冯氏锦囊秘录》独活寄生汤:此足少阴厥阴药也。独活、细辛入少阴,通血脉,偕秦艽、防风,疏经升阳,以祛风;桑寄生益气血,祛风湿,偕杜仲、牛膝,健骨强筋而固下;芎归芍地,所以活血而补阴;参桂苓草,所以益气而补阳。辛温以散之,甘温以补之,使血气足而风湿除,则肝肾强而痹痛愈矣。丹溪曰:久腰痛必用官桂以开之,腹胁痛亦然。《医方集解》:此足少阳、厥阴药也。独活、细辛入少阴,通血脉,偕秦艽、防风疏经升阳以祛风;桑寄生益气血,祛风湿,偕杜仲、牛膝健骨强筋而固下;芎、归、芍、地所以活血而补阴;参、桂、苓、草所以益气而补阳。辛温以散之,甘温以补之,使血气足而风湿除,则肝肾强而痹痛愈矣。《千金方衍义》:风性上行,得湿沾滞,则留着于下,而为腰脚痹重,非独活、寄生无以疗之。辛、防、秦艽,独活之助,牛膝、杜仲,寄生之佐,桂、苓、参、甘以补其气,芎、归、芍、地以滋其血,血气旺而痹着开矣。《成方便读》:熟地、牛膝、杜仲、寄生补肝益肾,壮骨强筋;归、芍、川芎和营养血,所谓治风先治血,血行风自灭也;参、苓、甘草益气扶脾,又所谓祛邪先补正,正旺则邪自除也;然病因肝肾先虚,其邪必乘虚深入,故以独活、细辛之入肾经,能搜伏风,使之外出;桂心能入肝肾血分而祛寒;秦艽、防风为风药卒徒,周行肌表,且又风能胜湿。《金匮要略心典》:此治寒湿历节之正法也。寒湿之邪非麻黄、乌头不能去;而病在筋节又非如皮毛之邪,可一汗而散者。故以黄芪之补、白芍之收、甘草之缓牵制二物,俾得深入而去留邪。如卫瓘监钟、邓入蜀,使其成功而不及于乱,乃制方之要妙也。《成方切用》:历节病即行痹之属也。乃湿从下受,挟风流注,故或足肿而必发热,且更不可屈伸而疼痛,故以甘、芍和阴、麻黄、黄芪通肌肉之阳气,而借川乌之迅发,以行其痹着。《退思集类方歌注》:方中余四味用水煮,乌头用蜜煎,蜜煎则乌头之性出,而乌头之气不散,正取其气味俱全,而雄入之势更壮,非徒以蜜能解乌头之毒之谓也,故以乌头名方。细剖其义,芪、芍、甘草牵制麻黄之表散,白蜜牵制乌头以温经,无非欲使寒湿之邪,从关节徐徐而解耳。《退思集类方歌注·桂枝芍药知母汤》治诸节疼痛,身体魁羸,脚肿如脱,头眩短气,温温欲吐。此桂枝汤合术附汤,去大枣,加麻黄、防风、知母。湿热外伤肢节痛,上冲心胃呕眩攘。脚气冲心为恶候,汉时已有此方详。旭高按:此与脚气冲心之候颇同。诸家谓唐以前无香港脚,勿致思尔。

医话二:论风寒湿与痹证。风湿病是一组侵犯关节、骨骼、肌肉、血管及有关软组织或结缔组织为主的疾病,其中多数为自身免疫性疾病。发病多较隐蔽而缓慢,病程较长,且大多具有遗传倾向。血液中多可检查出不同的自身抗体,可能与不同 HLA 亚型有关;对非甾类抗炎药物,糖皮质激素和免疫抑制剂有较好的短期或长期的缓解性反应。以关节炎为主的风湿病有如类风湿关节炎,斯惕尔病又分为幼年型和成人型,强直性脊柱炎,银屑病关节炎。与感染相关的风湿病如风湿热,莱姆病,赖特综合征,反应性关节炎。弥漫性结缔组织病如系统性红斑狼疮,原发性干燥综合征,系统性硬化症,多发性肌炎,皮肌炎,混合性结缔组织病,血管炎。风湿病是一大类以关节、骨、肌肉为主要症状,可累及内脏器官的异质性疾病。风湿一词源于公元前 4 世纪,中医学则早在公元前 5 世纪《黄帝内经》中即有"风寒湿三气杂合而为痹"的论述。因该类疾病属于多系统累及的系统性疾病,发病机制各不相同,因此在临床诊治中,常涉及骨科、神经、皮肤、肾脏、内分泌等多个学科。1983 年美国风湿病协会分为十大类,包括100 多个病种,其常见的疾病如① 弥漫性结缔组织病:包括系统性红斑狼疮、类风湿关节炎、多发性肌炎/皮肌炎、系统性硬化、坏死性血管炎及其他血管炎、风湿热、干燥综合征、重叠综合征、混合性结缔组织病、风湿性多肌痛、脂膜炎、多软骨炎等。② 与脊柱炎相关的关节炎：如强直性脊柱炎、Reiter 综合征、银屑病关节炎、炎性肠病关节炎等。③ 退行性关节炎：包括原发性和继发性骨关节炎。④ 与感染因素相关的关节炎：包括直接因病原体感染及反应性关节炎。⑤ 伴风湿病表现的代谢和内分泌疾病：如痛风、淀粉样变性、软骨钙化症、甲状旁腺功能亢进、进行性骨化性肌炎等。⑥ 肿瘤：包括原发或继发性肿瘤，如滑膜瘤、软骨瘤、转移性肿瘤等。⑦ 神经性病变：如神经源性关节病、腕管综合征等。⑧ 伴有关节表现的骨、骨膜及软骨疾病：如骨质疏松症、骨软化、骨坏死等。⑨ 非关节性风湿病：如肌筋膜疼痛综合征、腱鞘炎、滑囊炎等。⑩ 其他常伴关节炎的疾病：如结节病、结节红斑等。

弥漫性结缔组织病临床表现常有某些共同特征，如发热、关节痛、肌痛，免疫学检查可见免疫球蛋白增高、抗核抗体阳性及多种自身抗体,病理上结缔组织多具有黏液样水肿、纤维蛋白样变性,血管炎及淋巴细胞或浆细胞浸润,应用糖皮质激素和免疫调节剂有效,病程迁延,缓解和发作交替。但各种疾病亦有其特异之处,如：系统性红斑狼疮患者面部蝶形红斑、疣状心内膜炎、肾铁丝圈样损害、脾小动脉周围同心性纤维化；皮肌炎中横纹肌的非化脓性炎症和变性；系统性硬化中以皮肤及其小血管结缔组织硬化为主,以后食管、肠壁、心肺等出现纤维硬化,病程后期常发生肾血管性硬化；结节性多动脉炎的特点为中小型肌型动脉全层纤维素样坏死,在皮肤上表现为沿血管排列的皮下结节和网状青斑,肾、肠道和皮肤经常受累；类风湿关节炎典型的关节滑膜炎症,血管翳形成和侵蚀,最终致关节强硬和畸形；风湿热主要侵犯心脏和关节,多次复发者遗留永久性心瓣膜损害为特点。各种原因所致的关节病是风湿性疾病的重要特征,自发现人类白细胞抗原(HLA)系统后,将血清类风湿因子阴性而与 HLA - B27,基因型相关联的关节炎性病变称为血清阴性脊柱关节病。这类疾病的共同特征有：伴低骶关节炎的影像改变,且有脊柱炎、附着端炎,随后发展为脊柱强直,常有眼、口腔、肠道、尿道、生殖器损害的重叠表现,常有家族史及 HLA - B27 阳性。关节软骨退化多发生于老年人称原发性骨关节炎。因某些因素如：创伤、痛风、糖尿病等引起的关节软骨退化称继发性骨关节病。细菌、病毒、支原体等病原体不仅可直接损害关节引起感染性关节炎,尚可因感染病原体后引起免疫反应导致关节损伤,称反应性关节炎。如：风湿热虽病因与溶血性链球菌相关,但发病并非在链球菌感染的当时,常在感染后2~3周才起病,关节或心脏组织中未能找到链球菌,证明是感染后的免疫病理过程。某些代谢异常和内分泌疾病常伴有风湿病表现,如尿酸盐、焦磷酸盐等结晶沉积在关节腔引起的关节炎。钙、磷、维生素 D 代谢和甲状旁腺功能异常引起广泛的骨病,早期可无症状,出现骨痛症状时常有明显的脱钙,故早期检测相关的内分泌腺功能对骨病的诊断非常必要。继发于神经病变和营养障碍引起的关节破坏称 Charcot 关节病,临床并非少见,如脊髓空洞症、糖尿病性神经病等,应注意其临床特点,X 线改变,及早发现原发神经系统疾病。以疼痛为主要表现的腔鞘炎、筋膜炎、肩痛,腰腿痛临床更为常见,是风湿病诊疗中的常见病。

自身免疫病是指以自身免疫应答反应导致组织器官损伤和相应功能障碍为主要发病机制的一类疾病,它的确切病因目前还不十分清楚。机体免疫系统具有识别"自己"与"非己"抗原物质的能力,在正常情况下,免疫系统对自身组织抗原不产生或只产生极微弱的免疫应答反应,这种现象称为自身耐受。自身耐受是由免疫系统通过多种机制主动调节来维持的,借以保证自身组织细胞成分不致遭受免疫反应的攻击而造成损伤。在某些情况下，自身耐受性遭受破坏，免疫系统对自身组织成分产生了明显的免疫应答反应，即在体内产生了针对自身组织成分的抗体或致敏淋巴细胞，称为自身免疫。自身免疫在许多情况下是属于生理性的，因为在一定限度内的自身免疫应答反应有助于清除体内衰老退变或畸变的自身细胞成分，并且对免疫应答反应起着调节作用。只是在自身免疫应答反应超越了生理的限度或持续时间过久，才会造成自身组织损伤和相应的功能障碍，导致疾病的发生。目前公认的自身免疫病至少有30多种，涉及各个不同系统或组织的疾病。自身免疫病患者可同时伴发一种以上的自身免疫病。这种交叉重叠现象目前尚无满意的解释，有可能是某些不同组织中存在交叉反应的抗原决定簇，也可能是免疫系统功能紊乱所致。此外，根据引起自身免疫反应的免疫成分，自身免疫病也可分为自身抗体和自身反应性 T 细胞致病两类，如重症肌无力患者体内的抗乙酰胆碱受体抗体是该病发病的主要原因。毒性甲状腺肿是由于自身抗体与甲状腺细胞刺激激素受体结合引起甲状腺功能亢进。而多发性硬化的神经损害，1 型糖尿病的胰岛细胞损害则是由自身反应 T 细胞介导。此外，一些自身免疫病可以同时存在自身抗体和自身反应性 T 细胞，它们可以共同引起组织/器官损害或以其中一种为主。结缔组织疾病自身免疫病如类风湿关节炎、系统性红斑狼疮、皮肌炎、硬皮病等；神经肌肉自身免疫病如多发性硬化症、重症肌无力、脱髓鞘疾病等；内分泌性自身免疫病如原发性肾上腺皮质萎缩、慢性甲状腺炎、青少年型糖尿病等；消化系统自身免疫病如慢性非特异性溃疡性结肠炎、慢性活动性肝炎、恶性贫血与萎缩性胃炎等；泌尿系统疾病自身免疫病如自身免疫性肾小球肾炎、肺肾出血性综合征等；血液系统自身免疫病如自身免疫性溶血性贫血、特发性血小板减少性紫癜，特发性白细胞减少症等。

《素问·痹论》：风寒湿三气杂至合而为痹。其风气胜者为行痹，寒气胜者为痛痹，湿气胜者为着痹也。所谓痹者，各以其时重感于风寒湿之气也。窃以为风寒湿三气合一为独立病因，痹证由风寒湿病因所致。风言病变多样性多变性，所谓风行善行而数变；湿言病变持久性隐蔽性，所谓湿性重着而缠绵；寒言病变疼痛性闭阻性，所谓寒性收引而不通。《素问·痹论》认为筋痹、脉痹、肌痹、皮痹、骨痹等五体痹会发展为肝痹、心痹、脾痹、肺痹、肾痹等五脏痹。痹在筋则屈不伸，筋痹不已复感于邪，内会于肝，淫气乏竭痹聚在肝，肝痹者夜卧则惊，多饮，数小便，上为引如怀；痹在脉则血凝而不流，脉痹不已复感于邪，内会于心，淫气忧思痹聚在心，心痹者脉不通，烦则心下鼓，暴上气而喘，嗌干善噫，厥气上则恐；痹在肉则不仁，肌痹不已复感于邪，内舍于脾，淫气肌绝痹聚在脾，脾痹者四支解堕，发咳呕汁，上为大塞；痹在皮则寒，皮痹不已复感于邪，内舍于肺，淫气喘息痹聚在肺，肺痹者烦满喘而呕；痹在骨则重，骨痹不已复感于邪，内会于肾，淫气遗溺痹聚在肾，肾痹者善胀，尻以代踵，脊以代头。《神农本草经》治疗风寒湿痹的药物有乌头、天雄、石斛、秦艽、石龙芮、萆薢、防风、蛇床子、漏芦、枲耳实、细辛、葛根、芍药、茵芋、王不留行、曾青、鞠华、天冬、干地黄、术、牛膝、车前子、薏苡仁、泽泻、川芎、茜根、薇衔、柏实、酸枣、干漆、熊脂、黑雌鸡、龟甲、蠡鱼、葡萄、鸡头实、慈石、蠡实、狗脊、马先蒿、王孙、假苏、吴茱萸、厚朴、秦皮、秦菽、山茱萸、蛴螬、大豆黄卷、礜石、蓂荚子、陆英、夏枯草、蜀椒、皂荚、药实根、蔓椒、麋脂、白蒿、菴䕡子、析蓂子、青囊、姑活、别羁。张仲景《金匮要略方论·痉湿暍病脉证第二》有如下论述：① 太阳病，关节疼痛而烦，脉沉而细者，此名湿痹。湿痹之候，小便不利，大便反快，但当利其小便。② 风湿相搏，一身尽疼痛，法当汗出而解。湿家身烦疼，可与麻黄加术汤，发其汗为宜，慎不可以火攻之。麻黄加术汤：麻黄、桂枝、炙甘草、杏仁、白术。③ 病者一身尽疼，发热，日晡所剧者，名风湿。此病伤于汗出当风，或久伤取冷所致也，可与麻黄杏仁薏苡甘草汤：麻黄、炙甘草、薏苡仁、杏仁。④ 风湿，脉浮身重，汗出恶风者，防己黄芪汤主之：防己、甘草、白术、黄芪。⑤ 伤寒八九日，风湿相搏，身体疼烦，不能自转侧，不呕不渴，脉浮虚而涩者，桂枝附子汤主之：桂枝、附子、生姜、炙甘草、大枣；若大便坚，小便自利者，去桂加白术汤主之：白术、附子、炙甘草、生姜、大枣。⑥ 风湿相搏，骨节疼烦，掣痛不得伸屈，近之则痛剧，汗出短气，小便不利，恶风不欲去衣，或身微肿者，甘草附子汤主之：炙甘草、附子、白术、桂枝。

晋唐时期似未充分重视痹证的严重性。《诸病源候论》只在风病诸候中论述痹证。论风湿痹身体手足不随候曰：风寒湿三气合而为痹。其三气时来亦有偏多偏少，而风湿之气偏多者，名风湿痹也。风湿之气客在肌肤，初始为痹。阳气行则迟缓而机关弛纵，筋脉不收摄，故风湿痹而复身体手足不随也。论风痹手足不随候曰：风多者为风痹。风痹之状，肌肤尽痛。风寒之客肌肤，随其虚处而停滞，与血气相搏，血气行则迟缓，使机关弛纵，故风痹而复手足不随也。此后，不少医著简称风寒湿痹为风湿痹或风痹，殊觉不妥。孙思邈步巢元方后尘，亦只在风门论述风寒湿痹。《备急千金要方·论杂风状》曰：诸痹由风、寒、湿三气并客于分肉之间。其风最多者不仁则肿为行痹，其寒多者则为痛痹，其湿多者则为着痹。诸痹，风胜者则易愈，在皮间亦易愈，在筋骨则难痊也。《备急千金要方·论杂风状》治疗风痹方剂有9首。① 防己黄芪汤：甘草、黄芪、汉防己、生姜、白术、大枣。② 铁精汤：黄铁、人参、半夏、麦冬、白薇、黄芩、甘草、芍药、石膏、生姜、大枣。③ 黄芪汤：黄芪、人参、芍药、桂枝、生姜、大枣。④ 风痹悉主方：海藻、茯苓、防风、独活、附子、白术、大黄、当归、鬼箭羽。⑤ 白蔹散：白蔹、附子。⑥ 血痹大易方：萆薢、山药、牛膝、泽泻、白术、地肤子、干漆、蛴螬、车前子、狗脊、天雄、茵芋、山茱萸、生地。⑦ 诸风痹方：防风、甘草、黄芩、桂心、当归、茯苓、秦艽、葛根、生姜、大枣、杏仁。⑧ 附子酒：附子、酒。⑨ 麻子酒：麻风寒湿痹子与法曲酿酒。由于孙思邈未能区分风寒湿痹与风病，因此有不少既能治疗风病又能治疗风寒湿痹有效方剂被列入诸风其他门。如大续命散治八风十二痹：麻黄、乌头、防风、桂心、甘草、蜀椒、杏仁、石膏、人参、芍药、当归、川芎、黄芩、茯苓、干姜。大八风汤治毒风顽痹𤺊曳：当归、五味子、升麻、乌头、黄芩、芍药、远志、独活、防风、川芎、麻黄、秦艽、石斛、人参、茯苓、杏仁、黄芪、紫菀、石膏、甘草、桂心、干姜、大豆黄卷。八风散治八风十二痹：麻黄、白术、羌活、黄芩、大黄、瓜蒌根、甘草、栾荆、天雄、白芷、防风、芍药、天冬、石膏、山茱萸、食茱萸、蹢躅、茵芋、附子、细辛、干姜、桂心、雄黄、朱砂、丹参。独活酒治八风十二痹：独活、石南、防风、附子、乌头、天雄、茵芋。《外台秘要》在脚气门中论述痹证，仅有4方，且3方同《备急千金要方》。不重复的方剂仅《古今录验》六生散：生菖蒲、生地黄、枸杞根、生商陆根、生乌头、生姜。

《太平圣惠方》分风痹、风湿痹、风寒湿痹三节论述。治疗风痹方剂有细辛散：细辛、赤茯苓、白术、川芎、柴胡、当归、麻黄、桂枝、干姜、附子、防风、独活、石膏、杏仁、炙甘草。麻黄散：麻黄、防风、附子、川芎、桂枝、黄芩、赤芍药、人参、秦艽、茵芋、炙甘草。白花蛇散：白花蛇、白附子、磁石、天麻、狗脊、侧子、萆薢、僵蚕、细辛、防风、白芷、川芎、白鲜皮、羌活、蔓荆子。羌活散：羌活、汉防己、荆芥、薏苡仁、防风、麻黄、酸枣仁、黄松节、附子、川芎、天麻、道人头。独活散：独活、萆薢、防风、细辛、人参、干姜、天雄、丹参、牛膝。天麻丸：天麻、木香、人参、赤茯苓、白芷、羌活、天蓼木、川芎、当归、麻黄、乌蛇、白附子、龙骨、鹿角胶、菊花、生地、细辛、牛黄、麝香。蚵祁丸：蚵祁、虎胫骨、川乌头、白蒺藜、安息香、槟榔、川芎、狗脊、赤茯苓、白花蛇、肉桂、赤箭、枳实、防风。乌蛇丸：乌蛇、天南星、全蝎、白附子、羌活、僵蚕、麻黄、防风、桂枝。羌活丸：羌活、天麻、附子、麻黄、蚵祁、桂枝、乌蛇。又方：麻黄、桂心。又方：川乌头、干蝎。

治风湿痹曰：夫风湿痹病之状，或皮肤顽浓，或肌肉酸痛。风寒湿三气杂至聚合而成痹。其风湿气多而。方剂有麻黄散：麻黄、川芎、莽草、当归、天雄。侧子散：侧子、五加皮、磁石、菊花。狗脊散：狗脊、附子、山药、熟地、天雄。茵芋散：茵芋、白术、汉防己、桂心、牛膝、丹参、细辛、炙甘草、五加皮。麻黄散：麻黄、天冬、汉防己、海桐皮、丹参。石斛散：石斛、附子、独活、天冬、桂心、麻黄、秦艽、当归、杜仲。侧子散：侧子、牛膝、僵蚕、天南星。侧子散：侧子、牛膝、僵蚕、天南星、海桐皮、狼毒、麝香。蚵祁丸：蚵祁、侧子、独活、桑螵蛸、踯躅花、天南星、草薢、天麻、桂心。白花蛇丸：白花蛇、全蝎、淫羊藿、茵芋、川乌头、天南星、天雄、天麻、桂心、麻黄、鹿角胶、草薢、桑螵蛸、雄黄、麝香。天雄丸：天雄、麻黄、天麻、桂心、天南星、羌活、雄黄、腻粉、全蝎、麝香、朱砂、牛黄、乌蛇。附子丸：附子、莽草、白花蛇、天南星、川乌、天麻、全蝎、桂心、防风、薏苡仁、枫香、川芎、草薢、羌活、淫羊藿。天蓼木丸：天蓼木、天麻、川芎、独活、细辛、防风、藁本、白附子、乌蛇、巴戟天、石斛、附子、蛇床子、麝香、晚蚕蛾。草薢丸：草薢、牛膝、丹参、附子、白术、枳壳。治风寒湿痹方剂有当归散：当归、升麻、川乌头、天冬、五味子、赤芍药、远志、独活、麻黄、防风、川芎、干姜、秦艽、桂心、大豆黄卷、石斛、炙甘草、人参、茯苓、紫菀、石膏、黄芪、杏仁。防风散：防风、白术、川芎、细辛、羌活、茵芋、牛膝、狗脊、草薢、薏苡仁、麻黄、侧子、杏仁、赤箭、桂心。天麻散：天麻、白附子、羌活、防风、牛膝、麻黄、川芎、草薢、独活、当归、桂心、全蝎、僵蚕。仙灵脾丸：淫羊藿、防风、羌活、白附子、天麻、天南星、犀角屑、木香、槟榔、羚羊角屑、乳香、虎骨胫、桂心、附子、当归、牛膝、僵蚕、鹿茸、石斛、麝香、海桐皮、全蝎、乌蛇。草薢丸：草薢、薏苡仁、川芎、海桐皮、羌活、天雄、莽草、天麻、全蝎、蝉蜕、天南星、白附子、踯躅花、当归、牛膝、川乌头。又方：踯躅花、牛乳。

《圣济总录》论痹卷19、20两卷分别论述肝痹、心痹、脾痹、肺痹、肾痹、肠痹、痛痹、着痹、行痹、风冷痹、风湿痹、热痹、皮痹、肌痹、血痹、痹气、脉痹、筋痹、骨痹、周痹等痹症辨治。尝谓：饮天和，食地德，皆阴阳也。然阳为气，阴为血；气为卫，血为营。气卫血营，通贯一身，周而复会，如环无端。岂郁闭而不流哉！夫惟动静居处，失其常，邪气乘间，曾不知觉。此风寒湿三气，所以杂至合而为痹。浅则客于肌肤，深则留于骨髓。阳多者，行流散徙而靡常；阴多者，凝泣滞碍而有着。虽异状殊态，然即三气以求之，则所谓痹者，可得而察矣。且痹害于身，其为疾也，初若无足治，至其蔓而难图，则偏废弗举，四体不随，皆自诒伊芳戚者也。可不慎哉！治疗肝痹有薏苡仁汤、人参散、草薢丸、补肝汤、细辛汤、防风汤、牛膝汤、茯神散等8方，以细辛汤（细辛、防风、茯苓、柏子仁、桃仁、山茱萸、炙甘草、蔓荆子、枳壳、木瓜、草薢、五加皮）为代表方，重在柔肝。治疗心痹有茯神汤、赤茯苓汤、秦艽汤、紫石英散、犀角散4方，以犀角散（犀角屑、牛黄、麝香、羚羊角屑、丹砂、防风、天麻、独活、人参、茯神、沙参、天竺黄、升麻、龙齿、麦冬、白鲜皮、远志、龙脑、炙甘草）为代表方，重在清心。治疗脾痹有黄芪丸、白术汤、黄芪酒、大半夏汤、麻黄汤、风引汤、温中法曲丸等7方，以黄芪酒（黄芪、桂枝、巴戟天、石斛、泽泻、茯苓、柏子仁、干姜、蜀椒、防风、独活、人参、天雄、芍药、附子、乌头、茵芋、半夏、细辛、白术、黄芩、瓜蒌根、山茱萸）为代表方，重在健脾。治疗肺痹有橘皮丸、杏仁丸、当归汤、五味子汤、紫苏子汤5方，以橘皮丸（陈皮、桔梗、干姜、厚朴、枳实、细辛、胡椒、蜀椒、乌头、荜茇、人参、桂枝、附子、茯苓、前胡、防葵、川芎、炙甘草、当归、白术、吴茱萸、大黄、槟榔、葶苈、紫苏子)为代表方,重在宣肺。治疗肾痹有远志丸、防风丸、茵芋散、白附子丸、石龙芮汤、麻黄汤、牛膝酒等7方,以白附子丸(白附子、全蝎、防风、天麻、天雄、黄芪、萆薢、独活、丹参、当归、肉苁蓉、海桐皮、补骨脂、淫羊藿、白花蛇、桂枝、安息香、牛膝、雄黄、麝香)为代表方,重在温肾。治疗肠痹有吴茱萸散、草豆蔻散、赤茯苓丸、诃黎勒汤、木香丸、诃黎勒丸、木香散等7方,以木香丸(木香、诃黎勒、白术、桂枝、附子、芜荑、高良姜、肉豆蔻、厚朴、干姜、炙甘草)为代表方,重在止泻。治疗痛痹有茯苓汤、天雄丸、去毒丸、当归摩膏、茵芋浸酒方等5方,以天雄丸(天雄、附子、桂枝、干姜、防风)为代表方,重在散寒止痛。治疗风冷痹有巴戟天汤、牛膝散、虎骨散、菖蒲散、萆薢丸、防风汤、白蔹散、羌活饮、楮实丸等9方,以虎骨散(虎骨、败龟甲、何首乌、羌活、当归、川芎、牛膝、秦艽、附子、威灵仙、蚕沙、延胡索、皂荚、槟榔、生地)为代表方,重在温寒疏风。治疗着痹有石斛散、侧子汤、附子丸、天雄浸酒方、白花蛇丸、茯苓汤、干蝎散、侧子浸酒方、摩风膏、龙虎膏等10方,以附子丸(附子、莽草、白花蛇、天南星、乌头、天麻、全蝎、桂枝、防风、薏苡仁、枫香脂、川芎、萆薢、羌活、淫羊藿)为代表方,重在燥湿行痹。治疗风湿痹有防己汤、海桐皮汤、白花蛇丸、萆薢丸、苍耳饮、大黄丸、乳香丸、楮实丸、菖蒲散、芍药饮、防己饮、芍药饮、侧子浸酒方、巨胜浸酒方、牛膝大豆浸酒方、治一切风脚膝之疾方、陈元膏、涂摩膏等18方,以侧子浸酒(侧子、牛膝、丹砂、山茱萸、杜仲、石斛、蒴藋根、防风、蜀椒、细辛、独活、秦艽、桂枝、川芎、当归、白术、茵芋、五加皮、薏苡仁、干姜)为代表方,重在祛风燥湿。治疗行痹有防风汤、羚羊角丸、萆薢丸、山茱萸丸、干地黄丸、附子酒等6方,以防风汤(防风、麻黄、桂枝、秦艽、当归、葛根、黄芩、赤茯苓、杏仁、炙甘草)为代表方,重在祛风通络。治疗皮痹有防风汤、赤箭丸、羌活汤、天麻散、蒴藋蒸汤、麻黄汤、蔓荆实丸、天麻丸等8方,以赤箭丸(赤箭、羌活、细辛、桂枝、当归、菊花、防风、天雄、麻黄、蔓荆子、白术、杏仁、萆薢、茯神、山茱萸、羚羊角、川芎、犀角、五加皮、五味子、阿胶、人参、枫香脂、天南星、白附子、龙脑、麝香、牛黄)为代表方,重在祛风解表。治疗肌痹有天麻丸、麻黄汤、西州续命汤、细辛汤4方,以天麻丸(天麻、独活、人参、防风、附子、桂枝、麻黄、细辛、当归、白术、羚羊角、川芎、薏苡仁、全蝎、牛膝、茯神、天南星、僵蚕、牛黄、麝香、乌蛇肉、丹砂、龙脑)为代表方,重在祛风解肌。治疗血痹有干地黄丸、防风汤、萆薢丸、芍药汤、黄芪汤、黄芪酒、萆薢酒、茵芋酒等8方,以干地黄丸(生地、五味子、桂枝、秦艽、独活、附子、石斛、远志、肉苁蓉、萆薢、菟丝子、蛇床子、牛膝、狗脊、桃仁、诃黎勒皮、槟榔)为代表方,重在祛风养血。治疗脉痹有导痹汤、人参丸、黄芪汤、升麻汤、防风汤、芍药汤等6方,以芍药汤(芍药、熟地、当归、川芎、防风、羌活、秦艽、桂枝、防己、白术、炙甘草)为代表方,重在祛风通脉。治疗筋痹有天麻丸、牛膝汤、独活散、茯神散、补肝汤、细辛汤、防风汤、五加皮酒等8方,以为代表方,重在祛风通脉。以独活散(独活、附子、薏苡仁、苍耳、防风、蔓荆子、川芎、细辛、秦艽、菖蒲)为代表方,重在祛风柔筋。治疗骨痹有肉苁蓉丸、石斛丸、补肾熟干地黄丸、附子独活汤、鹿茸天麻丸、肾沥汤等6方,以肉苁蓉丸(肉苁蓉、獭肝、柴胡、秦艽、巴戟天、黄芪、人参、茯苓、熟地、泽泻、附子、远志、山芋、蒺藜子、石斛、厚朴、五味子、桂枝、桃仁、丁香、木香、当归、芍药、陈皮、赤石脂、槟榔、白术、干姜、郁李仁、炙甘草、牡丹皮、蜀椒、山茱萸、川芎、牡蛎),重在祛风壮骨。治疗周痹有巴戟天散、远志散、黄芩汤、白术散、金牙散、附子散、六生散、续命汤、白石英浸酒方、醍醐方、大豆蘖方、野驼脂方等12方,以巴戟天散(巴戟天、川芎、附子、白蔹、黄芪、桂枝、细辛、桔梗、人参、芍药、牡丹实、天雄、肉苁蓉、萆薢、赤茯苓、牛膝、山芋、菊花、秦艽、乌喙、远志、山茱萸、黄芩、白术、石斛、白矾、五味子、龙胆草、蜀椒、厚朴、菖蒲)为代表方,重在祛风除痹。治疗痹气有温补鹿茸丸、补益巴戟天丸、补益黄芪丸、肉苁蓉丸、天雄丸、附子丸等6方,以温补鹿茸丸(鹿茸、人参、天雄、五加皮、五味子、牛膝、防风、远志、石斛、山芋、狗脊、肉苁蓉、熟地、茯苓、菟丝子、覆盆子、石龙芮、萆薢、石南、蛇床子、白术、巴戟天、天冬、杜仲、干姜、桂枝、吴茱萸、附子、细辛、蜀椒)为代表方,重在壮肾除痹。治疗热痹有石南散、升麻汤、防风丸、升麻汤、生地黄汤5方,以石南散(石南叶、石膏、菊花、升麻、山芋、黄芪、天雄、山茱萸、桃花、真珠、葳蕤、丹砂、炙甘草)为代表方,重在清热除痹。《太平惠民和剂局方》麝香天麻丸(紫背干浮萍草、麻黄、防风、天麻)治风痹手足不随及肌肉顽痹遍身疼痛。大通圣白花蛇散(白花蛇、海桐皮、杜仲、天麻、全蝎、郁李仁、赤箭当归、厚朴、蔓荆子、木香、防风、藁本、白附子、肉桂、羌活、萆薢、虎骨、白芷、山药、菊花、牛膝、炙甘草、威灵仙)治诸风肌肉顽痹。加减三五七散(山茱萸、干姜、茯苓、附子、细辛、防风)治八风五痹。七圣散(续断、独活、防风、杜仲、萆薢、牛膝、甘草)治风湿流注经络不能步履。活血应痛丸(狗脊、苍术、香附、陈皮、没药、威灵仙、草乌头)治风湿客于肾经腰腿重疼。四斤丸(宣州木瓜、牛膝、天麻、肉苁蓉)治风寒湿痹腰膝不利。大醒风汤(生南星、生防风、生独活、生附子、全蝎、生甘草)治历节痛风筋脉挛急。五痹汤(姜黄、羌活、白术、防己、炙甘草)治风寒湿邪麻痹不仁。左经丸(木鳖子、白胶香、五灵脂、草乌头、当归、斑蝥)治筋骨诸疾手足不遂。活络丹(川乌头、草乌头、地龙、天南星、乳香、没药)治一切痛风走注浑身疼痛。七生丸(天南星、川乌、草乌、地龙、五灵脂、松脂、荆芥)治三十六种风筋脉挛缩。换腿丸(薏苡仁、石南叶、石斛、萆薢、牛膝、天南星、羌活、防风、黄芪、当归、天麻、续断、槟榔、木瓜)治风寒湿挛痹。《医宗必读·痹》:治外者散邪为急,治脏者养脏为先。治行痹者散风为主,御寒利湿仍不可废,大抵参以补血之剂,盖治风先治血,血行风自灭也。治痛痹者散寒为主,疏风燥湿仍不可缺,大抵参以补火之剂,非大辛大温,不能释其凝寒之害也。治着痹者利湿为主,祛风解寒亦不可换,大抵参以补脾补气之剂,盖土强可以胜湿,而气足自无顽麻也。

　　医话三:萆薢与石斛治疗风寒湿痹。乌头、附子、天雄、雷公藤、白花蛇、乌梢蛇、海桐皮、石龙芮、秦艽、牛膝、萆薢、石斛、白附子、鸡血藤、山海棠、青风藤、五加皮等是治疗风寒湿痹的达药。《神农本草经》萆薢味苦性平,主腰背痛,强骨节,风寒湿周痹,恶创不瘳,热气。《药性论》谓萆薢治冷风顽痹,腰脚不遂,手足惊掣,主男子臂腰痛久冷,是肾间有膀胱宿水。《日华子本草》谓萆薢治瘫缓软风,头旋痫疾,补水藏,坚筋骨,益精明目,中风失音。《本草纲目》谓萆薢之功长于去风湿,所以能治缓弱顽痹、遗浊、恶疮诸病之属风湿者。《药品化义》:萆薢,性味淡薄,长于渗湿,带苦亦能降丁,主治风寒湿痹,男子白浊,茎中作痛,女人白带。又治疮痒恶厉,湿郁肌腠,营卫不得宣行,致筋脉拘挛,手足不便,以此渗脾湿,能令血脉调和也。《本草正义》:萆薢,性能流通脉络而利筋骨,入药用根,则沉坠下降,故主治下焦。《本经续疏》曰:或谓刘潜江于萆薢约"化阴导阳"四字为宗旨,推而广之,诚得左右逢源之妙。不知萆薢何以为化阴导阳,而《本经》《别录》所主,何因可以化阴导阳愈也。予谓:能化阴者,以其或不花而实也;能导阳者,以其根多节也。夫物之与气必相感化而发,又必相感化而藏,感化之候即其极荣之际。草木当花,非其时乎,而萆薢者不硁硁于花,亦不硁硁于不花,即花亦其色不一,均无碍得成归根复命之实,味苦秉火,气平秉金,金火相媾,其所趋向,盖不问可知其必在阴矣。何况节之义为阳出于阴,阳阻于阴而终能上出，又且迭出迭微，阴阳因得相称，是其象明着于节卦，犹不可为趋于阴而化，导于阳而伸证耶！是故化阴能使阴气化也，导阳能使阳气伸也。腰背痛、骨节不强、阴痿、失溺、老人五缓，非阴不化而阳不伸乎！风寒湿周痹及恶疮不瘳之热气，伤中、恚怒、关节老血，非阳不伸而阴不化乎，若恃他物，则化阴者未必能导阳，导阳者未必能化阴，纵兼取而并收焉，亦已彼此各效其长，而不能一气联络矣，又何以利机缄调缓急耶！惟导阳即以化阴，化阴即以导阳，斯视阴阳如一气，平偏侧为太和，而止者自行，行者自利矣。善夫潜江之言，谓萆薢为足三阴药，而足三阴即足三阳化原，如阳虚则阴必实，能化阴而导阳以达，讵非补阳之助乎！若阴亦不足难遽补阳，亦惟益其阴气而借化阴者以导于阳耳，更如益血而不有此以化阴导阳，则骤补之血不将与亢阳杆格乎！故亦须是以转其枢，盖肾为至阴，脾为太阴，而肝则阴中少阳经，所谓一阴为枢者，固化阴导阳之关键也，即如后世咸谓此能分清浊。夫阴化则清升，阳导则浊降，故能止小水之数，又疗小水数而茎中痛，是非其化阴而清升者，乃所以止便数；导阳而浊降者，乃所以疗茎痛乎！然又何以见其入足三阴也。夫有花有实，有茎有叶，而独用其根，故有以知取其入下矣。况茎有刺者根白实，茎无刺者根虚软。而虚软者为胜，不更可知取其松发于内而条帖于外哉！抑其团结于下而扶疏于上，又确然其根与茎之概，且叶必三叉，则其底里之具于中，效验之着于外，舍足三阴其孰克似之，即其化阴而不致阴亏，导阳而不使阳亢，亦于此可寻其端矣。综上所述，萆薢功用有三：一曰治风寒湿痹，二曰治小便白浊，三曰治恶创不瘳。然自杨倓《杨氏家藏方》制萆薢分清散（萆薢、石菖蒲、乌药、益智仁），《丹溪心法》名萆薢分清饮，医家唯知萆薢有分清泌浊之功，遂忘萆薢有祛风胜湿除痹之效。萆薢治疗风寒湿痹有很好的临床疗效，是治疗风寒湿痹的重要达药。《太平圣惠方》卷19萆薢丸治疗风寒湿痹肢节疼痛：萆薢、薏苡仁、川芎、海桐皮、羌活、天雄、莽草、天麻、全蝎、蝉蜕、天南星、白附子、踯躅花、当归、牛膝、川乌头。《太平圣惠方》卷23萆薢丸治风毒四肢拘挛，骨节疼痛，脚膝无力：萆薢、酸枣仁、独活、附子、川芎、石斛、淫羊藿、丹参、牛膝、当归、防风、桂枝、狗脊、赤箭、虎胫骨、全蝎、海桐皮、木香、槟榔、麝香。《太平圣惠方》卷27萆薢丸治疗虚劳偏枯，手脚无力，肌肤消瘦，行立不得：萆薢、石斛、五加皮、防风、桂枝、柏子仁、酸枣仁、天雄、淫羊藿、山茱萸、钟乳粉、巴戟天、菟丝子、鹿茸、牛膝。《太平圣惠方》卷30萆薢丸治疗虚劳痿痹不遂：萆薢、牛膝、杜仲、酸枣仁、当归、防风、附子、茵芋、熟地、丹参、赤芍、桂枝、黄芪、羚羊角屑、羌活、石斛、薏苡仁。《太平圣惠方》卷44萆薢丸治腰脚冷痹，沉重无力：萆薢、熟地、牛膝、桂枝、五加皮、酸枣仁、羌活、附子、石斛、芍药。《太平圣惠方》卷98萆薢丸壮腰膝暖脏腑治疗风冷：萆薢、牛膝、杜仲、酸枣仁、柏子仁、防风、天麻、肉苁蓉、桂枝、补骨脂、附子、五味子、磁石、鹿茸、熟地、石斛、巴戟天。《太平圣惠方》卷3萆薢散：萆薢、人参、细辛、牛膝、酸枣仁、附子、羚羊角屑、独活、赤芍药、川芎、黄芩、茵芋、麻黄、葛根、汉防己、桂枝、赤茯苓、炙甘草。《太平圣惠方》卷7萆薢散：萆薢、茵芋、杜仲、天雄、石南、石龙芮、踯躅、独活、附子、狗脊、当归、麻黄、全蝎、桑螵蛸、菖蒲、赤箭、菊花、牛膝、木香、川芎、麝香。《太平圣惠方》卷22萆薢散治疗四肢缓痹不仁：萆薢、防风、人参、桂枝、山茱萸、干姜、川椒、细辛、附子、天雄、牛膝、白术。《太平圣惠方》卷23萆薢散治疗历节风四肢疼痛不可忍：萆薢、汉防己、赤芍药、松节、桂枝、丹参、当归、茵芋、五加皮、侧子、牛膝、枳壳。《太平圣惠方》卷69萆薢散治疗妇人风痹：萆薢、天麻、防风、乌蛇肉、五加皮、当归、独活、川芎、麻黄、天雄、牛膝、苍耳子、虎胫骨、杜仲、淫羊藿、薏苡仁、酸枣仁、川乌头。《圣济总录》卷85萆薢汤治风湿腰痛动转艰难，似有气注：萆薢、当归、桔梗、牡丹皮、杏仁、附子、黄连、桑根白皮、代赭石、贯众、大腹皮、桂枝、茯苓、覆盆子、黄芩、吴茱萸、草豆蔻、桃仁、熟地、蛇床子、干姜、木瓜。萆薢酒治风湿腰痛，久湿痹不散：萆薢、杜仲、枸杞根皮。《圣济总录》卷19萆薢丸风痹行走无定处：萆薢、山芋、牛膝、泽泻、生地、白术、茵芋、蛴螬、干漆、狗脊、车前子、天雄。《圣济总录》卷19萆薢丸治肝痹：萆薢、羌活、天麻、附子、没药、乳香。《圣济总录》卷20萆薢丸治风冷痹，游走无定处：萆薢、山芋、牛膝、泽泻、熟地、地肤子、干漆、狗脊、白术、茵芋。《圣济总录》卷20萆薢丸治风湿痹，肢体疼痛，不能行步：萆薢、牛膝、丹参、附子、白术、枳壳。《圣济总录》卷10萆薢散治疗风痹身体筋骨痛：萆薢、牛膝、蒺藜子、枸杞子、恶实、秦艽、羌活、当归、桂枝。《圣济总录》卷19萆薢酒治疗血痹不问新久：萆薢、防风、菟丝子、杜仲、黄芪、菊花、天雄、石斛、生地、地骨皮、续断、金牙、石南、肉苁蓉、蜀椒。

《神农本草经》：石斛味甘性平，主伤中，除痹，下气，补五脏虚劳羸瘦，强阴，久服厚肠胃。《名医别录》：益精，补内绝不足，平胃气，长肌肉，逐皮肤邪热痹气，脚膝疼冷痹弱，定志除惊。《药性论》：益气除热。主治男子腰脚软弱，健阳，逐皮肌风痹，骨中久冷，虚损，补肾积精，腰痛，养肾气，益力。《本草备要》谓石斛疗风痹脚弱；《本草思辨录》：石斛为肾药、为肺药、为肠胃药。《本经》强阴二字，足赅全量。所谓阴者，非寒亦非温，用于温而温者寒，用于寒而寒者温。《别录》逐皮肤邪热痹气，是温者寒也；疗脚膝疼冷痹弱，是寒者温也，要不出《本经》除痹、补虚二端。大凡证之恰合乎斛者，必两收除痹、补虚之益，若专以之除痹，专以之补虚，则当弃短取长，而制剂之有道可矣。《本草乘雅半偈》谓外出形骸之痹，内以伏匿之气，故外消肌肉而内乏阴精，石斛能去内外之因而致内外之益，则五中不伤，是为之补。久之则中藏既盛，外府自浓矣。《本草崇原》谓石斛主除痹，不曰风寒湿而但曰痹者，乃五脏外合之痹也。盖皮者肺之合，脉者心之合，肉者脾之合，筋者肝之合，骨者肾之合。故除痹即所以治五脏之虚劳羸瘦，是攻邪之中而有补益之妙用。治伤中即所以下气，是补益之中而有攻邪之神理云。《本草经解》曰：痹者闭也，血枯而涩则麻木而痹，石斛甘平益血故又除痹。《本草求真》谓石斛甘淡微苦咸平，入脾而除虚热，入肾而涩元气。及能坚筋骨强腰膝。凡骨痿痹弱，囊湿精少，小便余沥者最宜。以其本生于石，体坚质硬，故能补虚弱，强筋助骨也。《医学入门》谓石斛平胃中虚热，逐皮间邪热痹痛，除惊定志，长肌肉，倍气力，强阴益精，补肾内绝不足，五脏虚劳羸瘦，除脚膝冷痹软痛。《备急千金要方·酒醴第四》石斛酒治风虚气满，脚痛痹挛，弱不能行：石斛、丹参、五加皮、侧子、秦艽、杜仲、山茱萸、牛膝、桂枝、干姜、羌活、川椒、橘皮、黄芪、白前、川芎、茵芋、当归、薏苡仁、防风、钟乳。《备急千金要方》卷7淮南八公石斛万病散治疗风湿痹疼，腰脚不遂：石斛、防风、茯苓、菊花、细辛、蜀椒、干姜、云母、肉苁蓉、人参、干地黄、附子、杜仲、远志、菟丝子、天雄、萆薢、桂心、牛膝、蛇床子、白术、山药、巴戟天、菖蒲、续断、山茱萸、五味子。《太平圣惠方》卷23石斛浸酒治疗手足不遂，骨节疼痛，肌肉顽麻：石斛、天麻、川芎、淫羊藿、五加皮、牛膝、萆薢、桂枝、当归、鼠粘子、杜仲、附子、虎胫骨、乌蛇肉、茵芋、狗脊、丹参、川椒。《鸡峰普济方》卷12大石斛丸去风毒，强筋骨：石斛、萆薢、柏子仁、石龙芮、泽泻、附子、杜仲、牛膝、赤芍药、云母粉、松柏、防风、山茱萸、菟丝子、细辛、鹿茸、巴戟天。《中药学·石斛》：味甘性微寒，功效：滋阴，养胃，生津。用于热病伤阴，口干燥渴，或病后津亏虚热，以及胃阴不足、舌绛、少津等症。

医话四：雷公藤与山海棠治疗风寒湿痹。雷公藤是卫矛科植物雷公藤的根、叶及花。《神农本草经》及古代本草皆无记载。《中国药用植物志》《湖南药物志》谓雷公藤味苦,大毒。功能杀虫,消炎,解毒。雷公藤多苷片每片 10 mg,每次 10~20 mg,每日 3 次口服,功能祛风解毒、除湿消肿、舒筋活络,有抗炎及抑制细胞免疫和体液免疫等作用。治疗风寒湿痹热及自身免疫性疾病等。《中华本草》记载:雷公藤根含雷公藤碱,雷公藤次碱,雷公藤碱乙,雷公藤碱丁即雷公藤春碱,南蛇藤 β 呋喃甲酸胺,南蛇藤苄酰胺,雷公藤内酯 A、B,雷酚萜醇,16 -羟基雷公藤内酯醇,雷公藤内酯醇即雷公藤甲素,表雷公藤内酯三醇,雷贝壳杉烷内酯,对映-雷贝壳杉烷内酯,雷公藤酸,直楔草酸,β 谷甾醇及胡萝卜苷。雷公藤内酯、雷公藤内酯二醇 0.1 mg/kg 给小鼠,对白血病 L1210、P388 有抗肿瘤活性;对人鼻咽癌的 ED50 为 10^{-3}~10^{-4} μg/mL。雷公藤内酯 0.2 mg/kg、0.25 mg/kg 腹腔注射,对小鼠白血病 L615 有明显的疗效。雷公藤内酯 1×10^{-8} mol/L,可抑制乳癌与胃癌的 4 个细胞 MCF - 7、BT - 20、MKN - 45、KATO-Ⅲ软琼脂集落形成,抑制率 70% 以上,IC50 为 0.504~1.22 μg/L。雷公藤醋酸乙酯提取物 40 mg/kg 灌胃,连续 19 日,对佐剂性关节炎有抑制作用;80 mg/kg 灌胃,对大鼠棉球肉芽肿有抑制作用。雷公藤总苷 30 mg/kg 腹腔注射,抑制大鼠实验性关节肿、组胺引起的皮肤毛细血管通透性增高;20 mg/kg 腹腔注射,抑制大鼠棉肉芽肿。雷公藤内酯 100 μg/kg 皮下注射,对巴豆油所致小鼠耳肿胀有抑制作用,150 μg/kg 皮下注射,连续 12 日,对 5 -羟色胺所致大鼠皮肤血管通透性增高有抑制作用;0.05~1.0 μg/mL 能抑制远志醇提物的溶血作用,对红细胞膜有稳定作用。雷公藤醋酸乙酯提取物 20 mg/kg、40 mg/kg,雷公藤总生物碱 20 mg/kg、40 mg/kg 灌胃,对小鼠溶血素抗体生成有抑制作用,也抑制小鼠脾细胞溶血空斑形成。雷公藤内酯 75 μg/kg、150 μg/kg 皮下注射可使小鼠血清补体增加,但显著抑制特异性 IgM 抗体形成,200 μg/kg 灌胃,抑制小鼠碳粒廓清及腹腔巨噬细胞的吞噬活性,对 2,4 -二硝基氯苯引起的迟发型超敏反应无明显影响。雷公藤红素于试管内 0.1~1.0 μg/mL,可以明显抑制 ConA、PHA、PHM 及 LPS 诱导的脾淋巴细胞增生反应,对淋巴结细胞增生也有相似的抑制作用。雷公藤红素 1 mg/kg 腹腔注射,使小鼠血清溶血素抗体生成明显下降;雷公藤红素、雷公藤内酯 0.1~1.0 μg/mL 显著抑制 ConA 诱导的小鼠淋巴细胞增生,总生物碱 1.0 μg/mL 也有明显抑制作用;雷公藤红素 10 μg/mL,可以明显抑制白细胞的移动。雷公藤总苷 80 mg/kg、总萜 211 mg/kg 灌胃,可使小鼠血液白细胞数减少,淋巴细胞总数也减少,嗜中性白细胞与单核细胞相对增加,说明选择性作用于淋巴细胞;脾、胸腺、颌下淋巴结非特异性酯酶(ANAE)染色,证明雷公藤总苷、雷公藤总萜主要作用于 B 细胞而抑制体液免疫。雷公藤春碱、雷公藤新碱 40、80 mg/kg 腹腔注射,连续 4 日,对经溶血素反应为指标的体液免疫具有抑制作用;雷公藤春碱 160 mg/kg 腹腔注射,对小鼠移植物抗宿主反应为指标的细胞免疫也抑制,雷公藤新碱 80 mg/kg 腹腔注射,对 2,4 -二硝基氯苯所致迟发型超敏反应具有抑制作用,并能降低小鼠碳粒廓清速率,使小鼠胸腺、脾重减轻。雷公藤多苷 16 mg/kg 灌胃,连续 2 周或 5 周,或 10 mg/kg 连续给药 7 周,可使雄性大鼠附睾精子成活率明显下降,畸形率上升,灌服抗生育剂量并不影响大鼠垂体-睾丸轴的内分泌功能,可能是直接作用于睾丸与附睾中精子,使其变态与成熟。雷公藤根木部煎剂 2 g/kg、4 g/kg 灌胃,连续 12 日,对日本血吸虫小鼠肝脏虫卵肉芽肿形成有明显抑制作用。雷公藤内酯静脉注射对小鼠的 LD50 为 0.8 mg/kg;腹腔注射的 LD50 为 0.9 mg/kg。20~160 μg/kg 静脉注射,连续 7 日,使犬血清谷丙转氨酶升高,心电图 T 波异常,ST 段压低,160 μg/kg,使犬体重下降,心肌出现颗粒性变,肝脏灶性坏死,致死原因主要是心、肝的损害。雷公藤总生物碱灌胃小鼠的 LD50 为 1 139 ± 204 μg/kg,皮下注射为 1 136 ± 217 μg/kg。雷公藤总生物碱灌胃对小鼠的 LD50 为 504.0 ± 29.48 mg/kg。

山海棠是秋海棠科植物云南秋海棠的全草或根、果实。别名水八角、金蝉脱壳、红耗儿、酸草果、腰包花、化血丹、一口血、大麻酸汤杆、野海棠、白棉胡、老鸦枕头。清代吴其浚《植物名实图考》以昆明山海棠之名收载,云山海棠生昆明山中。树高丈余,大叶如紫荆而粗纹,夏开五瓣小化,绿心黄蕊,密簇成攒。旋结实如风车,形与山药子相类,色嫩红可爱,山人折以售为瓶供。按上描述及附图实为本种无疑。别名:火把花、断肠草、紫金皮、紫金藤、雷公藤、掉毛草、胖关藤、红毛山藤。《中华本草》谓昆明山海棠以火把花之名始载于《纲目》草部毒草类钩吻条下。《中国药典》昆明山海棠片取昆明山海棠切成碎块,加 50%乙醇浸泡 1 h 后,加热回流提取 3 次,每次 1 h,合并滤液,减压回收乙醇,浓缩成稠膏,减压干燥成干浸膏。取干浸膏 250 g,粉碎,加辅料适量,混匀,制成颗粒,干燥,压制成 1 000 片,包糖衣,即得。功能祛风除湿,舒筋活络,清热解毒。主治类风湿关节炎、红斑狼疮等,一次 2 片,一日 3 次口服。昆明山海棠及其醇提取物、总碱均有明显的抗炎作用。动物实验证明,根的去皮木心的水煎剂灌胃,对二甲苯、组胺或鸡蛋清所致小鼠皮肤毛细血管通透性增高均有明显抑制作用,并能抑制腹腔注射醋酸所引起的伊文思蓝或滂胺蓝从血管内向腹腔渗出。对于大鼠的蛋清性及甲醛性脚肿也有显著的对抗作用。20～40 g/kg 煎剂的作用与 50～100 mg/kg 醋酸可的松相当。在大鼠巴豆油性肉芽囊试验中,昆明山海棠不但能明显减少巴豆油所致炎性渗出量,还能减轻其所致血管壁损害的程度。昆明山海棠总提取物腹腔注射对松节油所致大鼠脚肿及注射组胺所致耳部毛细血管通透性增高,以及昆明山海棠醇提取物对卵蛋白诱发后肢足跖水肿均有明显的抑制作用,总碱对小鼠耳郭由巴豆油诱发的炎症及肉芽组织增生也有明显的抑制作用。由于本品对切除双侧肾上腺大鼠仍具有明显的抗炎活性,但又不能延长切除肾上腺幼年大鼠的存活时间,也不能抑制单侧肾上腺切除术后对侧肾上腺的代偿性肥大,一般抗炎有效剂量下并不引起幼年小鼠胸腺萎缩,虽大剂量也不能降低大鼠肾上腺中维生素 C 的含量,因此本品所具有的抗炎活性似与垂体-肾上腺皮质系统功能关系不大。昆明山海棠水提取物片剂具有较强的免疫抑制效果。本品分别灌服每日 5 g/kg、10 g/kg,连续 5 日,能抑制小鼠网状内皮系统对炭粒的吞噬能力,抑制小鼠对绵羊红细胞免疫所致溶血抗体的生成,给药时间越久,作用越明显。对于 2,4-二硝基氯苯所致小鼠耳郭的迟发型超敏反应,昆明山海棠具有较强的抑制作用,此作用的强弱与剂量大小成正比,当与可的松、环磷酰胺及 6-巯基嘌呤等合用时,均未见有相加或协同作用。对于卡介苗所致豚鼠的皮肤迟发型超敏反应,昆明山海棠也具有明显的抑制作用。昆明山海棠还能明显抑制大鼠的同种异体交叉植皮的排斥反应。对于大鼠的佐剂性关节炎,昆明山海棠既可明显抑制其原发性损害,又可抑制其继发性损害,且以对后者的作用为强。但对蛋清所致豚鼠及天花粉所致小鼠的速发型超敏反应,昆明山海棠则均无明显抑制效果。上述结果表明昆明山海棠对单核巨噬细胞系统功能及体液和细胞免疫功能、Ⅲ及Ⅳ型超敏反应均有抑制作用,而以对细胞免疫的抑制作用为强。另一方面,昆明山海棠在一般有效剂量下并不引起胸腺、脾脏等免疫器官的萎缩,在适当剂量下反而引起上述器官重量增加。研究认为昆明山海棠的免疫调节作用是双向的或多方面的,能直接或通过增加自然杀伤细胞毒因子的释放促进健康人和系统性红斑狼疮患者的自然杀伤细胞活性。对自然杀伤细胞的激活作用呈剂量依赖性。联合应用黄芪比两药单用作用大,该两药对 SLE 患者的自然杀伤细胞活性的刺激指数显著高于正常人,表明其免疫调节作用与机体的免疫状态有关。昆明山海棠根心的乙醇提取物 951 mg/kg 给大鼠灌胃,雌鼠5 日或雄鼠 14 日均有非常显著的抗生育作用,效果强弱与剂量大小相关;且重现性好,雄鼠效果可维持5 星期逐渐恢复。本品 50％乙醇提取物给雄性大鼠灌胃 2.0 g/kg,每星期 6 次,共 5 星期后均丧失生育能力。从根皮中分离出的 L-表儿茶精给雄性小鼠灌胃,随用药剂量的增加,时间的延长,使交配后的雌鼠受孕率明显下降至完全不孕。睾丸及附睾切片 HE 染色光镜观察,用药鼠曲细精管偶见脱落细胞,主要为精子细胞,生精上皮也见细胞脱落;附睾管腔内精子明显减少甚至完全消失,大部分精干呈断头、卷尾等畸形。Feulgen 法将 DNA 染成紫红色和甲基绿-派洛宁染色,RNA 分析显示:用药组精原细胞、精母细胞的 DNA、RNA 显色反应无明显改变,但曲细精管中精子细胞和残余体的 RNA 凝集成块,附睾管内脱落的精子细胞 DNA 被推向核膜,说明本品对精子细胞和精子变态有明显影响,同时发现用药鼠附睾精子乳酸脱氢酶、琥珀酸脱氢酶活性明显下降,可导致精子糖代谢障碍。本品乙醇提取物经分离出的 TH4 和 TH5 两种成分分别按 58 mg/kg 及 116 mg/kg 剂量给成年雄性大鼠灌服 5 星期后,主要使附睾尾部的精子密度及精子活动率明显下降,附睾腔内多见有脱落的生精上皮细胞,睾丸曲细精管生精上皮细胞变薄,精子发生受到不同程度的抑制,说明 TH4 和 TH5 对大鼠睾丸曲细精管生精上皮结构与生精功能,以及对附睾的功能都有一定影响。低剂量的昆明山海棠 22 周给药所致雄性大鼠不育,在停药 5 星期后生育力及附睾精子完全恢复,所测的其他各项指标包括体重、附性腺重量、睾丸、附睾及主要脏器的组织学、血常规及淋巴细胞转化试验均与对照组无显著性差异,结果表明,本品所致不育是完全可逆的,且不遗留任何明显的毒副作用。昆明山海棠提取物灌胃,对小鼠抗着床(1 750 mg/kg)、抗早孕(3 500 mg/kg)有非常显著或显著的作用,正交实验优选的抗早早孕方案对大鼠效果非常显著,且量效相关重现性好;仅用口服的剂量的 1/19～1/15 弱,宫内注入效果亦显著。组织细胞形态学观察证实:给药第 1 日即能抑制桑椹胚的发育或致坏死,妊娠第 6 日可见坏死解体的胚或部分已被吸收,解体胚周围蜕膜化差,黄体却无异样,该提取物无雌激素、抗雌激素、孕激素及抗孕激素活性,流产的始动机制也不依赖前列腺素,不干扰母体的内分泌。临床治疗时发现,服用昆明山海棠治疗类风湿关节炎 1～3 个月后,患者的精子数与活力明显下降,畸形率增加,而且以后的整个服药期间的表现为少精、弱精或无精。停药 6 个月后,患者的精子计数与活力可基本恢复至正常生育水平,其精子计数皆在 $40×10^6$/mL以上,畸形率降至 10％以下。昆明山海棠对妇女卵巢功能也有影响,生药浸膏制剂每日 12～24 g,连续服用时间 18 个月以内,出现月经减少和闭经者占 83.8％,从体温曲线可以看出,用药过程中排卵功能先激惹后受抑制,服药引起闭经后阴道细胞涂片说明雌激素水平明显下降;血清性激素测定值促卵泡激素、促黄体激素明显升高,泌乳素无变化。雌二醇明显下降,孕酮为零,睾酮也有下降等变化,与自然绝经情况相似,停药数月后可以自然恢复,故昆明山海棠对卵巢的排卵和激素分泌功能有可逆性抑制作用。昆明山海棠醇提取物对小鼠子宫颈癌 U14 的抑制率为 40％,本品粗制品对小鼠肉瘤 S180 及S37 的抑制率在 33％～52％。实验证明,本品有效成分雷公藤甲素于 0.25 mg/kg 及 0.2 mg/kg 时对L615 白血病有显著治疗作用,生存期延长率分别在 159.8％及 87.8％以上,并可使部分动物长期存活。

昆明山海棠煎剂 40 g/kg 灌胃,对小鼠因腹腔注射醋酸所致的扭体反应有一定抑制作用。本品总碱及醇提取物腹腔或皮下注射对小鼠也有镇痛作用,对大鼠有降低体温作用,对家兔有解热作用。本品水提取液或醇提取液每日 5 g/kg 对鼠疟有一定抑制作用,总生物碱每日 15 mg/kg 的抑制率为 77%。服用昆明山海棠片对急性肾炎、高血压肾病和慢性肾炎普通型、紫癜性和狼疮性肾炎疗效较好,因本品具有改善微循环,具有激素样作用而无激素副反应,具有消炎和免疫抑制作用,可增加肾血流量、降低肾小球毛细血管通透性,改善受损组织血液供应,从而使肾小球基底膜漏过蛋白减少,肾小管重吸收作用增加达到临床消除尿蛋白的作用。

湿　疹

医案一：赵某，男性，34 岁。2006 年丙戌谷雨患湿疹，初起发现在心胸，渐浸淫至四肢、周身，破皮流浊液，奇痒伴灼热感，每因食辛辣、饮酒而反复发作，剧则不寐不食，精神萎靡，经久不愈，舌红苔黄脉浮数。《诸病源候论》曰：浸淫疮，是心家有风热，发于肌肤。初生甚小，先痒后痛而成疮，汁出，侵溃肌肉；浸淫渐阔，乃遍体。其疮若从口出，流散四肢者，则轻；若从四肢生，然后入口者，则重。以其渐渐增长，因名浸淫也。拟《宣明论方》防风通圣散加减疏风解表、祛湿清热。上 28 味研末为散，每日 20 克，煎散为汤温服。七日后生疮处水干结痂，奇痒缓解，脉苔如前，效不更方，2 周后痂见剥落，几近痊愈。

防风 30 g	大黄 30 g	荆芥 30 g	白鲜皮 30 g
麻黄 30 g	桂枝 30 g	栀子 30 g	蛇床子 30 g
薄荷 30 g	芍药 30 g	连翘 30 g	徐长卿 30 g
全蝎 20 g	蜈蚣 20 g	蕲蛇 30 g	蜀羊泉 30 g
萹蓄 30 g	川芎 30 g	当归 30 g	雷公藤 30 g
黄芩 30 g	苦参 20 g	草薢 30 g	苍耳子 30 g
败酱草 30 g	芒硝 20 g	甘草 20 g	积雪草 30 g

医话一：燥湿解毒祛风治疗湿疹。湿疹是迟发型变态反应性皮肤病，以反复发作剧烈瘙痒为临床主要表现。湿疹病因复杂，常见内因如慢性消化系统疾病、精神紧张、失眠、过度疲劳、情绪变化、内分泌失调、感染、新陈代谢障碍等，常见外因如生活环境、气候变化、食物等。外界刺激如日光、寒冷、干燥、炎热、热水烫洗以及各种动物皮毛、植物、化妆品、肥皂、人造纤维等均可诱发。湿疹皮损具有多形性、对称性、瘙痒和易反复发作等特点。急性湿疹皮损多为密集的粟粒大小的丘疹、丘疱疹或小水疱，基底潮红，逐渐融合成片，由于搔抓，丘疹、丘疱疹或水疱顶端抓破后呈明显的点状渗出及小糜烂面，边缘不清。如继发感染可形成脓疱、脓痂、毛囊炎、疖等。自觉剧烈瘙痒。亚急性期以小丘疹、结痂和鳞屑为主，仅见少量丘疱疹及糜烂，仍有剧烈瘙痒。慢性湿疹表现为患处皮肤增厚，浸润，棕红色或色素沉着，表面粗糙，覆鳞屑，或因抓破而结痂。病程不定，易复发，经久不愈。根据皮损累及的范围分为局限性湿疹和泛发性湿疹两大类。局限性湿疹仅发生在特定部位，即可以部位命名，如手部湿疹、女阴湿疹、阴囊湿疹、耳部湿疹、乳房湿疹、肛周湿疹、小腿湿疹等。泛发性湿疹皮损多，泛发或散发于全身多个部位。如钱币性湿疹、自身敏感性湿疹、乏脂性湿疹。湿疹是西方医学皮肤科病名，古代中医将之归属浸淫疮、湿毒等范畴。《素问·至真要大论》：诸痛痒疮皆属于心。《金匮要略》：浸淫疮，黄连粉主之。《诸病源候论》有

风瘙隐轸生疮候、风瘙身体隐轸候、风瘙痒候、风身体如虫行候、风痒候等论述。人皮肤虚，为风邪所折则起隐轸。热多则色赤，风多则色白，甚者痒痛，搔之则成疮。邪气客于皮肤，复逢风寒相折，则起风瘙轸。若赤轸者由凉湿折于肌中之热，热结成赤轸也。得天热则剧，取冷则灭也。白轸者由风气折于肌中热，热与风相搏所为。白轸得天阴雨冷则剧，出风中亦剧，得晴暖则灭，着衣身暖亦瘥也。脉浮而洪，浮即为风，洪则为气强。风气相搏，隐轸，身体为痒。汗出不可露卧及浴，使人身振、寒热、风轸。此由游风在于皮肤，逢寒则身体疼痛，遇热则瘙痒。夫人虚，风邪中于荣卫，溢于皮肤之间，与虚热并，故游奕遍体，状若虫行也。邪气客于肌肉，则令肌肉虚，真气散去，又被寒搏皮肤，外发腠理，闭毫毛。淫邪与卫气相搏，阳胜则热，阴胜则寒；寒则表虚，虚则邪气往来，故肉痒也。凡痹之类，逢热则痒，逢寒则痛。《神农本草经》治疗皮疹瘙痒的药物有茺蔚子，味辛性温，主瘾疹痒。蛇床子味苦性平，主湿痒。杜仲味辛性平，除阴下痒湿。木兰味苦性寒，主阴下痒湿。败酱味苦性平，主疥瘙。积雪草味苦性寒，主皮肤赤。蜀羊泉味苦性寒，主疥瘙痂癣虫。卮子味苦性寒，主皱鼻，白赖，赤癞。羖羊角味咸性温，主杀疥虫。石灰味辛性温，主疥瘙。冬灰味辛性温，主疥瘙。青琅玕味辛性平，主身痒疥瘙。青葙子味苦性寒，主皮肤中热，风瘙，身痒，杀三虫。牙子味苦性寒，主疥瘙。羊踯躅味辛性温，主贼风在皮肤中，淫淫痛。羊蹄味苦性寒，主头秃疥瘙。萹蓄味苦性平，主浸淫疥瘙，杀三虫。羊桃味苦性寒，主熛热，身暴赤色。乌韭味甘性寒，主皮肤往来寒热。莽草味辛性温，主结气疥瘙。《备急千金要方》治疗瘾疹瘙痒方药有29首，论曰：风邪客于肌中则肌虚，真气发散又被寒搏，皮肤外发腠理开毫毛，淫气妄行之则为痒也。所以有风疹瘙痒，皆由于此。又有赤疹者，忽起如蚊蚋啄，烦痒极者，重沓垄起，搔之逐手起。又有白疹者，亦如此。赤疹热时即发，冷即止。白疹天阴冷即发。白疹宜煮矾石汁拭之，或煮蒴藋，和少酒以浴之良。治疗瘾疹瘙痒单味药物有：牛膝、白芥子、白术、芜菁子、矾石、吴茱萸、锻石、白芷根叶、景天、槐枝叶、枳实、蚕沙、车前子、蓼子、巴豆、芒硝。治疗瘾疹瘙痒两味药物方剂有：黄连、芒硝；治疗瘾疹瘙痒三味药物方剂有：蛇床子、防风、生蒺藜。其余方剂有：① 石南汤治六十四种风注走入皮肤身痒如虫行，隐疹搔之则作疮：石南、干姜、黄芩、细辛、人参、桂枝、麻黄、当归、川芎、甘草、地黄、食茱萸。② 治风瘙瘾疹心迷闷乱方：天雄、牛膝、桂枝、知母、瓜蒌根、白术、防风、人参、干姜、细辛。③ 治瘙痒皮中风虚方：枳实、松叶、独活、肉苁蓉、黄芪、秦艽、丹参、蒴藋。④ 治风瘙瘾疹方：白术、戎盐、矾石、黄连、黄芩、细辛、川芎、茵芋。⑤ 又方：马蔺子、蒴藋、矾石、茺蔚子、蒺藜子、茵芋、羊桃、扁竹。⑥ 又方：蒴藋、防风、羊桃、石南、茵芋、芫花、蒺藜、矾石。⑦ 治瘾疹痒痛方：大黄、升麻、黄柏、当归、防风、芍药、黄芩、青木香、甘草、枫香、芒硝、地黄汁。⑧ 治举体痒痛如虫啮，搔之皮便脱落作疮方：蒺藜子、蛇床子、茺蔚子、大戟、大黄、矾石、防风。⑨ 治风瘙肿疮痒在头面拓洗方：大黄、芒硝、莽草、黄连、黄芩、蒺藜子。⑩ 治身体赤瘾疹而痒，搔之随手肿起方：莽草、当归、川芎、大戟、细辛、芍药、芫花、川椒、附子、踯躅、猪膏。⑪ 青羊脂膏治风热赤疹，搔之随手作疮：青羊脂、甘草、芍药、寒水石、白芷、白及、黄芩、防风、黄芪、升麻、竹叶、石膏。《外台秘要》治疗瘾疹风疹方13首，治疗风瘙身体瘾疹方5首，治疗风热头面疹痒方4首，治疗风瘙瘾疹生疮方6首，治疗风身体如虫行方4首，合计32首。大多录自《备急千金要方》等晋唐书籍。兹择《备急千金要方》不载方剂如下。深师疗十种疹散：鬼箭羽、炙甘草、白蔹、白术、矾石、防风。崔氏疗风疹遍身方：麻黄、生姜、防风、川芎、芍药、当归、蒺藜子、炙甘草、独活、乌喙、人参。蒴藋汤：蒴藋根、蒺

藜子、羊桃、楮枝、芫蔚子、石盐、辛夷、矾石。疗风搔身体瘾疹粉散方：乌头、桔梗、细辛、白术。延年葫
蓲膏治身痒风搔瘾疹：葫蓲根、蒺藜子、附子、独活、犀角屑、蔷薇根、白芷、防风、苦参、及己、升麻、白蔹、
防己、川椒、莽草、青木香、蛇床子、蛇衔草、芫蔚子、枳实、茵芋。芫蔚浴汤主身痒风搔或生瘾疹：芫蔚、
蒺藜、羊桃、葫蓲根、漏芦蒿、盐。延年牡丹膏治项强痛头风搔疹痒风肿：牡丹皮、当归、川芎、防风、升
麻、防己、芒硝、芍药、细辛、干姜、犀角屑、漏芦、葫蓲、零陵香、杏仁、栀子、黄芩、大黄、青木香、竹沥。犀
角竹沥膏治风热发即头项脉掣动急强及热毒疹痒：犀角屑、升麻、葫蓲根、秦艽、独活、白及、菊花、白术、
防己、白芷、当归、防风、川芎、青木香、寒水石、苦参、漏芦根、蒺藜子、莽草、枳实、栀子、竹沥、吴蓝。上二
十三味切。肘后枳实丸治疗热风头面痒风疹如：枳实、天冬、独活、蒺藜仁、防风、桔梗、黄连、薏苡仁、菌
桂。深师疗风瘾疹或发疮甚则胸急满短气欲吐：茵芋、川芎、乌头、防风、白蔹、干姜、桂枝。延年疗风疹
痒闷，搔之汁出生疮，洗汤：苦参、漏芦根、枳实、蒺藜、楮茎叶。枳实丸治皮肤风疹瘙痒盛生疮：枳实、蒺
藜子、苦参、人参、独活、天冬、菌桂、白术。升麻犀角膏治疗诸热风毒气痒。冲出皮肤。搔即瘾疹赤起。
兼有黄水出。后结为脓窠疮。悉主之方：升麻、犀角屑、白蔹、漏芦、枳实、连翘、生蛇衔草、干姜、芒硝、
黄芩、栀子、葫蓲根、玄参。《近效》疗风热结疹。搔之汁出。痒不可忍方：麻黄根、蛇床子、蒺藜子、矾
石、白粉。延年疾藜子丸治疗痒如虫行身上时有风疹出：蒺藜子、黄芪、独活、白芷、防风、山药、枳实、人
参、黄连、葳蕤、地骨皮、桂枝。《太平圣惠方》卷24治风瘾疹诸方有羚羊角散：羚羊角屑、白鲜皮、黄芩、
防风、人参、杏仁、麻黄、羌活、白蒺藜、炙甘草、生地、枳壳。犀角散：犀角屑、升麻、玄参、防风、白鲜皮、
景天花、白蒺藜、人参、沙参、炙甘草、马牙硝、牛黄。鬼箭羽散：鬼箭羽、白蔹、白蒺藜、白矾、防风、炙甘
草。又方：漏芦、防风、大黄、苦参、枳壳、乌蛇。枫香丸：枫香、川乌、藁本、白蒺藜、淫羊藿、小荆子、莽
草、赤箭、白鲜皮、景天花、蛇床子、羚羊角屑。乌蛇膏：乌蛇、天麻、附子、白附子、僵蚕、乌喙、天南星、桂
枝、细辛、吴茱萸、羌活、当归、苍术、防风、牛膝、汗椒、全蝎、木鳖子、枳壳、大黄、白芷。葫蓲膏：葫蓲根、
白蒺藜、附子、独活、犀角屑、蔷薇根、白芷、防风、苦参、升麻、漏芦、汉防己、川椒、木香、蛇衔草、芫蔚子、
枳壳、莽草。野葛膏：野葛、附子、牛李子并根。枫香洗汤：枫香、川芎、大黄、黄芩、苦参、当归、升麻、甘
草、射干、蛇床子。葫蓲根洗汤：葫蓲根、蒺藜苗、景天、蛇床子、玉屑。葫蓲煎涂方：葫蓲根、白蒺藜、兔
藿、羊桃、虎杖、盐、辛夷、白矾。地骨白皮汤：地骨白皮、白杨皮、盐、白矾末。淋浴方：枳壳、麻黄根、葫
蓲、椒。风瘾疹淋洗方：马兰子、葫蓲、芫蔚子、白蒺藜、羊桃根、蒿竹、茵芋、白矾。又方：蛇床子、防风、
白蒺藜。又方：黄连、朴硝、凌霄花。杏叶煎揩拭方：杏叶、葫蓲根。柳屑浴汤：柳屑、葫蓲根、黄栌木、
盐。治风肿及瘾疹方：白矾、锻石。治风疹痒不止方：芸苔菜。又方：苦参末炼蜜和丸。又方：蛇蜕
皮。又方：大戟末。又方：蛇衔草。卷柏散：卷柏、犀角屑、天竹黄、枳壳、赤箭、藁本、羌活、防风、川芎、
乌蛇、五加皮、麻黄、黄芪、桑耳。丹参散：丹参、人参、苦参、雷丸、牛膝、防风、白附子、白花蛇。治风毒
热气及皮肤生瘾疹搔痒成疮方：枳实、白蒺藜、苦参、人参、独活、天冬、桂枝、白术。升麻膏：升麻、犀角
屑、白蔹、漏芦、枳壳、连翘、蛇衔石、蓝叶、芒硝、黄芩、栀子、葫蓲根、玄参、大黄。治风疹痒闷搔之汁出生
疮洗汤：苦参、漏芦、枳壳、白蒺藜、楮树茎叶。风瘙瘾疹遍身皆痒搔之成疮方：茵陈、苦参。治面上皮起
及身体瘙痒：川芎、白术、山茱萸、防风、羌活、枳壳、麻黄、山药、乌啄、干姜、白蒺藜、炙甘草。治风毒
攻皮肤瘙痒方：枳壳、防风、黄芪、白蒺藜、漏芦、秦艽、乌蛇、芒硝、犀角屑。天麻散：天麻、防风、枳壳、芫

蔚子、白僵蚕、白蒺藜、凌霄花、踯躅花。乌蛇散：乌蛇、全蝎、玄参、秦艽、赤箭、麻黄、猪牙皂夹、枳壳。苦参散：苦参、苍耳苗、蔓荆子、牡荆子、晚蚕沙、白蒺藜、玄参、胡麻子、蛇床子、天麻、乳香。乌金丸：槐鹅、羌活、白附子、天麻、枳壳、皂荚、踯躅花、麻黄、胡桃瓤、乌蛇、腊月鸭、腊月狐肝。枳壳浸酒方：枳壳、秦艽、独活、肉苁蓉、丹参、蒴藋根、松叶。防风浴汤：防风、蒴藋根、羊桃根、石楠、秦艽、升麻、苦参、茵芋、白蒺藜、蛇床子、白矾、枳壳。治风瘙痒不可忍方：乌蛇、枳壳、干荷叶。《圣济总录》风瘙痒、风瘖癗、风瘙瘾疹。藁本散治遍身发痒如虫行：藁本、蒺藜子、人参、白花蛇、枳壳、防风、威灵仙、防己；威灵仙散治脾肺风毒攻皮肤瘙痒或生疮癣：威灵仙、防风、羌活、炙甘草、紫参、荆芥穗；五白散治皮肤风痒昼夜不止：白附子、白僵蚕、白蒺藜、白鲜皮、白花蛇；天麻丸治风客皮肤瘙痒麻痹：天麻、附子、川芎、乌药、白附子、荆芥穗、龙脑、麝香；四生丸治皮肤风痒疮癣瘾麻：草乌头、白僵蚕、苦参、黑牵牛；枳壳散治风皮肤瘙痒麻痹：枳壳、苦参、蒺藜子、蔓荆实；荆芥散治风瘙痒搔之成疮：荆芥穗、麻黄、羌活、独活；丹参丸治风疮痒搔之成疮：丹参、苦参、升麻、黄芩、防风、枳壳、乌头；苦参丸治肺风皮肤瘙痒或生瘾疹疥癣：苦参、皂荚；枳壳汤治风瘙痒：枳壳；秦艽丸治皮肤疮癣瘙痒：秦艽、乌蛇、苦参、升麻、枳壳、黄芩、防风、恶实、大黄；天麻散治热毒风攻遍体瘙痒瘾疹皮肤瘰痹：天麻、防风、羌活、菊花、杏仁、甘草；天门冬丸治风热皮肤瘙痒，瘾疹生疮如水疖或如粟粒：天冬、枳壳、白术、人参、独活、苦参；八味散涂傅方治遍身疮疥皮破肉痛或瘙痒脓水：蜀椒、吴茱萸、青盐、石硫黄、腻粉、白僵蚕、蘗皮、麝香；防风汤淋洗方治风瘙痒如虫行或瘰痹不仁：防风、益母草、苦参、蒺藜子、荆芥穗、蔓荆实、枳壳；莽草汤淋洗方治风皮肤瘰麻疼痛瘙痒：莽草、藁本、桔梗、地榆、谷精草、生地、枳壳、蜂窝。治疗风瘖癗方药有独活丸：独活、天冬、防风、蒺藜子、桔梗，上九味。蒺藜子丸：蒺藜子、枳实、独活、天冬、桂枝、白术、人参。天门冬丸：天冬、枳壳、白术、人参、苦参、独活。金牙酒：金牙、细辛、地肤子、莽草、生地、蒴藋根、防风、附子、续断、蜀椒、独活。景天花散：景天花、红曲、朴硝。丹参汤：丹参、紫参、蒺藜子、黄芩、防风、黄芪、羌活、白鲜皮、连翘、炙甘草。犀角防风散：犀角、防风、藁本、蒺藜子、枳壳、羌活、丹参、炙甘草。胡麻散：胡麻、枳壳、防风、蔓荆实、威灵仙、苦参、何首乌、川芎、荆芥、炙甘草、薄荷。防风散：防风、杏仁、僵蚕、炙甘草。枳壳浸酒方：枳壳、秦艽、独活、肉苁蓉、丹参、蒴藋、松叶。蒺藜浴汤：蒺藜子、茺蔚子、羊桃、蒴藋根苗、漏芦、苦参、盐。桃仁涂方：桃仁、杏仁、胡麻、凝水石。野葛膏：野葛、牛李子并根、附子。治疗风瘙瘾疹方药有麻黄汤：麻黄、防风、川芎、乌喙、独活、芍药、当归、蒺藜子、炙甘草、人参。防风汤：防风、黄芪、犀角、升麻、漏芦、秦艽、乌蛇、芒硝、枳壳。苦参丸：苦参、防风、枳壳、乌蛇、漏芦、大黄。乌蛇丸：乌蛇、全蝎、白附子、天麻、防风、麻黄、五灵脂、茯苓、人参、槟榔、肉豆蔻、牛黄、僵蚕、阿胶、天南星、桂枝。秦艽丸：秦艽、防己、松脂、枳壳、蒺藜子、苦参、川芎、白术、防风、附子、蒴藋、干姜。枳实丸：枳实、天冬、独活、蒺藜子、人参、防风、桔梗、黄连、薏苡仁、桂枝。雷丸散：雷丸、人参、苦参、牛膝、白附子、防风、白花蛇、丹参、炙甘草。蔓荆实散：蔓荆子、何首乌、羌活、威灵仙、荆芥穗、防风、苦参。紫威散：紫威（凌霄花是也）、附子。茵陈蒿散：茵陈蒿、荷叶。醉仙散：胡麻、恶实、枸杞子、蔓荆子、蒺藜子、苦参、瓜蒌根、防风。蒺藜子散：蒺藜子、枳壳、荆芥穗、羌活、防风、苍术。石南酒：石南叶。松叶酒：松叶。白蜜酒：白蜜、酒。麻黄汤：麻黄、桂枝、黄连、当归、羌活、白芷、王不留行、炙甘草、防风、川芎、白蒺藜、天雄、桑根白皮、石膏、红蓝花。蒺藜子汤：蒺藜子、淫羊藿、防风、川芎、萆薢、白石脂、枳壳、桂枝、黄芩、白术、麻黄、羌活、天雄、羚羊角、黄连、旋覆花。石南汤：石南、干姜、黄芩、细辛、人参、桂枝、麻黄、当归、川芎、食茱萸、生地、炙甘草。天雄丸：天雄、防风、牛膝、桂枝、干姜、细辛、人参、瓜蒌根、白术。枳实丸：枳实、天门冬、独活、黄连、防风、蒺藜子、桔梗、薏苡仁、桂枝。小朱散：成块赤土、当归。涂药方：慎火草（即景天花）、生姜、盐。蒴藋淋洗汤：蒴藋。蒴藋膏：蒴藋根、蒺藜子、茺蔚草、附子、独活、犀角、蔷薇根、白芷、防风、苦参、升麻、漏芦、防己、木香、蛇衔、枳壳、茵芋、蜀椒。蛇衔草敷：蛇衔草。芒硝汤洗方：芒硝。川芎粉摩方：川芎、白芷、麻黄根、藿香、米粉。矾石涂方：矾石、清酒。景天涂方：景天。枳实熨方：枳实。升麻膏：升麻、白薇、漏芦、连翘、芒硝、黄芩、蛇衔、枳壳。莽草膏：莽草、当归、川芎、踯躅花、大戟、细辛、赤芍药、芫花、附子、蜀椒、猪脂。马蔺浴汤：马蔺花、蒴藋、茺蔚子、矾石、蒺藜子、茵芋、羊桃根、萹蓄。白术浴汤：白术、戎盐、矾石、黄连、黄芩、细辛、川芎、茵芋。鬼箭汤：鬼箭、白蔹、白术、矾石、炙甘草、防风。乌头粉方：乌头、桔梗、细辛、白术、铅丹。

　　医话二：论湿疹要药。晋唐两宋治疗风疹瘙痒常用要药有蒴藋根、踯躅花、景天、枳实、石南、苦参、蒺藜子、蛇衔草、马蔺花、蔓荆实、地肤子等，常用治疗风疹瘙痒外用药物有莽草、枳实、芒硝、戎盐、矾石、锻石、槐枝、景天、马蔺子、蒴藋、苦参、漏芦根、楮茎叶、麻黄根、蛇床子、蒺藜子、野葛、大戟、蛇衔草、茺蔚子、蚕沙等。《本经续叙要·暴风瘙痒》：蛇床子、蒴藋、乌喙、蒺藜子、景天、茺蔚子、青葙子、枫香脂、藜芦、乌蛇、葶苈子、枳实、枳壳。风瘙痒证均系营卫有邪或寒为热折，热为寒折，欲内不得，欲出不能，故耳。夫心主营，肺主卫，热折者病关于心营，故血脉不咸而为癫；寒折者，病关于肺卫，故气机沸逆而为水。此篇中所列，除诸治下体湿痒外，余皆行心肺之物矣。然行气者倍多，利血者绝少，则以诸痛痒疮虽属心火，但痒究在皮肤，皮肤间气既行，病气已难驻趾，任是血脉间尚有邪气涌出，亦可随气而行，竟使不能更聚，惟其瘙痒本涉于阴，借阳分为藏纳者，则宜从阳分透达其阴滞，以为扫地无余之计，且病原系暴起，则若是者，本无多耳。要之暴风瘙痒与贼风挛急均是暴病，而一病于阳，一病于阴。病于阴，故用搜逐之物多；病于阳，故用疏利之物多，已属两相对待，又相并而对待。夫久风湿痹为卒然而得，积久乃成之规模，治风者七篇，其脉络条理如此，统会而观之，则非特久暂之分可明，即上下内外之别，均了如指掌矣。

　　《神农本草经》谓蛇床子味苦性平，主妇人阴中肿痛，男子阴痿，湿痒，除痹气，利关节，癫痫恶创。《本草乘雅半偈》蛇床子宣大风力，鼓舞生阳，则前阴疏泄，窜疾自如。并可伸癫痫之气逆于藏，与关节之壅塞不开，痹去则身轻，肝荣则色其色矣。真堪作把握阴阳，维持风色之良剂也。《本草分经》谓蛇床子强阳补肾，散寒祛风燥湿杀虫，治男妇前阴诸疾及子脏虚寒疮癣风湿之病，为肾命三焦气分之药。《本草蒙筌》谓蛇床子入药取仁炒用，浴汤带壳生煎。治妇人阴户肿疼，温暖子脏；疗男子阴囊湿痒，坚举尿茎。敛阴汗却癫痫，扫疮疡利关节。主腰胯肿痛，祛手足痹顽。大风身痒难当，作汤洗愈；产后阴脱不起，绢袋熨收。妇人无娠，最宜久服。《本草求真》谓蛇床子功能入肾补命，祛风燥湿。故凡命门火衰而致风湿内淫，病见阴痿，蛇床子、五味子、菟丝子等分为末，蜜丸酒下。囊湿及女子阴户虫蚀，蛇床子、白矾二钱煎汤频洗。子脏虚寒，取蛇床子仁为末入白粉少许，和匀如枣绵裹纳之。产门不开，暨腰酸体痹带下脱肛，以蛇床子、甘草为末服，并以蛇床末敷。与夫一切风湿疮疥等病，蛇床子一两，轻粉四钱为细末，油调抹。服之则阳茎举，关节利，腰背强，手足遂，疮疥扫。至于大疯身痒难当作汤浴洗，产后阴脱不收用此绢袋熨收。《金匮要略方论》蛇床子散温阴中坐药：蛇床子仁研末，以白粉少许和令相得如枣大，绵裹内之，自然温。《外科正宗》蛇床子散治脓窠疮，生于手足、遍身，根硬作胀，痒痛非常：蛇床子、大风子肉、松香、枯矾各一两，黄丹、大黄各五钱，轻粉三钱，研为细末，麻油调擦。《外科传薪集》蛇床子散治湿毒脓滚疥疮：蛇床子二斤，黄柏二斤，生石膏四斤，青油或麻油调敷外用。《外科理例》蛇床子散治风癣疥癞瘙痒，脓水淋漓：蛇床子、独活、苦参、防风、荆芥穗各一两，枯矾、铜绿各五钱，研为细末，麻油调搽。《医宗金鉴》蛇床子汤治肾囊风，干燥极痒，喜浴热汤，甚起疙瘩，形如赤粟，麻痒，搔破浸淫脂水，皮热痛如火燎：蛇床子、威灵仙、当归尾、土大黄、苦参各五钱，缩砂壳三钱，老葱头 7 个，以水 1 升，煎数滚，倾入盆内，先熏，候温浸洗。

《神农本草经》谓陆英味苦性寒，主骨间诸痹，四肢拘挛，疼酸，膝寒痛，阴痿，短气，不足，脚肿。《名医别录》曰：又名蒴藋。主风瘙瘾疹身痒，湿痹。可作浴汤。《金匮要略方论》王不留行散行血而消瘀治疗金疮：王不留行、蒴藋细叶、桑白皮、甘草、川椒、厚朴、黄芩、干姜、芍药，研为细末，外用内服皆可。《新修本草》陆英即蒴藋是也。后人不识，浪出蒴藋条。《长沙药解》蒴藋《本经》名陆英，味苦性寒，蒴藋辛凉清利，善行凝瘀，而通血脉。其诸主治，疗水肿，逐湿痹，下症块，破瘀血，洗隐疹风瘙，敷脚膝肿痛。《御药院方》淋渫蒴藋汤治皮骨如小虫行：蒴藋、茄秸、蒺藜子、苍耳、海桐皮、柳木蠹末、柴胡、茯苓皮、水苔各半两，锉碎，每用药四两，以水 5 碗煎取 3 碗，去滓淋渫。

《神农本草经》莽草味辛性温。主风头痛肿，乳痈，疝瘕，除结气疥搔。《名医别录》：疗喉痹不通，乳难，头风痒，可用沐，勿近目。《药性论》：能治风疽，疝气肿坠，凝血，治瘰疬，除湿风。不入汤服。主头疮白秃，杀虫。《日华子本草》：治皮肤麻痹，并浓煎汤淋。

《神农本草经》：羊踯躅味辛性温，主贼风在皮肤中淫淫痛，温疟，恶毒，诸痹。《吴普本草》：羊踯躅花治贼风恶毒诸邪气。《古今注》云：羊踯躅花黄，羊食之则死，羊见之则踯躅分散，故名羊踯躅。《本草图经》：古大方多用踯躅治疗风疹瘙痒。如胡洽治治时行赤散及治五嗽四满丸之类及治风诸酒方皆杂用之。又治百病风湿等，鲁王酒中亦用踯躅花。今医方挪脚汤中多用之。南方治蛊毒下血，有踯躅花散，甚胜。《医学入门》羊踯躅辛温大毒，皮肤痛痒贼风酷，痁疟安然痢痹消，善除蛊毒兼诸毒。羊误食则踯躅而死。《冯氏锦囊秘录》：羊踯躅又名黄杜鹃。性极发散，能却诸风寒湿，故善治恶痹，然非元气壮实，何能当此毒药，必同安胃和气血药用乃可，故曰气血虚人息之。《本草新编》曰：治贼风在于皮肤之中，淫淫掣痛。鬼疰蛊毒瘟疮恶毒并能祛之。此物必须外邪难外越者，始可偶尔一用以出奇，断不可频用以眩异也。近人将此物炒黄为丸，以治折伤，亦建奇功。然只可用至三分，重伤者，断不可越出一钱之外耳。或问羊踯躅乃迷心之药，何以子取之而治病？嗟乎！无病之人，服羊踯躅则迷心；有病之人，服羊踯躅则去疾。此反用以出奇，胜于正用之平庸。

《神农本草经》：景天味苦性平，主大热，火创，身热，烦邪恶气，华主女人漏下赤白，轻身明目。别名戒火、慎火草、护花草、挂壁青、火丹草、火焰草、八宝草、佛指甲、火炊灯、跤蹬草、土三七、观音扇、美人草、猪脚草等。《本草经集注》景天主治大热，火疮，身热烦，邪恶气。诸蛊毒，痂疕，寒热风痹，诸不足。景天花主治女人漏下赤白。今人皆盆盛养之于屋上，云以辟火。叶可治金疮，止血。以洗浴小儿，去烦热惊气。广州城外有一树，云大三四围，呼为慎火树，其花入服食。《本草图经》景天攻治疮毒及婴孺风疹在皮肤不出者,生取苗叶五大两,和盐三大两,同研,绞取汁,以热手摩涂之,日再。但凡热毒丹疮皆可如此用之。《本草经疏》：景天治一切赤游风,各种火丹之神药也,故知其性寒,其味大苦耳。当是大寒纯阴之草也。性能凉血解毒,故主大热火疮,身烦热,邪恶气,诸蛊毒痂疕,寒热风痹,诸不足。热解则毒散血凉,血凉则生故也。《本草分经》景天纯阴之品,独入离宫,专清热毒疗火丹游风。

《神农本草经》谓枳实味苦性寒,主大风在皮肤中如麻豆苦痒,除寒热结,止痢,长肌肉,利五脏。《本草衍义》：枳实、枳壳,一物也。小则其性酷而速,大则其性和而缓。《药性论》谓枳壳治遍身风疹,肌中如麻豆恶痒。《开宝本草》谓枳壳主风痒麻痹。《本草经疏》谓枳壳气味所主与枳实大略相同。其主风痒麻痹,通利关节,止风痛者,盖肺主皮毛,胃主肌肉,风寒湿入于二经,则皮肤瘙痒,或作痛,或麻木,此药有苦泄辛散之功,兼能引诸风药入于二脏,故为治风所需,风邪既散,则关节自然通利矣。《中华本草》：枳实有抗变态反应作用,枳实水提物 100 mg/kg 静脉注射,对大鼠被动皮肤过敏反应有抑制作用,50 μg/mL 对大鼠腹腔肥大细胞释放组胺有抑制作用。

痛　经

医案一：秦某，女，33岁，2008年戊子立冬初诊。经行腹痛14年，或经多不断，或过期不来，或崩漏不止，或一月再行，或经停不至。前日进食生冷经行腹痛剧烈，小腹冷痛，畏寒喜暖，得热则舒，四肢不温，神疲乏力，舌质紫暗，苔薄薄白，两脉弦紧。妇科超声提示右卵巢内暗区，考虑卵巢子宫内膜异位囊肿。寒滞冲任，瘀血阻络，拟温脉散寒，祛瘀调经，《金匮要略方论》温经汤用吴茱萸、桂枝温经散寒；当归、川芎、芍药、阿胶、牡丹皮祛瘀养血；人参、麦冬、甘草益气健脾；半夏、生姜降逆温中。《太平惠民和剂局方》温经汤用阿胶、当归、川芎、人参、肉桂、甘草、芍药、牡丹皮、半夏、吴茱萸、麦冬治冲任虚损，月候不调及治少腹有寒，久不受胎。《万病回春》千金调经散组方同《太平惠民和剂局方》，《妇人大全良方》温经汤别名小温经汤用当归、川芎、芍药、桂心、牡丹皮、莪术、人参、甘草、牛膝温经散寒，活血化瘀。治寒气客于血室，血凝不行，致经道不通，绕脐寒疝痛彻，其脉沉紧者。《备急千金要方》桃仁汤月水不调或淋沥不断，断后复来，状如泻水，四体嘘吸不能食，腹中坚痛，不可行动，月水或前或后，或经月不来，举体沉重，惟欲眠卧，多思酸物方。今遵其法，与桃仁汤加减。复诊行经，经量较前增多，色红，腹痛较前明显减轻。纳寐可，二便调。后偶有遇冷经行小腹隐痛续服该方，均能缓解，一年后右侧卵巢内液性暗区消失。

桃仁 9 g	泽兰 9 g	莪术 9 g	三棱 9 g
党参 9 g	牛膝 9 g	桂枝 9 g	牡丹皮 9 g
当归 9 g	芍药 9 g	生姜 6 g	半夏 9 g
阿胶 9 g	地黄 9 g	蒲黄 9 g	川芎 9 g
益母草 9 g	炙甘草 6 g		

医案二：厉某，女，30岁。2008年戊子立春初诊，经前1周即感胸闷、乳胀、乳头触痛，行经则少腹始胀继痛，纳少嗳气易怒，烦躁，晨起口苦，大便干结，舌淡苔薄脉弦。乳腺彩超提示乳腺增生，妇科超声未见异常，性激素正常范围。肝郁气滞痛经，《傅青主女科》治经水未来腹先疼痛云：妇人有经前腹疼数日，而后经水行者，其经来多是紫黑块，人以为寒极而然也，谁知是热极而火不化乎！夫肝属木，其中有火，舒则通畅，郁则不扬，经欲行而肝不应，则抑拂其气而疼生。然经满则不能内藏，而肝中之郁火焚烧，内逼经出，则其火亦因之而怒泄。其紫黑者，水火两战之象也。其成块者，火煎成形之状也。经失其为经者，正郁火内夺其权耳。治法似宜大泄肝中之火，然泄肝之火，而不解肝之郁，则热之标可去，而热之本未除也，其何能益！下月断不先腹疼而后行经矣。治遵其法，拟宣郁通经汤加减，补肝之血而解肝之

郁,利肝之气而降肝之火。复诊:药后行经,腹胀缓解,情绪平稳,效不更方,续服3月,经行诸症缓解
方用。

柴胡9g	白芍9g	当归9g	牡丹皮9g
栀子9g	香附9g	郁金9g	茯苓9g
白术9g	荆芥9g	黄芩9g	丹参9g
益母草9g	生甘草6g		

　　医案三: 陆某,女,42岁。2009年己丑立秋初诊,平素体弱,入秋必作咳嗽,动则气短。1日前经来
腹痛,量多如崩,气随血耗,颜㿠少华、心慌、懒怠,纳呆便溏,舌淡苔薄脉细缓。妇科超声提示左附件区
可见31 mm×23 mm×32 mm肿块,壁光滑,内为无回声区及带状分隔。痛经气血亏虚复诊:药后乏力
好转,腹痛缓解,效不更方,续服3个月,经行诸症缓解。《傅青主女科》治经水忽来忽断时疼时止云:妇
人有经水忽来忽断,时疼时止,寒热往来者,人以为血之凝也,谁知是肝气不舒乎! 夫肝属木而藏血,最
恶风寒。妇人当行经之际,腠理大开,适逢风之吹寒之袭,则肝气为之闭塞,而经水之道路亦随之而俱
闭,由是腠理经络,各皆不宣,而寒热之作,由是而起。其气行于阳分则生热,其气行于阴分则生寒,然此
犹感之轻者也。倘外感之风寒更甚,则内应之热气益深,往往有热入血室,而变为如狂之症。若但往来
寒热,是风寒未甚而热未深耳。治法宜补肝中之血,通其郁而散其风,则病随手而效,所谓治风先治血,
血和风自灭,此其一也。治遵其法,拟四物汤加减。此方用四物以滋脾胃之阴血;用柴胡、白芍、牡丹皮
以宣肝经之风郁;用甘草、白术、延胡索以利腰脐而和腹疼,入于表里之间,通乎经络之内,用之得宜,自
奏功如响也。

熟地9g	白芍9g	当归9g	川芎9g
白术9g	牡丹皮9g	延胡索9g	甘草6g
柴胡9g	荆芥9g	香附9g	

　　医话一: 晋唐两宋责痛经于风冷瘀血。痛经是行经前后或月经期下腹疼痛。原发性痛经指生殖器
官无器质性病变的痛经。原发性痛经与月经时子宫内膜前列腺素含量增高有关,PGF2α含量升高引起
子宫平滑肌过强收缩,血管痉挛,造成子宫缺血、乏氧状态而出现痛经。继发性痛经指盆腔器质性疾病
如子宫内膜异位症、子宫腺肌病等引起的痛经。原发性痛经在青春期多见,常在初潮后1~2年内发病。
伴随月经周期规律性发作的以小腹疼痛为主要症状。疼痛多自月经来潮后开始,最早出现在经前12 h,
以行经第1日疼痛最剧烈,持续2~3日后缓解。疼痛常呈痉挛性。一般不伴有腹肌紧张或反跳痛。可
伴有恶心、呕吐、腹泻、头晕、乏力等症状,严重时面色发白、出冷汗。妇科检查无异常发现。继发性痛经
症状同原发性痛经,由于内膜异位引起的继发性痛经常常进行性加重。《素问·举痛论》:经脉流行不
止,环周不休。寒气入经而稽迟,泣而不行,客于脉外,则血少;客于脉中则气不通;故卒然而痛。其痛或
卒然而止者;或痛甚不休者;或痛甚不可按者;或按之而痛止者;或按之无益者;或喘动应手者;或心与背
相引而痛者;或胁肋与少腹相引而痛者;或腹痛引阴股者;或痛宿昔而成积者;或卒然痛死不知人,有少
间复生者;或痛而呕者;或腹痛而后泄者;或痛而闭不通者。寒气客于脉外,则脉寒,脉寒则缩蜷,缩蜷则

脉细急,则外引小络,故卒然而痛。得炅则痛立止,因重中于寒,则痛久矣。《诸病源候论·月水来腹痛候》曰:妇人月水来腹痛者,由劳伤血气,以致体虚,受风冷之气,客于胞络,损冲任之脉,手太阳、少阴之经。冲脉、任脉皆起于胞内,为经脉之海也;手太阳小肠之经,手少阴心之经也,此二经共为表里,主下为月水。其经血虚受风冷,故月水将下之际,血气动于风冷,风冷与血气相击,故令痛也。《备急千金要方》干姜丸治月经不通,或痛不可忍引腰小腹痛:干姜、川芎、茯苓、硝石、杏仁、水蛭、虻虫、桃仁、蛴螬、柴胡、䗪虫、芍药、人参、大黄、川椒、当归。干漆汤治月水不通,小腹坚痛不得近:干漆、葳蕤、芍药、细辛、附子、甘草、当归、桂心、芒硝、黄芩、大黄、吴茱萸。治月经不通心腹绞痛欲死:当归、大黄、芍药、吴茱萸、干地黄、干姜、川芎、虻虫、水蛭、细辛、甘草、桂心、栀子、桃仁。干地黄当归丸治月水不通,或一月再来,或隔月不至,或多或少或淋沥不断,或来而腰腹刺痛不可忍:干地黄、当归、甘草、牛膝、芍药、干姜、泽兰、人参、牡丹皮、丹参、川椒、白芷、黄芩、桑耳、桂心、䗪虫、川芎、桃仁。白垩丸治月经一月再来或隔月不来,或多或少,淋沥不断,或来而腰腹痛,嘘吸不能食,心腹痛,或青黄黑色,或如水,举体沉重:白垩、白石脂、牡蛎、禹余粮、龙骨、细辛、海螵蛸、当归、芍药、黄连、茯苓、干姜、桂枝、人参、瞿麦、石韦、白芷、白敛、附子、甘草、川椒;桃仁汤治月水不调,或淋沥不断,断后复来,状如泻水,腹中坚痛不可行动,月水或前或后,或经月不来:桃仁、泽兰、甘草、川芎、人参、牛膝、桂枝、牡丹皮、当归、芍药、生姜、半夏、地黄、蒲黄;桃仁散治月经来绕脐痛,上冲心胸,往来寒热如疟疰状:桃仁、䗪虫、桂枝、茯苓、薏苡仁、牛膝、代赭石、大黄。牡丹大黄汤治月经不调,或月前或月后,腰痛如折,两脚疼,胞中风寒:大黄、朴硝、牡丹皮、桃仁、人参、阳起石、茯苓、甘草、水蛭、虻虫;牛膝丸治产后月水往来乍多乍少,时时疼痛:牛膝、芍药、人参、大黄、牡丹皮、甘草、当归、川芎、桂枝、䗪虫、蛴螬、蜚蠊、虻虫、水蛭。《太平圣惠方》治妇人月水来腹痛诸方有夫妇人月水来腹痛者。熟干地黄散治妇人月水每来不得快利,于脐下疼痛不可忍:熟地、菴䕡子、延胡索、当归、木香、京三棱、蓬莪术、桂枝、赤芍。川芎散治妇人月水每来。脐下刺。四肢烦疼。川芎、桂枝、桃仁、吴茱萸、厚朴、当归。桃仁散治妇人月水每来绕脐疼痛(方药同《备急千金要方》)。䗪虫散治妇人月水每来腰腹疼痛:䗪虫、川芎、女青、大黄、川椒、干姜、桂枝。蓬莪术散治妇人胞络夙挟风冷,每至月事来时脐腹多痛:蓬莪术、当归、桂心、川芎、大黄、牡丹皮、木香、延胡索、赤芍、桃仁。麒麟竭散治妇人月信来时脐腹痛如锥刀所刺:麒麟竭、芫花、川芎、桂心、延胡索、当归、琥珀、麝香。琥珀散治妇人月水每来心间刺痛:琥珀、芫花、牛膝、当归、赤芍药、没药。䗪虫散治妇人月水每来脐腹乍痛:䗪虫、川芎、当归、女青、赤芍药、大黄、川椒、桂枝。干漆丸治妇人夙有滞血,至月水来时脐腹疼痛:干漆、桃仁、木香、槟榔、芫花、赤芍、硇砂、当归、桂心。当归丸治妇人月水每来脐下痛如锥刀所刺及腰背疼痛:当归、琥珀、菴䕡子、吴茱萸、桂枝、益母草、秦椒、牛膝、水蛭、川芎、延胡索、没药。朴硝丸治妇人夙有积血,月水来时腹中痛:朴硝、当归、薏苡仁、大黄、代赭石、牛膝、桃仁。硇砂丸治妇人久积虚冷,月水来时脐腹疼痛不可忍:硇砂、当归、琥珀、附子、没药、桂心、木香。金漆丸治妇人夙血积滞,每至月水来时脐下痛:金漆、硫黄、水银、硇砂、没药、鬼箭羽、当归、巴豆、狗胆。朱砂丸治妇人血海风冷,月水每来攻刺脐腹疼痛:朱砂、硇砂、半夏、木香、当归、巴豆。又方:芫花、当归、木香。又方:延胡索、当归。《圣济总录》治妇人月水来腹痛曰:月事乃经血之余,和调则所下应期,无过与不及之患。若冲任气虚为风冷所乘,致气脉不顺,所下不调,或前或后,或多或少,风冷之气,与月事相击,故因所下而腰背拘强脐腹刺痛也。茯苓饮治妇人月水不调腰腹疼痛：茯苓、当归、芍药、桂枝、炙甘草。当归饮治妇人月水不调及欲来脐下痛：当归、肉豆蔻、厚朴、炙甘草、芍药、枳壳、茯苓、人参。大黄汤治妇人月水来腹痛脐下坚硬：大黄、朴硝、当归、芍药、川芎、桂枝、厚朴。当归汤治妇人月水来腹内疼痛：当归、生地、防风、山茱萸、黄芪、牛膝、枳壳、白术、人参、炙甘草、羚羊角、芍药。温经汤治妇人月水来，腹内疼痛不可忍：茯苓、芍药、土瓜根、牡丹皮、丹砂、薏苡仁。牡丹汤治妇人月水来不利，攻脐腹痛不可忍：牡丹皮、川芎、炙甘草、黄芩、人参、桂枝、干姜、吴茱萸、桃仁、茯苓、当归、芍药。芍药汤治妇人月水来腹痛烦闷体热：芍药、人参、厚朴、肉豆蔻、炙甘草、当归、枳壳。干地黄丸治妇人月事欲下腰腹刺痛：生干地黄、桃仁、川芎、白芷、蒲黄、当归、牛膝、炙甘草、芍药、牡丹皮、干姜、人参、桂枝、水蛭、虻虫。大黄汤治妇人月水不利脐腹疼痛：大黄、人参、牛膝、桂枝、羌活、枳壳、当归、川芎、瞿麦穗、槟榔、芍药、吴茱萸。川芎丸治妇人月水来腰腹刺痛不可忍：川芎、白芷、生地、桃仁、干姜、炙甘草、蒲黄、芍药、牡丹皮、桂枝、牛膝、人参、当归。琥珀丸治妇人虚冷，月水凝涩不利，腹内疼痛：琥珀、木香、禹余粮、白术、芍药、鳖甲、桂枝、附子、羌活、莪术、细辛、牡丹皮、肉豆蔻、人参、京三棱、黄芪、当归、槟榔、枳壳、柴胡、川芎、桃仁、安息香。吴茱萸丸治妇人月事欲下，脐腹撮痛不可忍：吴茱萸、当归、桃仁、大黄、朴硝、桂枝、牛膝、川芎、黄芪、人参。苦参丸治月事欲下腹疼痛：苦参、牡丹皮、赤茯苓、赤芍药、当归、大黄、食茱萸、延胡索、五味子、荷叶、槟榔、桂枝。桃仁汤治月水不利或将下少腹痛：桃仁、干姜、木香、芍药、吴茱萸、当归、炙甘草、桂枝、大黄。三棱汤治妇人月水欲来，腰腹先痛，呕逆不食：京三棱、川芎、天雄、桑根白皮、地榆、黄连、代赭石、当归、白术、厚朴、黄芩、桂枝、肉豆蔻。治室女月水来腹痛曰：室女月水来腹痛者，以天癸乍至，荣卫未和，心神不宁，间为寒气所客，其血与气两不流利，致令月水结搏于脐腹间，疠刺疼痛，治法宜顺血气，无令蕴滞，则痛自愈。羌活散治室女经络凝滞攻腹疼痛：羌活、桂枝、牡丹皮、川芎、芍药、延胡索、枳壳、当归、炙甘草、白术、莪术、陈皮、木香、大黄。没药丸治室女血气凝涩，月水欲行先攻脐腹疼痛：没药、延胡索、高良姜、干漆、桂枝、当归、牛膝、牡丹皮、干姜。姜黄散治室女经脉虚冷月水来腹痛：生姜、生地黄。地黄散治室女血气不利月水来即少腹刺痛：生地、生姜、乌豆、当归。芍药散治室女月水来，腹疠痛：芍药、当归、川芎、干姜。蓬莪术散治室女月水欲行攻脐腹疼痛：蓬莪术、当归、赤芍药、川芎、蒲黄、桂枝、延胡索、乌药、没药、五灵脂、干姜。牡丹散治室女血脏虚冷月水凝涩，攻少腹痛：牡丹皮、乌头、桂枝。六神散治室女血脏虚冷，月水凝涩，欲来攻脐腹撮痛：当归、干漆、延胡索、乌药、乌头、青橘皮。乌药散治室女月水来少腹刺痛：乌药、当归、蓬莪术。没药丸治室女月候不快，欲来即攻脐腹疼痛：没药、牡丹皮、京三棱、连皮大腹、芍药、当归、桂枝、丹砂、木香、蘹香子、丁香。牛膝散治室女月水来腹痛：牛膝、牡丹皮、当归、丹参、生地、朴硝、桃仁、芍药、桂枝、木香、黄芩、人参。牡丹散治室女月水来不利，腰腹痛：牡丹皮、芍药、槟榔、当归、白术、赤茯苓、生干地黄、川芎、莎根草、桂枝、麦蘖、人参。桑耳丸治室女月水不利或来或止不得宣通，攻击脐腹痛：桑耳、菴蔄子、桂枝、川芎、人参、牛膝、赤茯苓、白芍药、大黄、生干地黄、炙甘草。当归丸治室女气血不和，月水欲来，先攻少腹刺痛：当归、槟榔、赤芍药、牡丹皮、延胡索。牛膝汤治室女气血凝涩，月水来不快，少腹疠痛：牛膝、菴蔄子、当归、芍药、川芎、土瓜根、朴硝、牡丹皮、桂枝。草豆蔻汤治室女月水不利攻腹刺痛：草豆蔻、当归、厚朴、炙甘草、芍药、枳壳、茯苓、人参。《太平惠民和剂局方》治妇人痛经方剂有熟干地黄丸：熟干地黄、五味子、柏子仁、川芎、泽兰、禹余粮、防风、肉苁蓉、茯苓、厚朴、白芷、干姜、山药、细辛、卷柏、当归、藁本、炙甘草、蜀椒、牛膝、人参、续断、蛇床子、芜荑、杜仲、艾叶、赤石脂、石膏、肉桂、石斛、白术、紫石英。钟乳泽兰丸：钟乳粉、泽兰、芜荑、麦冬、人参、石膏、石斛、熟地、川芎、炙甘草、牛膝、白芷、山药、当归、藁本、细辛、肉桂。人参荆芥散：荆芥穗、羚羊角、酸枣仁、生干地黄、枳壳、人参、鳖甲、赤芍。伏龙肝散：伏龙肝、赤石脂、熟干地黄、艾叶、麦蘖。逍遥散：当归、芍药、柴胡、茯苓、白术、生姜、薄荷、炙甘草。四物汤：当归、川芎、芍药、熟地。胶艾汤：阿胶、川芎、炙甘草、当归、艾叶、芍药、熟地。当归丸：当归、蒲黄、熟干地黄、阿胶、续断、白术、吴茱萸。大通真丸：苍术、蝉蜕、炙甘草、芜荑、白、人参、川芎、芦、附子、白芷、白芍药、食茱萸。暖宫丸：生硫黄、禹余粮、赤石脂、附子。术香散：天台、乌药、三棱、蓬莪术、当归、荆芥穗、天麻、桂心、延胡索。牡丹散：干漆、苏木、鬼箭羽、蓬莪术、甘草、当归、桂心。红花当归散：刘寄奴草、当归、牛膝、炙甘草、紫葳、红花、苏木、赤芍、肉桂、白芷。南宋妇科名家宋仲甫著《女科百问》论痛经亦主风冷瘀血，温经汤治风寒客搏经络小腹作痛：当归、川芎、白芍、桂枝、牡丹皮、莪术、人参、甘草、牛膝。没药除痛散逐寒邪疗经行腹痛：蓬莪术、当归、延胡索、五灵脂、肉桂、高良姜、蒲黄、甘草、没药。撞气阿魏丸治妇人每经欲行必先腹痛：茴香、陈皮、青皮、川芎、丁香、蓬莪术、甘草、砂仁、肉桂、白芷、生姜、胡椒、阿魏。大圣散治经行腹痛：泽兰、石膏、卷柏、茯苓、防风、厚朴、细辛、柏子仁、桔梗、吴茱萸、五味子、人参、藁本、干姜、川椒、白芷、白术、黄芪、川乌、丹参、芜荑、炙甘草、川芎、芍药、当归、白薇、阿胶、肉桂、生地。琥珀散治月经拥滞心腹疼痛：京三棱、莪术、赤芍药、刘寄奴、牡丹皮、桂枝、菊花、蒲黄、熟地、当归。《妇人大全良方》治月水行或不行心腹刺痛方有温经汤：方药组成同《女科百问》。桂枝桃仁汤：桂枝、芍药、生地、桃仁、甘草。地黄通经丸：熟地、虻虫、水蛭、桃仁。万病丸：干漆、牛膝、生地黄汁。琥珀散：方药组成同《女科百问》。荜茇丸：荜茇、蒲黄。陈自明以四物汤为妇科通用方，随证加减治疗治疗妇人经病，或先或后，或多或少，疼痛不一。当归、芍药、川芎、生地。治经血凝滞腹内血气作疼加莪术、肉桂；产后欲推陈致新补血海加生姜；胎动不安下血加艾叶、阿胶；产后种种积滞败血加延胡索、没药、白芷；产后血风，头痛发热，百骨节痛加荆芥穗、天麻、香附子、石膏、藿香；虚热心烦加瓜蒌根、麦冬；腹刺痛恶物不下加当归、芍药各一分；血崩不止加熟地黄、蒲黄；呕逆加白术、人参；寒热往来加炮了干姜、牡丹皮；因热生风加川芎、柴胡；腹胀加厚朴、枳实；身热脉数加柴胡、黄芩；脏腑滑泄加桂心、附子；虚烦不睡加竹叶、人参；烦躁引饮加知母、石膏；水停心下加木猪苓、防己。小便涩，大便秘加大黄、桃仁。四物汤去地黄加干姜名四神汤治妇人血虚心腹痛不可忍，四物汤加柴胡名五神汤，四物汤加甘草名当归煎去败血生好血。尝谓：此药不知起于何代。或云始自魏朝华佗。按巢氏云：佗之术精微，方类单省。传称佗术针灸不过数处。《千金方》云自三代以来，医方药论未有如此详备者。其间有汉、晋名公诸方。今《产宝方》乃末梁时节度巡官昝殷所撰，其中有四物散。国朝太平兴国中修入《圣惠方》者数方，自后医者易散为汤，虽无杰特之功，但善用者，若驭良马以意驱策之，则随意无所不至，自可珍也。自皇朝以来，名医于此四物中增损品味随意，虚实寒燠，无不得其效者，然亦非止妇人之疾可用而已。

崩　　漏

医案一:严某,女性,18岁,2009年己丑春分初诊。阴道不规则出血1月余。月经12岁初潮,经事素调,无痛经。近因学习紧张,1月前月经来潮,至今不止,量较多。当地就诊予屈螺酮炔雌醇片治疗,血止,停药后次日再次行经,量多至今未净。面色无华,月经量多,色黯夹块,口干欲饮,舌淡黯苔薄脉细尺无力。超声检查示:双层内膜厚约0.3 cm。血常规示:血红蛋白58 g/L。考虑诊断:青春期功能失调性子宫出血-脾肾亏虚崩漏,复诊未见出血,面色转润,血红蛋白恢复至79 g/L。先师许国华尝以真武汤加味治疗妇人崩漏,今师其法。前后增损凡数月,月经逐渐恢复正常,后考入大学,调整为口服威海华洋药业的断血流颗粒6.5 g,每日3次,2个月后完全恢复如常。药物断血流,学名荫风轮,有效成分为断血流皂苷A,具有收缩血管,增加子宫平滑肌的收缩力,提高子宫平滑肌的张力和抗炎作用。

附子9 g	白术9 g	白芍9 g	茯苓9 g
炮姜6 g	红参6 g	阿胶9 g	升麻9 g
白芷9 g	血余炭6 g	炙甘草6 g	

医案二:钱某,女性,48岁。庚寅立冬初诊,月经稀发3年,阴道出血1月余。平素月经3~4月一行,经期5~6日,无痛经。1月前经行,至今未净,量少色黯(用护垫即可)。查B超示:子宫多发性肌瘤,较大者约3 cm×3 cm×3 cm,双层内膜厚约0.6 cm。神疲乏力,面白无华,口唇色黯,舌淡黯苔白脉沉涩。考虑诊断:异常子宫出血,子宫肌瘤。气虚血瘀,复诊血止,神疲乏力好转。《妇科玉尺》曰:凡血崩脉沉弦而洪,或沉细而数,或崩而又兼久泻者,皆胃气下陷也,故以升举为要。万全曰:崩中多因中气虚不能收敛其血,加以积热在里,迫血妄行,故令暴崩。崩久不止遂成下漏。宜加味补中益气汤、地黄丸、参术大补丸。以平为度。丹溪云:涩郁胸中,清气不升,故经脉壅遏而降下,非开涩不足以行气,非气升则血不能归隧道。清气升则血归隧道,不崩矣。前后增损凡数月,月经恢复正常。

黄芪9 g	当归6 g	白术9 g	羌活9 g
防风9 g	藁本9 g	独活9 g	附子9 g
甘草9 g	党参9 g	熟地9 g	川芎9 g
细辛3 g	桃仁6 g	芍药9 g	桂枝6 g

医话一:功能性子宫出血与崩漏。功能性子宫出血是非正常子宫出血的非器质性病变。无排卵型功血和排卵型功血常发生于青春期和绝经过渡期妇女。青春期功能性子宫出血由于神经内分泌中枢发

育不全或成熟延迟,缺乏孕酮对抗和腺体分泌化;PC升高;凝血因子Ⅴ、Ⅶ、Ⅹ、Ⅻ等缺乏以及子宫内膜螺旋小动脉和溶酶体结构和功能异常,影响内膜脱落和血管上皮修复。绝经过渡期功能性子宫出血由于下丘脑-垂体-卵巢轴功能减退,子宫内膜微环境改变导致子宫内膜的修复失控。功能性子宫出血的症状有哪些? 临床表现为无规律子宫出血,血量时多时少或突然增多并可持续数月不止,或经期延长等。排卵期出血由于雌激素水平低下引起排卵期少量阴道出血。月经前出血由于黄体功能不全及雌孕激素分泌不足导致月经来潮前几天有少量阴道流血,接着出现正常月经。月经后出血由于黄体退行缓慢子宫内膜剥脱不全导致月经开始阶段正常,但是后期少量出血持续时间延长。子宫内膜增殖症出血是一种典型的无排卵型子宫出血。由于卵泡持续存在并分泌一定量的雌激素致使子宫内膜异常增殖,子宫内膜多呈腺囊性增生过长。子宫内膜成熟不全出血是常见于黄体期的不正常子宫出血。子宫内膜增殖期和黄体期改变可同时存在。功能性子宫出血中医妇科称崩漏、月经不调等。《诸病源候论》曰:妇人月水不调由劳伤气血,致体虚受风冷,风冷之气客于胞内,伤冲脉任脉,损手太阳少阴之经也。若冷热调和则冲脉任脉气盛,太阳少阴所主之血宣流以时而下。若寒温乖适经脉则虚,有风冷乘之,邪搏于血,或寒或温,寒则血结,温则血消,故月水乍多乍少,为不调也。风冷客于经络,搏于血气,血得冷则壅滞,故令月水来不宣利也。劳伤经脉,冲任之气虚损,故不能制其经血,故令月水不断也。《备急千金要方》治疗崩中重要方剂有慎火草散:慎火草、白石脂、禹余粮、鳖甲、干姜、细辛、当归、川芎、石斛、芍药、牡蛎、黄连、蔷薇根皮、干地黄、熟艾、桂枝。禹余粮丸:禹余粮、白马蹄、龙骨、鹿茸、乌贼骨。增损禹余粮丸:禹余粮、龙骨、人参、桂枝、紫石英、乌头、桑寄生、杜仲、五味子、远志、泽泻、当归、石斛、苁蓉、干姜、川椒、牡蛎、甘草。治妇人忽暴崩中方:小蓟根、当归、阿胶、续断、竹茹、川芎、生地、釜月下土、地榆、马通。治女人崩中去赤白方:白马蹄、蒲黄、鹿茸、禹余粮、白马鬃毛、小蓟根、白芷、续断、人参、干地黄、柏子仁、乌贼骨、黄芪、茯苓、当归、艾叶、肉苁蓉、伏龙肝。当归汤:当归、川芎、黄芩、芍药、甘草、生竹茹。治崩中昼夜十数行众医所不能瘥者方:川芎八两,以酒五升煮取三升,分三服。治崩中下血出血一斛,服之即断:吴茱萸、当归、川芎、人参、芍药、牡丹皮、桂枝、阿胶、生姜、甘草、半夏、麦冬。大牛角中仁散:牛角仁、续断、干地黄、桑耳、白术、赤石脂、矾石、干姜、附子、龙骨、当归、人参、蒲黄、防风、禹余粮。生地黄汤:生地黄、细辛。又方:桑耳、鹿茸。调中补虚止血方:泽兰、川椒、藁本、柏子仁、山茱萸、厚朴、干地黄、牡蛎、代赭石、桂枝、防风、细辛、干姜、甘草、当归、川芎、芜荑。治崩中方:白茅根、小蓟根。丹参酒:丹参、艾叶、地榆、忍冬、地黄。牡丹皮汤:牡丹皮、干地黄、斛脉、禹余粮、艾叶、龙骨、柏叶、厚朴、白芷、伏龙肝、竹茹、川芎、地榆、阿胶、芍药。治崩中单方:烧牛角末,以酒服方寸匕,日三服。又方:桑耳烧令黑为末,酒服方寸匕,日二服。又方:生蓟根一斤半,捣取汁温服,亦可酒煮服之。白垩丸:邯郸白垩、禹余粮、白芷、白石脂、干姜、龙骨、桂枝、瞿麦、大黄、石韦、白蔹、细辛、芍药、甘草、黄连、附子、当归、茯苓、钟乳、川椒、黄芩、牡蛎、海螵蛸。《外台秘要》治疗崩中重要方剂有蔷薇根煎:悬钩根、蔷薇根、柿根、菝葜。《删繁》芍药散:芍药、牡蛎、干地黄、白术、干姜、海螵蛸、附子、桂枝、黄芪、龙骨。又方:鹿茸、当归、蒲黄。《太平圣惠方》治治妇人崩中下血不止重要方剂有熟干地黄散:熟地、炙甘草、蒲黄、蟹爪、茯苓、伏龙肝。白芍药散:白芍药、牡蛎粉、熟地、白术、麒麟竭、黄芪。麒麟竭散:麒麟竭、禹余粮、地榆、黄柏、赤芍。棕榈散:棕榈、紫参、麝香、伏龙肝。野狼牙散:野狼牙草、诃黎勒皮、白芍药、白术、黄芪。阿胶散：阿胶、诃黎勒皮、干姜、附子。牛角散：牛角、白矾、橡实、木贼、川芎。伏龙肝散：伏龙肝、麒麟竭、棕榈、地榆、龙骨。瓷药散：白瓷药、柏叶、柏树细枝、茜根。桑耳散：桑耳、阿胶、茜根、熟地。又方：棕榈皮、晚蚕沙、麝香。又方：寒食面、雀儿粪、干姜。治妇人崩中下血不止方：乌梅、棕榈、干姜。又方：侧柏叶、芫花、大麻根。绿寒散：晚蚕沙、伏龙肝。通神散：菝葜、蛇床子、木贼、桑鹅。又方：杉木节、蚕纸。又方：阿胶、蛇床子。治妇人月水不断重要方剂有熟干地黄散：熟干地黄、黄芩、当归、地榆、伏龙肝、艾叶、柏叶。艾叶散：艾叶、阿魏、干姜、当归、龙骨、黄芪、川芎。木贼散：木贼节、赤芍、神曲、荷叶、柏叶。阳起石散：阳起石、附子、续断、赤石脂、人参、干姜。续断丸：续断、当归、海螵蛸、黄芪、牛角鰓、五味子、赤石脂、熟干地黄、干姜。禹余粮丸：禹余粮、鹿角胶、紫石英、续断、艾叶。牡蛎丸：牡蛎粉、阿胶、当归、川芎、续断、甘草。龙骨丸：龙骨、禹余粮、紫石英、人参、桑寄生、牡蛎粉。又方：槐鹅、赤石脂。又方：桑黄。又：船茹。《圣济总录》治疗经血暴下重要方剂有生干地黄散：生地、陈皮、炙甘草、白芷、酸石榴皮、牛角鰓灰、续断、人参、地榆。紫石英汤：紫石英、人参、桂枝、茯苓、炙甘草、赤小豆、麦冬。当归汤：当归、赤芍、禹余粮、麒麟竭、黄柏、地榆、生地。刘寄奴汤：刘寄奴、赤芍、茯苓、川芎、当归、艾叶。蒲黄汤：蒲黄、当归、柏叶、艾叶、伏龙肝、生地、黄芩。小蓟根汤：小蓟根、当归、阿胶、川芎、青竹茹、续断、地榆根、伏龙肝。狗胆煎：狗胆一枚，铛墨。槲叶饮：槲叶脉、地榆、阿胶、青竹茹。蒲黄丸：蒲黄、龙骨、艾叶。如圣散：棕榈、乌梅、干姜。防风散：防风。二胜散：荆芥穗、乌龙尾。棕榈皮散：棕榈皮、柏叶。伏龙肝汤：伏龙肝、禹余粮、赤芍、生地、地榆、白茅根、龙骨、当归、炙甘草、麒麟竭。禹余粮丸：禹余粮、白马蹄灰、鹿茸、海螵蛸、龙骨。附子丸：附子、硫黄、干姜、赤石脂。续断丸：续断、川芎、阿胶、青石脂、炙甘草、当归、地榆根、柏叶、鹿茸、小蓟根、丹参、牛角鰓、龟甲、生地。芍药散：芍药、龙骨、黄芪、白术、干姜、海螵蛸、附子、桂枝、牡蛎、生地。马蹄屑散：马蹄屑、赤石脂、禹余粮、龙骨、牡蛎、当归、生地、海螵蛸、附子、炙甘草、白僵蚕。侧柏丸：侧柏、黄芪、生地、续断、艾叶、当归、鳖甲、桑耳、禹余粮、芍药、代赭石、牛角鰓。白石脂丸：白石脂、川芎、大蓟、伏龙肝、熟地、阿胶。马蹄丸：白马蹄、白石脂、禹余粮、牡蛎粉、龙骨、乌贼鱼、白僵蚕、熟地、当归、附子、炙甘草。鮀甲散：鮀甲、桑耳、当归、吴茱萸、赤芍、柏叶、桑寄生、熟地、海螵蛸、人参、禹余粮。地黄汤：生地、艾叶、黄芩、当归、地榆、伏龙肝、柏叶、生姜、蒲黄。鮀甲散：鮀甲、当归、桑耳、人参、狗脊、禹余粮、白石脂、吴茱萸、柏叶、赤芍、桑寄生、厚朴、桂枝、黄芪、熟地。续断散：续断、桑耳、丹参、鹿茸、川芎、小蓟根、熟艾、柏叶、赤石脂、当归、熟地、槲叶脉、地榆、阿胶、牡蛎粉、龟甲、牛角鰓。白芷汤：白芷、鹿茸、诃黎勒、厚朴、牡丹皮、地榆、黄芪、肉豆蔻、白术、黄连、附子、代赭石、桂枝、黄芩、龙骨。禹余粮丸：禹余粮、白石脂、龙骨、当归、川芎、桂枝、附子、黄芪、白芷。龙骨饮：龙骨、青竹茹、干姜、伏龙肝、槲叶。当归汤：当归、柏叶、薤白、禹余粮。

带　下

医案一：顾某,女性,31 岁,2001 年辛巳夏月初诊。平素月经规则,经行 5 日净。数月来白带增多,鱼腥臭味灰黄色白带,阴道灼热瘙痒,情绪急躁,容易激惹,口苦纳差,两胁时有胀痛,失眠多梦,尿频尿急,大便干结,舌苔黄腻,两脉濡数。妇科检查提示阴道光,宫颈轻糜,附件(－),实验室白带(－)。西医诊断阴道炎。湿热带下,拟《嵩崖尊生》解带汤加减。

椿根皮 9 g	香附 9 g	白芍 9 g	当归 9 g
侧柏叶 9 g	苍术 9 g	黄柏 6 g	黄连 6 g
蛇床子 6 g	白芷 9 g	萆薢 9 g	甘草 6 g
败酱草 9 g	白鲜皮 9 g		

复诊：药后黄带明显减少,苔脉如前,拟《古今医鉴》解带散加减以固其效。

当归 9 g	川芎 9 g	白芍 9 g	白术 6 g
苍术 9 g	香附 9 g	牡丹皮 9 g	陈皮 9 g
土茯苓 9 g	延胡索 9 g	炙甘草 6 g	

医案二：罗某,女性,29 岁,2007 年丁亥秋分初诊。育龄妇女,平素月经规则。半年来经后白带增多,妇科检查提示宫颈轻中糜,附件(－)。西医诊断慢性宫颈炎,宫颈糜烂,白带增多,呈白色微黄带,时带血丝,外阴瘙痒不适,下腹疼痛,排便时加重,尿频尿急,月经不调,周期紊乱,经行腹痛,盆腔沉重感,腰酸乏力,精神萎靡,形体消瘦,面色㿠白,大便溏薄,舌淡苔白脉细。证属慢性宫颈炎-带下,拟宫本昂《活人方》敛带固真丸加减。药后白带减少,苔脉如前,效不更方,续服 2 月,诸症缓解。

香附 9 g	艾叶 6 g	白术 9 g	茯苓 9 g
当归 9 g	川芎 9 g	芍药 9 g	黄柏 6 g
龙骨 9 g	牡蛎 9 g	黄芪 9 g	苦参 6 g
赤石脂 9 g	鹿角霜 6 g	椿根皮 9 g	

医话一：论带下证治。生理性白带呈白色糊状或蛋清样,黏稠,无腥臭味,量少。白带中的水分使女性的阴道处于湿润状态,这种湿润环境能减少阴道前后壁之间的摩擦,保护阴道壁不受损伤。理性白带是妇科疾病时白带的量和性状发生变化。常见于细菌性阴道炎、滴虫性阴道炎、急性子宫颈炎、霉菌性阴道炎、老年性阴道炎、淋病性阴道炎、慢性宫颈炎或宫颈糜烂、子宫内膜炎、生殖器疱疹、淋病、尖锐

湿疹、慢性盆腔炎、肿瘤等妇科疾病。慢性宫颈内膜炎、卵巢功能失调、阴道腺病或宫颈高分化腺癌等疾病患者白带蛋清样无色透明黏性，性状与排卵期宫颈腺体分泌的黏液相似，但量显著增多。念珠菌阴道炎白带凝乳状常伴有严重外阴瘙痒或灼痛。滴虫阴道炎白带特征为白色或灰黄色泡沫状白带可伴有外阴瘙痒。细菌性阴道病白带灰色均质鱼腥味。宫颈癌、子宫内膜癌、宫颈息肉或黏膜下肌瘤等白带中混有血液。滴虫或淋菌等细菌所致的急性阴道炎、宫颈炎、宫颈管炎患者白带色黄或黄绿，黏稠，多有臭味。宫腔积脓、宫颈癌、阴道癌或阴道内异物残留亦可导致脓样白带。晚期宫颈癌、阴道癌或黏膜下肌瘤伴感染患者持续流出淘米水样奇臭白带。输卵管癌患者可阵发性排出黄色或红色水样白带。《备急千金要方》论赤白带下曰：诸方说三十六疾者，十二症、九痛、七害、五伤、三痼不通是也。何谓十二症？是所下之物，一曰状如膏，二曰如黑血，三曰如紫汁，四曰如赤肉，五曰如脓痂，六曰如豆汁，七曰如葵羹，八曰如凝血，九曰如清血、血似水，十曰如米泔，十一曰如月浣乍前乍却，十二曰经度不应期也。何谓九痛？一曰阴中痛伤，二曰阴中淋沥痛，三曰小便即痛，四曰寒冷痛，五曰经来即腹中痛，六曰气满痛，七曰汁出阴中如有虫啮痛，八曰胁下分痛，九曰腰胯痛。何谓七害？一曰窍孔痛不利，二曰中寒热痛，三曰小腹急坚痛，四曰脏不仁，五曰子门不端引背痛，六曰月浣乍多乍少，七曰害吐。何谓五伤？一曰两胁支满痛，二曰心痛引胁，三曰气结不通，四曰邪思泄利，五曰前后痼寒。何谓三痼？一曰羸瘦不生肌肤，二曰绝产乳，三曰经水闭塞。病有异同具治之方。白垩丸治女人三十六疾：白垩、龙骨、芍药、黄连、当归、茯苓、黄芩、瞿麦、白蔹、石韦、甘草、牡蛎、细辛、附子、禹余粮、白石脂、人参、乌贼骨、藁本、甘皮、大黄。赤石脂丸治女人腹中十二疾：赤石脂、半夏、川椒、干姜、吴茱萸、当归、桂枝、丹参、白蔹、防风、藋芦。白石脂丸治妇人三十六疾，胞中痛，漏下赤白：白石脂、乌贼骨、禹余粮、牡蛎、赤石脂、干地黄、干姜、龙骨、桂枝、石韦、白蔹、细辛、芍药、黄连、附子、当归、黄芩、川椒、钟乳、白芷、川芎、甘草。小牛角䚡散治带下五贲：牛角䚡、鹿茸、禹余粮、当归、干姜、续断、阿胶、乌贼骨、龙骨、赤小豆。龙骨散治淳下十二病：龙骨、黄柏、半夏、灶中黄土、桂枝、干姜、石韦、滑石、乌贼骨、代赭石、白僵蚕。治女子带下诸病方：大黄、附子、茯苓、牡蒙、牡丹皮、桔梗、葶苈子、厚朴、川芎、人参、当归、虻虫、川椒、吴茱萸、柴胡、干姜、桂枝、细辛。治带下百病无子：大黄、柴胡、朴硝、川芎、干姜、川椒、茯苓。治带下方：枸杞根、生地黄。治妇人及女子赤白带下方：禹余粮、当归、川芎、赤石脂、白石脂、阿胶、龙骨、石韦、乌贼骨、黄柏、白蔹、黄芩、续断、桑耳、牡蛎。白马蹄丸带下赤白浣方：白马蹄、鳖甲、附子、龟甲、川椒、磁石、甘草、杜仲、当归、续断、萆薢、禹余粮、桑耳、川芎、鲤鱼甲。白马散治带下：白马、龟甲、鳖甲、牡蛎。《太平圣惠方》治妇人赤白带下桑耳散：桑耳、丹参、续断、川芎、柏叶、熟艾、鹿茸、牡蛎、地榆、阿胶、小蓟根、龟甲、赤石脂、当归、熟地、槲叶、牛角䚡。熟干地黄散治妇人赤白带下经年不瘥：熟地、芍药、牡蛎、干姜、白芷、附子、桂枝、黄芪、龙骨、龟甲、川芎。艾叶散治妇人赤白带下日夜不止：艾叶、阿胶、龙骨、附子、川芎、当归、熟地、吴茱萸、赤石脂、硫黄、砂仁。桑耳散治妇人赤白带下：桑耳、芍药、黄芪、肉豆蔻、阿胶、熟地、当归、蒲黄、桔梗。牛角散治赤白带下：牛角䚡、桂枝、当归、牛膝。黄芪丸治赤白带下：黄芪、龙骨、当归、桑寄生、鹿茸、诃黎勒。鹿茸丸治妇人赤白带下不止：鹿茸、桑耳、鹿角胶、干姜、龙骨。绿矾丸治妇人赤白带下连年不瘥：绿矾、釜底墨、乌贼骨。又方：牛角䚡、马芹子。又方：凌霄花、熟地。生干地黄散：生地、茜根、黄芩、当归、地榆、甘草、竹茹。阿胶散治妇人赤带：阿胶、当归、赤芍、熟地、牡蛎。治妇人赤带方：龙骨、当归、白矾。又方：熟地、牡蛎、艾叶。玳瑁丸治妇人赤带：玳瑁、麒麟竭、乳香、没药、须灰、续断。又方：赤芍、熟地。又方：桑树东南枝白皮。龟甲散治妇人白带：龟甲、当归、桑耳、人参、狗脊、茱萸。桑耳散治妇人风冷白带：桑、黄、甲、当归、乌贼骨、芍药。鹿角胶散治妇人白带：鹿角胶、白龙骨、桂枝、当归、附子。又方：牡蛎、当归、龟甲、白马蹄屑。龙骨散治妇人久冷白带：白龙骨、乌贼骨、芍药、当归、禹余粮、干姜。肉豆蔻丸治妇人白带：肉豆蔻、附子、白石脂。又方：禹余粮、龙骨、干姜、附子。硇砂丸治妇人白带：硇砂、白矾灰、干姜、川乌头。又方：白矾灰、附子、狗头骨灰。又方：芍药、柏叶。又方：干姜、禹余粮、阿胶。又方：蛇床子、白芷。又方：白蜀葵花。桑耳散治妇人五色带下无问新久：桑耳、丹参、续断、川芎、柏叶、艾叶、地榆、熟地。柏叶散治妇人五色带下：柏叶、牛角、川芎、禹余粮、枳壳。阿胶散治妇人五色带下：阿胶、鹿茸、禹余粮、乌贼骨。禹余粮丸治妇人五色带下：禹余粮、芍药、桑鹅、黄连、艾叶。鹿茸丸治妇人五色带下久不瘥：鹿茸、芍药、桑鹅、黄连、艾叶。当归丸治妇人五色带下：当归、鳖甲、大黄、白术、芨。续断丸治妇人五色带下：续断、丹参、当归、白芷、艾叶、阿胶。又方：当归、萝卜子。又方：早蚕出蛾绵、蛇床子、麝香。龟甲散治妇人赤白带下：龟甲、桑耳、当归、芍药、乌贼骨。附子散治妇人久赤白带下：附子、当归、桂枝、硫黄、硇砂。瓜蒌散治妇人久赤白带下不瘥：瓜蒌、白矾、硝石、硫黄、禹余粮、狗脊、麝香。又方：芍药、干姜、地榆、白矾。大黄散治妇人久赤白带下：大黄、朴硝、当归、桂枝、虻虫。禹余粮丸治妇人久赤白带下：禹余粮、白石脂、鳖甲、当归、附子。川椒丸治妇人久赤白带下：川椒、艾叶、干姜、白石脂、熟地。阿胶丸治妇人久赤白带下：阿胶、绿矾、白石脂、釜底墨、乌贼骨。又方：白矾、釜底墨、乌贼骨。又方：芍药、赤石脂、干姜。又方：竹叶、赤车使者、红蓝花。又方：凌霄花。治妇人赤白带下方：刺蓟根。治妇人赤白带下久不止方：狗头烧灰细研。又方：马故槽术烧灰细研。《圣济总录》川芎汤治妇人带下漏血不止：川芎、当归、黄芪、干姜、芍药、吴茱萸、炙甘草。桑寄生汤治妇人带下三十六种不同：桑寄生、川芎、艾叶、当归、白胶。桂心饮治月经不调变为带下：桂枝、芍药、虻虫、水蛭、硝石、土瓜根面尘。白马蹄散治带下久不差：白马蹄、龟甲、鳖甲、牡蛎。龙骨散治妇人带下：龙骨、干姜、当归、禹余粮、阿胶、续断。柏叶散治妇人带下腹痛：柏叶、川芎、芍药、白芷、干姜、牡丹皮、当归。补骨脂煎治妇人带下并脚弱：补骨脂、安息香、胡桃仁。治妇人带下久不瘥引下恶水方：干姜、末盐、藜芦、杏仁、青矾。马护干散治妇人带下五色：马护干。桑耳汤治妇人带下赤白：桑耳、芍药、黄芪、熟地、阿胶、蛇黄。茱萸散治妇人白带：吴茱萸、乌贼骨、芍药、桑寄生、柏叶。三良散治妇人五色带下：吴茱萸、寒食面、干姜。黄连散治妇人带下多下赤脓：黄连、灶突中煤。白薇丸治妇人白带不止：白薇、赤芍、乌贼骨。芍药散治妇人赤白带下：芍药、牡蛎、桂枝、附子、黄芪、龙骨、鳖甲、川芎。鹿角胶丸治妇人赤白带下不止：鹿角胶、桑耳、干姜、牛角、鹿茸、赤石。当归散治妇人白带不止：当归、桂枝、龙骨、白术、鹿角胶、附子。禹余粮散治妇人带下五色久不止：禹余粮、鹿茸、牡蛎、赤石脂、阿胶。桑寄生散治妇人赤白带下：桑寄生、桑耳、当归、芍药、川芎、乌贼骨。

子　悬

医案一：谭某，女，34 岁，1979 年己未大暑初诊。孕 6 月，2 日前无明显诱因下出现胸闷气短就诊。常深呼吸，作仰息状，神情紧张焦虑，入睡困难，纳差。舌淡红苔薄白脉细。胸部体检无异常，两肺呼吸音清，未及明显干湿啰音或哮鸣音。完善性激素检查均在正常范围。妊娠胎上逼心，子悬，指妊娠胸胁胀满，甚或喘急，烦躁不安者，又称胎上逼心。严用和《济生方·妇人门·校正时贤胎前十八论治》紫苏饮治胎气不和，凑上心腹胀满疼痛，谓之子悬。先师章肖峰尝以此方治妊娠胸闷腹痛，今师其法。复诊：药后 3 日，气短明显好转，紧张情绪纠正，诸症平顺。

紫苏 9 g	陈皮 9 g	党参 9 g	炙甘草 9 g
当归 9 g	白芍 9 g	川芎 9 g	大腹皮 9 g
葱白 6 g	生姜 9 g		

医话一：紫苏饮治子悬。子悬是妊娠 4～5 个月后胸胁胀满甚或喘急或烦躁不安，又称胎上逼心。子悬多因肝木横逆乘脾，气机升降失常，胎气上逆所致。先师章肖峰尝以严用和紫苏饮治子悬，颇有疗效。《医宗金鉴·妇科心法要诀·子悬胎上逼心证治》曰：胸膈胀满子悬名，喘甚由胎上逼心，紫苏饮用归芎芍，陈腹苏甘虚入参。孕妇胸膈胀满名曰子悬，更加喘甚者名曰胎上逼心。俱宜紫苏饮，即当归、川芎、白芍、陈皮、大腹皮、苏梗叶、甘草，虚者加人参煎服。紫苏散用紫苏子气味辛温发散，入手太阴、足太阳、阳明之表；桑白皮气味苦辛平，入手太阴；青皮气味苦辛温微酸，入足少阳、厥阴；五味子气味酸甘平苦咸，虽入肾，然研细用，五脏之味俱全，不专走一经也；杏子仁气味苦辛微温，入手太阳、阳明；麻黄气味辛温，入手太阴、足太阳之表；甘草气味甘平，入脾兼入十二经络，能和诸药之性。因肺经感冒风寒咳嗽者，唯恐涉及他经，以辛温理邪之药，专攻肺经留邪，既能散而诸经安适矣。沈尧封《女科辑要·子悬》严氏紫苏散：许叔微曰：治怀胎近上，胀满痰痛，谓之子悬。陈良甫曰：妊至四五月，君相二火养胎，热气逆上，胎凑心胸，腹满痞闷，名曰子悬。用此加黄芩、山栀之类。一方无川芎，名七宝散。许叔微云：六七月子悬者用之，数数有验，不十服，胎便近下。紫苏一钱、腹皮、人参、川芎、橘皮、白芍、当归各三分，甘草一分，锉分三服，水一盏，生姜四片，葱白煎，去渣服。汪讱庵曰：治胎气不和，凑上胸腹，腹满，头疼，心腹腰胁皆痛，名子悬。因下焦气实，相火旺盛，举胎而上，上逼心胸也。每服止用苏叶一钱，当归七分，腹皮以下皆五分，甘草二分，无葱白；心腹痛者，加木香、延胡。陈来章曰：芎归芍药以和其血；苏橘大腹以顺其气。气顺血和，则胎安矣。既利其气，复以人参、甘草养其气者，顺则顺其邪逆之气，养则养其冲和之气也。赵养葵有命门虚寒，胎上凑心就暖一说。沈尧封曰：此是百中仅一，非实是虚寒脉证，热药

不可尝试。沈尧封曰：郁姓妇怀妊九月，偶因劳动，遂觉腹痛，胎渐升至胸中，气塞不通，忽然狂叫咬人，数人扶持不住，病名子上撞心，即子悬之最重者。用旋覆代赭汤去参、枣，连灌两剂，胎堕得生。又一妇，证亦如之，服前药，胎堕而死。尧封又曰：陆检修正室，子上撞心。江稳婆教磨代赭汁服，遂产两子。一子在上，横于心下，一子撞着上子，故经一昼夜不至撞心，得不死，产下遂安。葱白汤治胎上逼心烦闷，又治胎动困笃。本草云：葱白通阳安胎。楼全善曰：此方神效，脉浮滑者宜之。葱白二七茎，浓煮汁饮之，胎未死即安，已死即出。未效再服。陈良甫曰：一妇孕七个月远归，忽然胎上冲作痛，坐卧不安。两医治之无效，遂云胎已死。用蓖麻子研烂，和麝香贴脐中以下之，命在呼吸。余诊视：两尺脉绝，他脉和平。余问二医作何证治之？答云：死胎。问何以知之？曰：两尺沉绝，以此知之。余曰：此说出何书？二医无答。余曰：此子悬也。若是死胎，却有辨处：面赤舌青，子死母活；面青舌赤吐沫，母死子活；唇舌俱青，子母俱死。今面不赤，舌不青，其子未死，是胎上逼心，宜以紫苏饮。连进至十服，而胎近下矣。李氏曰：子悬证，火盛极，一时心气闷绝而死，紫苏饮连进可救。若两尺脉绝者，有误服动胎药，子死腹中，则憎寒，手指唇爪俱青，全以舌为证验，芎归汤救之。王孟英按：戊申秋，荆人妊八月，而患咳嗽碍眠，鼻衄如射，面浮肢肿，诸药不应。谛思其故，素属阴虚，内火自盛，胎因火动，上凑心胸，肺受其冲，咳逆乃作，是不必治嗽，仍当以子悬治之。因以七宝散去参、芍、生姜，为其胸满而内热也；加生石膏以清阳明之火；熟地黄以摄根蒂之阴。投匕即安。今年冬仲，亦以八月之娠，而悲哀劳瘁之余，胎气冲逆，眩晕嗽痰，脘胀便溏，苔黄口渴。予蠲饮六神汤去胆星、茯苓，加枳实、苏叶、大腹皮以理气开郁；黄芩、栀子、竹茹以清热安胎。一剂知，二剂已。凡子悬因于痰滞者，余每用此法，无不应如桴鼓。

《续名医类案·子悬》：此证即胎上逼也。严氏紫苏散。许叔微云：治怀胎近上胀满疼痛，谓之子悬。陈良甫曰：妊至四五月，君相二火养胎，热气逆上，胎凑心胸，腹满痞闷，用此加黄芩、山栀之类。一方无川芎，名七宝散。紫苏一两，腹皮、人参、川芎、橘皮、白芍、当归各三分，甘草一分，锉分三服，水一盏，生姜四片，葱白煎，去渣服。汪讱庵曰：此方每服止用苏叶一钱，当归七分，腹皮以下皆五分，甘草二分，无葱白。沈尧封治郁姓妇，怀妊九月，偶因劳动，遂觉腹痛，胎渐升至胸中，气塞不通，忽然狂叫咬人，数人扶持不住，即子悬之最重也。用旋覆代赭汤去参、枣，连灌两剂，胎堕得生。又一妇证亦如之，服前药胎堕而死。又陆检修正室，子上撞心，江稳婆教磨代赭汁服，遂产两子。一子在上横于心下，一子撞着上子，故经一昼夜不止，撞心得不死，产下遂安。陈良甫曰：一妇孕七个月远归，忽然胎上冲作痛，坐卧不安。两医治之无效，遂云胎已死矣。用蓖麻子研烂，和麝香贴脐中以下之，命在呼吸。陈诊之，两尺脉绝，他脉和平。陈问二医作何证治之，答云：死胎。陈问何以知之？曰：两尺沉绝，以此知之。陈曰：此说出何书？二医无以答。陈曰：此子悬也。若是胎死，却有辨处：面赤舌青，子死母活；面青舌赤吐沫，母死子活；唇舌俱青，母子俱死。今面不赤，舌不青，其子未死，是胎上逼。宜以紫苏饮连进，至十服，而胎近下矣。雄按：戊申秋，荆人妊八月而患咳嗽碍眠，鼻衄如射，面浮指肿，诸药不应。余思素属阴虚，内火自盛，胎因火动，上凑心胸，肺受其冲，咳逆乃作。是不必治其嗽，仍当以子悬治之。用七宝散去参、芍、生姜，为其胸满而内热也；加生石膏以清阳明之火，熟地以摄根蒂之阴。投匕即安。今年冬亦以八月之妊，而悲哀劳瘁之余，胎气冲逆，眩晕嗽痰，脘胀便溏，舌黄口渴，予蠲饮六神汤去胆星、茯苓，加枳实、苏叶、大腹皮以理气开郁，黄芩、栀子、竹茹以清热安胎，一剂知，二剂已。凡子悬证，因于痰滞者，余每用此法，无不应如桴鼓。薛立斋治一妊妇，每因恚怒，其胎上逼，左关脉弦洪，乃肝火内动。用小柴胡加茯苓、枳壳、山栀而愈。但体倦不食，用六君子加枳壳、柴胡、山栀而瘥。孙文垣治费少垣乃眷，妊已九月，痰多喘嗽，胎气上逆，眼撑不能起，两太阳微疼，此子悬症，兼痰火也。以大紫苏饮为主，才服一帖，即不上逆，胸膈顿宽。惟喘咳不止，与七制化痰丸而安。紫苏饮：紫苏、腹皮、川芎、白芍、陈皮、当归、生姜、人参、甘草、葱白。陆祖愚治梅养中子妇，孕七月，其夫出外经商，患胎上冲心，不时昏晕。或与紫苏安胎饮，数剂不效。脉之，寸大于关，关大于尺，俱带弦数，此血虚极而火炎之故也。用清气养荣汤，磨沉香四分，牛黄二分，煎就徐徐灌之，不终剂而苏矣。万密斋治徐太和之妻，娠八月，得子满病。或作子悬治不效。腹满转甚，胎坠下迫，玉门大张，胞形外露，但仰卧不能坐，其脉两手俱坚大搏指。谓曰：病无害，乃双胎也。胎肥气弱，不能束约，故下坠耳。用束胎利气主之，加人参一钱，升麻炒三分，服三剂，胎复上而安，后生一男一女。杨乘六治我修侄妇，妊八月，一日胎忽上抢，塞至心口，喘满不思食，自汗，闷绝僵卧，口噤目直视，面色不赤，舌色不青，按其两手脉息尚有，急取丸子两许，滚水研化灌之。灌至两酒杯，胸口松动，口开睛转，手足运动而苏。问何药，乃尔神效？曰：八味丸也。又问此何病而用此丸？曰：此子悬也。由下元虚冷，中无火以养婴儿，故上凑以就心火之温，如入睡被中，足冷则上缩也。后用芪、术、芎、归煎送前丸，服至两月而产。沈尧封云：此是百中仅一，非实见虚寒脉证，热药不可尝试。

胎　漏

　　医案一：叶某,女性,35 岁,1980 年庚申秋月初诊。婚后流产 3 次,每于妊娠 12 周以后流产,西医诊为晚期习惯性流产。此次妊娠 14 周,血 HCG 阳性。阴道少量出血 2 日,腰痛如坠,下腹隐疼。孙思邈治漏胞重用单味生地,清酒二升,煮三沸,绞去滓服。《妇人大全良方·妊娠数堕胎方论》曰:夫阳施阴化,故得有胎。荣卫调和,则经养周足,故胎得安,则能成长。若血气虚损者,子脏为风寒所苦,则血气不足,故不能养胎,所以数堕胎也。其妊娠腰疼者,喜堕胎也。《经心录》紫石英丸治风冷在子宫,有子常落。或始为妇,便患心痛,乃成心疾,月水都未曾来,服之肥悦,令人有子:紫石英、天冬、五味子、乌头、卷柏、海螵蛸、云母、禹余粮、当归、川椒、桑寄生、石楠叶、泽泻、杜仲、远志、肉苁蓉、桂心、甘草、石斛、人参、辛夷、柏子仁。卷柏丸治妊娠数堕胎。皆因气血虚损,子脏风冷,致胎不坚固,频有所伤:卷柏、钟乳粉、鹿角胶、紫石英、阳起石、桑螵蛸、禹余粮、熟地黄、桂心、川牛膝、桑寄生、北五味、蛇床子、牡丹皮、杜仲、川芎、当归。先兆流产-胎漏,治遵《胎产秘书》,拟参归饮加减。

党参9g	当归6g	生地9g	熟地9g
桑寄生9g	黄芩9g	香附9g	茯苓9g
阿胶9g	川芎9g	白芍9g	黄芪9g
杜仲9g	续断9g	炙甘草9g	

　　复诊：阴道流血停止,腹痛消失,B 超证实胚胎存活,血 HCG 持续升高。《圣济总录》续断丸合《证治准绳》桑寄生散加减。

党参6g	当归6g	阿胶9g	鹿角胶9g
黄芩9g	艾叶9g	白术9g	墨旱莲9g
杜仲9g	续断9g	川芎6g	桑寄生9g
白术9g	香附9g	茯神9g	炙甘草6g

　　医话一：参归饮治疗先兆流产。妊娠期间出现的阴道少量出血,时出时止,或淋漓不断,而无腰酸、腹痛、小腹下坠者,称为“胎漏”,亦称“胞漏”或“漏胎”。胎漏多发生在妊娠早期,西医称之为先兆流产。先兆流产指妊娠 28 周前,先出现少量的阴道流血、继而出现阵发性下腹痛或腰痛,盆腔检查宫口未开,胎膜完整,无妊娠物排出,子宫大小与孕周相符。如症状加重,可能发展为难免流产。对早期妊娠特别是停经时间不久的先兆流产主要是观察继续妊娠的可能性。主要的辅助诊断方法是 B 超及血 HCG 水平的检测。正常早期妊娠时血 HCG 水平有倍增时间,可连续测定血 HCG 以了解胎儿情况。如每

48 h,血 HCG 水平升高不到 65%,则可能提示妊娠预后不良。同时 B 超的连续监测也有重要意义,如仅见胎囊而迟迟不见胎儿或有胎儿而迟迟不见胎心出现,均可能提示预后不良。治疗先兆流产除卧床休息、严禁性生活外,应对患者营造一个有利于心情稳定、解除紧张气氛的环境,对曾经有流产史者,应给予更多的精神支持。如孕妇孕激素水平低,可用孕激素支持治疗。笔者常以《胎产秘书》参归饮治疗先兆流产。《胎产秘书》责胎漏于虚损:妊娠胎漏,经血妄行,此是胎息未实,或因劳役过度,伤动胞胎,或因房室惊触,致令子宫虚滑,经血淋漓,若不急治,日渐胎干,子母不保。急服寄生散,或参归饮,或阿胶济阴汤,或保产无忧散。寄生散:桑寄生、川断、阿胶、香附、人参、白术、川芎;参归饮:人参、当归、桑寄生、生地、熟地、黄芩、香附、茯苓、阿胶、川芎、甘草、白芍、黄芪、黄杨叶、生姜;阿胶济阴汤:阿胶、白术、地黄、白芍、当归、川芎、砂仁、黄芩、蕲艾、香附、炙甘草、黏米。保产无忧散:生绵芪、归身、川芎、甘草、菟丝饼、羌活、厚朴、枳壳、蕲艾、荆芥穗、川贝、白芍。

《诸病源候论》称漏胎谓漏胞,曰:漏胞者,谓妊娠数月而经水时下。此由冲脉、任脉虚,不能约制太阳、少阴之经血故也。冲任之脉,为经脉之海,皆起于胞内。手太阳,小肠脉也;手少阴,心脉也,是二经为表里,上为乳汁,下为月水。有娠之人,经水所以断者,壅之以养胎,而蓄之为乳汁。冲任气虚,则胞内泄漏,不能制其经血,故月水时下,京名胞阻。漏血尽,则人毙也。《产鉴》曰:妊娠经水时下,此由冲任气虚,不能约制。盖心小肠二经相为表里,上为乳汁,下为月水。故妊娠经水壅之以养胎,蓄之以为乳。若经水时下,名曰胎漏,血尽则毙矣。《四圣心源》责胎漏于瘀血:结胎之后,经水滋养子宫,化生血肉,无有赢余,是以断而不行。其胎结而经来者,必有瘀血阻格。缘胎成经断,血室盈满,不复流溢。肝脾阳弱,莫能行血,养胎之余,易致埋瘀。瘀血蓄积,阻碍经络,胎妊渐长,隧道壅塞。此后之血,不得上济,月满阴盈,于是下漏。按其胎之左右,必有癥块。或其平日原有宿症,亦能致此。若内无瘀血,则是肝脾下陷,经血亡脱,其胎必堕。若血下而腹痛者,则是胞气壅碍,土郁木陷,肝气贼脾也,《金匮》名为胞阻。宜疏木达郁而润风燥,其漏血腹痛自止。《竹林女科证治》曰:妊娠心腹痛而下血者为胎动,不痛而下血者为胎漏。大抵胎漏,由血热者下血必多。若内热作渴者,宜益母四物汤。血黑成片者,宜加味三补丸。血虚者,胶艾四物汤或二黄散。血虚微热者,宜续断汤。气虚者,宜胶艾四君汤。气虚有热者,宜香砂四物汤。劳役下血者,宜加味枳壳汤。劳役、感寒以至气虚欲堕者,宜芎归补血汤。房劳触伤者,宜八珍汤加阿胶一钱,蕲艾五分。下血过多者,宜八珍汤,未应,用补中益气汤。脾胃虚弱而下水不止,宜补中益气汤加五味子。脾胃虚陷而下血不止,宜补中益气汤倍加柴胡、升麻。若漏血如月经,以至胞干,子母俱损者,宜二炒煎。若漏下黄汁如豆汁甚多者,宜黄芪汤。若火热迫血妄行者,宜凉胎饮。热甚者,徙薪饮。若肝经有风热者,宜防风黄芩丸。若怒气伤肝而暴下血者,宜保阴煎。若母气壮盛,身无所苦,而月经如常漏下者,此阴胎有余而血之溢也。儿大能饮血自止矣,不必治之。然亦不可使之多下,治宜和血凉血,健脾安胎,宜四妙散。

恶　露

医案一：钱某，女性，23 岁，1976 年丙辰年霜降初诊，分娩后 2 月恶露未净，间断性阴道流血，色鲜有块，腰酸乏力，面色萎黄，食欲不振，动则出汗，大便溏薄，舌淡苔白脉细。B 超子宫卵巢无异常。证属产后宫缩乏力-恶露，治拟傅青主加味生化汤。《傅青主女科》治产后恶露制有生化汤，谓此症勿拘古方妄用苏木、蓬、棱，以轻人命。一应散血方、破血药，俱禁用。虽山楂性缓，亦能害命，不可擅用。惟生化汤系血块圣药也。当归八钱，川芎三钱，桃仁十四粒，黑姜五分，炙甘草五分，黄酒、童便各半煎服。又益母丸、鹿角灰，就用生化汤送下一钱。俗有生地、牛膝行血；三棱、蓬术败血；山楂、沙糖消块；蕲艾、椒酒定痛，反致昏晕等症，切不可妄用。二、三、四日内，觉痛减可揉，乃虚痛也，宜加参生化汤。如七日内，或因寒凉食物，结块痛甚者，加入肉桂八分于生化汤内。如血块未消，不可加参、芪，用之则痛不止。总之，慎勿用峻利药，勿多饮姜椒艾酒，频服生化汤，行气助血，外用热衣以暖腹。如用红花以行之，苏木、牛膝以攻之，则误。其胎气胀，用乌药、香附以顺之；枳壳、厚朴以舒之，甚有青皮、枳实、苏子以下气定喘；芩、连、栀子、黄柏以退热除烦。至于血结更甚，反用承气汤下之而愈结；汗多小便短涩，反用五苓散通之而愈秘，非徒无益，而又害之也。凡儿生下，或停血不下，半月外尚痛，或外加肿毒，高寸许，或身热，减饮食，倦甚，必用生化汤加三棱、蓬术、肉桂等，攻补兼治，其块自消。如虚甚，食少泄泻，只服此帖定痛，且健脾胃，进食止泻，然后服消块汤。加味生化汤治血块日久不消，半月后方可用之。川芎一钱、当归三钱、肉姜四分、桃仁十五粒、三棱六分、延胡索六分、肉桂六分、炙甘草四分。张秉成《成方便读》谓此方治产后恶露不行，腹中疼痛等证。夫产后血气大虚，固当培补，然有败血不去，则新血亦无由而生，故见腹中疼痛等证，又不可不以祛瘀为首务也。方中当归养血，甘草补中，川芎理血中之气，桃仁行血中之瘀，炮姜色黑入营，助归、草以生新，佐芎、桃而化旧，生化之妙，神乎其神。用童便者，可以益阴除热，引败血下行故道耳。《宁坤秘籍》曰：凡病起于血气之衰，脾胃之虚，而产后血气之虚尤甚。产后忧惊劳倦，血气暴虚诸症乘虚易入，如有气勿专耗散，有食勿专消导，热不可用芩连，寒不可用桂附。寒则血块停滞，热则新血崩流。至若虚中外感，见三阳表症之多，似可汗也。在产后而用麻黄，则重竭其阳。见三阴里症之多，似宜下也。在产后而用承气，则重亡阴血。耳聋、胁痛，乃肾肝恶血之停，休用柴胡。谵语汗出，乃元弱似邪之症，毋同胃实。厥由阳气之衰，无分寒弱，非大补不能回阳而起弱。痹因阴血之亏，不论刚弱非滋荣不能舒筋而活络，又乍寒乍热发作有期类疟也。若以疟治，则迁延难愈。神不守舍，言语无伦，病似邪也。若以邪论，危亡可待。去血多而大便结燥，苁蓉加于生化，非润肠承气汤之能通。患汗多而小便短涩，六君子倍多参，必生津助液之可利，加参生化频服，救产后之危。长生活络屡用，苏绝谷之人。

颓疝脱肛,多是气虚下陷,补中益气之汤堪用。口噤拳挛乃因血燥类痫,加参生化之汤宜服。产户入风而痛甚,服宜羌活养荣方。玉门寒冷而不闭,洗宜床菟荑硫类。怔忡惊悸,生化汤加定志。似邪恍惚,安神丸助归脾。因气而满闷虚烦,生化汤加木香为佐。因食而酸嗳恶食,六君子加神曲、麦芽为良。苏木、莪蓬,大能破血。青皮、壳实,最消胀满。一应耗血散气之剂,汗吐下之用,可施于少壮,岂宜用于胎产?大抵新产之后,先问恶露如何?块痛未可遽加参术。腹中痛止,补中益气无疑。至若亡阳脱汗,气虚喘促,频服生化加参,是从权也。又以阴亡大热,血崩厥晕,连煎生化原方,乃救急也。王太仆云:治下补下,制以缓急,缓则道路远而力微,急则气味浓而力重,故治产当遵丹溪,而固本服法,宜效太仆而频加,凡擅回生之奇术,须着意以拯危,欲求俯仰之无惭,心实心以济物,此虽未尽产症之详,然见症立方,皆援近乡治验为据,未必无小补耳。产后血块,是孕成余血之所积也。夫妇人血耗气衰,二七而天癸至,三旬一见,以象月盈则亏也。行之有常曰经。有孕则经不行,其余血注于胞中,以护胎元。一月始名胚,二月始名膏,三月成形而名曰胎。方受母之荫庇胎形尚小,食母血尚有余汁,前两月并积于胞中,月久成块,至产当随儿下。多有产妇送儿送胞,劳倦无力,或失调护,腹欠温暖,至块痛日久不散。幸勿轻服攻血峻剂,姜、椒、艾、酒,过于大热,新血未免亏损。治法频服生化汤几帖以助血兼行,外有热衣暖腹可也。一时俗治血块,用生地、红花以行之,苏木、牛膝以攻之。治气胀用乌药、香附以顺之,枳壳、厚朴以舒之,甚有青皮、枳实以下气定喘。芩、连、栀、柏以退热除烦。复诊恶露消失,以《重庆堂随笔》参香八珍膏(丹参、香附、熟地、黄芪、白芍、白术、当归、茯苓)加减以固其疗效。

当归 9 g	川芎 9 g	桃仁 9 g	干姜 6 g
三棱 9 g	延胡索 9 g	桂枝 6 g	炙甘草 6 g
益母草 9 g	丹参 9 g		

医话一:生化汤治产后恶露不尽。产后恶露是产后随子宫蜕膜脱落,含有血液、坏死蜕膜等组织经阴道排出,是产妇在产褥期的临床表现,属于生理性变化。恶露有血腥味但无臭味,其颜色及内容物随时间而变化,一般持续 4~6 周,总量为 500 mL。如超出上述时间仍有较多恶露排出,称之为产后恶露不尽。产后恶露或因组织物残留宫腔内,恶露不净,时多时少,内夹血块,并伴阵阵腹痛。B 超检查提示宫内光团。或因宫腔感染,证见恶露臭味,腹部压痛,并伴发热,外周血常规白细胞总数升高。或因宫缩乏力子宫复旧不全,恶露不绝,长时持续,子宫内可有残留积液积血。《诸病源候论》曰:凡妊娠当风取凉,则胞络有冷,至于产时其血下必少。或新产而取风凉,皆令风冷搏于血,致使血不宣消,蓄积在内,则有时血露淋沥下不尽。内有冷气,共相搏击,故令痛也,甚者则变成血瘕,亦令月水不通也。生化汤是治疗产后恶露不尽的经世名方。出自《傅青主女科》。功能养血祛瘀,温经止痛。临床常用于治疗产后子宫复旧不良、产后宫缩疼痛、胎盘残留等。此方大经大法悉宗晋唐两宋。《备急千金要方·恶露》有方 28 首。干地黄汤治产后恶露不尽:干地黄、川芎、桂枝、黄芪、当归、人参、防风、茯苓、细辛、芍药、甘草。桃仁汤治产后恶露不尽:桃仁、吴茱萸、黄芪、当归、芍药、生姜、醍醐、柴胡。泽兰汤治产后恶露不尽腹痛不除:泽兰、当归、生地、生姜、甘草、芍药、大枣。甘草汤治产乳余血不尽:甘草、芍药、桂心、阿胶、大黄。大黄汤治产后恶露不尽:大黄、当归、甘草、生姜、牡丹皮、芍药、吴茱萸。加人参二两名人参大黄汤。柴胡汤治产后往来寒热恶露不尽:柴胡、生姜、桃仁、当归、黄芪、芍药、吴茱萸。蒲黄汤治产后余疾

有积血不去：蒲黄、大黄、芒硝、甘草、黄芩、大枣。铜镜鼻汤治产后余疾恶露不除：铜镜鼻、大黄、芍药、干地黄、川芎、干漆、芒硝、乱发、大枣。小铜镜鼻汤治如前状：铜镜鼻、大黄、甘草、黄芩、芒硝、干地黄、桃仁。栀子汤治产后流血不尽：栀子、当归、芍药、生姜、羊脂。生地黄汤治产后三日至七日腹中余血未尽：生地、生姜、大黄、芍药、茯苓、细辛、桂枝、当归、甘草、黄芩、大枣。大黄干漆汤治新产后有血：大黄、干漆、干地黄、桂枝、干姜。治产后恶血不尽腹中绞刺痛不可忍：大黄、黄芩、桃仁、桂枝、甘草、当归、芍药、生地。又方：大黄、芒硝、桃仁、水蛭、虻虫、甘草、当归、䗪虫。又方：桂枝、蛴螬、瓜蒌根、牡丹皮、豆豉。又方：半夏、石膏、藜芦、牡蒙、肉苁蓉、桂枝、干姜、乌喙、巴豆。治产后恶露单味药物有：麻子、升麻、干菖蒲、续骨木、赤小豆、鹿角炭、生藕汁、生地汁、古铁烧赤纳酒。治产后恶露两味药物方剂有：露蜂房、败船茹；干姜、海螵蛸。治产后恶露两味药物方剂有：羚羊角、芍药、枳实。《外台秘要》产后恶露不绝方四首，《广济》疗妇人产后血露不绝，崩血不可禁止，腹中绞痛，气息急，疗蓐病三十六疾方。乱发烧灰、阿胶、代赭石、干姜、马蹄、干地黄、牛角䚡。《深师》龙骨丸：干姜、炙甘草、桂枝、龙骨。恶露不绝葛氏方：锯截桑木。隐居泽兰汤：泽兰、当归、生地、芍药、炙甘草、生姜、大枣。《太平圣惠方》治疗产后恶露不绝曰：产后伤于经血，虚损不足。或分解之时恶血不尽在于腹中，而脏腑挟于缩冷致气血不调，故令恶露淋漓不尽也。牡蛎散：牡蛎、川芎、熟地、茯苓、龙骨、续断、当归、艾叶、人参、五味子、地榆、炙甘草。阿胶散：阿胶、川芎、艾叶、当归、桂枝、地榆、炙甘草、厚朴。龟甲散：龟甲、当归、干姜、阿胶、诃黎勒、龙骨、赤石脂、艾叶、炙甘草。艾叶散：艾叶、当归、芍药、川芎、熟地、续断、牛膝、桑耳、败酱草。鹿茸散：鹿茸、卷柏、桑寄生、续断、当归、附子、龟甲、芍药、阿胶、地榆、熟地。补益阿胶丸：阿胶、熟地、牛膝、黄芪、人参、白术、柏子仁、川芎、赤石脂、艾叶、当归、续断。艾叶丸：艾叶、熟地、代赭石、干姜、川芎、阿胶、牛角䚡、牡蛎。熟干地黄丸：熟地、乱发、代赭石、干姜、马蹄、牛角䚡、阿胶。续断丸：续断、桂枝、熟地、赤石脂、艾叶、白术、卷柏、当归、附子、阿胶、川芎、干姜。牡蛎散：牡蛎、龟甲。又方：麒麟竭、当归。又方：赤马蹄、乌骡护干。又方：琥珀、牛角䚡。桃仁散：桃仁、赤芍、川芎、当归、菴䕡子、桂枝、琥珀、鬼箭羽、炙甘草。牛膝散：牛膝、琥珀、赤芍、延胡索、大黄、牡丹皮、姜黄、桂枝、虻虫、当归、桃仁、枳实。泽兰散：泽兰、当归、刘寄奴、赤芍、红蓝花、干荷叶。琥珀散：琥珀、虎杖、赤芍、桂枝、土瓜根、大黄、当归、红蓝花。苏枋木散：苏枋木、当归、桂枝、赤芍、鬼箭羽、羚羊角屑、蒲黄、牛膝、刘寄奴。没药散：没药、木香、琥珀、桂枝、当归、赤芍、川芎、麒麟竭、牛膝。姜黄散：姜黄、牡丹皮、当归、虻虫、没药、水蛭、刘寄奴、桂枝、牛膝。赤龙鳞散：赤鲤鱼鳞、乱发、棕榈皮、当归、麝香、赤芍。败酱散：败酱草、琥珀、枳壳、当归、桂枝、赤芍、赤龙鳞、乱发、釜底墨、麝香。桃仁散：桃仁、当归、木香、川芎、干姜。延胡索散：延胡索、干漆、旱莲子、桂枝、当归。乌金散：乱发、赤鲤鱼鳞、香墨、灶突墨、麝香、延胡索、肉桂、麒麟竭、赤芍。干漆散：干漆、没药。又方：犁耳烧赤投酒中饮其酒。又方：灶尾墨。又方：延胡索末。又方：锯桑树屑末三钱。又方：菖蒲。又方：姜黄。又方：蒲黄。又方：鬼箭羽。《圣济总录》治疗产后恶露不断曰产后恶露不断者，盖由脏腑宿有冷滞，气不调和，即产之后恶露乘虚，不能制约。淋沥不断，久不已，则经血不荣，脐腹坚痛，面色萎黄，气短不足，是其证也。治法宜温补之剂。当归饮：当归、败酱草、续断、芍药、生地、竹茹、川芎。败酱饮：败酱草、当归、芍药、川芎、竹茹、生地。艾叶饮：艾叶、当归、人参、地榆、干姜、阿胶、生地。阿胶散：阿胶、牛角䚡、龙骨。阿胶丸：阿胶、乱发灰、代赭石、干姜、马蹄、生地、牛角䚡。

龙骨丸：药物同《外台秘要》。虎掌饮：虎掌、当归、艾叶、人参、地榆、生地。人参饮：人参、当归、生地、地榆。地榆饮：地榆、当归、艾叶、人参、生地、桂枝。桑耳饮：桑耳、芍药、地榆、茜根、牛角鰓、阿胶、艾叶、鸡苏、龙骨。芍药丸：芍药、阿胶、海螵蛸、当归。柏叶汤：柏叶、当归、禹余粮。地黄丸：生地、当归、阿胶、黄芪、艾叶、生姜。秦艽汤：秦艽、玄参、芍药、艾叶、白芷、续断、当归。寄生丸：桑寄生、附子、芍药、地榆、龙骨、鸡苏。蛇黄散：蛇黄二枚捣罗为细散。《太平惠民和剂局方》曰：新产血气俱虚不可太补，恐增寒热，当令恶露去尽为佳。黑神散治妇人产后恶露不尽，胞衣不下，攻冲心胸痞满，或脐腹坚胀撮疼及血晕神昏，眼黑口噤，产后瘀血诸疾：黑豆、熟地、当归、肉桂、干姜、炙甘草、芍药、蒲黄。琥珀黑龙丹治产后一切血疾，淋露不快，儿枕不散，积瘕坚聚，按之攫手，疼痛攻心，困顿垂死者，但灌药无有不效，验不可言：五灵脂、当归、川芎、生地、高良姜、花乳石、琥珀、乳香、硫黄、百草霜。内灸散治产后恶露不干：茴香、藿香、丁香皮、熟地、肉桂、炙甘草、山药、白术、白芷、藁本、干姜、川芎、黄芪、木香、陈皮、芍药。当归养血丸治产后恶血不散小腹疼痛或恶露不快脐腹坚胀：延胡索、牡丹皮、当归、白芍、肉桂。四神散产后留血不消急切疼痛：当归、干姜、川芎、赤芍。失笑散治产后心腹痛欲死百药不效：蒲黄、五灵脂。薛立斋曰：恶露不下用失笑散。《证治准绳》治一产妇患恶露不尽，服峻厉之剂，恶露随下，久而昏聩，以手护其腹。余曰：此脾气复伤作痛，故用手护也。以人参理中汤加肉桂二剂，补之而愈。《大全》疗产后三四日恶露不下。芍药、知母、生姜、当归、蒲黄、红花、荷叶中心蒂、生地黄汁。上细切，以水二升，煎至七合，去滓服。荷叶散疗产后恶露不下腹中疼痛：荷叶、鬼箭羽、桃仁、刘寄奴、蒲黄。《医宗金鉴》曰：产后恶露乃裹儿污血，产时当随胎而下。若日久不断，时时淋漓者，或因冲任虚损，血不收摄；或因瘀行不尽，停留腹内，随化随行者。当审其血之色，或污浊不明，或浅淡不鲜，或臭，或腥，或秽，辨其为实，为虚，而攻补之。虚宜十全大补汤加阿胶、续断以补而固。瘀宜佛手散（当归二两或三两、川芎一两）以补而行。《删补名医方论》曰：此方治妇人胎前产后诸疾，如佛手之神妙也，当归川芎为血分之主药，性温而味甘辛，以温能和血，甘能补血，辛能散血也，古人俱必以当归君川芎或一倍或再倍者，盖以川芎辛窜，捷于升散过则伤气，故寇宗曰：不可单服久服，亦此义也，然施之于气郁血凝，无不奏效，故用以佐当归而收血病之功，使瘀去新生，血各有所归，血既有所归，则血安其部，而诸血病愈矣，至妊娠胎动，胎伤下血，非血壅胎伤，即血乱妄下，服此以探之，血乱胎未动者，血顺则痛止，血壅胎未损者，血行痛止，则胎因之而安也，已动已损者，血得顺行，则胎亦因之而顺下也，横生倒生，因用力太早或误服催生之药，致气逆血乱亦用此以调之，产后崩中金疮，亡血昏冒，亦用此以补之，子死腹中，腹痛欲死，亦用此以逐之，以上诸病，皆血病而气不虚者也，若夫气虚难产，产后血脱，唇面黄白，少气烦乱，动则昏冒，若误与此，反致立败，则必倍加人参，速固无形之气以救有形之血也，至于交骨难开，加龟版梳发下输阴道，寒加姜桂，热加黄芪，汗加桂枝，搐加荆穗，又当以意消息，加减可也。《古今医鉴》佛手散有益母草，产后恶露不尽，亦有发热恶寒，必胁肋胀满，连大小腹有块作痛，名儿枕痛。产后腹痛血瘀，宜四物汤加五灵脂、牡丹皮、桃仁、红花、延胡索、香附、青皮、干姜、肉桂、酒、水各一钱，黑豆一撮，后磨木香入童便、姜汁服，取下恶物为效。或用黑神散尤妙，后以八物汤加干姜、陈皮，少佐童便、炒香附调理。凡新产之后，宜以五积散祛除败血，补生新血，调和营卫，滋养脏腑，使阴阳不相胜负，邪气不能相干，则无寒热之患。又治新产气虚，或外感寒邪，头疼身痛，发热恶寒，或但发热者，并用米醋少许同煎，本方去麻黄，热甚加黄芩。

产后血块筑痛,盖因坐草近地,为冷湿乘之,风邪干之,使败血瘀凝为血块,冲筑硬痛,不换金正气散加辣桂、川芎、白芷、莪术、干姜同煎,乘热入醋,连进两服。冷湿风邪一散,其块自消,其瘀从大便而出。芎归调血饮治产后一切诸病,气血虚损,脾胃怯弱,或恶露不行:当归、川芎、白术、茯苓、熟地、陈皮、香附、乌药、干姜、益母草、甘草、牡丹皮。如恶露不行,倍益母草、牡丹皮,加童便、黄酒同服。如去血过多,倍川芎、当归、干姜。益母汤治产后恶露不尽:益母草。儿枕散治产后心腹痛,恶血不行:当归、白芍、川芎、白芷、肉桂、蒲黄、牡丹皮、延胡索、五灵脂、没药。通瘀饮治产后恶露不通:当归尾、大黄、白术、木通、红花。

跋

　　《史记》载淳于意诊籍共 25 则,记录 10 个死亡病例,反映早期医案朴实无华风格特点。晋唐时期医案量少字简,如孙思邈《千金要方》载自治数案。宋元时期医案学迅速发展,医案专著与医籍附案蔚然成风。许叔微《伤寒九十论》每证一案,每案条析,俞震称后学楷模。钱乙《小儿药证直诀》中卷载儿科医案 23 则,或分析病因病机,或阐明方药运用。张子和《儒门事亲》医案 200 余则,擅用汗、吐、下三法,体现以攻邪为主的学术特点。李东垣医案散见于《脾胃论》《兰室秘藏》,述案精详,用药轻灵,反映李东垣升阳益气临床风特色。《朱丹溪医案》辑录丹溪医案 773 则,夹叙夹议,阐明滋阴降火学术特点。明代医案专著约有 30 余种。代表著作有《石山医案》《周慎斋医案》《孙文垣医案》《王肯堂医案》《易氏医案》《李中梓医案》等。医籍附案如《景岳全书》《滇南本草》《医宗必读》《本草纲目》《医学正传》《济阴纲目》等。江瓘父子《名医类案》12 卷,205 门,间附评说,荟集自汉至明之各家医案及经史百家所载医案近 3 000 例,是第一部医案类书,堪称医案名著。清代是医案发展的鼎盛时期,医案专著达 200 余种。喻昌《寓意草》首倡医案先议病后用药,制定格式。徐灵胎《洄溪医案》与《寓意草》有异曲同工之妙。魏玉横《续名医类案》是《名医类案》的姐妹篇,上自二十四史,下及稗官小说,各家医著,旁及各省府县志,广搜博采清乾隆及以前医案 5 000 余首,堪称集医案之大成者。《四库全书总录》称其所附案语尤多所发明辨驳,较诸空谈医理,固有实征虚揣之别焉。叶天士《临证指南医案》10 卷,89 门,真实全面展现叶天士临床精湛诊疗经验,反映叶天士融会古今轻灵取效的用药特点,为临床诊疗必读医案,影响深远。先师祖章来峰先生崇尚叶氏之学,所著《河间医话》是我学的渊源。清代及民国较有影响的传世医案还有马元仪《印机草》,柳宝诒《柳选四家医案》、《王九峰临证医案》,顾晓澜《吴门治验录》,吴鞠通《吴鞠通医案》,王孟英《王孟英医案》,蒋宝素《问斋医案》,谢映庐《得心集医案》、《费伯雄医案》,凌晓五《凌临灵方》,余听鸿《诊余集》,程杏轩《程杏轩医案》,袁焯《丛桂草堂医案》,谢星焕《得心集医案》,费绳甫《费绳甫医案》,俞震《古今医案按》,易巨荪《集思医案》,李用粹《旧德堂医案》,马培之《马培之医案》,谢星焕《一得集》,徐镛《玉台新案》,清吴金寿《三家医案合刻》,邵兰荪《邵兰荪医案》,王旭高《王旭高医案》,也是山人《也是山人医案》,张畹香《张畹香医案》,张聿青《张聿青医案》,王堉《醉花窗医案》,许恩普《许氏医案》,顾德华《花韵楼医案》,丁甘仁《丁甘仁医案》,萧琢如《遯园医案》,翟竹亭《湖岳村叟医案》,刘民叔《鲁楼医案》,曹颖甫《经方实验录》,徐衡之等《宋元明清名医类案》,何廉臣《全国名医验案类编》,张锡纯《医学衷中参西录》附案,秦伯未《清代名医医案菁华》,等等,琳琅满目,美不胜收。俞震《古今医案按》10 卷,刊于乾隆戊戌 1778 年,是评注式医案之佼佼者。《古今医案按》选辑上至仓公,下至叶天士共 60 多位医家的千余则医案,选加按语 530 余条,析疑解惑,画龙点睛,评论精辟。中华人民共和国成立后名家医案更是精彩纷呈,各领风骚。其中影响较大的当推《冉雪峰医案》《蒲辅周医案》。《冉雪峰医案》有内外妇儿科医案 71 则,深邃的学术功底与精湛临床水平跃然字里行间。

中医最早医话著作当推宋代张杲《医说》,记载宋以前名医 116 人医学传记,张杲评论及其临床体会附之于后。俞弁仿《医说》著《续医说》,分古今名医等 27 类,补充历代医学掌故。黄承昊《折肱漫录》六卷,分养神、养气、医药三门,有医理、医案,参究医理,取三折肱成良医之义,可资借鉴。冯时可《上池杂说》一卷,其说崇尚温补。尝谓人之阳损,但当补之温之,温补既行,则阳气长盛而百病除焉。清末民初医话影响较大者有许寿乔《客尘医话》,王秉衡《重庆堂随笔》,王孟英《潜斋医话》《归砚录》,陆定圃《冷庐医话》,赵晴初《存存斋医话稿》,毛对山《对山医话》,陆懋修《医林琐语》,吴楚《医医十病》,黄凯钧《友渔斋医话》,罗止园《止园医话》,陆锦燧《景景医话》,日本汉医浅田宗伯《先哲医话》,等等。陆定圃《冷庐医话》五卷,稿成于咸丰戊午 1858 年,刊于光绪丁酉 1897 年。曹炳章辑录《冷庐杂识》医语作为补编,名曰《冷庐医话补编》,《中国医学大成》将正补全书列入医话丛刊。日本浅田宗伯著《先哲医话》2 卷,浅田号粟园,故又称粟园浅田,生于清嘉庆乙亥 1815 年,幕府末期至明治初期日本汉方领袖。《先哲医话》辑录日本名医后藤艮山、北山友松、和田东郭、荻野台州、华冈青洲、永富独啸庵、惠美宁固、福鸬慎独轩、田中适所、福井枫亭、高阶枳园、多纪桂山、多纪茝庭十三家之言,至理名言多发《内》《难》奥秘。拙著《南山书屋医案医话》,羞于忝列前贤门墙。窃思夏虫言冰岂晓乾坤之大,以蠡测海宁知揆度之非,是耶否耶,就正有道。

2021 年辛丑秋月蔡定芳跋于南山书屋